U0294722

慢性咳嗽

第 2 版

主编　赖克方

主审　钟南山

人民卫生出版社

图书在版编目（CIP）数据

慢性咳嗽/赖克方主编. —2版. —北京：人民
卫生出版社，2019
ISBN 978-7-117-28288-8

Ⅰ．①慢…　Ⅱ．①赖…　Ⅲ．①慢性病－咳嗽－诊疗
Ⅳ．①R562.2

中国版本图书馆CIP数据核字（2019）第050773号

人卫智网	www.ipmph.com	医学教育、学术、考试、健康，
		购书智慧智能综合服务平台
人卫官网	www.pmph.com	人卫官方资讯发布平台

慢 性 咳 嗽
第 2 版

主　　编：赖克方
出版发行：人民卫生出版社（中继线 010-59780011）
地　　址：北京市朝阳区潘家园南里 19 号
邮　　编：100021
E - mail：pmph @ pmph.com
购书热线：010-59787592　010-59787584　010-65264830
印　　刷：北京铭成印刷有限公司
经　　销：新华书店
开　　本：787 × 1092　1/16　　印张：27　　插页：8
字　　数：607 千字
版　　次：2008 年 9 月第 1 版　　2019 年 4 月第 2 版
　　　　　2020 年 4 月第 2 版第 2 次印刷（总第 4 次印刷）
标准书号：ISBN 978-7-117-28288-8
定　　价：89.00 元

编　者
（按姓氏笔画排序）

王秋萍（中国人民解放军东部战区总医院）
王姝睿（首都医科大学附属北京朝阳医院）
王新华（广州医科大学）
文富强（四川大学华西医院）
方章福（广州医科大学附属第一医院 广州呼吸健康研究院）
孔灵菲（中国医科大学附属第一医院）
龙　俐（广州医科大学附属第一医院 广州呼吸健康研究院）
刘　剑（中日友好医院）
刘晓东（广州医科大学附属第一医院 广州呼吸健康研究院）
刘家兴（广州医科大学附属第一医院 广州呼吸健康研究院）
刘晶晶（中南大学湘雅医院）
关玉宝（广州医科大学附属第一医院）
关伟杰（广州医科大学附属第一医院 广州呼吸健康研究院）
江霜霜（广州医科大学附属第一医院 广州呼吸健康研究院）
孙德俊（内蒙古自治区人民医院）
杜　威（上海交通大学医学院附属瑞金医院）
李　娟（中国医科大学附属第一医院）
李　雯（浙江大学医学院附属第二医院）
李　雪（河北医科大学第二医院）
时国朝（上海交通大学医学院附属瑞金医院）
时翠芹（同济大学附属同济医院）
邱　源（广州医科大学附属第一医院 广州呼吸健康研究院）
邱忠民（同济大学附属同济医院）
何耀为（广州医科大学附属第一医院 广州呼吸健康研究院）
余　莉（同济大学附属同济医院）
汪金林（广州医科大学附属第一医院 广州呼吸健康研究院）
张丽婷（广州医科大学附属第一医院 广州呼吸健康研究院）
张纾难（中日友好医院）
张清玲（广州医科大学附属第一医院 广州呼吸健康研究院）

陈　哲（广州医科大学附属第一医院 广州呼吸健康研究院）

陈如冲（广州医科大学附属第一医院 广州呼吸健康研究院）

陈远彬（广东省中医院）

陈法桂（广州医科大学附属第一医院 广州呼吸健康研究院）

陈荣昌（广州医科大学附属第一医院 广州呼吸健康研究院）

陈莉延（广州医科大学附属第一医院 广州呼吸健康研究院）

陈桥丽（广州医科大学附属第一医院 广州呼吸健康研究院）

林　琳（广东省中医院）

易　芳（广州医科大学附属第一医院 广州呼吸健康研究院）

罗　炜（广州医科大学附属第一医院 广州呼吸健康研究院）

周健萌（广州医科大学附属第一医院 广州呼吸健康研究院）

郑劲平（广州医科大学附属第一医院 广州呼吸健康研究院）

赵华嗣（广州医科大学附属第一医院 广州呼吸健康研究院）

郝创利（苏州大学附属儿童医院）

胡成平（中南大学湘雅医院）

钟　山（广州医科大学附属第一医院 广州呼吸健康研究院）

姜淑娟（山东省立医院）

袁雅冬（河北医科大学第二医院）

徐镶怀（同济大学附属同济医院）

高　怡（广州医科大学附属第一医院 广州呼吸健康研究院）

唐华平（青岛市市立医院）

唐嘉蔓（广州医科大学附属第一医院 广州呼吸健康研究院）

黄克武（首都医科大学附属北京朝阳医院）

黄婉怡（广州医科大学附属第一医院）

龚金如（广州医科大学附属第一医院 广州呼吸健康研究院）

梁晓凤（广州医科大学附属第一医院 广州呼吸健康研究院）

彭　雯（广州医科大学附属第一医院 广州呼吸健康研究院）

董　榕（东南大学）

程璘令（广州医科大学附属第一医院 广州呼吸健康研究院）

曾运祥（广州医科大学附属第一医院 广州呼吸健康研究院）

谢佳星（广州医科大学附属第一医院 广州呼吸健康研究院）

赖克方（广州医科大学附属第一医院 广州呼吸健康研究院）

虞有超（上海交通大学医学院附属瑞金医院）

詹　晨（广州医科大学附属第一医院 广州呼吸健康研究院）

詹文志（广州医科大学附属第一医院 广州呼吸健康研究院）

黎　湖（广州医科大学附属第一医院 广州呼吸健康研究院）

颜孙舜（温州医科大学附属第二医院）

戴元荣（温州医科大学附属第二医院）

魏为利（同济大学附属同济医院）

前　言

　　慢性咳嗽是临床上最常见的病症，大约占专科门诊的三分之一甚至二分之一的比例，但误诊误治现象普遍，严重影响了患者的生活质量，给患者带来严重的经济负担，也是抗菌药物滥用的重灾区。国内于 2000 年后对慢性咳嗽的病因及发病机制开展了系统的研究，并取得了重要进展，2005 年颁布了中国首部咳嗽诊治指南。在此基础上，我们于 2008 年撰写出版了《慢性咳嗽》。本书出版后获得同行专家们的高度评价，成为呼吸内科和相关学科医师的重要参考书。

　　时间如梭，转眼已进入 2018 年，距离本书第 1 版出版时间已整整十年。在这十年间，国内外慢性咳嗽研究取得了很多进展。我们完成了全国多中心的慢性咳嗽病因分布调查研究，对嗜酸粒细胞性支气管炎的预后及其与哮喘的关系进行了长期的观察，进一步明确了诱导痰细胞检查与呼出气一氧化氮对慢性咳嗽的诊断价值，对咳嗽变异性哮喘和难治性胃食管反流性咳嗽的治疗进行了有益地探讨，同时发现了更多的慢性咳嗽少见病因。在基础研究方面，慢性咳嗽高敏感性分子神经机制、空气污染与慢性咳嗽发病的关系及胃食管反流性咳嗽的神经反射机制等方面也取得了不少的进展。结合研究成果，我们先后两次修订了中国《咳嗽的诊断与治疗指南》(2009 年版，2016 年版)，举办了年度中国咳嗽论坛和国际咳嗽高峰网络论坛，特别是与欧美国家联合主办了两届高水平的国际咳嗽会议(2013 年，2016 年)。2016 年成立了中国咳嗽联盟，并在 2017 年启动了"中国咳嗽指南万里行"全国巡讲推广活动。这些工作有力地提高了中国慢性咳嗽诊治水平，使更多的临床医师关注到慢性咳嗽的问题，同时亦为本书的再版奠定了良好的基础。

　　新版专著保留了第 1 版的基本结构，并结合近年来慢性咳嗽研究的新进展，在基础部分增加了咳嗽的外周及中枢调控机制、咳嗽高敏感性的发生机制与气道黏液高分泌的机制等，诊断部分增加了呼出气一氧化氮检测，病因部分增加了迁延性细菌性支气管炎、胸外科术后咳嗽、不明原因慢性咳嗽与慢性咳嗽高敏综合征等章节，治疗部分增加了慢性咳嗽的经验性治疗和咳嗽中药的药效物质基础及作用机制等内容。本书既注意与国际慢性咳嗽诊治规范接轨，又反映了中国慢性咳嗽的研究成果，内容编排上以临床诊治内容为主，同时亦有关于慢性咳嗽基础研究的最新进展，遵循"重点突出，注重实用，反映前沿"的原则。相信本书的再版将对中国慢性咳嗽诊治水平的提高起到推动作用。

　　本书系集广州呼吸健康研究院和全国多家医疗机构及研究单位的专家的智慧和经验编

撰而成，来自呼吸内科、胸外科、耳鼻咽喉头颈外科、儿科、中医科、中药学、神经解剖学等相关学科的 60 多位专家参与了本书的编写工作，我们对全体编者的辛勤劳动深表感谢！感谢钟南山院士对《慢性咳嗽》编写工作的大力支持和指导！感谢我的课题组同事罗炜、李春穗和研究生对于本书的编撰、校对工作所作出的努力！

　　由于编者水平有限，书中难免有不足之处，恳切希望专家、同行和读者批评指正。

赖克方

2019 年 3 月

目　录

第一章
咳嗽流行病学

一、概述

咳嗽是内科门诊中最常遇见的主诉。全球普通人群慢性咳嗽的患病率为 9.6%，在专科门诊中，慢性咳嗽的比例高达 10%~38%。慢性咳嗽虽然是一个如此常见的症候，但对其系统、深入的研究不过三四十年的历史。1977 年美国的 Irwin 教授发表了第一篇慢性咳嗽治疗综述。从神经解剖学的角度系统论述了咳嗽的病因，强调肺外因素的重要性，首先提出了鼻后滴流综合征和胃食管反流性疾病相关性咳嗽，拉开了近代咳嗽系统研究的序幕。国内从 2001 年开始了慢性咳嗽病因和发病机制的系统研究。作为一个严重的公共卫生问题，咳嗽日益受到各国的重视。欧洲国家、美国、日本、比利时、澳大利亚、德国和韩国相继制定了咳嗽方面的指南，我国亦在 2005 年颁布了国内首部《咳嗽的诊断与治疗指南》（草案），并先后于 2009 年、2015 年对指南进行了修订。

二、咳嗽的发生率

咳嗽通常按病程分为 3 类：急性咳嗽、亚急性咳嗽和慢性咳嗽。急性咳嗽 <3 周，亚急性咳嗽 3~8 周，慢性咳嗽 >8 周。急性咳嗽是呼吸科门诊最常见的症候，普遍认为急性上呼吸道病毒感染是急性咳嗽最常见的病因，因而急性上呼吸道感染的发病率可从一定程度上反映急性咳嗽的发病率。当然，也要注意到咳嗽有时并非上呼吸道感染的症状。以咽喉疼痛为主诉的上呼吸道感染者约有 50% 存在咳嗽，其中 60%~70% 伴有打喷嚏和流涕。鼻病毒、冠状病毒及呼吸道合胞病毒等造成的上呼吸道感染患者咳嗽的发病率各异，波动于 9%~64% 之间。在病毒感染的第 1 天常见的症状是流涕，而咳嗽往往是在第 4~5 天才出现。

在因病就医的患者中，因呼吸道疾病而就诊的占 31%，其中约 2/3 为上呼吸道感染。成人平均每年有 2~5 次上呼吸道感染；学龄儿童则高达 7~10 次。介于 16~64 岁之间的女性患者因上呼吸道感染就诊的人数几乎是男性的两倍。婴幼儿上呼吸道感染的患病率显著高于成人，0~4 岁的患儿的门诊量约是成人的 4 倍。急性咳嗽若迁延不愈则发展为亚急性和慢性咳嗽。

不同国家地区的流行病学调查均显示咳嗽的发生率非常高（表 1-1），普遍在 10% 以上。

一项在欧洲大陆进行的大样本调查结果则显示咳嗽的发生率高达 33%，30% 有夜间咳嗽，但该项调查并未区分急性或慢性咳嗽。英国约克郡的一项调查首先研究了慢性咳嗽的发病率，它对当地 36 家医疗机构近 4000 名就诊者在近两个月内出现单发或阵发性咳嗽的频率进行了调查，发现慢性咳嗽的患病率达 12%，其中 7% 的患者日常生活受影响。一篇系统综述显示，全球普通人群慢性咳嗽患病率为 9.6%，其中，大洋洲区域慢性咳嗽的患病率更是高达 18.1%。

表 1-1　不同国家和地区的咳嗽患病率

作者（年份）	国家 / 地区	样本量	患病率
Barbee RA（1991）	美国	1109	18%
Lundback B（1991）	瑞典北部	6610	11%
Ludviksdottir D（1996）	瑞典	623	11%
Zemp E（1999）	瑞士	9651	9.2%[a] 3.3%[b]
Coultas DB（2001）	美国（白种人）	5743	9.3%
Janson C（2001）	欧洲	18 277	33%
Cerveri I（2003）	意大利	18 000	11.9%
Ford AC（2006）	英国约克郡	4003	12%
Carter ER（2006）	美国西雅图	2397	7.2%
Lai KF（2006）	中国广州	1087	10.9%
Song WJ	全球	576 839	9.6%

注：[a]：吸烟者；[b]：非吸烟者

针对广州地区 1087 名大学生咳嗽的现场调查显示，该群体咳嗽总患病率为 10.9%，急性咳嗽为 7.6%，慢性咳嗽为 3.3%，性别间均未见差异。另外，一项针对慢性阻塞性肺疾病的全国多中心调查发现，在 20 245 位 40 岁以上的调查对象中，第一秒用力呼气量 / 用力肺活量≥0.70 者的咳嗽、咳痰的总发生率高达 16.1%，其中男性为 20.0%，女性为 13.2%，此性别间差异可能与吸烟有关；在确诊为慢性阻塞性肺疾病（chronic obstructive pulmonary disease，COPD）的患者中，慢性咳嗽的发生率为 44.0%。

咳嗽也是儿童最常见的症状，多数与病毒感染有关。但目前尚无统一的量化标准界定儿童异常咳嗽的频率和严重程度。研究表明，健康儿童（平均年龄 10 岁）一天约有 10 次咳嗽，大部分出现在白天，幼儿则可能更多。呼吸道感染期间咳嗽次数会增加，但病程多为 7～9 天。有调查显示 10%～22% 的学龄前和早期学龄儿童存在与感冒无关的无喘息性持续咳嗽。咳嗽发生不仅与环境因素（室内湿度和空气状况）有关，同时也受其家庭的社会经济状况影响。

三、咳嗽的病因分布

（一）急性咳嗽

急性咳嗽的常见病因主要为普通感冒和急性气管 - 支气管炎，哮喘、慢性支气管炎和支气管扩张等原有疾病的加重也可导致咳嗽加重或急性咳嗽。普通感冒和急性气管 - 支气管炎常见的病原体有鼻病毒、流感病毒、冠状病毒、呼吸道合胞病毒、副流感病毒和肠道病毒属等，其中以鼻病毒和流感病毒最常见。此外，环境因素或职业因素暴露越来越多地成为急性咳嗽的原因。临床上，常可以见到不少以急性咳嗽为前驱表现的传染病或其他一些疾病，应予以注意。

（二）亚急性咳嗽

亚急性咳嗽最常见的原因是感染后咳嗽（又称感冒后咳嗽），其次为嗜酸粒细胞性支气管炎（eosinophilic bronchitis，EB）、咳嗽变异性哮喘（cough variant asthma，CVA）、上气道咳嗽综合征（upper airway cough syndrome，UACS）和迁延性感染性咳嗽等。感染后咳嗽常见病原体为病毒，以鼻病毒多见，约占 30%～50%，其次为冠状病毒和流感病毒，分别为 10%～15% 和 5%～15%。迁延性感染性咳嗽常见病原体为肺炎支原体和肺炎衣原体、细菌等。

（三）慢性咳嗽

最早发现慢性咳嗽的常见病因为支气管哮喘、胃食管反流性疾病（gastroesophageal reflux-related disease，GERD）和鼻后滴流综合征（postnasal drip syndrome，PNDS）。Irwin 提出慢性咳嗽的解剖学诊断程序，强调了慢性咳嗽的病因不仅要考虑呼吸系统的疾病，还应考虑消化系统、耳鼻咽喉等肺外疾病，对慢性咳嗽的研究起着里程碑式的作用。1989 年 Gibson 报道了一类以刺激性干咳为特点的慢性咳嗽患者，其通气功能正常、气道高反应性阴性，但诱导痰嗜酸性粒细胞比例升高，经皮质激素治疗有效，Gibson 将此类咳嗽患者定义为嗜酸粒细胞性支气管炎（EB）。Brighing 的研究发现 EB 是慢性咳嗽的重要病因，约占 12%。广州呼吸疾病研究所 2003—2004 年间对慢性咳嗽病因分布的研究表明，EB 是慢性咳嗽的首位病因（占 22%）。2005 年中国咳嗽指南首次将 EB 作为慢性咳嗽常见病因单列，次年美国胸科医师学会的咳嗽诊治指南也将 EB 列入慢性咳嗽的病因，表明 EB 作为慢性咳嗽的常见病因已成为全球的共识。其他慢性咳嗽的常见病因为 PNDS、CVA 和胃食管反流性咳嗽（gastroesophageal reflux-related chronic cough，GERC），欧美的报道指这三种病引起的慢性咳嗽大约占 67%～94%。关于咳嗽各种常见病因的发病率的报道存在明显的地区差异。日本的病因分布即与欧美明显不同，其 GERC 患病率很低。广州呼吸疾病研究所（现为广州呼吸健康研究院）2009—2010 年间牵头完成的一项全国多中心慢性咳嗽病因诊断研究显示，慢性咳嗽的常见病因依次为 CVA（32.6%）、UACS（18.6%）、EB（17.2%）、变应性咳嗽（atopic cough，AC）（13.2%）、GERC（4.6%）（表 1-2）。社区流行病学调查虽然显示慢性支气管炎是非常普遍的一种疾病，但在慢性咳嗽专科门诊，确诊为慢性支气管炎的患者大致仅占 4%～7%。

儿童慢性咳嗽的病因分布具有自身的一些特点：其病因随年龄而发生变化，感染因素相对较为常见，异物吸入相对成人多见（表 1-3）。胃食管反流在婴幼儿期是一种生理现象，发生率为 40%～65%，1～4 个月达高峰，1 岁时多自然缓解。一项全国多中心儿童慢性咳嗽病因调查研究显示，位列前 3 的病因分别是 CVA（42.0%）、UACS（24.7%）、呼吸道感染和感染后咳嗽（21.7%），而 GERC 和 EB 均仅占 0.6%。

表 1-2　不同国家地区的慢性咳嗽病因分布调查

国家 / 地区	例数	CVA	UACS（PNDS）	GERC	EB	其他原因
中国						
Lai KF（2006）	194	14%	17%	12%	22%	AC（12%）
Lai KF（2013）	704	32.6%	18.6%	4.6%	17.2%	AC（13.2%）
美国						
Poe（1989）	139	35%	26%	5%	/	CB（7%）
Irwin（1990）	102	24%	41%	21%	/	CB（5%）
Mello（1996）	88	14%	38%	40%	/	/
英国 *						
Brightling（1999）	91	18%	24%	8%	13%	/
Birring（2004）	236	17%	12%	15%	7%	PIC（7%）
Kastelik（2005）	131	24%	6%	22%	/	PIC（8%）
						ILD（8%）
日本						
Fujimura（2005）	176	36%	0	2%	/	AC（29%）
						SBS（18%）*
韩国						
J oo JH（2002）	92	16%	33%	/	12%	CB（15%）

注：DRC：药物相关性咳嗽，AC：变应性咳嗽，CB：慢性支气管炎，EB：嗜酸粒细胞性支气管炎，GERC：胃食管反流性咳嗽，ILD：间质性肺疾病，NR：未记录，PIC：感冒后咳嗽，UACS：上气道咳嗽综合征，PNDS：鼻后滴流综合征，欧洲采用的是鼻炎 / 鼻窦炎的诊断，SBS：鼻窦支气管综合征；* 日本 AC 的定义包括了 EB

表 1-3　年龄变化与慢性咳嗽病因的关系

婴儿	幼儿	少儿
胃食管反流	病毒感染后咳嗽	哮喘
感染	哮喘	鼻后滴流
先天畸形	被动吸烟	被动吸烟
先天性心脏病	胃食管反流	肺结核
被动吸烟	气道异物	支气管扩张
环境污染	支气管扩张	心理性咳嗽
哮喘		

四、咳嗽的危险因素

（一）病毒感染和季节因素

每年的冬季都是呼吸道疾病的发病高峰期，调查显示 20% 的咳嗽在冬季发作。包括流感病毒、副黏病毒、冠状病毒、疱疹病毒和腺病毒等在内的 200 多种病毒所致的上呼吸道感染都易在冬季出现。病毒或细菌感染的肺炎等下呼吸道感染性疾病也有类似的季节性。鼻部是进入下呼吸道的入口，上呼吸道的感染容易诱发下呼吸道的疾病，尤其是老年人。接种疫苗有助于降低下呼吸道感染的风险。

（二）环境污染

室内外环境污染物，如机动车尾气、生物燃料和沙尘天气等，是诱发或加剧咳嗽的重要因素。一项在北京进行的研究显示，居住于交通街道 100m、200m 范围内的居民慢性咳嗽的患病率分别是远离交通街道居民的 2.54 倍和 1.97 倍。使用生物燃料烹饪的女性的咳嗽发生率是不使用生物燃料女性的 3.7 倍。而生活于沙尘天气频发的甘肃民勤居民慢性咳嗽发病率为非沙尘天气好发地区居民的 2.1 倍。一项在香港地区进行的研究显示，生活于高空气污染区域的女童，慢性咳嗽患病风险是生活于低空气污染区域的女童的 2.03 倍。在辽宁省 6 个城市进行的研究也显示，居住于工厂或烟囱附近的儿童，其慢性咳嗽患病风险是非居住于工厂或烟囱附近儿童的 1.40 倍，居住于主要街道附近的儿童，其慢性咳嗽患病风险是非居住于主要街道附近儿童的 1.59 倍。环境污染物中包含的可吸入性颗粒物及 NO_2、SO_2、CO_2、O_3、挥发性有机化合物等均可诱发或加剧咳嗽。有报道称瑞士的咳嗽发生率减少正是与当地环境中可吸入性颗粒浓度的下降有关。

（三）致敏原

致敏原也是一个潜在的危险因素。致敏原可引起敏感个体的嗜酸粒细胞性气道炎症和／或血清 IgE 水平增高。韩国一项研究显示，44.6% 的慢性咳嗽患者气源性致敏原的皮肤点刺试验呈阳性反应。有日本学者发现，烟管菌定植于气道可引起敏感人群产生真菌相关性慢性咳嗽。也有证据显示部分夜间咳嗽与室内接触猫毛等致敏原有关。

（四）性别

国外慢性咳嗽患者以中老年女性为主，一方面由于咳嗽症状对女性影响较大，另一方面可能由于女性咳嗽敏感性较高所致，但这种性别差异的内在机制目前尚不明确。在我国，虽然女性咳嗽敏感性也显著高于男性，但慢性咳嗽患病率无明显性别差异，且患者更年轻化，这一现象的原因有待进一步研究，推测可能与我国环境污染相关。

（五）职业因素

职业暴露是咳嗽不容忽视的病因，工作场所中的刺激物可通过免疫和非免疫机制诱发或加重咳嗽。有研究显示，暴露于高分子量的刺激物主要由 IgE 介导的途径引起职业性鼻炎。长期接触面粉、刺激性气味、潮湿霉变环境的工人，其发生哮喘的风险分别为无相关接触史者的 2.36 倍、2.04 倍和 4.6 倍。部分 EB 患者的发病由职业暴露引起，相继有长期接触天然橡胶、丙烯酸盐、环氧树脂固化剂、溶解酶等引起 EB 的病例报道。

（六）饮食因素

一项对居住于加拿大的中国人的调查显示，日常饮食以肉食为主者，湿咳的风险增加了 1.4 倍。GERC 患者的咳嗽常与进食有关，引起胃酸分泌的食物及辛辣刺激性食物，如甜食、咖啡、烟酒和辣椒等，均可诱发或加重此类患者的咳嗽症状。有特应征的个体，摄入致敏食物后可引起咳嗽。有研究显示,对牛奶蛋白过敏的幼儿,其干咳症状与饮用牛奶有关。也有文献报道部分慢性咳嗽患者存在维生素D、铁等微量元素的缺乏。

(七)药物因素

服用血管紧张素转换酶抑制剂(angiotensin converting enzyme inhibitors, ACEI)类药物的患者,其咳嗽发生率约为5%～35%,咳嗽可于初次服药或服药数月后发生,停药1～4周后咳嗽多可缓解。此外,也有血管紧张素Ⅱ受体拮抗剂类药物引起干咳的报道,但较ACEI类少。麻醉性镇痛药芬太尼,化疗药物博来霉素、环磷酰胺,抗心律失常药物胺碘酮等均有致咳可能,用药时需注意药物不良反应。

(八)吸烟

长期吸烟往往容易诱发慢性咳嗽,吸烟者慢性咳嗽的发生率是非吸烟者的3倍,但烟民多数不会因(平常)咳嗽而就诊。湿咳严重程度与吸烟量相关。暴露于家庭中的烟草烟雾是诱发学龄儿童慢性咳嗽的潜在危险因素,父母亲吸烟的儿童慢性咳嗽的发病率较高。在双亲都吸烟的<11岁的儿童中,高达50%有慢性咳嗽症状。需要注意的是,这些数据仅来源于问卷调查和家长的描述,可能存在一定偏倚。

五、咳嗽的负担

对于急性咳嗽而言,频繁就医及大量使用镇咳药物是造成卫生支出负担的最主要原因。在美国,因急性咳嗽导致的年均经济损失接近400亿美元,其中就诊、检查和药物等产生的直接经济损失为170亿美元,由于误工、误学等引起的间接经济损失为225亿美元。在欧洲各国,患者每次用于诊治急性咳嗽的支出为16.6～107.3欧元,每次因急性咳嗽误工导致的经济损失为116.6～445.3欧元。在我国,感冒止咳药的年销量位居零售药店榜首,据统计,2016年我国感冒止咳药物的销售额高达近400亿元。

慢性咳嗽对社会或个人的经济负担方面,目前尚未见报道,也没有保险公司将其列为影响工作的疾病。但实际上,慢性咳嗽不仅加剧了卫生服务资源的负担,而且严重影响生活质量,导致患者产生严重的心理负担。周边人群担心此类患者会传染疾病,使患者在公众场合亦受到孤立,严重干扰了日常交际。国外一项对咳嗽门诊患者的问卷调查发现,近50%的患者伴有抑郁症。有研究指出慢性咳嗽与COPD患者生活质量受影响程度类似,在咳嗽缓解后其心理状况也得到了明显改善。广州呼吸疾病研究所的一项针对慢性咳嗽患者诊疗现状的调查显示,此类患者平均病程长达将近5年,平均就诊次数达20次。另一项针对慢性咳嗽对生活质量的影响的研究显示,咳嗽延误患者学习、工作,明显影响休闲和娱乐,许多患者因咳嗽而明显感到尴尬难堪或明显厌烦,女性慢性咳嗽患者中高达51.7%因此产生尿失禁(表1-4)。国外研究也有类似结果,显示慢性咳嗽对患者生活质量造成严重的影响。

咳嗽不仅发生率高,病因繁杂,而且严重影响了患者的生活质量,对患者和社会造成沉重的卫生支出负担。因此,不管是广大的临床医师或科研工作者,或是卫生政策制定者,均亟待予以充分的重视。

表 1-4　慢性咳嗽患者对生活质量的自评概况

生活质量的不同方面	例数	占总人数的比例
明显感到尴尬难堪	131	44.4%
长时间焦虑	153	51.8%
延误了学习、工作或其他计划	123	41.7%
明显影响休闲或娱乐	115	39.0%
严重影响睡眠	114	38.6%
明显的情绪低落	75	25.4%
有明显厌烦情绪	156	52.9%
对疾病有明显的担忧	100	33.9%
担心别人认为自己有病	71	24.1%
中断交流	72	24.4%
干扰了同学朋友或家人	115	39.0%
尿失禁	77	51.7%

（赖克方　龙　俐）

参 考 文 献

1. Song WJ，Chang YS，Faruqi S，et al. The global epidemiology of chronic cough in adults：a systematic review and meta-analysis. Eur Respir J，2015，45：1479-1481.

2. Irwin RS，Rosen MJ，Braman SS. Cough. A comprehensive review. Arch Intern Med，1977，137：1186-1191.

3. Irwin RS，Baumann MH，Bolser DC，et al. Diagnosis and management of cough executive summary：ACCP evidence-based clinical practice guideiines. Chest，2006，129：1S-23S.

4. Morice AH，Fontana GA，Sovijarvi AR，et al. The diagnosis and management of chronic cough. Eur Respir J，2004，24：481-492.

5. Committee for the Japanese Respiratory Society Guidelines for Management of C，Kohno S，Ishida T，et al. The Japanese Respiratory Society guidelines for management of cough. Respirology，2006，11（Suppl 4）：135-186.

6. Leconte S，Paulus D，Degryse J. Prolonged cough in children：a summary of the Belgian primary care clinical guideline. Prim Care Respir J，2008，17：206-211.

7. Gibson PG，Chang AB，Glasgow NJ，et al. CICADA：Cough in Children and Adults：Diagnosis and Assessment. Australian cough guidelines summary statement. Med J Aust，2010，192：265-271.

8. Kardos P，Berck H，Fuchs KH，et al. Guidelines of the German Respiratory Society for diagnosis and treatment of adults suffering from acute or chronic cough. Pneumologie，2010，64：701-711.

9. Rhee CK，Jung JY，Lee SW，et al. The Korean Cough Guideline：Recommendation and Summary Statement. Tuberc Respir Dis（Seoul），2016，79：14-21.

10. 中华医学会呼吸病学分会哮喘学组. 咳嗽的诊断与治疗指南（草案）. 中华结核和呼吸杂志，2005，28：738-744.

11. 中华医学会呼吸病学分会哮喘学组. 咳嗽的诊断与治疗指南（2009）. 中华结核和呼吸杂志，2009，32：407-413.

12. 中华医学会呼吸病学分会哮喘学组. 咳嗽的诊断与治疗指南（2015）. 中华结核和呼吸杂志，2016，39：323-354.

13. Eccles R，Loose I，Jawad M，et al. Effects of acetylsalicylic acid on sore throat pain and other pain symptoms associated with acute upper respiratory tract infection. Pain Med，2003，4：118-124.

14. Tyrrell DA，Cohen S，Schlarb JE. Signs and symptoms in common colds. Epidemiol Infect，1993，111：143-156.

15. Barbee RA，Halonen M，Kaltenborn WT，et al. A longitudinal study of respiratory symptoms in a community population sample. Correlations with smoking，allergen skin-test reactivity，and serum IgE. Chest，1991，99：20-26.

16. Cullinan P. Aetiological factors in persistent sputum production：a case-control study. J Epidemiol Community Health，1993，47：27-31.

17. Janson C，Chinn S，Jarvis D，et al. Determinants of cough in young adults participating in the European Community Respiratory Health Survey. Eur Respir J，2001，18：647-654.

18. 陈如冲，赖克方，刘春丽，等. 广州地区 1087 名大学生咳嗽的流行病学调查. 中华流行病学杂志，2006，27：123-126.

19. Faniran AO，Peat JK，Woolcock AJ. Measuring persistent cough in children in epidemiological studies：development of a questionnaire and assessment of prevalence in two countries. Chest，1999，115：434-439.

20. Wright AL，Holberg CJ，Morgan WJ，et al. Recurrent cough in childhood and its relation to asthma. Am J Respir Crit Care Med，1996，153：1259-1265.

21. Lai K，Lin L，Liu B，et al. Eosinophilic airway inflammation is common in subacute cough following acute upper respiratory tract infection. Respirology，2016，21：683-688.

22. Gibson PG，Dolovich J，Denburg J，et al. Chronic cough：eosinophilic bronchitis without asthma. Lancet，1989，1：1346-1348.

23. Brightling CE，Ward R，Goh KL，et al. Eosinophilic bronchitis is an important cause of chronic cough. Am J Respir Crit Care Med，1999，160：406-410.

24. 王志虹，林江涛，李勇，等. 慢性咳嗽的病因诊断及治疗效果. 中国医学科学院学报，2007，29：665-668.

25. Lai K，Chen R，Lin J，et al. A prospective，multicenter survey on causes of chronic cough in China. Chest，2013，143：613-620.

26. 中国儿童慢性咳嗽病因构成比研究协作组. 中国儿童慢性咳嗽病因构成比多中心研究. 中华儿科杂志，2012，50：83-92.

27. Hu ZW，Zhao YN，Cheng Y，et al. Living near a Major Road in Beijing：Association with Lower Lung Function，Airway Acidification，and Chronic Cough. Chin Med J（Engl），2016，129：2184-2190.

28. Desalu OO，Adekoya AO，Ampitan BA. Increased risk of respiratory symptoms and chronic bronchitis in women using biomass fuels in Nigeria. J Bras Pneumol，2010，36：441-446.

29. Wang J，Li S，Wang S，et al. Effects of Long-Term Dust Exposure on Human Respiratory System Health in Minqin County，China. Arch Environ Occup Health，2015，70：225-231.

30. Zhang Q，Qiu M，Lai K，et al. Cough and environmental air pollution in China. Pulm Pharmacol Ther，2015，35：132-136.

31. Morice AH，Jakes AD，Faruqi S，et al. A worldwide survey of chronic cough：a manifestation of enhanced somatosensory response. Eur Respir J，2014，44：1149-1155.

32. Fendrick AM，Monto AS，Nightengale B，et al. The economic burden of non-influenza-related viral respiratory tract infection in the United States. Arch Intern Med，2003，163：487-494.

33. Oppong R，Coast J，Hood K，et al. Resource use and costs of treating acute cough/lower respiratory tract infections in 13 European countries：results and challenges. Eur J Health Econ，2011，12：319-329.

34. 杨存珍，陈如冲，李斌恺，等. 女性慢性咳嗽患者生活质量及尿失禁调查. 国际呼吸杂志，2010，30：391-394.

第一章

第二章
咳嗽的机制

第一节　咳嗽的神经解剖学与神经生理学

一、概述

对于哺乳类动物（包括人类）而言，咳嗽是最重要的呼吸防御反射之一，能够有效清除气道内异物及过多的分泌物，因此也被称为"watch dog of the lung"（肺的看门狗）。每次非自主的咳嗽均由完整的反射弧构成，感觉神经末梢受到刺激后，神经冲动沿迷走神经等传到脑干咳嗽中枢，信号整合后经传出神经传递至效应器（膈肌、喉、胸部和腹肌群等），引起咳嗽。

咳嗽的神经生理学研究始于 19 世纪。1838 年，Muller 提出"延髓产生神经冲动使声门收缩，同时胸腹肌肉痉挛性收缩，这时声门部分开放，产生咳嗽"的观点。近年，随着神经示踪、膜片钳等技术的发明与应用，咳嗽的神经生理研究取得重大进展，得以初窥咳嗽反射的全貌。除了延髓咳嗽中枢外，咳嗽也同时受到延髓和脑桥以上高级中枢的调控，这些高级中枢参与咳嗽感觉传入、运动传出的调节。本节将介绍咳嗽的神经生理机制及其调节影响因素。

二、咳嗽感受器

此类研究大多来源于动物实验。根据其功能、起源、分布、神经化学、电生理特征或受到刺激的反射类型进行分类，与咳嗽反射有关的气道传入神经主要包括有髓鞘的 Aδ 纤维和无髓鞘的 C 纤维，其末梢突触可以划分为对机械刺激敏感的机械感受器及对化学刺激敏感的化学感受器（亦称伤害刺激感受器）。这些位于神经末梢的感受器受到不同刺激活化后，产生动作电位与神经冲动，介导咳嗽反射，因此在功能上也称为咳嗽感受器（图 2-1）。咳嗽感受器在咽部和气管隆突分布最多且敏感性最高，喉、气管和主支气管的病变多有明显咳嗽，而小气道及肺泡病变通常不以咳嗽为主要症状。

多数哺乳动物的气道存在两种机械感受器：快适应牵张感受器（rapidly adapting stretch receptors，RARs）和慢适应牵张感受器（slowly adapting stretch receptors，SARs）。两者均起源于结状神经节，分布于肺内气道及肺间质，对机械刺激敏感（如肺容积变化、气道平滑肌

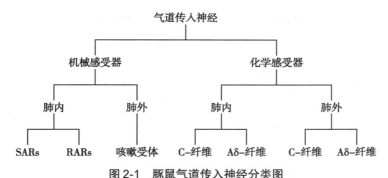

图 2-1 豚鼠气道传入神经分类图
RARs：快适应牵张感受器；SARs：慢适应牵张感受器

收缩及气道黏膜水肿等）。除非同时存在了气道平滑肌张力、黏膜分泌或气道管壁的容积变化，一般情况下机械感受器对化学刺激相对不敏感。最近在豚鼠气道发现了第三种低阈值的机械感受器，其纤维同样起源于结状神经节，但主要分布于肺外气道（喉、气管与大支气管），生理特征与 RARs、SARs 存在明显差别：传导速度较低（0～5m/s）；对点机械刺激极其敏感；对组织牵张、表面压力变化、平滑肌收缩及 ATP 等不敏感。估计猫、狗和人的气道也可能存在类似纤维。

对化学敏感的气道传入纤维分布于整个气道和肺组织，既可起源于结状神经节和颈神经节，也可源于背根神经节。化学感受器平时处于静止状态，当存在气道炎症时或受到化学刺激（如辣椒素、缓激肽、腺苷及 PGE_2 等）时则被激活。以往常根据对辣椒素起反应及表达辣椒素受体（transient receptor potential vanilloid 1，TRPV1）来确定气道化学感受器，现已证实这并非绝对，因为最近发现了气道也存在少量对辣椒素不敏感的、TRPV1 表达阴性的化学感受器，以及传导速度在 Aδ 纤维范围内的化学感受器。因此，也有学者认为气道化学感受器是高阈值的机械感受器，虽然不易被普通机械刺激所激活，但强机械刺激（肺过度充气和强力点刺激等）下仍可激活。

（一）机械感受器

1. 快适应牵张感受器

（1）解剖特征：RARs 是有髓鞘的 Aδ 传入纤维，主要特点是对机械刺激快速适应，故称为快适应牵张感受器。从鼻咽到喉部、气管及支气管均有 RARs 分布，其中喉部和气管隆突的密度最高，在小支气管则分布稀少，呼吸性细支气管和肺泡未见分布。气管与肺外支气管的 RARs 围绕整个气管黏膜周围分布。电镜和免疫荧光显示其主要位于上皮的紧密连接及基底层，上皮下血管的周围也有少量分布。RARs 通常较细，直径为 0.5～1mm 或更小，去极化冲动无规律。喉部的 RARs 传入神经元胞体大多来自节状神经节，其节后纤维到达脑干孤束核。

（2）生理特点：喉、气管及肺外支气管的 RARs 对气道轻微机械变化（如直径、长度、间质与管壁内的压力）十分敏感，通常也称为易刺激感受器，是介导咳嗽的主要纤维。肺内 RARs 则是典型的多形态感受器，介导吸气反射、黏膜分泌、咳嗽、支气管收缩和声门关闭等。多数激活 RARs 的刺激也可影响其他气道感受器，与其他气道传入纤维协同作用以增强咳嗽反射。

RARs 的除极发生在肺扩张阶段，并随着肺扩张或萎陷的速度与容量的变化而迅速增加，有时也可发生在呼气阶段。RARs 对直接化学刺激不甚敏感。但当组胺、辣椒素、神经肽和缓激肽等引起支气管痉挛、黏液分泌或黏膜水肿导致细胞外间隙液体容量增加及张力改变时，与肺膨胀和肺萎陷的机械变化类似，则可活化 RARs。通过阻断终末器官的效应可以明显抑制或阻断这些刺激对 RARs 的活化。K^+ 通道开放剂 NS1619 在体外能有效抑制高渗和低渗溶液诱发的豚鼠 RARs 活性，其抑制剂则能阻断此作用。研究还发现，低氯溶液刺激诱发的咳嗽能被吸入呋塞米所减弱，呋塞米能干扰 Cl^--Na^+-K^+ 离子通道，而辣椒素诱发的咳嗽则不受呋塞米影响，提示此离子通道的开放与 RARs 有关。将迷走神经的温度降至可阻断 RARs 的活性而 C 纤维活性不受影响时，咳嗽也被阻断，证明了 RARs 在咳嗽中的作用。

2. 慢适应牵张感受器

（1）解剖特征：SARs 分为Ⅰ型和Ⅱ型。Ⅰ型为低容量阈值型，主要位于肺外气道。Ⅱ型为高容量阈值型，主要位于肺内气道，机械探针显示其位于呼吸道平滑肌层，去除假复层上皮后其活性并不受影响。不同种类哺乳动物气道 SARs 的分布有所不同。猫、豚鼠、兔与大鼠的肺外气道 RARs 和 C 纤维分布很多但却甚少 SARs 分布，而狗的 SARs 则主要分布于肺外气道。Yu 报道了兔与大鼠肺内 SARs 的生理结构特征，发现其末梢结构主要分布于外周气道，形态多变、分支广泛，具有多重感受区域，偶有树突状轴突与支气管平滑肌相连。

（2）生理特点：SARs 受肺膨胀刺激，当吸气压恒定时规律除极。吸气末期即将开始呼气前，其活性迅速增加，参与调节肺牵张反射。这种对持续肺扩张缓慢适应的特点可以用来与 RARs 相鉴别。SARs 活化后可引起呼吸中枢抑制及胆碱能神经对气道驱动的抑制，降低膈神经活性、减少平滑肌张力。其对气道扩张和平滑肌收缩的刺激敏感，但对组胺和乙酰胆碱之外的化学刺激并不敏感。

根据 SARs 对呼吸模式的调节及其在呼吸周期中的持续活性，可以推断其参与调节咳嗽反射。但目前研究结果并不一致。在氨水诱发兔咳嗽的前后，SARs 的活性无变化。辣椒素与缓激肽诱发清醒动物咳嗽也未能活化 SARs。呋塞米虽然可以增加基线 SARs 活性，但是却与其镇咳作用有关。气道正压增加基线 SARs 活性，增加动物咳嗽期间的呼气用功，但对人无影响。也有实验支持 SARs 对咳嗽的易化作用，给兔吸入二氧化硫阻断了 SARs 活性，同时也减少了咳嗽。

对咳嗽中枢信号整合的研究中发现 SARs 对咳嗽可能存在双向的调节作用。SARs 反射通路的脑干次级命令神经元（也称泵细胞）活化模型显示 SARs 对咳嗽有易化作用。但有研究显示 SARs（通过泵细胞）可抑制 RARs 介导的反射，这又与泵细胞易化咳嗽的作用相悖。因此，对 SARs 在调节咳嗽及其他反射中的作用还需要更多的研究。

3. "咳嗽受体"（cough receptor） 最近在豚鼠气道发现了第三种低阈值机械感受器，在咳嗽中也发挥重要作用。这些纤维分布于喉、气管和主支气管壁内。与 RARs 和 SARs 的功能明显不同，这种低阈值机械感受器对轻微点刺机械刺激高度敏感，也可因 pH 的迅速变化而激活（如胃内容物反流误吸引起的 pH 变化），但对组织牵拉、支气管痉挛、ATP 及黏膜表面压力变化并不敏感。结合其对刺激的敏感性及独特的防御性分布，有学者提出这种气道低阈值机械感受器很可能是激发防御性咳嗽反射的初始传入神经纤维，称其为"咳嗽受体"。目前不清楚其他物种的大气道是否存在类似的神经纤维。在狗、猫、人身上也观察到轻触喉、气管或主支气管很容易诱发咳嗽的现象，且支气管收缩剂不易诱发咳嗽，提示这些物种也可能存在相似的神经纤维。

豚鼠气道的"咳嗽受体"呈树突状轴突围绕着气道壁环形分布，附着于基底膜细胞外基质，末端止于气道黏膜而介于平滑肌与上皮之间（这也提示其对平滑肌收缩不敏感），左右两边各自汇入同侧的迷走神经。引起基质结构振动或运动刺激（如吸入微粒或黏液积聚、机械刺激或吸入气流涡流引起的继发改变）都可以刺激"咳嗽受体"，诱发咳嗽。气道疾病，上皮脱落，"咳嗽受体"暴露后更容易感受刺激。某些气道疾病引起的基质重构，也可以改变咳嗽受体的兴奋性。

尽管"咳嗽受体"对机械刺激迅速适应，但与典型的 RARs 不同："咳嗽受体"不仅对诱导气道平滑肌收缩的物质无反应，如组胺、白三烯 C_4（LTC_4）、P 物质（SP）、5-羟色胺（5-HT）、ATP 和腺苷等，且对气道黏膜压力的变化也不敏感。"咳嗽受体"的动作电位传导速度在 0～5m/s，与肺内 RARs 传导动作电位速度（15m/s）也不一。"咳嗽受体"也不属于 C 纤维，这些有髓鞘的"咳嗽受体"并不表达 TRPV1，在正常情况下也不合成与表达神经肽。不过，"咳嗽受体"可表达独特的钠泵同工酶。在麻醉豚鼠，钠泵抑制剂可降低或阻断柠檬酸、机械或电刺激气管和喉部激发的咳嗽，但对刺激气管 C 纤维的反射没有影响。体外研究发现钠泵抑制剂可以强效而选择性抑制此种"咳嗽受体"。

不过，对于应用"咳嗽受体"一词来描述此类低阈值机械感受器，目前还存在争议。因为"受体"是一个药理学的概念，任何在神经末梢上感受刺激、产生电活动从而引起咳嗽反射的蛋白，其在药理学上都可称为咳嗽受体。在感觉神经末梢上分布着许多不同的受体和离子通道，在其他组织、细胞上也可以表达分布，但却未必行使其在气道的相应功能。以 TRPV1 为例，除了在气道感觉神经末梢上表达以外，很多其他系统、组织的细胞也广泛表达 TRPV1，但不参与咳嗽反射。大鼠与小鼠体内也有很多表达 TRPV1 的气道传入神经纤维，但它们并不介导咳嗽反射。因此，有待一个更合适的名称来替代"咳嗽受体"。

（二）化学感受器（C 纤维）

1. 解剖特征　C 纤维是无髓鞘的迷走传入神经，属于多形态感受器。其在整个呼吸道均有分布，以气道上皮、平滑肌和肺血管分布为主。反向跟踪技术和免疫组化双标技术显示其神经元胞体来自迷走神经的节状神经节和脑内颈神经节，不同神经节来源的纤维其解剖、神经化学和功能特征也有差别。豚鼠是哺乳动物中 C 纤维高表达速激肽的特殊物种，特别是在肺外气道。其他哺乳动物（包括人）的气道 C 纤维表达速激肽程度并不如豚鼠。Hunter 在研究豚鼠气道传入神经时，发现大于 90% 含速激肽的传入纤维是 C 纤维，其神经元胞体源于颈神经节，而有髓鞘的 Aδ 纤维神经元胞体多来自节状神经节。来自迷走神经节的 C 和 Aδ 型纤维对高渗盐水都敏感，而来自节状神经节的则不然。但这些神经解剖特征是否同样存在于其他物种（包括人类）则尚未清楚。

2. 生理特点　C 纤维末梢对化学和机械刺激的反应具多样性。C 纤维对机械刺激反应的阈值显著高于 RARs 和 SARs，因此在整个呼吸周期通常处于静止状态。但 C 纤维对化学刺激十分敏感，能被辣椒素、缓激肽、柠檬酸、高渗盐水及二氧化硫所激活。缓激肽与辣椒素对 C 纤维的激活可被 PGE$_2$、肾上腺素和腺苷增强，采用膜片钳技术观察气道传入神经细胞显示，缓激肽和辣椒素能直接活化支气管肺 C 纤维。C 纤维活化产生的反射效应包括增加副交感神经活性、肺化学反射，典型的反射是呼吸暂停、心动过缓和低血压。豚鼠和大鼠 C 纤维的活化与轴突反射有关。

气道 C 纤维可进一步分为支气管 C 纤维和肺 C 纤维。狗的肺 C 纤维可能对组胺无反应，而支气管 C 纤维则可被组胺激活。对于豚鼠而言，来源于颈神经节的 C 纤维支配肺内与肺外气道，几乎都表达神经肽。这些 C 纤维对 ATP、5-HT 或腺苷不敏感，但可被辣椒素、缓激肽、高渗盐水和酸活化。而结状神经节起源的 C 纤维多终止于肺内气道，正常情况下不表达 P 物质，不仅能被辣椒素和缓激肽激活，也可被 ATP、5-HT 和腺苷活化。C 纤维感受刺激的反应，可由中枢反射通路、局部或轴突反射介导。前者需 C 纤维将神经冲动传入到中枢和神经元胞体，再影响自主或躯体传出神经纤维的活性，后者则有 C 纤维末梢释放神经肽介导，并通过轴突反射扩大其效应。上述效应有种属区别，其中啮齿类动物的轴突反射最突出。

相当多的证据提示，C 纤维（尤其是支气管 C 纤维）的激活能激发清醒动物和人咳嗽。辣椒素、缓激肽、柠檬酸和二氧化硫可激活支气管 C 纤维直接诱发清醒动物和人咳嗽。其他 TRPV1 激动剂（nandamide 和 resiniferotoxin）也可激发清醒动物和人咳嗽，TRPV1 阻断剂和拮抗剂则能抑制辣椒素和酸诱发的清醒动物咳嗽。缓激肽、柠檬酸、辣椒素和机械刺激诱导的狗、猫、豚鼠和猪的咳嗽能被神经肽受体拮抗剂减弱或阻断，通常这些拮抗剂是不能透过血脑屏障的。

但对麻醉动物而言，刺激 C 纤维并不能诱发咳嗽。清醒与麻醉之间（包括动物与人）咳嗽反应性差异的原因尚不清楚。麻醉本身并不能完全阻止 C 纤维活化和 / 或 C 纤维介导的反射。在清醒状态下，辣椒素激发的咳嗽能被自主抑制也说明了感觉判断在 C 纤维依赖的咳嗽中的作用。不过清醒状态下由误吸诱发的咳嗽似乎不可能被有效的自主抑制，推测除 C 纤维外还有其他传入纤维亦参与此反射。

不同物种间 C 纤维调节咳嗽的作用存在差异，但实际上差别最明显的是所采用的研究方式（人和豚鼠的研究大多在清醒状态下，而猫与狗则大多在麻醉状态下）。有学者将咳嗽分为两种类型：C 纤维依赖和非 C 纤维依赖的咳嗽。C 纤维依赖的咳嗽对全麻敏感，能被辣椒素、缓激肽、酸和其他化学刺激物激活。非 C 纤维依赖的咳嗽对麻醉不敏感，能被机械刺激和酸激发。对所有清醒动物，辣椒素、缓激肽和酸能选择性地活化 C 纤维，持续而可靠地诱发咳嗽。大部分有髓鞘的迷走传入纤维对辣椒素不敏感，但在清醒与麻醉状态下均能激发咳嗽。

现将不同的咳嗽感受器的特征归纳总结如下（表2-1）。

表 2-1　气道咳嗽感受器特点

项目	SARs	RARs	咳嗽受体[1]	支气管C纤维	肺C纤维
解剖学特点					
神经节起源	结状神经节	结状神经节	结状神经节	颈神经节	结状神经节
肺外终止	是[2]	是	是	是	否
肺内终止	是	是	很少	是	是
组织化学特征					
表达P物质	否	否	否	是（多）	是（少）
表达TRPV1	否	否	否	是	是
生理学特点					
传导速度（m/s）	10～40	0～20	4～6	<1.5	<1.5
机械阈值	低	低	低	高	高
潮式呼吸时的活性（冲动/秒）	10～50	0～20[2]	NA	<2	<2
膨胀/牵张[3]	活化	活化	无作用	无作用	活化
对肺膨胀适应	慢	快	无反应	无反应	慢
塌陷/萎陷	无作用	活化	无作用	无作用	无作用
二氧化碳	抑制	无作用	NA	NA	活化
酸	NA	NA	活化	活化	NA
高渗盐水	NA	活化	无作用	活化	NA
肺栓塞	敏感	活化	NA	NA	活化
肺水肿/肺淤血	易变	活化	NA	NA	活化
支气管收缩	活化	活化	无作用	无作用	无作用
点机械刺激[4]	是	是	是	是	是
药理学特点					
辣椒素	无作用	活化	无作用	活化	活化
缓激肽	无作用	活化	无作用	活化	活化
ATP	活化	活化	活化	无作用	活化
5-HT	无作用	活化	无作用	无作用	活化

注：NA：未见报道；[1]：咳嗽受体目前仅见于豚鼠；[2]：种属差异较大；[3]：机械相关的牵张可以是纵向的，也可以是环绕支气管壁的；[4]：所有气道传入神经对点机械刺激都起反应，但化学感受器活化的阈值是机械感受器的100倍

三、咳嗽传入神经

（一）传入神经

气道中大部分的感觉神经纤维均由迷走神经的各级分支构成，其末梢（亦即咳嗽感受器）广泛分布于气道上皮及上皮下组织。在气道外，通过机械刺激外耳道、中耳、鼻旁窦、膈肌、胸膜、心包、食管及胃等多处部位时，同样可引起咳嗽，因为分布在这些部位的迷走神经相应分支也可将神经冲动传至神经中枢。另外，除了迷走神经外，三叉神经和膈神经也参

与此类感受器的神经冲动的传导。这也解释了为什么肺外疾病也会引起不同程度的病理性咳嗽。咳嗽可以有意识地自我诱发、延缓、抑制，故在高级神经中枢间（如大脑皮层至咳嗽中枢）也有咳嗽的神经冲动传入通路。

（二）传入神经的相互调节

当某一感觉神经元的末梢被激活之后，在它的轴索神经反射范围内的其他神经元也可相应被激活，并将速激肽释放至胞外组织，参与局部组织的神经源性炎症反应，该过程称为轴突反射。C 纤维活化后可以不经 CNS 的参与，产生轴突反射效应，甚至在还没有形成动作电位时就可先释放神经肽 SP、NKA 及 CGRP 等，引起局部组织血管扩张和通透性增加、炎性渗出、黏膜水肿、黏液分泌亢进、支气管收缩等。局部组织张力改变或黏膜水肿会激活 RARs 机械感受器，诱发咳嗽。动物实验已经证实，利用神经肽受体拮抗剂或神经肽内肽酶（降解神经肽）阻断轴突反射可以有效阻断辣椒素、酸等各种伤害性刺激或神经肽内肽酶抑制剂所诱发的咳嗽。

除了轴突反射外，C 纤维与 RARs 的相互作用也可通过影响副交感神经的紧张性进行。肺 C 纤维活化后通过脑干易化机械感受器活性，明显增加气道胆碱能神经紧张性，引起血管舒张、支气管痉挛和黏液分泌。这些终末器官效应大部分是由气道副交感神经释放乙酰胆碱介导，足以激活气道壁 RARs。吸入抗胆碱能药物对动物与人有部分止咳作用。在猫与狗的动物实验中发现，应用阿托品或切断迷走神经可以阻断缓激肽和辣椒素激发引起的支气管痉挛及黏液分泌。

（三）传入神经的可塑性改变

咳嗽反射的可塑性改变是指咳嗽反射的神经通路发生与疾病相关的适应性变化，表现为对刺激反应异常增高的不适当咳嗽，这些刺激可能是无害的或仅是轻微的。对于传入神经而言，这种适应性的改变体现在神经纤维的数量及表型的变化。尤其是原本不表达神经肽或表达极少的感觉神经纤维，在某种起始因素的作用下表达增加，一方面导致或加重气道神经源性炎症使外周咳嗽感受器敏感化，另一方面可以放大感觉神经末梢向脑干输入神经冲动的信号，引起咳嗽阈值下调。

1. 表型改变　在生理情况下，RARs 对机械刺激很敏感，易被激活，但并不表达神经肽。气道 C 纤维虽含神经肽，但对机械刺激并不敏感，仅遇到化学性有害刺激时才释放速激肽。如果 RARs 表型发生改变（表达速激肽），则轻微的机械刺激就可以激活 RARs 释放神经肽，很容易诱发咳嗽。局部慢性炎症或者其他因素也可以引起咳嗽感受器上各种离子通道或受体发生可塑性改变，从而影响感觉神经的敏感性。

研究报道，病毒感染可以诱使豚鼠原本不表达速激肽的节状神经节（RARs 传入神经元胞体为主）表达 SP，从感染急性期后表达开始逐渐增加，在 28 天到达高峰，随后方才逐渐降低。笔者的研究也发现酸灌注可引起正常情况下基本无表达的豚鼠结状节神经表达神经肽，这种神经纤维表型的改变也就是神经可塑性的改变。有研究对豚鼠经气道给予神经生长因子（nerve growth factor，NGF）后，神经元的表型可发生转换，颈静脉节与结状节不表达P 物质的神经元中分别有 10% 与 30% 转变为 SP 免疫阳性。

2. 数量改变　不管是豚鼠还是人，气道中含神经肽的神经纤维比例是有限的。对于正常人而言，气道上皮内含神经肽的感觉纤维比例仅仅约 1%，但在疾病状态下或其他刺激因素作用下，其数量与比例会发生改变。研究发现，慢性咳嗽患者气道上皮中 TRPV1（辣椒素受体）标记阳性的纤维比对照组升高五倍以上，并与辣椒素咳嗽敏感性显著相关。Mitchell 报道气道平滑肌内的 TRPV1 表达也明显增强。TRPV1 广泛分布于气管上皮内的轴突末梢及上皮下平滑肌和血管周围，能被伤害性热刺激（>43℃）、酸性环境（pH<5.9）及其他前炎因子激活，是介导伤害刺激信号的重要起始环节，在炎症产生和伤害信号传递中发挥重要作用。另有研究发现，特发性咳嗽患者气道降钙素基因相关肽（calcitonin gene-related peptide，CGRP）阳性神经纤维数量也较对照明显增加。这种改变可能与神经营养因子的调节密切有关。研究发现，高度表达 NGF 的转基因小鼠辣椒素咳嗽敏感性较野生型小鼠明显增高，气道神经纤维出现增殖，此过度分布的主要是交感神经纤维和含速激肽的感觉神经纤维。

四、咳嗽中枢

咳嗽是独特的呼吸 - 肌肉活动模式，具有高度的协调性。除了延髓咳嗽中枢以外，与呼吸神经元相关的呼吸中枢、脑干网络及大脑皮层等也参与咳嗽反射的调节。

目前的研究结果认为，咳嗽中枢主要位于延髓孤束核，并且受高级皮层等区域的调控。同时脑内的神经递质和受体也在咳嗽调节中起到重要作用。经迷走神经传入的咳嗽信号由靠近或位于孤束核（nucleus tractus solitarii，NTS）内的不同亚核的二级中间神经元进行处理。这些中间神经元包括 RARs 二级传递神经元、调节 SARs 的泵细胞及调节 C 纤维反射的传递神经元。在模拟咳嗽实验中，延髓的腹侧呼吸群和 NTS 尾侧的非呼吸神经元都可被激活。疑核是支配上下气道肌肉的神经元位点，腹侧呼吸群与其关系密切，对咳嗽有关的运动神经元提供传出冲动。NTS 的咳嗽神经元传出冲动也可通过中缝核或延髓中间区到达疑核。研究发现此区的不连续损害可阻断气管、支气管及咽喉咳嗽反射，但对误吸反射无影响。与腹侧呼吸群一样，延髓区域的背侧呼吸群也参与了调节胸壁、腹部和上气道的肌肉活动，且有部分神经元具有适合咳嗽发生模式的放电类型。

近年在动物实验中发现中枢层面上不同传入神经之间存在相互作用，并影响咳嗽反射的敏感性。咳嗽信号经迷走神经传递，在脑干进行整合并由特定的神经元进行处理，而脑干层面的核团可受高级中枢的进一步调控，通过传出神经来调控外周的效应器（呼吸肌），从而引起咳嗽或者咳嗽样的行为。

五、传出神经与效应器

咳嗽中枢传出咳嗽冲动信号后，疑核运动神经元通过膈神经及其他脊髓运动神经将神经冲动传达到呼吸肌群（膈肌、肋间肌及腹肌等），同时神经冲动也通过迷走神经的喉返神经到达喉部和支气管树。呼吸肌群的收缩不仅是保证咳嗽效应的基本条件，在强有力的咳嗽高速气流排出时，它们还起了固定气道、肺及胸壁组织的作用。迷走传出神经的分支同时还支配介导支气管收缩，虽然咳嗽反射和支气管收缩是相对独立的发生机制，但两者在咳嗽产生时常同时被激活，以增强咳嗽反射的效能（在咳嗽高速气流冲出时，支气管收缩能增加下呼吸道气流速度，利于分泌物排出）。另外，支气管收缩还有利于防止气道内异物向外周气道移动。黏液分泌增加也可有助于增强咳嗽的效能，尽管其并非是咳嗽反射所必需的过程。

完整的咳嗽动作包括以下步骤。①吸气阶段：此时声门开放，吸入的气量有时可高达肺活量的一半，此阶段是咳嗽反射与呼气反射的最大区别所在（呼气反射没有这预先的吸气过程）；②加压阶段：声门紧闭，腹肌、肋间肌收缩，横膈迅速收缩上移，声门下的气道内压力急剧上升，与外界形成巨大的压差；③冲出阶段：此时声带突然急速开放，呼气肌持续收缩，声门下的高压空气快速排出，并振动声带发出典型的咳嗽音。有时候声门从完全打开到恢复常态过程中，后期的气流也会引起声带震动发声。当一次强有效的咳嗽发生时，胸膜腔内压力可上升高达300mmHg，瞬间呼气流速可高达10L/s，产生能量可高达25J。当肺内气体高速冲出呼吸道，可将呼吸道黏膜上黏附的物质带出。

（陈　哲　董　榕）

参 考 文 献

1. Muller J. Elements of Physiology. London：Taylor and Walton，1838.

2. Mazzone SB. An overview of the sensory receptors regulating cough. Cough，2005，1：2.

3. Widdicombe J. Airway receptors. Respir Physiol，2001，125：3-15.

4. Bergren DR. Sensory receptor activation by mediators of defense reflexes in guinea-pig lungs. Respir Physiol，1997，108：195-204.

5. Canning BJ，Reynolds SM，Mazzone SB. Multiple mechanisms of reflex bronchospasm in guinea pigs. J Appl Physiol，2001，91：2642-2653.

6. Ho CY，Gu Q，Lin YS，et al. Sensitivity of vagal afferent endings to chemical irritants in the rat lung. Respir Physiol，2001，127：113-124.

7. Lee LY，Pisarri TE. Afferent properties and reflex functions of bronchopulmonary C-fibers. Respir Physiol，2001，125：47-65.

8. Kollarik M，Undem BJ. Mechanisms of acid-induced activation of airway afferent nerve fibres in guinea-pig. J Physiol，2002，543：591-600.

9. Canning BJ，Mazzone SB，Meeker SN，et al. Identification of the tracheal and laryngeal afferent neurons mediating cough in anaesthetised guinea-pigs. J Physiol，2004，557：543-558.

10. Riccio MM，Kummer W，Biglari B，et al. Interganglionic segregation of distinct vagal afferent fibre phenotypes in guinea-pig airways. J Physiol，1996，496：521-530.

11. Kummer W，Fischer A，Kurkowski R，et al. The sensory and sympathetic innervation of guinea-pig lung and trachea as studied by retrograde neuronal tracing and double-labelling immunohistochemistry. Neuroscience，1992，49：715-737.

12. Schelegle ES，Green JF. An overview of the anatomy and physiology of slowly adapting pulmonary stretch

receptors. Respir Physiol，2001，125：17-31.

13. Widdicombe J. Functional morphology and physiology of pulmonary rapidly adapting receptors（RARs）. Anat Rec A Discov Mol Cell Evol Biol，2003，270：2-10.

14. Jonzon A，Pisarri TE，Coleridge JC，et al. Rapidly adapting receptor activity in dogs is inversely related to lung compliance. J Appl Physiol，1986，61：1980-1987.

15. Yu J，Wang YF，Zhang JW. Structure of slowly adapting pulmonary stretch receptors in the lung periphery. J Appl Physiol，2003，95：385-393.

16. Mazzone SB，Canning BJ. Central nervous system control of the airways：pharmacological implications. Curr Opin Pharmacol，2002，2：220-228.

17. Bolser DC，DeGennaro FC，O'Reilly S，et al. Central antitussive activity of the NK1 and NK2 tachykinin receptor antagonists，CP-99，994 and SR 48968，in the guinea-pig and cat. Br J Pharmacol，1997，121：165-170.

18. Tatar M，Webber SE，Widdicombe JG. Lung C-fibre receptor activation and defensive reflexes in anaesthetized cats. J Physiol，1988，402：411-420.

19. Fujimura M，Sakamoto S，Kamio Y，et al. Effects of methacholine induced bronchoconstriction and procaterol induced bronchodilation on cough receptor sensitivity to inhaled capsaicin and tartaric acid. Thorax，1992，47：441-445.

20. Chapman RW，House A，Skeans S，et al. A simple non-invasive method to measure the cough reflex in dogs. J Pharmacol Toxicol Methods，2001，46：21-26.

21. Kollarik M，Dinh QT，Fischer A，et al. Capsaicin-sensitive and-insensitive vagal bronchopulmonary C-fibres in the mouse. J Physiol，2003，551：869-879.

22. Kajekar R，Proud D，Myers AC，et al. Characterization of vagal afferent subtypes stimulated by bradykinin in guinea pig trachea. J Pharmacol Exp Ther，1999，289：682-687.

23. Lamb JP，Sparrow MP. Three-dimensional mapping of sensory innervation with substance p in porcine bronchial mucosa：comparison with human airways. Am J Respir Crit Care Med，2002，166：1269-1281.

24. Undem BJ，Chuaychoo B，Lee MG，et al. Two distinct phenotypes of vagal afferent C-fibers innervating the lungs. J Physiol，2004，556：905-917.

第二节　咳嗽的外周调控机制

一、概述

咳嗽的本质是一个反射，故而影响咳嗽反射弧中的任一部分，均可影响到咳嗽，本节内容将介绍咳嗽的外周影响因素。

咳嗽感受器、传入神经、咳嗽中枢、传出神经和相关呼吸肌中，任何一个环节发生改变或功能失常，都会使咳嗽过程发生部分或完全障碍。脑卒中及帕金森综合征等患者，因中枢性损伤影响了咳嗽反射敏感性使得气道正常的反射防御功能下降，容易导致反复的吸入性肺炎。反过来，如果传入神经的敏感性或者咳嗽中枢神经元兴奋性增高，就会导致咳嗽敏感性增高，使机体对无害或轻微的刺激产生不当的过频、过于剧烈的咳嗽，许多呼吸系统疾病都会引起这种情况。目前，对于增高咳嗽外周通路敏感性的因素研究较为肯定，一系列针对此环节各靶点的拮抗剂也在研发中，部分已经进入了临床前研究阶段，有望在将来成为咳嗽治疗的新靶点。以下逐一介绍咳嗽的外周调控因素。

二、炎症介质

在气道炎症存在的情况下，炎症介质不仅可以直接刺激活化气道黏膜中的咳嗽感受器，部分还可易化咳嗽感受器，造成咳嗽可塑性改变，使其可被正常的阈下刺激所激活。

（一）前列腺素类物质

前列腺素类物质（prostaglandins，PGs）是花生四烯酸经环氧化酶催化代谢生成的二十烷酸类炎症介质，能增加 RARs 及 C 纤维对机械和化学刺激的敏感性，在慢性咳嗽发病中发挥重要作用。气道上皮细胞是合成 PGs 的主要细胞，在气道炎症情况下释放增加。PGE_2、PGD_2、PGI_2、$PGF_{2\alpha}$ 及血栓素均有升高气道传入神经兴奋性的作用，直接增加气道 RARs 和 C 纤维的基础放电率。低浓度的 PGE_2 虽然不能诱导大鼠气道传入神经的动作电位，但当肺膨胀时也能使肺 C 纤维对辣椒素和机械刺激的敏感性明显增加。PGE_2 还可以增加颈状神经节和节状神经节的神经元细胞对电和化学刺激的反应。给麻醉大鼠使用 PGE_2[1.5～3.0μg/（kg·min），共 2 分钟]，可显著增强辣椒素对大鼠肺 C 纤维感受器的刺激作用。健康志愿者吸入 PGE_2 和 $PGF_{2\alpha}$ 可升高咳嗽敏感性，哮喘患者吸入 PGI_2 也有类似情况。

（二）缓激肽

缓激肽（bradykinin，BK）是含有 9 个氨基酸的肽类炎症介质，其前体是血浆中的激肽原，主要通过结合细胞膜上的 G- 蛋白偶联的 BK1、BK2 受体发挥作用，刺激呼吸道胆碱能和感觉神经末梢，诱发咳嗽、促进呼吸道黏液分泌和黏膜水肿等。在多种生物体内，缓激肽可以直接通过刺激气道 C 纤维和 RARs 释放神经肽诱发咳嗽。BK2 受体拮抗剂 HOE140 可抑制 BK 单独或联合组胺诱导的前列腺素释放，同时 CGRP 释放也大大减少。BK 是 ACEI 咳嗽的最主要的原因之一，其机制主要为 ACEI 抑制了血管紧张素转换酶的活性，减少了 BK 的降解，使其在体内蓄积。缓激肽受体拮抗剂艾替班特则可以有效预防卡托普利引起的豚鼠咳嗽。

（三）组胺

组胺分布在气管的组胺受体主要是 H_1 受体，它的激活导致迷走神经元去极化，从而引起毛细血管通透性增加、气道黏膜水肿和平滑肌痉挛等一系列反应，从而间接刺激 RARs 纤维诱发咳嗽。组胺也可增加气道传入 C 纤维对化学刺激的敏感性，在慢性咳嗽的发病中起到一定作用。研究发现，嗜酸粒细胞性支气管炎患者及部分非哮喘慢性咳嗽患者的支气管肺泡灌洗液及诱导痰的组胺浓度均有增高。非哮喘性慢性咳嗽患者口服 H_1 抗组胺药后，可显著减少超声雾化吸入蒸馏水所诱发的咳嗽，提示气道渗透压改变可诱发组胺释放并引起咳嗽。

（四）速激肽

速激肽由神经元胞体内的核糖体合成，经轴突运送到突触末梢，储存在外周神经末梢突触小泡内，由突触前膜释放。其中，速激肽是一类羧基端为 Phe-X-Gly-Leu-Met-NH$_2$ 的神经肽，包括 SP、神经激肽 A 和神经激肽 B 等。CGRP 是另一种含有 37 个氨基酸的神经肽，它与速激肽共存于气道黏膜上皮 C 纤维中。多种因素可以刺激肺 C 纤维释放神经肽物质作用于多种效应细胞，包括气道黏膜腺体、平滑肌、胆碱能神经节和多种炎症细胞等，导致神经源性炎症，参与咳嗽与哮喘等的发病。目前研究比较深入且作用肯定的是 P 物质（substance P，SP）与 CGRP。

SP 广泛分布于外周和中枢神经系统，从喉部到细支气管的上皮内、黏膜下腺体、平滑肌细胞、支气管神经节细胞及炎症细胞均有 SP 分布。当吸入臭氧、辣椒素、缓激肽、变应原、高渗盐水、寒冷干燥气体及烟等各种理化刺激，均可诱导 SP 的释放并诱发咳嗽。SP 拮抗剂能抑制上述刺激诱发的咳嗽。Moreaux 采用柠檬酸诱导的猪咳嗽模型，发现支气管肺泡灌洗液（bronchoalveolar lavage fluid，BALF）和气管灌洗液 SP 含量显著增高，速激肽 1 受体（neurokinin-1，NK1）拮抗剂 SR140333 能够显著抑制其咳嗽。向豚鼠孤束核注射 SP 也能显著增加支气管 C 纤维传出冲动。Cho 发现在慢性咳嗽患者中，咳嗽敏感性增高组的鼻灌洗液 SP 含量明显高于咳嗽敏感性正常组。研究发现常见慢性咳嗽（病因如胃食管反流性咳嗽和感染后咳嗽等）患者的气道分泌物中 SP 含量及其受体 NK1 的蛋白表达均有增高，并与咳嗽敏感性呈显著相关。以上研究提示，SP 是气道神经源性炎症的核心介质，是影响咳嗽敏感性的重要因素，在慢性咳嗽发病中起着重要作用，SP 受体拮抗剂也成为近年来镇咳新药的研究热点。

CGRP 由感觉神经元胞体合成并转运、储存在 C 纤维末梢，也是神经源性炎症的主要介质之一，在咳嗽反射机制中起着重要调节作用。在气道神经和支气管上皮细胞、支气管平滑肌细胞、肺动脉内皮细胞中均有 CGRP 表达。CGRP 释放后可以引起血管扩张，血浆渗出增加。Chang 报道儿童慢性咳嗽患者 BALF 中 CGRP 水平越高，其咳嗽敏感性亦越高，有咳嗽的反流性食管炎的儿童 BALF 中 CGRP 含量也比单纯反流性食管炎的儿童要高。Forsythe 发现，注入 25 和 50mmol/L 的 CGRP 可显著增加非哮喘性慢性咳嗽和体外培养的咳嗽变异性哮喘（CVA）患者 BALF 炎症细胞释放组胺，而组胺则是激活 C 纤维的重要炎症介质。在臭氧诱发气道炎症的豚鼠模型中，肺组织中 SP 和 CGRP 含量均在 24 小时后开始增加，2 天达高峰，然后缓慢下降，两者表达的变化曲线非常相似，提示两者有协同作用，共同调节 NK1 受体在肺的表达。研究也发现胃食管反流性咳嗽及感染后咳嗽患者气道分泌物的 CGRP 含量显著高于正常对照组，并与咳嗽阈值显著相关。

三、神经营养因子

最近研究提示，神经营养因子也是参与咳嗽反射可塑性改变的重要介质。神经生长因子是一类结构上高度同源、在神经细胞生长发育、维持其功能活性有重要作用的多肽，可以向远端神经节的神经元胞体发送信号。呼吸道相关的神经营养因子主要有神经生长因子（nerve growth factor，NGF）和脑源神经营养因子（brain-derived neurotrophic factor，BDNF）。NGF 由感觉神经元及神经元的靶组织（包括气道上皮及各类炎症细胞等）产生，被神经元的轴突末梢摄取，逆运行运输到胞体，为这些神经元的存活和维持所必需。神经元在炎症条件下或受到伤害时也可异常表达 NGF。炎症条件下非神经细胞也可以产生大量 NGF，包括巨噬细胞、T 细胞、肥大细胞、成纤维细胞和平滑肌细胞等。NGF 受体广泛表达于外周及中枢神经系统的神经元，同时这些受体也表达于非神经元细胞，包括免疫细胞、肌细胞和上皮细胞。炎症条件下 NGF 受体表达上调。

研究表明，气道神经元的解剖和生理学特性并非静止不变，而是受一系列神经营养因子调控并产生适应性变化。NGF 的水平改变一般不会影响神经元的细胞数目，但会改变其表型。这一调控作用可通过 P75 受体介导。此外，NGF 可上调感觉神经元上瞬时受体电位香草酸亚型 1（transient receptor potential vanilloid receptor-1，TRPV1）的数量及增强其功能，并改变神经元上其他离子通道，使感觉神经元的兴奋阈值降低。有研究发现，NGF、脑源神经营养因子（brain-derived neurotrophic factor，BDNF）能刺激 SP、CGRP 的前体 mRNA 编码表达、增加神经传导速度及敏感性。Hunter 对豚鼠经气道给予 NGF 后，神经元的表型可发生转换，颈静脉神经节与结状神经节不表达 P 物质的神经元中分别有 10% 与 30% 转变为 SP 免疫阳性，从而使产生 P 物质的神经元数量大大增加。

另有研究发现，气道内灌注的 NGF 可诱导呼吸道迷走神经元 SP 及神经肽 A（neurokinin A，NKA）的表达。其可逆行至感觉性神经元胞体（$C_7 \sim T_5$ 段脊神经节和结状神经节），进而促进神经肽的合成，合成的神经肽一方面经由感觉神经末梢分泌至下呼吸道，进一步加重下呼吸道内的炎症反应；另一方面沿感觉神经节的中枢突进入 $C_7 \sim T_5$ 段脊髓后角和孤束核区，使这些内脏传入二级站的中枢部位的神经肽含量升高，从而参与炎症反应的中枢调节。

四、气道结构

（一）气道上皮

气道上皮感染及炎症常可导致气道上皮受损、脱落，导致上皮下的神经末梢暴露，容易接受物理或化学的刺激，引起咳嗽。同时各类型的伤害刺激信号也通过 C 纤维介导的轴索反射，造成神经肽释放及气道神经源性炎症，构成咳嗽高敏状态的促动因素。杯状细胞的异常增生也会导致气道的黏液分泌增多，直接刺激机械感受器，导致咳嗽发生。感染后咳嗽具有自愈的倾向，一般在 3～8 周时间内咳嗽逐渐消失，其病程的特点也与气道上皮修复的时间相对应。

另外，上皮损伤还会导致一些酶类的合成减少，比如中性内肽酶和吡咯氨酰酶等。气道内的大部分神经肽类物质均由中性内肽酶等进行降解，保持一个稳定的内平衡环境。如果此类裂解酶生成减少，就会影响气道神经肽代谢，造成蓄积。Sekizawa 发现从外周静脉注入中性内肽酶选择性抑制剂磷酸阿米酮可以诱发清醒豚鼠咳嗽，但若预先以辣椒素处理破坏动物的 C 纤维及雾化 SP 受体拮抗剂，咳嗽反射则被抑制。预先给予磷酸阿米酮也可以增强雾化组胺诱发的豚鼠咳嗽。健康人雾化吸入 SP 并不直接诱导咳嗽，而呼吸道感染及慢性特发性咳嗽患者吸入 SP 则可诱发咳嗽。给豚鼠和兔食管灌注盐酸可导致气道黏膜血浆外渗增多，而磷酸阿米酮可增强此作用，若给予 SP 受体拮抗剂或切除动物双侧迷走神经则可抑制此效果。以上提示正常状态下呼吸道上皮中的 NEP 降解 SP，阻止其刺激咳嗽感受器，气道上皮损伤后使神经肽降解减少，易产生神经肽蓄积导致神经源性炎症，引起咳嗽。

（二）细胞外基质

细胞外基质是指分布于细胞外空间、由细胞分泌的蛋白和多糖构成的网络结构，为组织提供支持及相互作用的空间。其基本成分是由胶原蛋白与弹性蛋白组成的蛋白纤维，以及由糖胺聚糖与蛋白聚糖形成的水合胶体构成的结构体系。其中胶原赋予组织抗张能力，弹性蛋白及蛋白多糖则为组织的弹性和耐压性所必须，层粘连蛋白和纤连蛋白的结合位点是细胞与胞外基质成分相互黏着的桥梁。目前研究发现，胞外基质不仅提供细胞外的网架，赋予组织以抗压、抗张力的机械性能，还与组织及细胞一系列生理功能有关。对于气道黏膜而言，在疾病过程或任何因素导致其构成特征发生改变，都会直接影响镶嵌于其中的感觉神经末梢（尤其是对机械刺激十分敏感的快适应牵张感受器）。在博来霉素引致的大鼠肺纤维化模型中，发现纤维化与感觉神经的异常动作电位有关，RARs 与 SARs 对吸气动作及容量变化的敏感性均有增高。通过伽马射线照射豚鼠引起相应的肺损伤及纤维化过程中，其柠檬酸咳嗽敏感性有所上升。在临床研究中，间质性肺疾病患者对辣椒素的咳嗽敏感性明显升高，吸入 P 物质和缓激肽可直接诱导其咳嗽（正常人则不然）。推测肺间质炎症及纤维化可引起气道感觉神经末梢的咳嗽感受器敏感性改变，引起咳嗽。

（陈 哲 董 榕）

参 考 文 献

1. Barnes NC，Piper PJ，Costello JF. Comparative effects of inhaled leukotriene C4，leukotriene D4，and histamine in normal human subjects. Thorax，1984，39：500-504.

2. Joos G，Pauwels R，van der Straeten M. Effect of inhaled substance P and neurokinin A on the airways of normal and asthmatic subjects. Thorax，1987，42：779-783.

3. Shinagawa K，Kojima M，Ichikawa K，et al. Participation of thromboxane A（2）in the cough response in guinea-pigs：antitussive effect of ozagrel. Br J Pharmacol，2000，131：266-270.

4. Hutchings HA，Morris S，Eccles R，et al. Voluntary suppression of cough induced by inhalation of capsaicin in healthy volunteers. Respir Med，1993，87：379-382.

5. Morice AH，Geppetti P. Cough 5：The type 1 vanilloid receptor：a sensory receptor for cough. Thorax，2004，59：257-258.

6. Uno T，Koike S，Bamba H，et al. Capsaicin receptor expression in rat laryngeal innervation. Ann Otol Rhinol Laryngol，2004，113：356-358.

7. Mazzone SB，Geraghty DP. Respiratory action of capsaicin microinjected into the nucleus of the solitary tract: involvement of vanilloid and tachykinin receptors. Br J Pharmacol，1999，127: 473-481.

8. Pedersen KE，Meeker SN，Riccio MM，et al. Selective stimulation of jugular ganglion afferent neurons in guinea pig airways by hypertonic saline. J Appl Physiol，1998，84: 499-506.

9. McAlexander MA，Undem BJ. Potassium channel blockade induces action potential generation in guinea-pig airway vagal afferent neurones. J Auton Nerv Syst，2000，78: 158-164.

10. Dobretsov M，Hastings SL，Sims TJ，et al. Stretch receptor associated expression of alpha 3 isoform of the Na，K-ATPase in rat peripheral nervous system. Neuroscience，2003，116: 1069-1080.

11. Geraghty DP，Mazzone SB. Respiratory actions of vanilloid receptor agonists in the nucleus of the solitary tract: comparison of resiniferatoxin with non-pungent agents and anandamide. Br J Pharmacol，2002，137: 919-927.

12. Mazzone SB，Mori N，Canning BJ. Synergistic interactions between airway afferent nerve subtypes regulating the cough reflex in guinea pigs. J Physiol，2005，569: 559-573.

13. Mazzone SB，Canning BJ. Plasticity of the cough reflex. Eur Respir Rev，2002，85: 236-242.

14. Brouns I，Pintelon I，De Proost I，et al. Neurochemical characterisation of sensory receptors in airway smooth muscle: comparison with pulmonary neuroepithelial bodies. Histochem Cell Biol，2006，125: 351-367.

15. Canning BJ，Reynolds SM，Anukwu LU，et al. Endogenous neurokinins facilitate synaptic transmission in guinea pig airway parasympathetic ganglia. Am J Physiol Regul Integr Comp Physiol，2002，283: 320-330.

16. Ho CY，Gu Q，Hong JL，et al. Prostglandin E2 enhances chemical and mechanical sensitivities of pulmonary C fibers. Am J Respir Crit Care Med，2000，162: 528-533.

17. Fox AJ，Lalloo UG，Belvisi MG，et al. Bradykinin-evoked sensitization of airway sensory nerves: a mechanism for ACEInhibitor cough. Nature Med，1996，2: 814-817.

18. Schuligoi R，Peskar BA，Donnerer J，et al. Bradykinin-evoked sensitization of neuropeptide release from afferent neurons in the guinea-pig lung. Br J Pharmacol，1998，125: 388-392.

19. McGarvey LP，Forsythe P，Heaney LG，et al. Bronchoalveolar lavage findings in patients with chronic nonproductive cough. Eur Respir J，1999，13: 59-65.

20. Tanaka S，Hirata K，Kurihara N，et al. Effect of loratadine，an H1 antihistamine on induced cough in non-asthmatic patients with chronic cough. Thorax，1996，51: 820-814.

21. Moreaux B，Nemmar A，Vincke G，et al. Role of substance P and tachykinin receptor tagonists in citric acid-induced cough in pigs. Eur J Pharmacol，2000，408: 305-312.

22. 刘春丽，赖克方，陈如冲，等. 胃食管反流性咳嗽患者气道黏膜与分泌物中神经肽含量的变化. 中华结核和呼吸杂志，2005，28: 520-524.

23. Mutoh T，Bonham AC，Joad JP. Substance P in the nucleus of the solitary tract augments bronchopulmonary C fiber reflex output. Am J Physiol Regul Integr Comp Physiol，2000，279: R1215-1223.

24. 吕寒静，邱忠民，杨忠民，等. 气道速激肽在卵蛋白致敏豚鼠模型咳嗽反应中的作用. 中国病理生理杂志，2005，21：1744-1747.

25. Cho YS，Park SY，Lee CK，et al. Elevated substance P levels in nasal lavage fluids from patients with chronic nonproductive cough and increased cough sensitivity to inhaled capsaicin. J Allergy Clin Immunol，2003，112：695-701.

26. Springer J，Geppetti P，Fischer A，et al. Calcitonin gene-related peptide as inflammatory mediator. Pulm Pharmacol Ther，2003，16：121-130.

27. 陈如冲，刘春丽，罗炜，等. 感冒后咳嗽患者的咳嗽敏感性及气道神经源性炎症改变. 中国实用内科杂志，2007，27：674-677.

28. Chang AB，Gibson PG，Ardill J，et al. Calcitonin Gene-Related Peptide relates with cough sensitivity in children with chronic cough. Eur Respir J，2007，30：66-72.

29. Hunter DD，Myers AC，Undem BJ. Nerve growth factor-induced phenotypic switch in guinea pig airway sensory neurons. Am J Respir Crit Care Med，2000，161：1985-1990.

30. Kwong K，Wu ZX，Kashon ML，et al. Chronic smoking enhances tachykinin synthesis and airway responsiveness in guinea pigs. Am J Respir Cell Mol Biol，2001，25：299-305.

31. Chuaychoo B，Hunter DD，Myers AC，et al. Allergen-induced substance P synthesis in large-diameter sensory neurons innervating the lungs. J Allergy Clin Immunol，2005，116：325-331.

32. Mitchell JE，Campbell AP，New NE，et al. Expression and characterization of the intracellular vanilloid receptor（TRPV1）in bronchi from patients with chronic cough. Exp Lung Res，2005，31：295-306.

33. Groneberg DA，Niimi A，Dinh QT，et al. Increased expression of transient receptor potential vanilloid-1 in airway nerves of chronic cough. Am J Respir Crit Care Med，2004，170：1276-1280.

34. O'Connell F，Springall DR，Moradoghli-Haftvani A，et al. Abnormal intraepithelial airway nerves in persistent unexplained cough？ Am J Respir Crit Care Med，1995，152：2068-2075.

35. Carr MJ，Hunter DD，Jacoby DB，et al. Expression of tachykinins in nonnociceptive vagal afferent neurons during respiratory viral infection in guinea pigs. Am J Respir Crit Care Med，2002，165：1071-1075.

36. Daoui S，D'Agostino B，Gallelli L，et al. Tachykinins and airway microvascular leakage induced by HCl intra-oesophageal instillation. Eur Respir J，2002，20：268-273.

37. Schelegle ES，Walby WF，Mansoor JK，et al. Lung vagal afferent activity in rats with bleomycin-induced lung fibrosis. Respir Physiol，2001，126：9-27.

38. Brozmanova M，Javorkova N，Hajtmanova E，et al. Influence of chest gamma-irradiation on cough response in awake guinea pigs. J Physiol Pharmacol，2007，58：67-74.

第三节 咳嗽的中枢调控机制

一、概述

除了外周因素之外，咳嗽反射弧的中枢是调控咳嗽的关键部位。本节将简要介绍一下咳嗽的中枢调控机制。

咳嗽由三个时相构成：吸气 - 极短时间屏气 - 快速呼气。在咳嗽发生时，吸气时相往往出现膈神经放电频率增强，即膈神经兴奋，支配膈肌兴奋形成吸气；而呼气时相出现时，往往伴有髂腹下神经放电频率增强，腹肌兴奋收缩促进呼气，故在实验研究中，常根据周围神经的放电模式，来记录咳嗽的发生或模拟咳嗽的发生。而周围神经放电模式则是受到中枢神经系统的影响。咳嗽感受器种类繁多，主要是对机械刺激敏感的低阈值快适应牵张感受器和对化学刺激敏感的伤害或疼痛感受器。与感受器相连的传入神经纤维分别经结状神经节与颈静脉神经节汇入迷走神经，迷走神经中的传入神经纤维则到达延髓的孤束核群，其迷走神经传入纤维的终端与孤束核中的二级神经元构成突触联系。经由多级咳嗽相关中枢核团的整合后，其传出冲动经脑神经、脊神经等发出至咽喉肌、膈肌、肋间肌和腹肌等相关呼吸肌，产生咳嗽样运动。

众所周知，人类的呼吸调控活动比较复杂，分为自主呼吸与随意呼吸两种模式。在低位脑干分布有与呼吸活动周期相关的吸气神经元与呼气神经元，主要集中于延髓背内侧的背侧呼吸组（DRG）与延髓腹外侧的腹侧呼吸组（VRG），其上方则延续为包钦格复合体。研究发现，延髓的呼吸相关神经元的活动可形成基本呼吸节律，但不甚规则，而在延髓上方的脑桥臂旁内侧核则可调节延髓产生的基本呼吸节律，使其变得齐整，即也构成了非随意的自主呼吸的调节中枢——延髓为产生呼吸节律的基本中枢，脑桥为呼吸节律的调整中枢。而皮层与皮层下中枢则构成了随意呼吸的调节系统。调控信息由皮层运动神经元直接至脊髓前角运动神经元或脑神经的运动神经元，即构成了皮层脊髓束与皮层脑干束，支配咽喉肌、肋间肌和腹肌等呼吸肌，从而产生如说话、唱歌和大笑等活动相关的特殊呼吸运动即随意性呼吸。

而咳嗽是受中枢调控的呼吸运动，依照调控中枢水平不同，亦分为两种咳嗽模式：反射性咳嗽是受脑干水平的神经调节网络调控；而脑干以上水平包含皮层在内的咳嗽高级神经调节网络则参与了自发性咳嗽（抑或称之为随意性咳嗽）的调控。故存在自主意识活动的人类的咳嗽包含了脑干神经网络的反射性调节机制与皮层随意控制相结合的复杂机制。

二、反射性咳嗽的神经网络调节及门控机制

（一）调节反射性咳嗽的脑干神经网络

反射性咳嗽大部分是由与咳嗽感受器相联系的迷走神经传入冲动在脑干水平进行整合而产生的。免疫组化研究已证实，延髓、脑桥、中脑包括小脑的神经元相互作用形成活跃的脑干神经网络。该网络内神经元经由复杂的突触联系，形成神经元之间的紧张性活动状态，将感觉传入信息与运动传出冲动相互整合，最终传出冲动经由膈神经等到达呼吸肌，产生咳嗽样运动。

有研究认为，气管与支气管内咳嗽感受器及其产生的咳嗽信号到达脑内孤束核群，终止于孤束核群内连接亚核（cnTS）的二级神经元；而来自于咽喉部的咳嗽感受器的传入纤维则投射至闩部的喙侧、延髓背内侧呼吸组的神经元；咳嗽感受器与二级神经元在正常呼

时处于静息状态。外周咳嗽感受器兴奋时，咳嗽信息传入至中枢，可引起脑干内神经元出现紧张性活动，表现如孤束核群连接亚核（cnTS）中一些神经细胞兴奋活化而另一部分神经细胞抑制，这种活动状态取决于气道受刺激的强度及刺激所持续的时间，这些神经细胞的不同反应，说明孤束核群中咳嗽传入信号及该信号向其他脑区的传递过程是由紧张性活动的细胞构成的调节网络。有学者认为，调控反射性咳嗽的脑干神经网络是由延髓呼吸模式发生器进行重构而产生。这种重构涉及脑干内某些神经核团的功能活动发生改变，重构后的呼吸模式发生器包括一些有起搏特征的神经元及有两个独立且协调的节律发生器，它们通过相互作用形成网络联系而产生节律。它们可被认为是脑干神经网络调节中的核心区域：前包钦格复合体与延髓腹侧呼吸组。包钦格复合体是产生呼吸节律的相关区域，有报道认为其内含有自律性的起搏细胞，已证实该脑区与咳嗽的产生有关。咳嗽信息经包钦格复合体与腹侧呼吸组上传至脑桥臂旁内侧核。观察动物模拟咳嗽时，其脑区内吸气神经元与呼气神经元的放电活动都有改变，有增强或减弱，而调控其活动变化就是包钦格复合体与腹侧呼吸组，其与脑内其他神经元相互联系产生复杂的神经元活动性改变，其纤维可投射至中脑导水管周围灰质，这与脑干调节网络的咳嗽信息投射至高位中枢如皮层及皮层下中枢部位有关。

小脑对咳嗽反射也有调控作用。小脑的核团功能变化会影响刺激气道产生的咳嗽频率，可降低腹壁运动神经的放电频率，使咳嗽次数减少。小脑深部神经核团放电频率可被来自于肺牵张感受器与包钦格复合体-腹侧呼吸组神经元的传入信号所调控。小脑深部核团有纤维投射至延髓腹侧呼吸组、丘脑及运动辅助区，可将调节自发性咳嗽的高级神经调节区域与反射性咳嗽网络相联系；而小脑的传出冲动可到达包钦格复合体，也可被来自于咳嗽感受器及孤束核的活动所影响。小脑对咳嗽反射的作用与相关感觉运动信息整合及运动的协调作用密切相关。

中缝核尾侧一些神经元与包钦格复合体-腹侧呼吸组相互作用，传输转换感觉信号，影响调控呼吸活动，其对咳嗽反射的作用十分重要。中缝核可整合外周的感觉传入信息，调控传出神经冲动至脑干运动核群及自主神经系统。

相关实验已证实脑干神经网络不但可产生和调控呼吸运动，而且也可参与反射性咳嗽的产生机制。该网络对于形成气道内刺激物引起反射性咳嗽具有重要的调节作用。

（二）脑干神经网络的门控机制

利用电生理技术，电刺激去大脑麻醉猫延髓背侧，发现延髓背外侧区受刺激时可产生咳嗽样反应。多次经微电极电刺激孤束核区，获得产生咳嗽样反应的核心区域：从闩的喙侧 2.0mm 延伸至尾侧的 1.5mm，中线旁开 1.5～2.5mm，背侧平面下 1.5～2.5mm。有研究者提出，脑干内有门控机制调控咳嗽反射的发生，即调节咳嗽的强度与次数。电刺激去大脑猫的喉上神经，记录孤束核中相关神经元在咳嗽不同时相膜电位的变化，发现孤束核中咳嗽相关神经元分成了三组：第一组在喉上神经受刺激时产生长时程的兴奋性突触后电位，这与核团中第二级神经元的特征一致；第二组神经元在咳嗽的吸气相和呼气相膜电位都产生了去极化，并且吸气相去极化与膈神经的冲动增多相一致，而呼气相去极化则与髂腹下神经冲动增多相一致；第三组神经元则产生了长时程的抑制性突触后电位；第二组神经元在咳嗽发生的不同时相都产生了去极化，表明这种神经元在咳嗽发生机制中有重要的控制作用，所以该位置的神经元是咳嗽门控机制的重要组成部分，即该部位参与咳嗽的产生，其他的神经元与调控咳嗽的机制有关。

脑干神经网络内的孤束核群、包钦格复合体 - 腹侧呼吸组、中缝核群、脑桥呼吸组及小脑这些脑干中重要核团相互联系的通路及递质活动目前研究报道比较少，还有待进一步研究。

三、咳嗽的中枢高敏感性

目前有关研究慢性咳嗽发生的机制中，越来越多的研究集中于咳嗽敏感性增高对慢性咳嗽的影响，但导致咳嗽敏感性增高的有关机制仍不清楚。

（一）气道炎症与咳嗽高敏感性

有研究发现，在比较哮喘性咳嗽与非哮喘性咳嗽（鼻后滴流和胃食管反流等）患者的咳嗽敏感性研究中，发现非哮喘性咳嗽患者的咳嗽敏感性明显高于哮喘组与对照组。非哮喘性咳嗽组患者较哮喘咳嗽组患者相比有非常显著的气道重构，相关分析患者气道杯状细胞显著增生和上皮细胞脱落与咳嗽敏感性增高明显相关，提示由于气道炎症改变导致气道组织结构重构可能与咳嗽敏感性增高有密切关系。各种病因导致的慢性咳嗽共有的病理基础是呼吸道 P 物质、神经激肽等神经源性炎症介质表达增加，引起气道神经源性炎症，进而引起咳嗽敏感性增高。在外周气道出现神经源性炎症介质增多时，脑内也出现相应的神经激肽表达增多，故有人亦提出中枢亦出现神经源性炎症。实验发现在急性脑缺血大鼠脑区内 P 物质、神经激肽表达增加，腹腔给予肉毒杆菌毒素 A 预处理可剂量依赖性地使脑内 P 物质等神经源性炎症介质释放减少，使脑内神经源性炎症受到抑制；肉毒杆菌毒素 A 预处理亦可剂量依赖性地使辣椒素诱导肺部神经源性炎症明显减轻，其可阻断脑部与肺内的神经源性炎症，对降低咳嗽敏感性亦会有相应的作用。存在于气道 C 纤维末梢的 TRPV1 可接受多种物理与化学刺激，加强 C 纤维的输入信号。在长期慢性咳嗽引起的咳嗽敏感性增高患者人群中，气道神经末梢与平滑肌 TRPV1 的表达数目明显增加，并且增加数目与气道对辣椒素的敏感性相关，提示 TRPV1 与咳嗽敏感性增高有密切联系。此外，在受迷走神经支配的气道、小肠、结肠、心脏及平滑肌等器官的感觉神经中，还可表达 TRPA1，其与哮喘、慢性咳嗽、COPD 等呼吸系统疾病有关，它往往与 TRPV1 共同表达于许多神经元，引起炎症反应的加强。

（二）中枢敏化与咳嗽高敏感性

目前有关咳嗽敏感性增高的机制研究多集中于气道的炎症改变和重塑引起咳嗽感受器数目的增加；传入神经的兴奋性由于受到化学介质的刺激而增高，从而导致咳嗽敏感性增高，但作为对气道内刺激发生反应的咳嗽反射中枢在咳嗽敏感性增高的机制又起怎样的作用呢？

在豚鼠延髓孤束核区微量注射辣椒素可使咳嗽次数增加，咳嗽敏感性增强；在该区微量注射 P 物质能增强支气管、肺 C 纤维反射的传入冲动，降低电刺激气道产生咳嗽的刺激强度，即提高咳嗽敏感性。脑室内注射神经肽受体拮抗剂能阻断 C 纤维引起的咳嗽反射，提示 C 纤维可能通过中枢机制引起咳嗽敏感性增强。在豚鼠孤束核相关核团微量注射谷氨酸受体拮抗剂可消除柠檬酸刺激气道引起的咳嗽，在该区域外 2mm 处再注射谷氨酸受体拮抗剂则无消除作用，说明在孤束核群的许多亚核里面都存在咳嗽感受器的终末纤维。但在有一位置，即闩上 0.8mm，闩旁 0.8mm 的部位，即使注射浓度降低时，仍可以抑制咳嗽，表明此位点是对咳嗽调控有特异性作用。这种微量注射同时可以阻断机械刺激和电刺激气管黏膜引起的咳嗽，但对普通的呼吸节律无影响。

在对气道传入神经及感受器的研究发现，辣椒素不能引起麻醉豚鼠咳嗽，但是辣椒素的存在可以显著降低电刺激引起咳嗽的阈值。另外，尽管能引起咳嗽的刺激电压减小，缓激肽和辣椒素还增加电刺激引起咳嗽时的呼气压力峰值（咳嗽幅度增大）。这种作用不是由于外周咳嗽感受器的敏感化，而可能是由于咳嗽感受器和伤害感受器的传入神经亚型在中枢的相互作用而引起的。

在孤束核连接亚核（cnTS）微量注射辣椒素溶液，引起呼吸节律增加，显著降低引起咳嗽的电刺激强度，但在中枢其他位置注射相同剂量辣椒素不具有类似作用，孤束核边缘微量注射好像也有降低电刺激咳嗽阈值的作用。

在连接亚核微量注射外源性 P 物质模拟辣椒素对咳嗽的作用，呈现剂量依赖性地降低电刺激阈值，而对呼吸节律和行为却没有影响；脑室内注射神经肽受体拮抗剂不能阻断气管黏膜电刺激引起的咳嗽，但是却能阻断辣椒素吸入后黏膜电刺激引起的咳嗽阈值降低的作用。微量注射非选择性神经肽受体拮抗剂到连接亚核不会阻断电刺激引起的咳嗽，也不会阻断辣椒素或缓激肽吸入后黏膜电刺激引起的咳嗽阈值降低的作用（引起的咳嗽敏感性增高）。辣椒素和缓激肽对伤害感受器有特异性刺激作用。研究结果表明，咳嗽与伤害感受器的传入神经亚型在中枢相互作用并且协同调控咳嗽。

激活伤害感受器引起咳嗽反射是通过中枢相关核团的相互作用而实现的。但咳嗽感受器的中枢神经端和 C 纤维的中枢神经端部位目前仍不清楚。但是最可能的部位就是孤束核，在其内部是各种传入神经的相互作用。微量注射辣椒素到孤束核中的核团可使咳嗽敏感性增高，而对其他部位注射辣椒素则没有明显变化。而且只有在连接亚核位置注射辣椒素才能模拟外周施加辣椒素和缓激肽对呼吸的作用。连接亚核聚集了痛觉神经和机械感受器的神经传入。目前的研究提示，连接亚核或许是咳嗽感受器和伤害感受器传入信号至中枢的位置。有报道食管传入神经或许也终止在这些核团中。研究发现食管内施加辣椒素对呼吸节律没有影响，但是其后电刺激气管引起的咳嗽敏感性却增高。这或许与胃食管反流性疾病患者表现慢性咳嗽有关。

四、咳嗽传入通路及神经特性研究

McGovern 等证明支配豚鼠气道收缩和舒张副交感神经节前、节后神经元均为不同的神经元，这与其他一些内脏器官形成对比。例如下尿道，引起其收缩与舒张的神经递质来源于共同的副交感神经元。通过目前的研究是否可以提出一个假说：即位于延髓的迷走神经背核和疑核有纤维支配食管、气管，而食管气管受到的各类刺激信息，上传至孤束核，孤束核又与迷走背核和疑核有着纤维联系，最终延髓内的核团通过信息整合进一步上传至高级中枢，高级中枢进而对外周的各种刺激，包括咳嗽等作出应答，以调控咳嗽的发生。

目前主要通过神经生物学方法来研究咳嗽感受器的神经化学表型。当前的研究主要集中于感觉传入神经相关神经元的特性。通过采用神经束路顺行示踪技术，研究高级中枢脑区回路，是一种高效可行的办法。在豚鼠胸外气管注射示踪剂——单纯疱疹病毒（H129型），依时间段分别可在孤束核、三叉神经脊束核、脑桥、下丘脑、丘脑底部、杏仁核、前脑皮质区域发现受示踪剂感染的神经元，切断迷走神经显著减少了上述核团中的感染神经元，并且还发现星状和颈上神经节中的受感染的交感节后神经元。然而，没有证据证明在交感神经通路之中有逆行跨突触示踪剂表达。研究结果证明中枢神经系统中多个脑区主要核团接受胸外气管的传入神经纤维在气道感觉中起到重要的作用。

豚鼠的咳嗽主要是由非辣椒素敏感的低阈值咳嗽感受器引起。神经化学的研究表明咳嗽感受器可能就是结状神经节的感觉神经末梢。尽管结状神经节内的感受器是同一神经来源，但是它们的神经化学性质明显不同。正常豚鼠结状神经节内的感觉神经元都表达 Na-K-2Cl 联合转运子 1（NKCCl），超过 90% 含有 vGlut2 和神经丝，一半以上表达 α1 ATPase、α3 ATPase 或 vGlut1，P 物质和 CGRP 表达较少，几乎没有神经元表达生长激素抑制素、钙网膜蛋白、钙结合蛋白或小清蛋白。结状神经节中，大多数神经元表达 nNOS，而气道壁上的咳嗽感受器不表达 nNOS。目前关于气道传入神经通路的研究已有一些进展，但有关传出神经通路的研究尚少，有待进一步深入。

五、自发性咳嗽的高级网络调控

由脑干神经网络整合产生的反射性咳嗽主要是用于清除气道刺激物，维持气道通畅的防御反应，在去大脑或麻醉动物实验中即可产生，而高位中枢的意识性调控对反射性咳嗽来说并不是必不可少的。自发性咳嗽及对咳嗽的抑制则是来自于脑高位中枢进行的设计与发动运动冲动至呼吸肌产生的随意运动。随意运动的设计与发动是一个复杂的过程，涉及皮层多个区域，并且至今仍不十分清楚。

Farrell 等利用功能影像学检测手段——血氧水平依赖性功能磁共振（BOLD）发现，在对健康成年人的咳嗽激发试验中分别吸入雾化生理盐水及高低不同浓度的辣椒素溶液，在大脑的额下回、中央回、扣带回等区域，反应活动明显增强，表明这些区域在咳嗽调控过程中有着重要的作用。

Farrell 等认为人类及其他的哺乳动物能一定程度地感知气道内刺激物的定位，能清晰地感觉气道内刺激物或上呼吸道感染引起的感觉（喉痒），从而产生一个想咳嗽的冲动。此外，在日常生活中，人们常常可随主观意愿引起或抑制咳嗽，这种自发性或称之为随意性的咳嗽及主动抑制咳嗽的动作往往受到脑的高级神经回路的调节，是人们下意识地减轻或缓解咳嗽；脑干以上高位脑区调控回路作用并不是反射性咳嗽所必需的，但是高位中枢的调控作用可以改变脑干神经网络对咳嗽反射的调控功能。除了高位中枢调控咳嗽以外，目前还可以确认高级感觉中枢可以接收气道上传的信号，并在气道感觉的产生过程中起重要作用。

利用血氧水平依赖性（BOLD）功能磁共振成像（fMRI）观察检测健康成年人经辣椒素引发咳嗽时大脑功能的改变，可将调控咳嗽感觉运动的皮层高位中枢（包括广泛存在于皮层和皮层下的感觉、运动、前运动中枢及边缘系统）综合为"感觉""认知""运动"等模块。这三个模块相互联系构成一个高级调控回路。感觉模块接收来自气道的上传信号，并记录信号的感觉特征（感觉的强度和性质）和空间特征（刺激存在的位置）。结果显示，初级躯体感觉皮质（第一体表感觉代表区）和前脑岛在感觉特征中起重要作用。而后顶叶皮层和背外侧前额皮质则记录分析空间特征。另外，人所感受到的刺激强度不仅仅取决于气道刺激的本身强度，也受个人情绪和注意力等的影响。根据核团的不同功能可将其分为记录刺激特征的核团及将刺激信号与脑高级功能相整合的核团。Mazzone 等认为这就是感觉识别区的网络调节，一部分脑区负责记录刺激的强度，而另外一部分将刺激与脑其他高级功能结合，从而使人们产生想要咳嗽的感觉——咳嗽冲动。咳嗽冲动（urge-to-cough）就是感受上气道存在的刺激，并且产生咳嗽意图，这种咳嗽冲动可以认为是肺内感觉机制之一，这种感觉机制是产生气道感觉的基础，也是不同情况下呼吸行为改变的基础。咳嗽冲动所引起的随意性咳嗽和刺激引起的反射性咳嗽是明显不一样的，后者几乎不存在主观意识的作用。鉴于慢性咳嗽存在很大成分的主动行为，所以未来咳嗽的治疗可能以咳嗽冲动的机制为基础。

咳嗽冲动的产生也需要眶额皮质、扣带回皮质和其他边缘系统（认知模块）参与，这些与形成人体对刺激物的综合感觉具有重要的相关性。实际上患有哮喘或慢性咳嗽等慢性呼吸系统疾病的患者都有不同程度的情绪异常，包括焦虑和抑郁等，这与脑内感觉模块和认知模块共同作用有关。但目前对气道刺激物的情感认知过程了解还很少。另外，Mazzone也强调现在发现与气道刺激认知有关的脑区与其他内脏感觉的脑区相似，所以推测不同感觉的产生是因为这些认知脑区在不同性质的外周刺激下，不同核团的功能活动有强弱之分，发生活动的先后顺序不同。

自发性咳嗽与许多脑区的功能活动有关，包括感觉运动皮质、辅助运动区和小脑的活动。后岛叶和后扣带回的功能活动特征可以区分随意性咳嗽和刺激引起的反射性咳嗽。自发咳嗽与反射性咳嗽的不同还存在于脑干水平，反射性咳嗽时延髓神经元活动水平增高，而在自发咳嗽发生时较少有脑干神经元参与。这证明皮质脊髓束引起的随意运动与自发咳嗽有关，而并非是与皮层运动冲动传递至延髓呼吸调控回路有关。当人气道受到刺激而主动抑制其咳嗽产生时，脑内出现了独特的功能活动模式，活动区域包括前脑岛、辅助运动区和右侧额下回。右侧额下回及前辅助运动区、前额皮质、基底神经核组成抑制咳嗽的脑功能活动网络。目前的研究结果说明与气道疾病有关的咳嗽确实是与脑内神经网络的异常活动有关，未来的药物研发及治疗可以此为基础。

（陈　哲　董　榕）

参 考 文 献

1. Leech J，Mazzone SB，Farrell MJ. Brain activity associated with placebo suppression of the urge-to-cough in humans. Am J Respir Crit Care Med，2013，188（9）：1069-1075.

2. Ando A，Smallwood D，McMahon M，et al. Neural correlates of cough hypersensitivity in humans：evidence for central sensitisation and dysfunctional inhibitory control. Thorax，2016，71：323-329.

3. Jakus J，Poliacek I，Halasova E，et al. Brainstem circuitry of tracheal-bronchial cough：c-fos study in anesthetized cats. Respir Physiol Neurobiol，2008，160（3）：289-300.

4. Canning BJ，Mori N. An essential component to brainstem cough gating identified in anesthetized guinea pigs. FASEB J，2010，24（10）：3916-3926.

5. Canning BJ. Afferent nerves regulating the cough reflex：mechanisms and mediators of cough in disease. Otolaryngol Clin North Am，2010，43（1）：15-25，vii.

6. Mazzone SB，Cole LJ，Ando A，et al. Investigation of the neural control of cough and cough suppression in humans using functional brain imaging. J Neurosci，2011，31（8）：2948-2958.

7. Mazzone SB，McGovern AE，Yang SK，et al. Sensorimotor circuitry involved in the higher brain control of coughing. Cough，2013，9（1）：7.

8. Mazzone SB，McGovern AE，Cole LJ，et al. Central nervous system control of cough：pharmacological implications. Curr Opin Pharmacol，2011，11：265-271.

9. McGovern AE，Driessen AK，Simmons DG，et al. Distinct brainstem and forebrain circuits receiving tracheal sensory neuron inputs revealed using a novel conditional anterograde transsynaptic viral tracing system. J Neurosci，2015，35（18）：7041-7055.

10. Mazzone SB，Undem BJ. Vagal Afferent Innervation of the Airways in Health and Disease. Physiol Rev，2016，96（3）：975-1024.

11. Leech J，Mazzone SB，Farrell MJ. The effect of placebo conditioning on capsaicin-evoked urge to cough. Chest，2012，142（4）：951-957.

12. Driessen AK，McGovern AE，Narula M，et al. Central mechanisms of airway sensation and cough hypersensitivity. Pulm Pharmacol Ther，2017，47：9-15.

13. Driessen AK，Farrell MJ，Mazzone SB，et al. Multiple neural circuits mediating airway sensations：Recent advances in the neurobiology of the urge-to-cough. Respir Physiol Neurobiol，2016，226：115-120.

14. Driessen AK，Farrell MJ，Mazzone SB，et al. The Role of the Paratrigeminal Nucleus in Vagal Afferent Evoked Respiratory Reflexes：A Neuroanatomical and Functional Study in Guinea Pigs. Front Physiol，2015，6：378.

15. Undem BJ，Zaccone E，McGarvey L，et al. Neural dysfunction following respiratory viral infection as a cause of chronic cough hypersensitivity. Pulm Pharmacol Ther，2015，33：52-56.

16. Mutolo D. Brainstem mechanisms underlying the cough reflex and its regulation. Respir Physiol Neurobiol，2017，243：60-76.

第四节　胃食管反流性咳嗽的发病机制

一、概述

胃食管反流性咳嗽（gastroesophageal reflux-induced chronic cough，GERC）是指胃食管反流诱发的以咳嗽为唯一或主要表现的临床综合征。GERC 的发病机制尚不完全清楚。目前主要有反流理论和反射理论，咳嗽高敏感性和食管细菌定植等也影响其发生和发展。因此，GERC 的发生可能是多因素共同作用的结果。

二、反流理论

反流理论（reflux theory）认为胃内容物因食管的结构和功能异常而高位反流至咽喉或误吸入肺，直接刺激气道的咳嗽感受器而引起咳嗽（见文末彩图 2-2）。

咳嗽感受器为气道黏膜上皮细胞之间及上皮基底层的神经末梢，集中分布于咽喉、气管后壁、隆突、大气道分叉处，远端小气道分布很少，呼吸性细支气管以下尚未发现。在 GERC 中起作用的咳嗽感受器主要有咳嗽受体（cough receptor）、快适应牵张感受器（RARs）和 C 传入神经纤维三种，均为迷走传入神经末梢。咳嗽受体仅存在于咽、气管和主支气管等肺外气道，为含髓鞘的 Aδ 传入纤维，轴突传导速度介于较快的 SARs 和较慢的 C 传入纤维之间，不合成神经肽，而以谷氨酸盐作为神经递质向中枢传递神经冲动，对触觉和微弱机械点刺激敏感，而对化学刺激不敏感，但表达对酸敏感的离子通道，故能接受酸刺激。SARs 也为含髓鞘的 Aδ 传入纤维，又称激惹感受器（irritant receptor），是轴突传导速度最快的咳嗽感受器。与咳嗽受体不同的是主要

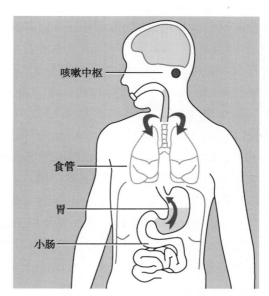

图 2-2　胃食管反流性咳嗽发生的反流理论
高位反流流经咽喉或误吸入肺，刺激这些部位的咳嗽感受器引起咳嗽

分布于肺内气道，也主要对机械刺激敏感，但可被众多的其他激惹刺激物、致气道痉挛物和乙酰甲胆碱、组胺、白三烯 C_4、神经肽和 ATP 等介质兴奋。C 传入神经纤维无髓鞘，轴突传导速度最慢，表达对辣椒素敏感的瞬时感受器电位香草酸受体 1（transient receptor potential vanniloid-1，TRPV1）和瞬时感受器电位锚蛋白 1（transient receptor potential ankyrin-1，TRPA1）等离子通道，含 P 物质和钙基因相关肽等神经多肽，可介导气道的神经源性炎症，主要对化学刺激和周围的炎性因子敏感。

食管结构和功能完整性构成防止胃食管反流的主要防御屏障,其中食管上、下括约肌尤其显得重要。食管上括约肌位于咽与食管的移行处,为食管近端增厚的环形肌,是食团进入食管的第一个关口,可防止吸气时空气进入食管,最大程度减少呼吸无效腔及防止食物反流入咽腔。食管下括约肌为食管末端约 2~4cm 的环形肌束,静息压力 10~30mmHg,较胃内压高 5~10mmHg,其形成的高压带能将食管和胃分隔开,能有效阻止胃内容物逆流入食管。当食管上、下括约肌收缩力和压力下降,松弛频率增加,又伴有食管蠕动性收缩异常导致反流物和酸廓清能力降低,胃内容物就容易抵达食管近端并通过食管上端括约肌到达咽喉腔。这种食管高位反流有时又称为咽喉反流(laryngopharyngeal reflux)、食管上端反流或食管外反流,Morice 则将其命名为气道反流(airway reflux)。

胃食管反流物中的盐酸和胃蛋白酶可以直接刺激上述分布于咽部的咳嗽受体和 C 传入神经纤维引发咳嗽。此外,咽喉反流还可以通过诱发反流性咽喉炎而导致咳嗽。咽喉部黏膜不像食管黏膜那样富含碳酸酐酶,在受到含酸的胃内容物侵害时通常无法形成足够数量的 HCO_3^- 对胃酸进行中和,难以保持咽喉部黏膜 pH 值的稳定,不能防止胃内容物中的胃蛋白酶激活及随后的消化性破坏作用。因此与食管相比,咽喉部黏膜上皮组织对于胃酸和胃蛋白酶更加敏感,易受到酸性反流物的损伤。即使是弱酸或弱碱等非酸性反流物也可导致不同程度的咽喉黏膜损害。组织损伤后继发的黏膜血管扩张、血浆渗出、组织水肿、上皮损伤和炎症细胞浸润是咽喉炎症的典型病理改变。黏膜肿胀使气道上皮细胞间隙增大,牵拉刺激咽部的咳嗽感受器而引起咳嗽。炎症损害气道上皮细胞,咽喉部的咳嗽感受器因上皮脱落而裸露,更容易被外来刺激直接作用和兴奋。炎症过程导致的乳酸等酸性物质堆积和 pH 改变可刺激 C 神经纤维,兴奋后不仅直接将冲动传至咳嗽中枢,还可释放速激肽和降钙素基因相关肽,作用于多种效应细胞导致气道神经源性炎症,直接或间接兴奋咳嗽受体,放大咳嗽传入神经冲动信号使咳嗽加剧。

咽喉反流发生后,反流物不仅经咽部可以到达口腔、鼻腔、鼻窦甚至中耳,甚至可以误吸入肺。微量或大量胃内容物高位反流并误吸入肺引起误吸性炎症,可直接刺激分布于气管和主支气管黏膜中的咳嗽受体引发咳嗽,还可通过刺激迷走神经引起下呼吸道黏液分泌增加。如炎症波及肺内气道,还可通过刺激 RARs,进而兴奋咳嗽中枢导致咳嗽的发生。气道 C 传入神经纤维上的 TRPV1 是一种配体门控的非选择性阳离子通道蛋白,对酸性(pH<5.9)等环境刺激敏感,兴奋后引起 Ca^{2+} 内流,产生动作电位,神经冲动可上传咳嗽中枢。因此,酸性反流物(pH<4)误吸入下呼吸道,可通过降低下呼吸道黏膜表面的 pH 值,激活 TRPV1 受体。长期的反流物刺激使咳嗽感受器发生表达上调、寡聚化增多、从胞内移至胞膜上或磷酸化方式等可塑性(plasticity)改变,气道咳嗽感受器数量增加,敏感性增高,咳嗽中枢的兴奋性也增强。

24 小时食管 pH 监测和食管腔内多通道阻抗 -pH 监测已证实部分 GERC 患者确实存在到达食管近端和咽喉部的高位反流或咽喉反流,支气管肺泡灌洗液或诱导痰中也能检测到胃蛋白酶,为反流理论提供了依据,故反流理论有其合理性和意义。不过高位反流事件发生率很低,仅在 32%~37% 的 GERC 患者中发现,因此不具有普遍性,难以解释大部分

GERC 相关咳嗽的发生。

三、反射理论

所有的 GERC 均存在低位或远端反流，即胃内容物仅反流入食管下端。反流物的性质根据 pH 值的大小可为酸性（pH<4）或非酸性（pH≥4），前者以胃酸成分为主，后者包括酸性成分少的胃内容物、胆红素和空气。反射理论（reflex theory）认为食管下端黏膜感受器受到反流物的刺激，通过食管-支气管反射兴奋咳嗽中枢引起咳嗽，同时引起相应传出神经支配的气道黏膜区域血管扩张和通透性增加、血浆外渗，激活气道 C 传入神经纤维释放 P 物质、神经激肽 A、钙基因相关肽等神经肽，引起神经源性炎症或间接通过激活肥大细胞释放组胺、前列腺素 E_2、前列腺素 D_2 和白三烯等炎症介质，刺激咳嗽感受器而引起咳嗽，或激活 TRPV1 而增高咳嗽反射敏感性，导致对生理条件下不诱发咳嗽或较弱咳嗽的各种内源性和外源性刺激产生过度反应，引起持续咳嗽（见文末彩图 2-3）。

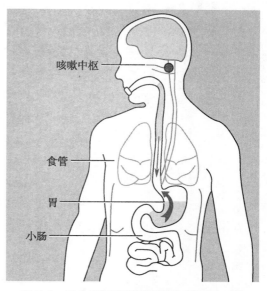

图 2-3　胃食管反流性咳嗽发生的反射理论

低位反流刺激食管下端黏膜感受器，通过依赖中枢的食管-支气管反射，兴奋气道咳嗽感受器引起咳嗽

食管感受器为支配黏膜层和肌层的多效能感觉神经末梢，能感知化学、机械和温度等刺激。但与咳嗽反射有关的传入通路至今仅在迷走神经证实，而非迷走神经如脊神经的作用尚无证据支持。表达 TRPV1 的迷走 C 传入纤维是食管-支气管反射的主要感受器。TRPV1 充当伤害刺激分子整合器（molecular integrator）的功能，是伤害刺激信号上传中枢的中心环节。酸反流首先损害食管黏膜上皮细胞，破坏细胞间紧密连接使黏膜细胞间隙扩大和通透性增加，或刺激黏膜上皮释放炎性细胞因子，主要激活黏膜内化学感受器上的 TRPV1 兴奋迷走神经，经过食管-支气管反射引起咳嗽中枢的兴奋引起咳嗽。而非酸性反流可能主要兴奋食管下端机械牵张感受器，通过 Aδ 纤维传递冲动而引起咳嗽。有研究发现非酸性反流引起的咳嗽发生时相较酸性反流者晚，可能与它们兴奋的不同感受器介导的神经传导速度不同有关。

反射理论的主要依据是气管和食管共同起源于胚胎前肠，并接受迷走神经支配，气道和食管内的机械感受器 Aδ 传入纤维和 C 传入神经纤维及气道的 RARs 均来自迷走神经的节状神经节和颈神经节，感受伤害性刺激的初级神经元周围的 C 传入神经纤维均表达 TRPV1，其激活特性及涉及冲动传递的神经递质也相似，均能通过释放神经肽诱发局部神经源性炎症，传递冲动的次级迷走传入神经元中枢端在脑干咳嗽中枢孤束核交汇，形成复杂的神经网络联系，触发机体对外界刺激的多样反应如咳嗽等。此外，食管和气道享有共同的血液供应，因此胃食管反流诱发食管黏膜炎症产生的炎症细胞和介质也可经血流作用于相应气道内的咳嗽感受器。食管 - 支气管反射是中枢神经系统依赖的。原来经过多种系动物实验中建立的食管内酸性反流物可激活食管黏膜的神经末梢，不经过神经中枢而通过局部神经反射导致支气管黏膜释放炎性物质，从而诱发呼吸道炎症反应并兴奋气道内咳嗽感受器的轴突反射学说，受人体内表达 P 物质等神经肽的神经纤维数量限制，在患者食管 - 支气管反射导致的咳嗽发生中不起主要作用，意义很小。目前，反射理论得到较多的实验和临床证据支持，其重要性要远大于反流理论。

反射理论的缺陷是，无法解释为何多数胃食管反流性疾病患者也存在食管低位反流但不出现咳嗽的症状。研究表明，食管下端灌注盐酸仅导致 GERC 患者的咳嗽次数增多，而对无咳嗽的胃食管反流性疾病患者及健康志愿者则无咳嗽激发作用。因此，反射理论也难以圆满解释 GERC 的发生。

四、咳嗽高敏感性

除胃食管反流导致的误吸或食管 - 支气管反射外，咳嗽高敏感性也在 GERC 的发生中起重要作用。咳嗽敏感性定义为诱发一定数量咳嗽所需最低致咳刺激的强度。正常情况下不引起咳嗽的微弱致咳刺激导致咳嗽发生时，机体就处于咳嗽高敏感性状态，表现为对阈上或阈下致咳刺激的超强反应。临床上早已发现咳嗽高敏感性为不同病因导致的慢性咳嗽的共同特征，患者常因吸入冷空气、异味和环境温度改变等因素诱发或加重咳嗽，甚至与咳嗽无关的刺激如说话和打电话也可诱发咳嗽，辣椒素咳嗽敏感性也不同程度增高。咳嗽高敏感性可以发生在外周或中枢，或同时涉及两部位，多为可逆的，经治疗咳嗽症状消失或缓解后咳嗽高敏感性可下降或恢复正常。但也有少部分患者在启动病因消除后咳嗽症状和咳嗽高敏感性仍持续存在。

咳嗽高敏感性在 GERC 发生中的作用表现在两方面（图 2-4）。一方面是患者已经处在咳嗽高敏感状态，生理水平的胃食管反流对食管和气道施加的刺激在平时可能不是致咳刺激，或不是足够强度的致咳刺激，但在此时就能兴奋气道的咳嗽感受器而引发咳嗽。另一方面是胃食管反流本身导致咳嗽高敏感性。频繁进入食管下端的低位反流不断刺激局部的黏膜感受器，感知的机械或化学刺激通过神经冲动传入脑干孤束核相近的迷走神经中枢区域，致敏咳嗽中枢，使其兴奋性增加，突触传递速度加快，对来自气道的外周低度阈下致咳刺激或无关刺激信号发生反应，导致 GERC 的发生。不过，上述两方面的作用在临床上很难相互区分，而且常相互影响，形成正反馈循环。如当患者患有急性上呼吸道感染时，病毒性的气道炎症及其释放的炎性因子可致敏气道的咳嗽感受器，使其处于高敏状态，后发的胃食管反流作为触发因素可单独引起咳嗽或作为复合病因的一部分加重原有的咳嗽。相反，当胃食管反流导致咳嗽高敏感性形成时，继发的急性上呼吸道感染也往往成为启动 GERC 的重要环节。咳嗽高敏感性有助于解释为何仅部分胃食管反流性疾病患者表现出咳嗽，以及相当部分 GERC 起病前有上呼吸道感染病史的现象。

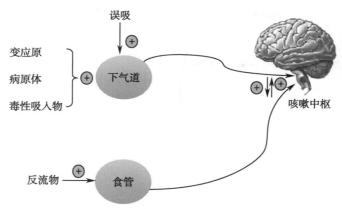

图 2-4　咳嗽高敏感性在胃食管反流性咳嗽发生中的作用

来自气道和食管的刺激均经传入神经冲动可导致咳嗽高敏感性，
使咳嗽中枢对这些部位的相关刺激发生高度反应，诱发咳嗽发生

五、其他

食管细菌定植机制是对上述主流机制的补充。GERC 患者由于反复的胃食管反流，可导致食管内微环境发生改变，食管和咽腔内可有较多的产酸菌如链球菌类及乳酸菌定植，这些定植菌可通过自身的质子泵产酸，即使没有胃食管反流，这些细菌产生的 H^+ 也可通过上述途径刺激咳嗽中枢，产生咳嗽。

值得注意的是，咳嗽与反流可互为因果。咳嗽引起的腹压增高如超过食管下端括约肌的收缩压力，可导致胃食管反流。长期咳嗽还可刺激咽腔黏膜上的感受器，兴奋冲动经三叉神经迷走支传入到脑干感觉中枢，再通过迷走神经传出到胃肠，增加胃酸分泌，引起贲门括约肌松弛，从而加重反流。气管黏膜咳嗽感受器受刺激引起的迷走神经兴奋也可通过食管 - 支气管反射的神经通路激动共同的中枢，引起胃食管运动功能异常，进一步加剧反流。胃食管反流又加重咳嗽，如此反复形成恶性循环。持续的 GERC 可使咳嗽中枢形成优势兴奋灶，对外周咳嗽感受器传入的致咳刺激反应更强烈。而且中枢高敏感性一旦形成，平常的咳嗽无关刺激也可持续诱发咳嗽。

（魏为利　邱忠民）

参 考 文 献

1. 赖克方. 慢性咳嗽. 北京：人民卫生出版社，2008.

2. Irwin RS. Chronic cough due to gastroesophageal reflux disease: ACCP evidence-based clinical practice guidelines. Chest，2006，129（Suppl 1）：80-94.

3. Ing AJ，Ngu MC，Breslin AB. Pathogenesis of chronic persistent cough associated with gastroesophageal reflux. Am J Respir Crit Care Med，1994，149：160-167.

4. Canning BJ，Chang AB，Bolser DC，et al. Anatomy and neurophysiology of cough: CHEST Guideline and

Expert Panel report. Chest，2014，146：1633-1648.

5. Morice AH. Chronic cough hypersensitivity syndrome. Cough，2013，9：14.

6. Song WJ，Chang YS，Morice AH. Changing the paradigm for cough：does 'cough hypersensitivity'aid our understanding？ Asia Pac Allergy，2014，4：3-13.

7. 王宇，余莉，邱忠民. 胃食管反流性咳嗽的发病机制及诊疗. 中华哮喘杂志（电子版），2010，30（7）：251-254.

8. Qiu Z，Yu L，Xu S，et al. Cough reflex sensitivity and airway inflammation in patients with chronic cough due to non-acid gastro-esophageal reflux. Respirology，2011，16：645-652.

9. Patterson N，Mainie I，Rafferty G，et al. Nonacid reflux episodes reaching the pharynx are important factors associated with cough. J Clin Gastroenterol，2009，43：414-419.

10. Groneberg DA，Niimi A，Dinh QT，et al. Increased expression of transient receptor potential vanilloid-1 in airway nerves of chronic cough. Am J Respir Crit Care Med，2004，170：1276-1280.

11. Liu C，Chen R，Luo W，et al. Neurogenic airway inflammation induced by repeated intra-esophageal instillation of HCl in guinea pigs. Inflammation，2013，36（2）：493-500.

12. 刘春丽，赖克方，陈如冲，等. 胃食管反流性咳嗽患者气道黏膜与分泌物中神经肽含量的变化. 中华结核和呼吸杂志，2005，28（8）：520-524.

13. 刘春丽，赖克方，陈如冲，等. 胃食管反流性咳嗽的临床特征与诊断探讨. 中华内科杂志，2005，44（6）：438-441.

14. 姚卫民，赖克方，罗远明，等. 多次食管酸灌注对豚鼠气道阻力和气道反应性的影响及其机制探讨. 南方医科大学学报，2009，29（7）：1313-1316.

15. 李芹子，孔灵菲，张妹娜，等. 豚鼠食管多次盐酸灌注对呼吸道粘膜 P 物质表达的影响. 中华结核和呼吸杂志，2009，32（6）：426-429.

16. Agrawal A，Roberts J，Sharma N. Symptoms with acid and nonacid reflux may be produced by different mechanisms. Dis Esophagus，2009，22：467-470.

17. Molyneux ID，Morice AH. Airway reflux，cough and respiratory disease. Ther Adv Chronic Dis，2011，2：237-248.

18. 刘春丽，陈如冲，姚卫民，等. 食管内灌酸对慢性咳嗽患者气道阻力与咳嗽敏感性的影响. 国际呼吸杂志，2008，28（2）：65-68.

19. Cobeta I，Pacheco A，Mora E. The role of the larynx in chronic cough. Acta Otorrinolaringol Esp，2013，64：363-368.

20. Houghton LA，Lee AS，Badri H，et al. Respiratory disease and the oesophagus：reflux，reflexes and microaspiration. Nat Rev Gastroenterol Hepatol，2016，13：445-460.

21. Özdemir P，ErdinçM，Vardar R，et al. The role of microaspiration in the pathogenesis of gastroesophageal reflux-related chronic cough. J Neurogastroenterol Motil，2017，23：41-48.

第五节　嗜酸粒细胞性支气管炎的病理生理机制

一、概述

19 世纪末，Ehrlich 等在支气管哮喘患者的痰液中首次发现嗜酸性粒细胞（eosinophil，Eos），此后发现嗜酸粒细胞性气道炎症同样也存在于肺嗜酸性粒细胞浸润症、肺部寄生虫病、慢性阻塞性肺疾病等多种呼吸系统疾病中。1989 年，Gibson 等发现临床上有一类特殊的慢性咳嗽患者，表现为慢性刺激性干咳或咳少许黏痰，诱导痰 Eos 增高，糖皮质激素治疗效果良好，但患者的肺通气功能正常，无气道高反应性（airway hyperresponsiveness，AHR），峰流速变异率正常，并非支气管哮喘，因而将这一类可引起慢性咳嗽独立发生的疾病，定义为嗜酸粒细胞性支气管炎（eosinophilic bronchitis，EB），有别于病理概念上的嗜酸粒细胞性气道炎症。国内外研究先后发现有 10%～30% 的慢性咳嗽是由 EB 引起。EB 作为慢性咳嗽的常见病因已成为广大专家的共识，2005 年中国《咳嗽的诊断与治疗指南》和 2006 年美国的咳嗽诊治指南均将 EB 作为一种独立的疾病列入慢性咳嗽的常见病因。临床症状与 EB 最为相似的是哮喘，但为何 EB 患者存在类似哮喘的 Eos 气道炎症却缺乏 AHR，机制尚不明确。本文将结合最新文献，从炎症细胞类型、发生部位、浸润密度、气道重塑、炎症介质和细胞因子水平等方面，介绍 EB 的病理生理特征及其与哮喘之间的差异，以深入了解 EB 的发病机制。

二、炎症细胞类型及其发生部位

诱导痰检查主要反映大气道的炎症变化，支气管肺泡灌洗液（BALF）更多反映周围气道炎症变化，支气管黏膜活检则是反映气道炎症变化的最可靠、最直接的方法。诱导痰、BALF 和气道黏膜病理结果表明 EB 和哮喘的气道炎症病理特点均涉及多种炎症细胞，包括 Eos、T 淋巴细胞和肥大细胞等，但 EB 的气道炎症程度比哮喘轻，且炎症范围更为局限（见文末彩图 2-5）。相对于哮喘，EB 的气道炎症主要集中于黏膜层，各种炎症细胞及其分泌的炎症介质或细胞因子对黏膜下层平滑肌的作用相对减弱，不足以引起气流受阻，可能是 EB 缺乏气道高反应性的原因之一。

Brightling 等研究发现 EB 的诱导痰、支气管冲洗及 BALF 的 Eos 数量明显增高，与哮喘并无显著差异，均为 Eos 浸润的全气道炎症。我们的研究则发现 EB 和咳嗽变异性哮喘（CVA）、典型哮喘之间诱导痰的 Eos 百分率有显著差异（见文末彩图 2-6）。进一步对 EB 与 CVA、典型哮喘的诱导痰和 BALF 结果进行纵向比较，提示 EB 的嗜酸粒细胞性气道炎症可能更局限于中心气道，而 CVA 和典型哮喘则可能是全气道性嗜酸粒细胞性炎症。

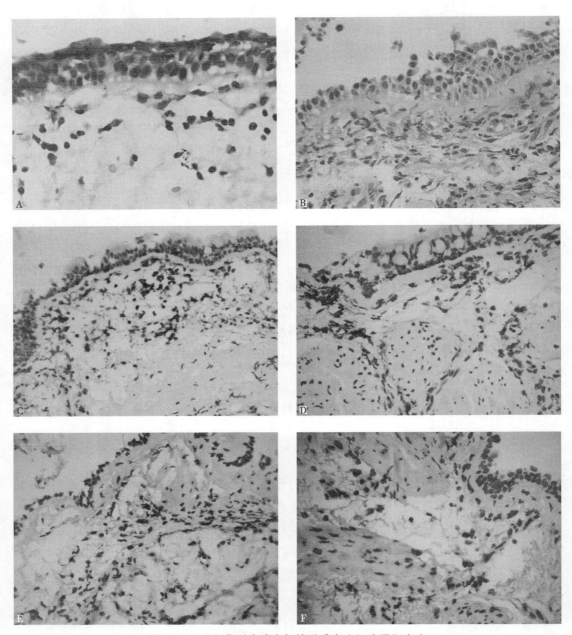

图 2-5 EB 和典型哮喘支气管黏膜炎症细胞浸润密度

A：EB 支气管黏膜嗜酸性粒细胞浸润（HE×400）；B：哮喘支气管黏膜嗜酸性粒细胞浸润（HE×400）；C：EB 支气管黏膜肥大细胞浸润（DAB×400）；D：哮喘支气管黏膜肥大细胞浸润（DAB×400）；E：EB 支气管黏膜 T 淋巴细胞浸润（DAB×400）；F：哮喘支气管黏膜 T 淋巴细胞浸润（DAB×400）

（图片来源：广州呼吸健康研究院）

第二章

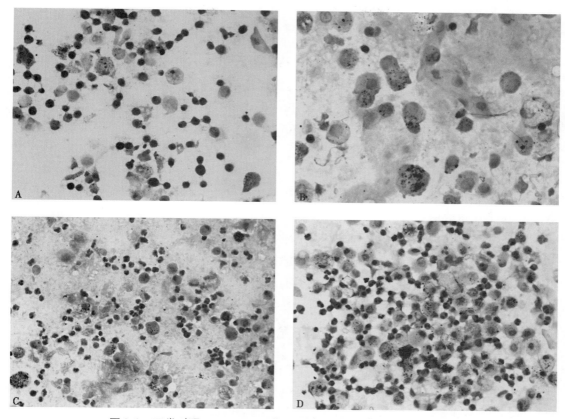

图 2-6　正常对照、EB、CVA 和典型哮喘诱导痰细胞涂片（HE×400）
A：正常对照诱导痰细胞涂片；B：EB 诱导痰细胞涂片；C：CVA 诱导痰细胞涂片；D：典型哮喘诱导痰细胞涂片
（图片来源：广州呼吸健康研究院）

三、参与 EB 发生的细胞因子、炎症介质及氧化应激

参与 EB 气道炎症反应的细胞因子和炎症介质种类繁多，但具体是何种因子或介质在 EB 的发生及发展中起关键作用尚不明确。

（一）细胞因子

研究表明，Th2 型优势应答在气道高反应性的发生和发展过程中发挥重要作用。目前的资料显示，EB 类似支气管哮喘，亦存在 Th2 型应答的气道炎症。Sastre 等运用 PCR 技术检测诱导痰细胞因子 mRNA 的表达，发现 EB 诱导痰细胞的 Th2 细胞相关的因子 IL-5、IL-4、IL-10 和 IL-13 表达均显著增高，但水平与哮喘无差异。但 Berry 的研究则发现，相对于 EB，轻度哮喘的诱导痰 IL-13 的水平及支气管黏膜下层表达 IL-13 的细胞数均显著增高。由于 Th2 细胞因子 IL-4 和 IL-13 等能促进气道平滑肌细胞高表达 VEGF，促进血管内皮细胞增殖、血管通透增高，导致血浆蛋白外渗、气道黏膜水肿，平滑肌收缩后造成气道明显狭窄。而 Brightling 也证实哮喘气道平滑肌肥大细胞高表达 IL-4 和 IL-13，而 EB 没有这样的病理生理特点。Kanazawa 则发现哮喘患者诱导痰的 VEGF 浓度较 EB 显著升高，因此可见

IL-4、IL-13 和 VEGF 在 AHR 的产生机制中可能扮演重要角色。我们的最新研究发现 EB 患者的诱导痰中除了 Th2 细胞相关的因子（IL-4）和嗜酸性粒细胞趋化因子（eotaxin 和 MIP-1α）外，能募集并调控中性粒细胞炎症的 Th1 相关因子（IFN-γ、TNF-α 和 GM-CSF）、Th17 相关因子（IL-1β、IL-6 和 IL-17A）和中性粒细胞趋化因子（EGF 和 GRO）等因子水平均较正常人升高，该结果与我们前期 EB 诱导痰中性粒细胞比例增高的研究结果相吻合。另外，EB 支气管黏膜中 CC 受体（CCR）3、CCR5、CCR6 和 CXCR3（又称融合素）等趋化因子受体及 GM-CSF 的表达与哮喘并无明显差异。

（二）炎症介质

1. 白三烯 C_4 和嗜酸性粒细胞阳离子蛋白　在抗原激发后 IgE 介导的速发型变态反应中，肥大细胞释放的主要化学介质是白三烯，而白三烯 C_4（LTC_4）与哮喘发作的严重程度和气道高反应呈正相关。LTC_4 是气道平滑肌的强烈收缩剂，同时能促使气道黏液分泌增加，增加气道血管通透性，引起黏膜水肿，对气道嗜酸性粒细胞炎症的加重有直接作用。嗜酸性粒细胞阳离子蛋白（ECP）与 LTC_4 一样具有强烈的致呼吸道炎症作用，是造成持续性变应性气道炎症的重要因素，且 ECP 能引起支气管上皮细胞损伤、脱落，改变气道黏膜的通透性，使感觉神经纤维暴露，导致支气管收缩。我们的研究发现 CVA 的诱导痰 LTC_4 水平显著高于 EB，CVA 的 ECP 浓度也较 EB 组有增高的趋势。

2. 组胺　由肥大细胞分泌，功能与 LTC_4 相似，但作用较弱，除此之外，组胺还能选择性地趋化 Eos，是变态反应发生时血液及病变部位 Eos 增多的原因之一。近年来不少研究显示，哮喘性与非哮喘性慢性咳嗽的发生均与患者的组胺浓度相关。有报道在 EB 和哮喘患者的诱导痰液中，组胺和前列腺素 D_2（PGD_2）的差异具有显著性，EB 明显高于哮喘。然另有研究发现，CVA 患者 BALF 的组胺水平显著高于 EB 患者，与大气道相比，组胺导致小气道平滑肌收缩，产生气道闭塞、气流受阻等现象的效果更为明显。

3. 前列腺素　前列腺素（PG）是一类具有 20 个碳原子的不饱和脂肪酸衍生物，肺脏是 PG 合成的重要场所之一，也是其含量较高的组织，在外界刺激下，磷脂酶 A 将细胞膜上的磷脂转化成花生四烯酸，又在环氧化酶（cycloxygenase，COX）的作用下，花生四烯酸被分解成不稳定的中间产物 PGH_2，随后又代谢转化为更稳定的 PGD_2、PGE_2 和 $PGF_{2\alpha}$。COX 包括 COX-1 和 COX-2。

PGD_2 可由激活的肥大细胞、Eos、Th2 淋巴细胞等释放。PGD_2 通过树突细胞上的 DP_1 受体（前列腺素 D_1 受体）抑制树突细胞的迁移和功能，而树突细胞是主要的抗原呈递细胞，同时 Th2 细胞表面的 DP_1 受体抑制 Th2 型细胞因子的表达，因此认为 PGD_2 可通过 DP_1 受体抑制炎症发生。此外，PGD_2 亦可通过 Th2 细胞上的 $CRTH_2$（chemoattractant receptor-homologous molecule expressed on TH_2 cells）受体使 IL-4、IL-5 和 IL-13 等产生增加，而增加的 Th2 型细胞因子，在哮喘中扮演重要角色。Matsuoka 等将小鼠体内 DP 受体基因敲除后，用卵清蛋白致敏发现 DP_1 受体基因敲除小鼠的体内 Th2 淋巴细胞及其细胞因子上升的幅度较野生型小鼠上升的幅度显著下降，表明 PGD_2 参与了哮喘的慢性炎症反应过程。由于有研究发现 EB 诱导痰中的 PGD_2 和组胺明显升高，提示 PGD_2 可能参与了 EB 的气道炎症的发生过程。

PGE$_2$ 可作用于传入神经 E 受体而增加咳嗽敏感性。慢性咳嗽患者诱导痰中的 PGE$_2$ 均明显升高。Sastre 等研究发现 EB 患者的诱导痰的 PGE$_2$ 浓度较哮喘和正常对照明显增高，认为造成这种差别的原因可能是花生四烯酸的代谢异常所导致。PGE$_2$ 具有舒张气道平滑肌的作用，抑制 EB 患者气道平滑肌的增殖。目前认为，PGE$_2$ 及其平滑肌收缩性介质 LTC$_4$ 在体内的平衡，可能在 EB 无气道高反应性的气道炎症的发生中扮演着重要的角色。我们研究发现 EB 患者 BALF 的 8- 异前列腺素浓度降低，氧化张力低于哮喘。

4. 呼出气一氧化氮　呼出气一氧化氮（FeNO）水平是 Th2 主导的气道炎症的标志物，而且与 Eos 炎症和 AHR 密切相关。研究表明，哮喘患者 FeNO 水平显著高于 EB，而 EB 又显著高于正常人。

5. 亚硝基硫醇　NO 与硫醇类物质的巯基以共价键的方式结合形成亚硝基硫醇（S-nitrosothiols，SNOs），其一般结构式是 R-S-N=O，包括亚硝基谷胱甘肽（GSNO）、亚硝基半胱甘酸（SNC）和亚硝基白蛋白（SNOAB）等。SNOs 可以舒张气道平滑肌、扩张支气管，是气道中抗痉挛的重要生物活性物质。美国 Que 等指出，GSNO 是一种重要的内源性支气管扩张剂，是体内对抗气道高反应的重要生物活性分子，对小鼠的哮喘模型有强烈的保护作用。

Byung-Jae Lee 等研究发现，EB 患者 SNO 水平显著高于 CVA 组，认为造成这种差异的原因可能是 SNOs 代谢在 CVA 患者中增强所致。GSNOR（亚硝基谷胱甘肽还原酶）可以使 GSNO 降解，而在 EB 患者中由于 GSNOR 活性低于 CVA 患者，其 GSNO 水平较 CVA 患者明显增高，抑制了气道高反应的发生。

（三）氧化应激

既往研究表明，活性氧自由基（ROS）与哮喘密切相关。ROS 导致的氧化应激是哮喘气道慢性非特异性炎症的关键。而谷胱甘肽 -S- 转移酶系（GSTs）是一个超家族酶系，其催化各种 ROS 及其产物与还原型谷胱甘肽结合，进行生物转化代谢。热休克信号通路在急性炎症反应和免疫反应中发挥重要作用，而热休克蛋白（HSP）作为该信号通路的重要因子，其在哮喘中的作用逐渐引起关注。

我们研究发现，GSTM1 在哮喘模型小鼠表达下调，在 EB 模型小鼠表达上调；HSPB1 在哮喘模型小鼠表达上调，在 EB 模型小鼠表达下调。我们推测 GSTM1、HSPB1 可能参与气道高反应性的发生机制。GSTM1 高表达起到抗氧化作用而抑制气道高反应，热休克蛋白作为急性炎症反应和免疫应答中的重要因子，可能通过对多种蛋白的调控参与哮喘发病。

四、气道重塑

哮喘患者气道黏膜常存在有不同程度的上皮损伤、黏膜水肿、纤维化及基底膜增厚等现象。气道黏膜基底膜增厚是支气管哮喘病理特征之一，也是哮喘气道重塑的一个重要特征，在哮喘发病早期就已经开始出现。基底膜的厚度与哮喘病情的严重程度、气道高反应性和气流受限呈正相关，并且在 CVA 患者中也发现有基底膜增厚的现象。目前关于 EB 病理特点的报道十分有限，我们的研究结果显示 EB 患者上皮下黏膜层纤维蛋白增多。其舌段基底膜厚度小于 CVA，CVA 又小于典型哮喘，这与 EB、CVA 和典型哮喘的气道高反应性从无到有、从轻到重的现象相一致。

国内学者通过 HRCT 扫描右肺上叶尖端支气管和支气管横截面内径为 1～6mm 的支气管亦发现，EB 气道壁增厚程度远远低于哮喘，弱于 CVA，且 EB 气道腔并未出现狭窄情况。国外则有研究显示，EB 和哮喘的气道重塑表现形式不同，哮喘的气管壁增厚导致气道管腔狭窄，而 EB 的重塑则表现为气管扩张和管腔面积增大，气管壁并无增厚。不同研究结果虽有差异，但均提示 EB 存在一定程度的气道重塑，但程度较轻，气道管腔内径尚未出现缩小，因而气道收缩时无气流受限等异常情况出现。

EB 与哮喘气道重塑的机制是否一致尚不清楚，研究发现在肺间质纤维化及哮喘气道重塑中发挥重要作用的转化生长因子 β1 和血小板衍化生长因子，在 EB 的气道上皮细胞及黏膜下层细胞中表达增多，但表达水平较哮喘低，并与基底膜厚度存在正相关。由于激活的 Eos 一方面通过合成和释放主要碱基蛋白、ECP 和神经毒素等毒性蛋白破坏气道上皮，另一方面通过不断分泌转化生长因子 β1，作用于成纤维细胞，损伤组织发生过度修复，导致气道结构重塑，因此转化生长因子 β1 和血小板衍化生长因子的过度表达可能是 EB 患者形成气道黏膜下纤维化的主要环节。由肥大细胞分泌的双调蛋白是表皮生长因子家族中的一员，它能促进肺成纤维细胞增生及气道上皮细胞黏蛋白基因的产生，参与气道重塑过程。Kyung Won Kim 等研究发现，哮喘组儿童患者痰中双调蛋白显著高于 EB 组儿童患者和正常对照组，痰双调蛋白水平与痰嗜酸性粒细胞、痰 ECP 水平呈正相关。

五、平滑肌的增生和肥大细胞的作用

哮喘的气道反应性增高与气道平滑肌（airway smooth muscle，ASM）的结构与功能异常紧密相关。气道平滑肌中存在如平滑肌肌动蛋白等多种收缩功能蛋白，受到变应原或炎症因子刺激后，平滑肌收缩可致气道狭窄，气道反应性升高。哮喘患者气道周围平滑肌肌层常存在增生、增厚现象，重度哮喘患者的气道平滑肌体积甚至可较正常人增加 3～4 倍。部分患者，平滑肌甚至可占增厚气道壁的 20%。最新的影像学研究显示，AHR 的发生不仅是因为气道狭窄，气道收缩异质性和气道陷闭的存在同样起到重要作用。目前研究显示，大多数的 EB 患者中，平滑肌的肥大和／或增生情况均并不明显。

肥大细胞是速发型变态反应的主要效应细胞，当变应原与肥大细胞表面的 IgE 相结合，诱发肥大细胞脱颗粒，释放组胺、Eos 趋化因子、白三烯和血小板活化因子等炎症介质和细胞因子，导致气道平滑肌收缩，黏液分泌亢进，血管通透性增加和炎症细胞浸润等效应。由于细胞因子一旦脱离其母细胞会很快失效，所以其作用范围通常非常局限，在平滑肌束中的肥大细胞和 Eos 分泌的细胞因子和炎症介质对平滑肌的作用相对强烈，因此肥大细胞的分布现被认为是参与气道高反应性发生的重要影响因素。

Brightling 等研究发现，相对于哮喘，EB 纤维支气管镜刷检标本中出现的肥大细胞数明显增多，且组胺、PGD$_2$ 及趋化因子 CXCL8、CXCL10 浓度增高；而相对于 EB，哮喘气道平

滑肌的肥大细胞数量明显增高，且肥大细胞浸润密度与气道高反应性显著相关。因此，激活的肥大细胞在不同部位的浸润可能是引起哮喘气道功能失调的关键因素。

综上所述，目前对 EB 的病理生理特征的研究仍十分有限，甚至有些研究结果互相矛盾，其原因与病例选择及实验方法有关。但比较明确的是，EB 的气道炎症涉及 Eos、T 淋巴细胞和肥大细胞等多种炎症细胞。多种细胞因子及炎症介质参与了 EB 的发生。与哮喘相比，EB 的气道炎症程度较轻，炎症范围更为局限，在气道重构和炎症介质等方面 EB 与哮喘也存在一定的差异（表 2-2），这可能是引起 EB 没有气道高反应性的主要原因。在未来的工作中，EB 的发生机制及其与哮喘的确切关系仍是广大研究者需要面临的重要课题。EB 的嗜酸性粒细胞增高与固有免疫的关系、全身和局部炎症在 EB 发病机制中的角色扮演、气道高反应性密切相关的分子基因标记及新的治疗靶点筛选等均是未来研究的着力点。

表 2-2　EB 与支气管哮喘病理生理特征的比较

病理生理特征	EB	支气管哮喘
Eos 气道炎症	100%	60%～100%
气道平滑肌肥大细胞浸润	+	++
基底膜厚度	正常或轻度增厚	显著增厚
诱导痰 IFN-γ 水平	++	+
诱导痰 TNF-α 水平	+/-	+/-
诱导痰 VEGF 水平	+/-	增高
诱导痰 IL-13 水平	+/-	+～++
诱导痰 IL-8 水平	++	+
支气管肺泡灌洗液 IL-8 水平	++	+
诱导痰 IL-5 水平	++	++
诱导痰 ECP 水平	+～+++	+～+++
诱导痰 LTC_4 水平	+/-～+	+～++
诱导痰 LTD_4/E_4 水平	+	+
诱导痰 PGE_2 水平	+/-～+++	+/-
诱导痰 PGD_2 水平	++	+/-
诱导痰 $PGF_2α$ 水平	+/-	+/-
诱导痰 TXB_2 水平	+/-	+/-
诱导痰双向调节因子水平	-	+
诱导痰组胺水平	+/-	+/-
支气管肺泡灌洗液组胺水平	+	++
支气管肺泡灌洗液 8- 异前列烷水平	+	++
支气管肺泡灌洗液 CXCL10 水平	+	-
诱导痰胸腺活化调节趋化因子水平	-	+

（罗　炜　张清玲）

参 考 文 献

1. Gibson PG，Denburg J，Dolovich J，et al. Chronic cough：eosinophilic bronchitis without asthma. Lancet，1989，1：1346-1348.

2. 中华医学会呼吸病学分会哮喘学组. 咳嗽的诊断与治疗指南（草案）. 中华结核和呼吸杂志，2005，28：738-744.

3. Irwin RS，Baumann MH，Bolser DC，et al. Diagnosis and management of cough executive summary：ACCP evidence-based clinical practice guidelines. Chest，2006，129（1 Suppl）：1S-23S.

4. Brightling CE. Chronic cough due to nonasthmatic eosinophilic nronchitis. ACCP evidence-based clinical practice guidelines. Chest，2006，129：116-121.

5. 赖克方，陈如冲，刘春丽，等. 慢性咳嗽的病因分布及诊断程序的建立. 中华结核和呼吸杂志，2006，29：96-99.

6. 罗炜，赖克方，陈如冲，等. 嗜酸粒细胞性支气管炎气道炎症细胞和炎症介质特征的探讨. 中华结核和呼吸杂志，2005，28：626-629.

7. 罗炜，赖克方，陈如冲，等. 嗜酸粒细胞性支气管炎气道炎症病理特征的探讨. 中国病理生理杂志，2006，22：943-947.

8. Gibson PG. How to measure airway inflammation：induced sputum. Can Respir J，1998，5：22A-26A.

9. Brightling CE，Ward R，Woltmann G，et al. Induced sputum inflammatory mediator concentrations in eosinophilic bronchitis and asthma. Am J Respir Crit Care Med，2000，162：878-882.

10. Berry MA，Parker D，Neale N，et al. Sputum and bronchial submucosal IL-13 expression in asthma and eosinophilic bronchitis. J Allergic Clin Immunol，2004，114：1106-1109.

11. Cusasco V，Crimi E，Pellegrino R. Airway hyperresponsiveness in asthma：not just a matter of airway inflammation. Thorax，1998，53：992-998.

12. Brightling CE，Pavord ID. Eosinophilic bronchitis：an important cause of prolonged cough. Ann Med，2000，32：446-451.

13. Brightling CE，Symon FA，Bradding P，et al. Th_2 cytokine expression in bronchoalveolar lavage fluid T lymphocytes and bronchial submucosa isa feature of asthma and eosinophilic bronchitis. J Allergy Clin Immunol，2002，110：899-905.

14. Zhang R，Luo W，Liang Z，et al. Eotaxin and IL-4 levels are increased in induced sputum and correlate with sputum eosinophils in patients with nonasthmatic eosinophilic bronchitis. Medicine（Baltimore），2017，96：e6492.

15. 罗炜，陈如冲，刘春丽，等. 诱导痰细胞学检查在慢性咳嗽病因诊断中的应用. 中华检验医学杂志，2007，30：280-283.

16. Brightling CE，Symon FA，Holgate ST，et al. Interleukin-4 and-13 expression is co-localized to mast cells within the airway smooth muscle in asthma. Clin Exp Allergy，2003，33：1711-1716.

17. Sastre B，Fernández-Nieto M，López E，et al. PGE（2）decreases muscle cell proliferation in patients with

non-asthmatic eosinophilic bronchitis. Prostaglandins Other Lipid Mediat，2011，95：11-18.

18. Jiaxing Xie，Qingling Zhang，Nanshan Zhong，et al. BAL Fluid 8-Isoprostane Concentrations in Eosinophilic Bronchitis and Asthma. J Asthma，2009，46：712-715.

19. Brightling CE，Symon FA，Birring SS，et al. Comparison of airway immunopathology of eosinophilic bronchitis and asthma. Thorax，2003，58：528-532.

20. 王娇莉，任振义，杨斌，等. 支气管哮喘和嗜酸粒细胞性支气管炎患者气道壁厚度的 CT 比较研究. 中国呼吸与危重监护杂志，2011，10：126-129.

21. Sato S，Saito J，Sato T，et al. Clinical usefulness of fractional exhaled nitric oxide for diagnosing prolonged cough. Respir Med，2008，102：1452-1459.

22. Que LG，Liu L，Yan Y，et al. Protection from experimental asthma by an endogenous bronchodilator. Science（New York），2005，308：1618-1621.

23. Lee BJ，Jeung YJ，Lee JY，et al. Increased S-nitrosothiol levels in nonasthmatic eosinophilic bronchitis compared with cough variant asthma. Int Arch Allergy Immunol，2011，156：99-103.

24. Ahmad A，Shameem M，Husain Q. Relation of oxidant-antioxidant imbalance with disease progression in patients with asthma. Ann Thorac Med，2012，7：226-232.

25. 谢佳星，张清玲，陈莉延，等. 小鼠嗜酸粒细胞性支气管炎模型与哮喘模型的蛋白组学差异表达分析. 医学临床研究，2014，31：1049-1052.

26. Chetta A，Foresi A，Del-Donno M，et al. Airways remodeling is a distinctive feature of asthma and is related to severity of disease. Chest，1997，111：852-857.

27. Kazawa M，Muller N，McNamara AE，et al. Human airway narrowing measured using high resolution computed tomography. Am J Respir Crit Care Med，1996，154：1557-1562.

28. Kasahara K，Shiba K，Ozawa T，et al. Correlation between the bronchial subepithelial layer and whole airway wall thickness in patients with asthma. Thorax，2002，57：242-246.

29. Niimi A，Matsumoto H，Minakuchi M，et al. Airway remodeling in cough-variant asthma. Lancet，2000，356：564-565.

30. Brightling CE，Bradding P，Symon F，et al. Mast-cell infiltration of airway smooth muscle in asthma. N Engl J Med，2002，346：1699-1705.

31. Berry MA，Hargadon B，McKenna S，et al. Observational study of the natural history of eosinophilic bronchitis. Clin Exp Allergy，2005，35：598-601.

32. 李怀臣，张紧，黄琛，等. 转化生长因子 β1 和血小板衍化生长因子的表达与嗜酸粒细胞性支气管炎气道重建的关系. 中华结核和呼吸杂志，2003，26：761-764.

33. Thomson NC，Chaudhuri R. Why is eosinophilic bronchitis not asthma？ Am J RespirCrit Care Med，2004，170：4-5.

34. Kanazawa H，Nomura S，Yoshikawa J. Role of microvascular permeability on physiologic differences in asthma and eosinophilic bronchitis. Am J Respir Crit Care Med，2004，169：1125-1130.

35. Siddiqui S，Sutcliffe A，Shikotra A，et al. Vascular remodeling is a feature of asthma and nonasthmatic

eosinophilic bronchitis. J Allergy Clin Immunol，2007，120：813-819.

36. Marsha WK，Jackie L，Xueying X，et al. Interleukin-13：central mediator of allergic asthma. Science，1998，282：2258-2260.

37. Matsuoka T，HirataM，Tanaka H，et al. Prostaglandin D2 as a mediator of allergic asthma. Science，2000，287，2013-2017.

38. 钟南山. 支气管哮喘 - 基础与临床. 北京：人民卫生出版社，2007.

39. Sastre B，Fernández-Nieto M，MolláR，et al. Increased prostaglandin E2 levels in the airway of patients with eosinophilic bronchitis. Allergy，2008，63：58-66.

40. Pavord ID，Tattersfield AE. Bronchoprotective role for endogenous prostaglandin E2. Lancet，1995，345：436-438.

41. Feng C，Beller EM，Bagga S，et al. Human mast cells express multiple EP receptors for prostaglandin E_2 that differentially modulate activation responses. Blood，2006，107：3243-3250.

42. Hartney JM，Coggins KG，Tilley SL，et al. Prostaglandin E_2 protects lower airways against bronchoconstriction. Am J Physiol Lung Cell Mol Physiol，2006，290：L105-L113.

43. Tanaka H，Kanako S，Abe S. Prostaglandin E_2 receptor selective agonists E-prostanoid 2 and E-prostanoid 4 may have therapeutic effects on ovalbumin induced bronchoconstriction. Chest，2005，128：3717-3723.

44. Pavord ID，Ward R，Woltmann G，et al. Induced sputum eicosanoid concentrations in asthma.Am J Respir Crit Care Med. 1999，160：1905-1909.

45. Gonlugur U，Gonlugur TE. eosinophilic bronchitis without asthma. Int Arch Allergy Immunol，2008，147：1-5.

46. Lai K，Chen R，Peng W，et al. Non-asthmatic eosinophilic bronchitis and its relationship with asthma. Pulm Pharmacol Ther，2017，47：66-71.

第六节　咳嗽高敏感性的发生机制

一、概述

咳嗽敏感性（cough reflex sensitivity）是指机体在接受外界刺激（包括化学、机械和温热）时，表现出来的咳嗽难易程度。目前临床应用最广泛的是化学物质激发的咳嗽敏感性检测，常见的激发物包括辣椒素和柠檬酸，均以定量的方式吸入。咳嗽高敏感性是咳嗽高敏综合征（cough hypersensitivity syndrome，CHS）定义中最主要的特征，然而目前咳嗽高敏感性的发生机制尚未完全明确，气道炎症、瞬时受体电位（transient receptor potential，TRP）通路激活、咳嗽中枢易化、P2X3 受体激活和氧化应激被认为参与了咳嗽高敏感性的发生发展过程。

二、气道炎症

Birring 等发现慢性特发性咳嗽患者中伴有器官特异性自身免疫性疾病的比例（59%）

明显高于对照组（12%），且慢性特发性咳嗽患者支气管肺泡灌洗液（BALF）中淋巴细胞的比例（10%）显著高于正常对照组（6.3%）及咳嗽病因明确组（5.2%）。Mund 等进一步研究发现，在以干咳为主的慢性原发性咳嗽女性患者中，BALF 中 CD3⁺、CD4⁺ 淋巴细胞总数显著高于健康对照组。然而这种特发性气道炎症提高咳嗽敏感性的机制尚有待进一步研究。Boulet 等发现非哮喘性慢性咳嗽患者 BALF 中的炎症细胞数目显著增加，支气管活检可见支气管上皮脱落及以单核细胞浸润为主的炎症。

近年来认识到气道神经源性炎症在咳嗽高敏感性的发生中起重要作用，参与咳嗽高敏感性发生的神经肽主要包括 P 物质（SP）、神经激肽 A 与神经激肽 B 等，由感觉神经释放，作为神经递质并引起局部炎症反应。这些神经肽可作用于多种效应细胞如炎症细胞、黏液腺的 NK1、NK2 与 NK3 等受体，造成血管通透性增高、血浆外渗、组织水肿，在咳嗽敏感性增高及咳嗽发病中起重要作用。吸入臭氧、辣椒素、变应原、高渗盐水、寒冷空气、香烟等各种理化刺激，均可导致神经肽释放，进而刺激 RARs 和 C 纤维诱发咳嗽。Cho 等发现辣椒素咳嗽敏感性增高的慢性咳嗽患者鼻灌洗液中 SP 含量明显高于辣椒素咳嗽敏感性正常组，其咳嗽敏感性的增高率与鼻灌洗液中 SP 的含量呈正相关，且治疗后 SP 等神经肽与咳嗽敏感性均能显著降低。另外，咳嗽敏感性增高患者气道黏膜的 SP 蛋白的表达明显增高。

此外，当气道存在非特异性炎症尤其是神经源性炎症时，机体可分泌内源性炎症介质如前列腺素（PG）及血管舒张肽。既往研究证实，PGE₂ 及缓激肽能够敏化咳嗽反射，致使辣椒素咳嗽敏感性增高，其机制与 PGE₂、缓激肽激活了蛋白激酶 C，从而敏化 TRPV1 通道有关。Grace 等进一步证实 PGE₂ 及缓激肽作为激发物能引起 TRPV1 及 TRPA1 通路诱导的豚鼠咳嗽敏感性增高。

可见，非特异性气道炎症尤其是神经源性炎症与咳嗽高敏感性的发生具有较大关系。

三、瞬时受体电位通路激活

瞬时受体电位（transient receptor potential，TRP）通道蛋白首次从果蝇体内分离获得，由于其对强光反应表现为瞬时性，因此被命名为瞬时受体电位通道。TRP 通道由 6 个跨膜多肽亚单位组成，大部分细胞都有此类通道蛋白的表达，主要感受细胞内外的信号如化学刺激、机械刺激、温度变化及渗透压等。目前发现哺乳动物 TRP 家族有 28 个成员，根据氨基酸序列同源性分为 6 个亚家族，包括 TRPC、TRPV、TRPM、TRPA、TRPP 及 TRPML。有些 TRP 通道与感官知觉相关，亦有研究发现 TRP 通道参与了呼吸系统疾病如慢性阻塞性肺疾病、支气管哮喘和肺纤维化等的发病。目前研究表明，与咳嗽高敏感性的发生关系较大的 TRP 通道为 TRPV1 和 TRPA1。近年来，亦有研究表明 TRPV4、TRPM8 也可参与咳嗽高敏感性的发生。

（一）瞬时受体电位香草酸亚型 1 通道

瞬时受体电位香草酸亚型 1（transient receptor potential vanilloid 1，TRPV1）为非选择性阳离子通道，是首个被证实能够介导豚鼠咳嗽反射的 TRP 通道。随后 TRPV1 被成功克隆，上述观点进一步得到验证。TRPV1 的主要激发物包括辣椒素、白三烯 B_4、热（>43℃）、较低的 pH（酸性）及内源性大麻素等，是目前研究最多的咳嗽相关 TRP 通道。Watanabe 等利用免疫组织化学技术定位 TRPV1 在豚鼠气道中的分布，结果显示其主要分布于气管、支气管及肺泡的神经轴突。Grace 等和 Hu 等分别发现 TRPV1 在颈静脉神经节（jugular ganglia）的表达多于结状神经节（nodose ganglia）。Groneberg 等利用免疫荧光技术检测慢性咳嗽患者及正常人支气管镜活检标本中 TRPV1 的表达，发现慢性咳嗽患者支气管上皮中 TRPV1 阳性荧光表达量显著高于健康对照者，且与辣椒素咳嗽敏感性显著相关。TRPV1 激动剂如辣椒素、柠檬酸可刺激人类或豚鼠咳嗽，而拮抗剂如辣椒平（capsazepine）可抑制由激动剂激发的咳嗽反射。

（二）瞬时受体电位锚蛋白 1 通道

与 TRPV1 类似，另外一个 TRP 通道瞬时受体电位锚蛋白 1（（transient receptor potential ankyrin 1，TRPA1）为非选择性钙离子通道。TRPA1 首先在人类肺成纤维细胞中分离，广泛分布于感觉神经元细胞。TRPA1 的主要激发物包括丙烯醛、肉桂醛、冷空气（<17℃）、机动车尾气、生物燃料烟雾及香烟烟雾等。Andre 等利用 TRPA1 激动剂肉桂醛、异硫氰酸烯丙酯吸入激发豚鼠咳嗽敏感性增高，该效应能被 TRPA1 选择性拮抗剂 HC-030031 抑制。Birrell 等发现吸入 TRPA1 激动剂丙烯醛、肉桂醛能够分别在豚鼠和健康人类志愿者中引发咳嗽，而且豚鼠的咳嗽效应能被拮抗剂 HC-030031 抑制。我们对 66 例临床难治性慢性咳嗽患者进行辣椒素（TRPV1 激动剂）与 AITC（TRPA1 激动剂）咳嗽激发试验及气道黏膜 TRPV1 与 TRPA1 表达水平的检测。研究结果发现，上述慢性咳嗽患者辣椒素咳嗽激发试验与 AITC 咳嗽激发试验的阳性率分别为 57.58% 与 42.43%。而结合两种检测方法得出的咳嗽高敏感阳性率为 74.25%。此外，上述患者气道黏膜存在不同程度 TRPV1 和 / 或 TRPA1 表达水平的增高，且与其辣椒素 /AITC 咳嗽敏感性存在一定相关性。

（三）瞬时受体电位香草酸亚型 4 通道

对于瞬时受体电位香草酸亚型 4（transient receptor potential vanilloid receptor-4，TRPV4）的认识，最初将其定义为渗透压感受器，其主要激发物为低渗溶液、柠檬酸、双穿心莲内酯和大于 25℃的温度。TRPV4 广泛分布于呼吸道，也分布于支配气道的迷走神经节，已发现 TRPV4 分布于结状神经节（nodose ganglia），而颈静脉神经节（jugular ganglia）未见 TRPV4 分布。Belvisi 等用 TRPV4 选择性激动剂 GSK1016790a 刺激豚鼠咳嗽，随后采用 TRPV4 的选择性拮抗剂 HC067047 可抑制 GSK1016790a 引起的豚鼠咳嗽。

（四）TRPM8 通道

参与咳嗽敏感性的 TRP 通道还包括 TRPM8。作为温度感受器，当温度<15℃或接触凉味剂如薄荷醇和 icilin 时，TRPM8 可被激活，从而降低咳嗽敏感性。Millqvist 等开展了一项吸入薄荷醇的随机双盲实验，共纳入对环境刺激敏感的慢性咳嗽患者 14 例，结果显示吸入薄荷醇组患者辣椒素咳嗽敏感性显著低于吸入安慰剂组，提示薄荷醇能通过 TRP 通道降低咳嗽敏感性。Plevkova 等报道豚鼠经口给予薄荷醇（100mg/kg）后能显著抑制柠檬酸激发的咳嗽敏感性，该效应与豚鼠鼻部三叉神经的 TRPM8 表达升高相关。

四、咳嗽中枢易化

目前观点认为，延髓孤束核（nucleus tractus solitarius）参与了咳嗽中枢反射的调节。Lindsey 等和 Shannon 等的研究发现外界刺激信号经迷走神经传入，经由靠近或位于孤束核内的不同亚核二级神经元处理、整合并输出。近年来，脑功能磁共振显像技术已用于检测与人类咳嗽控制相关的大脑区域。Mazzone 等的研究中将 10 例正常人以伪随机的方式分别纳入吸入辣椒素组或吸入生理盐水组（对照组），记录各组咳嗽冲动并进行功能性脑显像，结果显示辣椒素能稳定地诱导咳嗽冲动，并与大脑皮层的激活相关，提示皮层神经网络可能参与了人类咳嗽的调控。当机体处于应激状态或者暴露于环境污染物时，孤束核神经元细胞可出现神经可塑性改变。Ando 等通过对咳嗽高敏感性的患者进行 MRI 显像研究，发现这类患者的咳嗽感觉传入信号增大，而抑制咳嗽的行为能力减弱。Joad 等使豚鼠暴露于香烟（$1mg/m^3$, $6h/d$, $5d/w$）环境，暴露 5 周后豚鼠柠檬酸咳嗽敏感性显著增高，第 6 周分别注射 P 物质拮抗剂 SR140333（拮抗神经激肽 1 受体），结果显示 SR140333 能显著抑制香烟暴露的豚鼠咳嗽敏感性，提示孤束核通过释放 P 物质，引起咳嗽敏感性增高。Lv 等通过对豚鼠的迷走背核复合体（包括孤束核）微量注射 TRPV1 激动剂，发现豚鼠产生神经源性炎症并且咳嗽敏感性增高。

五、P2X3 受体激活

ATP 作为一种神经递质，广泛存在于中枢和外周神经系统。由损伤细胞或炎症组织释放到细胞外的 ATP 可激活初级传入神经元上的 P2X 和 P2Y 受体，进而引起疼痛。P2X 受体中的 P2X3 亚单位高度选择性表达于感觉神经元，包括支配咳嗽反射的迷走传入神经元。近年来有学者提出慢性咳嗽是一种神经性疾病，随后这个概念受到广泛认同。迷走传入神经的高敏感性是慢性咳嗽的一个特征，在患者身上则表现为咳嗽高敏感性，因此与咳嗽相关的感觉受体可作为治疗慢性咳嗽的潜在靶点。Abdulqawi 等进行的一项随机、双盲、安慰剂对照临床试验表明，应用 P2X3 受体拮抗剂可显著减少性咳嗽患者的咳嗽频次，提示 P2X3 在咳嗽的神经高敏感性发生中起到重要作用。随后，Fowles 等发现慢性咳嗽患者吸入 ATP 后咳嗽敏感性增高，提示位于 ATP 的下游信号通路的 P2X3 受体可能在咳嗽高敏感性的发生中起到重要作用。在动物实验方面，Kamei 等发现豚鼠吸入 ATP 后，对柠檬酸的咳嗽反射增强；Bonvini 等在研究 TRPV4-ATP-P2X3 通路时，发现 TRPV4 受体激活可引起迷走传入感觉神经的敏感性增高，而 TRPV4 和 P2X3 受体的拮抗剂皆可抑制该现象。这些研究表明，P2X3 受体激活在咳嗽高敏感性的发生中起重要作用。

六、氧化应激

氧化应激是一种异常的氧化还原状态，磷脂、蛋白质和核酸被活性氧（reactive oxygen species，ROS）氧化，引起细胞功能障碍。吸入空气污染物质中氧化的 / 亲电子的成分如臭氧、丙烯醛和异氰酸盐类后，经一系列反应可使 ROS 增高而引起氧化应激。内源性气道炎症也可使 ROS 含量增高，从而引起氧化应激。氧化应激产物如活性氧和中间产物自由基可作为一种有害刺激，激活支配气道的感觉神经末梢，而这些感受伤害的神经末梢激活可触发咳嗽反射。相关研究表明，氧化应激可通过活化 TRP 通道，从而激活气道的伤害感受器。Andersson 等采用过氧化氢诱导大鼠氧化应激，发现迷走传入神经的 TRPA1 激活，位于结状神经结的神经元钙内流增多。Nesuashvili 等发现 ROS 可使支配气道的迷走传入神经产生动作电位，该现象可被 TRPA1 的拮抗剂 HC-030031 显著抑制，而 TPRV1 的拮抗剂 iodoresiniferatoxin 也可以在一定程度上抑制该现象。该研究同时运用 HEK293 细胞进行实验，结果显示，相比 TRPV1 激活，TRPA1 激活与 ROS 的关系更加密切。这些研究表明，氧化应激可激活 TRP 通道尤其是 TRPA1，活化迷走传入神经细胞。而慢性咳嗽本身是一种神经性疾病，支配气道的迷走传入神经活化与咳嗽高敏感性的发生密切关联。因而，氧化应激与咳嗽高敏感性的发生具有一定关系。

（陈法桂　赖克方）

参 考 文 献

1. 赖克方，方章福，姚红梅. 咳嗽高敏感综合征：不明原因慢性咳嗽的新概念. 解放军医学杂志，2014，39（5）：343-349.

2. Birring SS. The search for the hypersensitivity in chronic cough. Eur Respir J，2017，49（2）：1700082.

3. Chung KF. Chronic 'cough hypersensitivity syndrome'：a more precise label for chronic cough. Pulm Pharmacol Ther，2011，24（3）：267-271.

4. Montell C，Rubin GM. Molecular characterization of the Drosophila trp locus：a putative integral membrane protein required for phototransduction. Neuron，1989，2（4）：1313-1323.

5. Clapham DE. TRP channels as cellular sensors. Nature，2003，426（6966）：517-524.

6. Karashima Y，Hoka S. TRP channels as novel cellular sensors. Fukuoka Igaku Zasshi，2011，102（3）：48-55.

7. Caterina MJ，Schumacher MA，Tominaga M，et al. The capsaicin receptor：a heat-activated ion channel in the pain pathway. Nature，1997，389（6653）：816-824.

8. Arniges M，Vázquez E，Fernández-Fernández JM，et al. Swelling-activated Ca^{2+} entry via TRPV4 channel is defective in cystic fibrosis airway epithelia. J Biol Chem，2004，279（52）：54062-54068.

9. Millqvist E. TRP channels and temperature in airway disease-clinical significance. Temperature（Austin），2015，2（2）：172-177.

10. Grace MS，Baxter M，Dubuis E，et al. Transient receptor potential（TRP）channels in the airway：role in airway disease. Br J Pharmacol，2014，171（10）：2593-2607.

11. Nilius B. TRP channels in disease. Biochim Biophys Acta，2007，1772（8）：805-812.

12. Lalloo UG，Fox AJ，Belvisi MG，et al. Capsazepine inhibits cough induced by capsaicin and citric acid but not by hypertonic saline in guinea pigs. J Appl Physiol（1985），1995，79（4）：1082-1087.

13. Jordt SE，Tominaga M，Julius D. Acid potentiation of the capsaicin receptor determined by a key extracellular site. Proc Natl Acad Sci USA，2000，97（14）：8134-8139.

14. Zygmunt PM，Petersson J，Andersson DA，et al. Vanilloid receptors on sensory nerves mediate the vasodilator action of anandamide. Nature，1999，400（6743）：452-457.

15. Hwang SW，Cho H，Kwak J，et al. Direct activation of capsaicin receptors by products of lipoxygenases：endogenous capsaicin-like substances. Proc Natl Acad Sci USA，2000，97（11）：6155-6160.

16. Watanabe N，Horie S，Michael GJ，et al. Immunohistochemical localization of vanilloid receptor subtype 1（TRPV1）in the guinea pig respiratory system. Pulm Pharmacol Ther，2005，18（3）：187-197.

17. Watanabe N，Horie S，Michael GJ，et al. Immunohistochemical co-localization of transient receptor potential vanilloid（TRPV）1 and sensory neuropeptides in the guinea-pig respiratory system. Neuroscience，2006，141（3）：1533-1543.

18. Grace M，Birrell MA，Dubuis E，et al. Transient receptor potential channels mediate the tussive response to prostaglandin E2 and bradykinin. Thorax，2012，67（10）：891-900.

19. Hu Y，Liu Z，Yu X，et al. Increased acid responsiveness in vagal sensory neurons in a guinea pig model of eosinophilic esophagitis. Am J Physiol Gastrointest Liver Physiol，2014，307（2）：G149-157.

20. Groneberg DA，Niimi A，Dinh QT，et al. Increased expression of transient receptor potential vanilloid-1 in airway nerves of chronic cough. Am J Respir Crit Care Med，2004，170（12）：1276-1280.

21. Lv H，Yue J，Chen Z，et al. Effect of transient receptor potential vanilloid-1 on cough hypersensitivity induced by particulate matter 2.5. Life Sci，2016，151：157-166.

22. Millqvist E. TRPV1 and TRPM8 in Treatment of Chronic Cough. Pharmaceuticals（Basel），2016，9（3）.

23. Jaquemar D，Schenker T，Trueb B. An ankyrin-like protein with transmembrane domains is specifically lost after oncogenic transformation of human fibroblasts. J Biol Chem，1999，274（11）：7325-7333.

24. Story GM，Peier AM，Reeve AJ，et al. ANKTM1，a TRP-like channel expressed in nociceptive neurons，is activated by cold temperatures. Cell，2003，112（6）：819-829.

25. Bautista DM，Movahed P，Hinman A，et al. Pungent products from garlic activate the sensory ion channel TRPA1. Proc Natl Acad Sci USA，2005，102（34）：12248-12252.

26. Belvisi MG，Dubuis E，Birrell MA. Transient receptor potential A1 channels：insights into cough and airway inflammatory disease. Chest，2011，140（4）：1040-1047.

27. Bautista DM，Jordt SE，Nikai T，et al. TRPA1 mediates the inflammatory actions of environmental irritants and proalgesic agents. Cell，2006，124（6）：1269-1282.

28. Shapiro D，Deering-Rice CE，Romero EG，et al. Activation of transient receptor potential ankyrin-1（TRPA1）in lung cells by wood smoke particulate material. Chem Res Toxicol，2013，26（5）：750-758.

29. AndrèE，Gatti R，Trevisani M，et al. Transient receptor potential ankyrin receptor 1 is a novel target for pro-tussive agents. Br J Pharmacol，2009，158（6）：1621-1628.

30. Birrell MA，Belvisi MG，Grace M，et al. TRPA1 agonists evoke coughing in guinea pig and human volunteers. Am J Respir Crit Care Med，2009，180（11）：1042-1047.

31. Strotmann R，Harteneck C，Nunnenmacher K，et al. OTRPC4，a nonselective cation channel that confers sensitivity to extracellular osmolarity. Nat Cell Biol，2000，2（10）：695-702.

32. Suzuki M, Mizuno A, Kodaira K, et al. Impaired pressure sensation in mice lacking TRPV4. J Biol Chem, 2003, 278(25): 22664-22668.

33. Liedtke W, Choe Y, Martí-Renom MA, et al. Vanilloid receptor-related osmotically activated channel(VR-OAC), a candidate vertebrate osmoreceptor. Cell, 2000, 103(3): 525-535.

34. McAlexander MA, Luttmann MA, Hunsberger GE, et al. Transient receptor potential vanilloid 4 activation constricts the human bronchus via the release of cysteinyl leukotrienes. J Pharmacol Exp Ther, 2014, 349(1): 118-125.

35. Baxter M, Eltom S, Dekkak B, et al. Role of transient receptor potential and pannexin channels in cigarette smoke-triggered ATP release in the lung. Thorax, 2014, 69(12): 1080-1089.

36. Bonvini SJ, Birrell MA, Grace MS, et al. Transient receptor potential cation channel, subfamily V, member 4 and airway sensory afferent activation: Role of adenosine triphosphate. J Allergy Clin Immunol, 2016, 138(1): 249-261.

37. Peier AM, Moqrich A, Hergarden AC, et al. A TRP channel that senses cold stimuli and menthol. Cell, 2002, 108(5): 705-715.

38. Millqvist E, Ternesten-Hasséus E, Bende M. Inhalation of menthol reduces capsaicin cough sensitivity and influences inspiratory flows in chronic cough. Respir Med, 2013, 107(3): 433-438.

39. Plevkova J, Kollarik M, Poliacek I, et al. The role of trigeminal nasal TRPM8-expressing afferent neurons in the antitussive effects of menthol. J Appl Physiol(1985), 2013, 115(2): 268-274.

40. Birring SS, Murphy AC, Scullion JE, et al. Idiopathic chronic cough and organ-specific autoimmune diseases: a case-control study. Respir Med, 2004, 98(3): 242-246.

41. Birring SS, Brightling CE, Symon FA, et al. Idiopathic chronic cough: association with organ specific autoimmune disease and bronchoalveolar lymphocytosis. Thorax, 2003, 58(12): 1066-1070.

42. Mund E, Christensson B, Grönneberg R, et al. Noneosinophilic CD4 lymphocytic airway inflammation in menopausal women with chronic dry cough. Chest, 2005, 127(5): 1714-1721.

43. Boulet LP, Milot J, Boutet M, et al. Airway inflammation in nonasthmatic subjects with chronic cough. Am J Respir Crit Care Med, 1994, 149(1): 482-489.

44. Hope-Gill BD, Hilldrup S, Davies C, et al. A study of the cough reflex in idiopathic pulmonary fibrosis. Am J Respir Crit Care Med, 2003, 168(8): 995-1002.

45. Otsuka K, Niimi A, Matsumoto H, et al. Plasma substance P levels in patients with persistent cough. Respiration, 2011, 82(5): 431-438.

46. Lee LY, Shuei LY, Gu Q, et al. Functional morphology and physiological properties of bronchopulmonary C-fiber afferents. Anat Rec A Discov Mol Cell Evol Biol, 2003, 270(1): 17-24.

47. Xiang A, Uchida Y, Nomura A, et al. Effects of airway inflammation on cough response in the guinea pig. J Appl Physiol(1985), 1998, 85(5): 1847-1854.

48. Cho YS, Park SY, Lee CK, et al. Elevated substance P levels in nasal lavage fluids from patients with chronic nonproductive cough and increased cough sensitivity to inhaled capsaicin. J Allergy Clin Immunol,

2003, 112（4）: 695-701.

49. Choudry NB, Fuller RW, Pride NB. Sensitivity of the human cough reflex: effect of inflammatory mediators prostaglandin E2, bradykinin, and histamine. Am Rev Respir Dis, 1989, 140（1）: 137-141.

50. Sikand P, Premkumar LS. Potentiation of glutamatergic synaptic transmission by protein kinase C-mediated sensitization of TRPV1 at the first sensory synapse. J Physiol, 2007, 581（2）: 631-647.

51. Kwong K, Lee LY. Prostaglandin E2 potentiates a TTX-resistant sodium current in rat capsaicin-sensitive vagal pulmonary sensory neurones. J Physiol, 2005, 564（2）: 437-450.

52. Lindsey BG, Morris KF, Segers LS, et al. Respiratory neuronal assemblies. Respir Physiol, 2000, 122（2-3）: 183-196.

53. Shannon R, Baekey DM, Morris KF, et al. Ventrolateral medullary respiratory network and a model of cough motor pattern generation. J Appl Physiol（1985）, 1998, 84（6）: 2020-2035.

54. Mazzone SB, McLennan L, McGovern AE, et al. Representation of capsaicin-evoked urge-to-cough in the human brain using functional magnetic resonance imaging. Am J Respir Crit Care Med, 2007, 176（4）: 327-332.

55. Chen CY, Bonham AC, Plopper CG, et al. Neuroplasticity in nucleus tractus solitarius neurons after episodic ozone exposure in infant primates. J Appl Physiol（1985）, 2003, 94（2）: 819-827.

56. Joad JP, Sekizawa S, Chen CY, et al. Air pollutants and cough. Pulm Pharmacol Ther, 2007, 20（4）: 347-354.

57. Ando A, Smallwood D, McMahon M, et al. Neural correlates of cough hypersensitivity in humans: evidence for central sensitisation and dysfunctional inhibitory control. Thorax, 2016, 71（4）: 323-329.

58. Joad JP, Munch PA, Bric JM, et al. Passive smoke effects on cough and airways in young guinea pigs: role of brainstem substance P. Am J Respir Crit Care Med, 2004, 169（4）: 499-504.

59. Chen CC, Akopian AN, Sivilotti L, et al. A P2X purinoceptor expressed by a subset of sensory neurons. Nature, 1995, 377（6548）: 428-431.

60. Chung KF, McGarvey L, Mazzone SB. Chronic cough as a neuropathic disorder. Lancet Respir Med, 2013, 1（5）: 414-422.

61. Abdulqawi R, Dockry R, Holt K, et al. P2X3 receptor antagonist（AF-219）in refractory chronic cough: a randomised, double-blind, placebo-controlled phase 2 study. Lancet, 2015, 385（9974）: 1198-1205.

62. Fowles HE, Rowland T, Wright C, et al. Tussive challenge with ATP and AMP: does it reveal cough hypersensitivity. Eur Respir J, 2017, 49（2）: 1601452.

63. Kamei J, Takahashi Y, Yoshikawa Y, et al. Involvement of P2X receptor subtypes in ATP-induced enhancement of the cough reflex sensitivity. Eur J Pharmacol, 2005, 528（1-3）: 158-161.

64. Karihtala P, Soini Y. Reactive oxygen species and antioxidant mechanisms in human tissues and their relation to malignancies. APMIS, 2007, 115（2）: 81-103.

65. West AP, Brodsky IE, Rahner C, et al. TLR signalling augments macrophage bactericidal activity through mitochondrial ROS. Nature, 2011, 472（7344）: 476-480.

66. Andersson DA，Gentry C，Moss S，et al. Transient receptor potential A1 is a sensory receptor for multiple products of oxidative stress. J Neurosci，2008，28（10）：2485-2494.

67. Nesuashvili L，Hadley SH，Bahia PK，et al. Sensory nerve terminal mitochondrial dysfunction activates airway sensory nerves via transient receptor potential（TRP）channels. Mol Pharmacol，2013，83（5）：1007-1019.

第七节　气道黏液高分泌的机制

一、概述

气道黏液是由气道中支气管杯状细胞分泌的以 MUC5AC 为主的黏蛋白及黏膜下腺体分泌的水分、糖类、蛋白质和脂类等物质组成混合物。正常机体调控下，适量分泌的黏液有利于湿化气道，缓冲外界刺激，对气道有一定程度的保护作用，是呼吸系统固有免疫的第一道防线。

然而在香烟、可吸入性颗粒物等外界刺激性因素的作用下，气道上皮细胞向杯状细胞分化，合成并分泌过多的黏蛋白与黏液，导致气道黏液高分泌，参与慢性气道炎症性疾病的发生与临床进展。气道黏液高分泌的主要临床症状体现为慢性咳嗽与咳痰，深入探索气道黏液高分泌的机制有助于更好地理解与评估患者的临床症状，为咳嗽的诊断与治疗带来基础知识与理论。本节将介绍气道黏液高分泌的临床意义及相关分子生物学机制。

二、气道黏液的性状与外排

气道黏液的成分较为复杂，其中水的含量大于 95%，2%～3% 为黏蛋白，0.3%～0.5% 为脂质和 1% 的无机盐等。目前已发现 21 种黏液素（mucin，MUC）基因编码合成富含多肽骨架和寡糖链的高糖基化的高分子大家族是黏液的重要成分，其中主要由气道杯状细胞分泌的 MUC5AC 是黏液最主要的成分，并可作为杯状细胞增生、气道黏液高分泌的标志物，合成的 MUC5AC 存储在细胞内的分泌颗粒内，当细胞受到外界刺激时，以出胞的形式释放到细胞外，形成黏液。气道黏液分为黏液层及浆液层：位于表层的黏性较高的、厚 5～10μm 的黏液层主要由杯状细胞分泌，位于下层厚约 5μm 黏性较低的浆液层由黏膜下腺体分泌，而纤毛浸浴在浆液层内，并共同组成"纤毛 - 黏液毯"防御屏障。单个气道上皮纤毛细胞约有 200 根纤毛并以 1000～1500 次 /min 的速度定向协调向前摆动，配合咳嗽动作促使黏液层捕获的微生物及颗粒物质从气道中清除，到达清除气道的保护作用，是呼吸系统固有免疫系统的重要组成部分。正常条件下，黏蛋白的合成与降解、黏液的产生与外排处于动态平衡之中。

三、气道黏液高分泌的机制

气道黏液高分泌的分子生物学机制较为复杂，涉及气道黏蛋白合成增加、细胞内转运、黏液排出等多个病理生理进程。整体而言，可以从黏蛋白合成过多与黏液排出困难两个方面进行探讨，本节也尝试从上述两方面入手总结其相关机制。

（一）黏蛋白合成增加

在香烟、可吸入性颗粒物、细菌毒素等刺激因素作用下，持续的气道炎症反应、高氧化应激状态、蛋白酶/抗蛋白酶失衡导致杯状细胞化生，细胞内黏蛋白合成增加、释放增加，导致气道黏液高分泌。上述三种作用机制并非单一存在而是相互作用、相互影响，多条信号通路相互串化综合作用导致黏蛋白合成增加，现予以分别阐述。

1. 炎症性信号通路与气道黏液高分泌

（1）炎症因子：气道炎症性疾病的本质是持续性的气道炎症反应，在炎症刺激下，包括气道上皮细胞、中性粒细胞及巨噬细胞等分泌大量的炎症因子，进而刺激气道上皮细胞向杯状细胞化生、合成大量的黏蛋白。比如经典的炎症因子 TNF-α 是一种多功能的炎症因子，参与了一系列的炎症反应和免疫调控。TNF-α 主要来源于巨噬细胞，在 TNF-α 介导的信号通路中，TNF-α 与分泌细胞的表面受体 TNFR1 结合并诱导下游一系列的信号通路激活，包括 NF-κB 信号通路，刺激气道上皮细胞黏蛋白合成与气道黏液高分泌。此外，包括 IL-1β、IL-8、IL-9、IL-13 和 TGF-β 在内的一系列炎症因子可以诱导气道上皮细胞产生过多的 MUC5AC，参与到气道黏液高分泌的病理生理进程中。

（2）表皮生长因子受体信号通路：表皮生长因子受体（epidermal growth factor receptor，EGFR）属于受体酪氨酸激酶家族，是人表皮生长因子受体家族成员之一，主要表达于细胞膜，可被 EGF、TGF-α 和 HBEG 等多种因子及氧化应激等多种刺激性因素激活，激活后发生二聚体化并引发胞内段酪氨酸激酶活化，进一步激活下游信号转导。研究表明，EGFR/EGFR 配体表达于气道上皮，调节其增殖、分化、损伤及修复。在慢性气道炎性环境中，通过增加细胞膜表面基质金属蛋白酶裂解 EGFR 前体，在黏蛋白的合成调节中起重要作用。EGFR 特异性抑制剂 AG1478、吉非替尼均能抑制细胞、动物模型的气道黏蛋白合成与气道黏液高分泌，并且 EGFR 下游的 Ras/Raf/MEK/ERK 和 PI3K/Akt 信号通路均与气道黏蛋白的合成与释放密切相关。

（3）NF-κB 信号通路：NF-κB 是一种控制 DNA 转录的蛋白复合体，其相关信号通路是经典的炎症性信号通路，在多种炎症性疾病中发挥着重要作用。慢性阻塞性肺疾病、哮喘患者、动物及细胞模型均提示 NF-κB 信号通路的激活与黏蛋白 MUC5AC 合成增加密切相关，阻断 NF-κB 信号通路能显著降低 MUC5AC 的合成，减轻气道黏液高分泌。并且 NF-κB 信号通路与包括 EGFR、MAPK、TGF-β-Smad 信号通路相互作用，共同参与到气道黏液高分泌的调节。

（4）磷酸二酯酶 -4，5 信号通路：磷酸二酯酶 -4，5 具有水解细胞内第二信使的功能，通过降解细胞内 cAMP 或 cGMP，从而终结这些第二信使所传导的生化作用，在炎症反应的调节中发挥着重要作用，基于磷酸二酯酶 -4 开发的抗炎药物已在慢性阻塞性肺疾病等呼吸系统疾病中大量使用。近年来的研究发现，磷酸二酯酶在气道黏液高分泌中发挥着重要作用，通过阻断磷酸二酯酶 -4（YM976）和磷酸二酯酶 -5（西地那非）可以抑制丙烯醛诱导的大鼠气道黏液高分泌，进一步证实了磷酸二酯酶信号通路在气道黏液高分泌发病机制中的作用。

（5）过氧化物酶体增殖物活化受体 -γ 信号通路：过氧化物酶体增殖物活化受体 -γ（peroxisome proliferator activated receptor-γ，PPAR-γ）在分子生物学的领域里是一组核受体蛋白，具有转录因子的功能，可以调控基因表达。这组核受体蛋白对高等生物的细胞分化、发育与新陈代谢（碳水化合物、脂质和蛋白质）及癌变的发生有着关键的作用。研究发现，PPAR-γ 在慢性阻塞性肺疾病和哮喘等患者肺组织、气道上皮中表达显著上调，通过罗格列酮阻断 PPAR-γ 可显著降低黏蛋白 MUC5AC 的合成，降低气道黏液高分泌，提示 PPAR-γ 信号通路参与了气道黏液高分泌。

（6）Toll 样受体 -4 信号通路：Toll 样受体（Toll-like receptors，TLR）是一类进化高度保守的病原分子识别受体，是连接天然免疫和特异性免疫的跨膜信号转导受体家族，属于模式识别受体，其通过识别侵入体内的微生物进而激活免疫细胞的应答，被认为在先天性免疫系统中起关键作用。近年来的研究表明，在脂多糖诱导的大鼠气道黏液高分泌模型中，TLR-4 的表达显著上调，TLR-4 可能参与脂多糖诱导的大鼠气道黏液高分泌。

2. 氧化应激与气道黏液高分泌 氧化应激是指机体内活性氧的生成超过抗氧化系统防御能力的一种状态。香烟等刺激物中含有大量的氧化应激成分，诱导气道上皮细胞氧化应激损伤，活性氧激活 TNF-α 转化酶，诱导 EGFR 信号通路激活，活化 NF-κB 信号通路等，进而参与黏蛋白的合成。氧化应激可以同时激活抗氧化基因，比如核转录相关因子 -2 和血红素加氧酶 -1 等，抗氧化基因的激活有助于减轻氧化应激，降低气道黏液高分泌。

3. 蛋白酶与气道黏液高分泌 蛋白酶 / 抗蛋白酶的失衡在香烟诱导的慢性气道炎症损伤、气道重构中发挥着重要作用。香烟等刺激因素诱导一系列蛋白酶的激活，诱导黏蛋白的合成与释放。在丙烯醛诱导的大鼠气道黏液高分泌模型中，气道上皮中基质金属蛋白酶 -9（matrix metalloproteinase-9，MMP-9）的基因表达随着丙烯醛刺激的增加而增加，MMP-9 可能参与气道黏蛋白的合成与气道黏液高分泌。此外，包括中性粒细胞弹性蛋白酶和胰蛋白酶类蛋白酶等多种蛋白酶均参与了诱导气道上皮黏蛋白的合成，蛋白酶的异常表达与激活可能在气道黏液高分泌的进程中发挥了潜在的促进作用。

（二）黏液排出困难

1. 黏液性状改变 慢性气道炎症性疾病患者不仅黏蛋白合成增加，黏液分泌量增加，其黏液的生物物理性质也发生了较大的改变，含水量减少，固体成分的比例增加，更加黏稠，不易排出，加重气道阻塞。其潜在机制可能为：吸烟会显著减少气道上皮细胞内的囊性纤维化跨膜转导调节因子（cystic fibrosis transmembrane conductance regulator，CFTR），CFTR 是一种磷酸化调控的上皮细胞 Cl^- 通道，是通过对 Cl^- 和 HCO_3^- 的跨膜转运，在跨上皮水分流动、盐类物质转运和离子浓度调节中发挥调控作用的通道。CFTR 的改变导致气道表面慢性脱水，黏蛋白水盐比例升高，黏液变得黏稠不易流动，难以被纤毛摆动、咳嗽刺激等常规方式排出，在气道内蓄积，导致气道黏液高分泌的出现。如果呼吸道水分丢失或吸入气体过于干燥，均可造成黏膜干燥，使痰液和炎性分泌物更加黏稠、结痂，增加排痰困难，甚至形成支气管黏液栓，导致黏液排出更加困难，阻塞气道，加重呼吸道症状。

2. 黏液清除功能障碍 呼吸道纤毛是清除黏液的传送带。正常情况下，纤毛以一定频率摆动，促进气道分泌物的排出，然而对于慢性气道炎症性疾病患者，其黏液纤毛清除功能显著下降。一方面，香烟烟雾、病原微生物及其分泌的毒素刺激机体产生的炎性因子和炎症细胞直接作用于纤毛，导致纤毛超微结构改变、纤毛细胞产生空泡样变性，纤毛变短、粘连、纤毛细胞凋亡，黏液纤毛系统不完整，纤毛摆动缺乏协调，摆动频率下降；同时各种刺激导致纤毛内离子及能量代谢紊乱，Ca^{2+}浓度、ATP水平下降。另外，对于慢性阻塞性肺疾病患者而言，作为一种慢性消耗性疾病，其患者局部组织可能储存能量不足，从而使纤毛摆动无力、摆动频率下降。上述病理生理改变显著降低了黏液纤毛的清除功能，导致气道黏液在气道内蓄积，成为气道黏液高分泌的病理生理学机制之一。

四、气道黏液高分泌的临床意义

在病理条件刺激下，打破正常气道黏液产生与排除的平衡，导致黏蛋白合成增加、气道黏液高分泌，在以慢性阻塞性肺疾病（慢阻肺）、支气管哮喘为代表的慢性气道炎症性疾病的病理生理学发病机制及临床进展中发挥着重要作用。

研究发现，气道黏液高分泌可产生并分泌过多的黏蛋白、黏液，蓄积在气道管腔中，可导致呼吸道管腔狭窄，出现气道重塑，导致气流受限，加速肺功能下降进程；同时炎症、氧化应激反应使气道纤毛清除功能下降，肺泡表面活性物质丧失和黏液生物物理性质改变从而导致气道的反复感染、阻塞和重塑，形成恶性循环。在此基础上，气道黏液高分泌参与了多种气道炎症性疾病。例如，在慢性阻塞性肺疾病患者中，因气道黏液高分泌而导致的气道阻塞、肺部感染是影响慢性阻塞性肺疾病患者急性加重发作、长期预后的重要危险因素。气道黏液高分泌导致慢性阻塞性肺疾病死亡的风险是对照组的 3.5 倍，气道黏液高分泌与慢性阻塞性肺疾病患者的运动能力下降、急性加重、临床死亡率等不良临床预后事件密切相关。气道黏液高分泌造成哮喘患者的气道细菌定植、气流受限和通气功能障碍，进而使哮喘患者对药物治疗反应欠佳、临床症状难以控制，并且相当比例的致死性哮喘患者的管腔被气道黏液栓所阻塞，进而发生窒息，可能是哮喘患者死亡的重要原因。气道黏液高分泌在呼吸系统疾病中不仅仅是一种临床症状而是与疾病的发生、进展及预后密切相关。因此，深入探索气道黏液高分泌的病理生理学机制有助于临床上对患者的评估与治疗。

五、临床展望

慢性咳嗽、咳痰作为气道黏液高分泌的常见临床症状，其病理生理学机制常常被忽视。通过从气道黏液产生与排除这两个环节入手，有助于更好地解析气道黏液高分泌的机制。气道上皮在炎症反应刺激、氧化应激、蛋白酶激活的情况下激活细胞内的一系列炎症、氧化应激信号通路，参与黏蛋白的合成与释放，使气道黏液高分泌的来源增加；同时由于黏液性状发生改变，纤毛清除功能障碍，使黏液的排除困难，从而导致气道黏液高分泌。从上述分子生物学机制入手，有助于深入了解气道黏液高分泌的病理生理学特征，为临床上的评估和治疗提供相关依据。

（文富强）

参 考 文 献

1. 慢性气道炎症性疾病气道黏液高分泌管理中国专家共识编写组. 慢性气道炎症性疾病气道黏液高分泌管理中国专家共识. 中华结核和呼吸杂志, 2015, 38 (10): 9.

2. Curran DR, Cohn L. Advances in mucous cell metaplasia: a plug for mucus as a therapeutic focus in chronic airway disease. Am J Respir Cell Mol Biol, 2010, 42 (3): 268-275.

3. 强丽霞, 石昭泉. MUC5AC 与气道黏液高分泌. 国际呼吸杂志, 2011, 31 (5): 385-387.

4. Rogers DF. Physiology of airway mucus secretion and pathophysiology of hypersecretion. Respir Care, 2007, 52 (9): 1134-1146.

5. Barnes PJ. The cytokine network in asthma and chronic obstructive pulmonary disease. J Clin Invest, 2008, 118 (11): 3546-3556.

6. 吴小玲, 周向东. 表皮生长因子受体与气道黏液高分泌. 国际呼吸杂志, 2008, 28 (2): 111-114.

7. 李莉, 冯玉麟, 文富强. NF-κB 在气道黏蛋白高分泌调节机制中的作用. 临床肺科杂志, 2005, 10 (2): 212-213.

8. 王洵, 李继琼, 陈磊, 等. 磷酸二酯酶 4 抑制剂对大鼠肺粘液分泌的影响. 西部医学, 2008, 20 (3): 468-470.

9. Wang T, Liu Y, Chen L, et al. Effect of sildenafil on acrolein-induced airway inflammation and mucus production in rats. Eur Respir J, 2009, 33 (5): 1122-1132.

10. Shen Y, Chen L, Wang T, et al. PPARγ as a Potential Target to Treat Airway Mucus Hypersecretion in Chronic Airway Inflammatory Diseases. PPAR Res, 2012, 2012: 256874.

11. Chen L, Wang T, Zhang JY, et al. Toll-like receptor 4 relates to lipopolysaccharide-induced mucus hypersecretion in rat airway. Arch Med Res, 2009, 40 (1): 10-17.

12. 谢桃, 李国平. 氧化应激与支气管哮喘气道黏液高分泌研究进展. 国际呼吸杂志, 2012, 7 (20): 49-52.

13. Ren S, Guo LL, Yang J, et al. Doxycycline attenuates acrolein-induced mucin production, in part by inhibiting MMP-9. Eur J Pharmacol, 2011, 650 (1): 418-423.

14. Kreda SM, Davis CW, Rose MC. CFTR, mucins, and mucus obstruction in cystic fibrosis. Cold Spring Harb Perspect Med, 2012, 2 (9): a009589.

15. 孙宜田, 于娜, 康健. 慢性阻塞性肺疾病气道黏液纤毛清除功能受损的研究进展. 国际呼吸杂志, 2013, 33 (21): 1672-1676.

16. 文富强, 申永春. 重新认识祛痰治疗在慢性阻塞性肺疾病中的作用. 中华结核和呼吸杂志, 2011, 34 (4): 243-245.

17. Fahy JV, Dickey BF. Airway mucus function and dysfunction. N Engl J Med, 2010, 363 (23): 2233-2247.

第三章
咳嗽动物模型

一、概述

动物实验对于研究人类疾病的病因、发病机制、病理生理和临床前药物试验等均有极其重要的意义。咳嗽病因多样，机制尚未完全阐明，难治性咳嗽（咳嗽高敏综合征）缺乏十分有效的治疗药物等均是临床亟待解决的难题。复制咳嗽动物模型可以实现对咳嗽反射发生、调控的机制作最基础的研究，为研究慢性咳嗽发病机制提供实验工具，同时为开发新型有效的镇咳药物，如速激肽受体拮抗剂、TRP通路拮抗剂、P2X3受体拮抗剂及中药止咳成分等，提供新的理论基础。

近年来，随着电生理学、分子生物学、脑功能成像技术的发展及在咳嗽基础研究中的应用，人们对咳嗽的机制有了更深入地了解。此外，咳嗽相关的动物模型也得到了扩展。例如，通过声音监测及咳嗽声音波形识别技术，研究人员首次证实了小鼠能够产生咳嗽。除了过敏原（卵清蛋白和OVA）、香烟烟雾、血管紧张素转化酶抑制剂（ACEI类药物）和二氧化硫、氨水刺激等传统方法外，胃食管反流、真菌感染、病毒感染和大气污染（臭氧、PM2.5）等相关的咳嗽模型也有报道。以下将对咳嗽相关模型的动物选择、诱导咳嗽的刺激方法、造模方法、评估手段及模型制备的注意事项等进行阐述。

二、实验动物的选择

在肺组织的结构及气管、支气管的神经支配方面，咳嗽模型动物越近似人类越好。目前用于建立咳嗽模型的动物主要有豚鼠、小鼠、兔、猫、狗和猪等。其中狗、猫、猪等大动物实验比较容易操作，缺点是成本高，进行药物筛选研究时需要耗费大量药物，而且难以进行多组、大量研究。因此，大动物不可用于常规筛选，但可用于需要进一步研究药物的三级筛选。啮齿类小型动物，如小鼠、豚鼠等繁殖、生命周期较短且繁殖数量较大，饲养繁殖及药物使用的成本较低，适宜于大批量实验。

（一）豚鼠

豚鼠的咳嗽反射容易被激发，免疫系统发达，容易建立咳嗽模型，是近年来咳嗽反射及咳嗽新药药理研究最常用的动物。咳嗽反射的气道传入神经分类的主要依据亦来源于对豚鼠的相关研究。豚鼠作为咳嗽模型的常用动物具有以下优势：①可在清醒、不限制活动的状态下产生咳嗽。麻醉的动物和人之间咳嗽反应性存在着差异。有报道，豚鼠在麻醉状态下完全保存了机械刺激诱发的咳嗽反射,但辣椒素和缓激肽(C 纤维刺激剂)刺激 C 纤维却无法启动甚至可能抑制咳嗽反射。②豚鼠咳嗽的声音辨识度较高,而且对柠檬酸、辣椒素等化学刺激产生的咳嗽反射与人类十分相似。③体外研究显示,机械刺激豚鼠迷走神经引起的去极化过程与人类相似。在制备豚鼠咳嗽模型时,给予支气管舒张剂,例如 β-肾上腺受体激动剂做预处理,可以抑制豚鼠气管过度痉挛而造成窒息,保证实验能顺利完成。

(二) 小鼠

过去通常认为,小鼠的咳嗽反射不敏感,且与人类咳嗽反射差异较大,不是咳嗽模型的理想动物。这种观点主要基于以下两点证据:其一是小鼠缺乏有髓鞘的 Aδ 纤维快适应牵张感受器(RARs)及上皮内神经末梢;其二是小鼠不能产生咳嗽所需的足够能量。然而,研究人员通过结合小鼠呼吸气流的波形及监测所产生的声音,初步判定出小鼠能产生咳嗽;随后利用止咳药物(可待因)及 TRPV1 受体拮抗剂(辣椒平)的干预,可以显著抑制辣椒素激发的小鼠咳嗽次数,进一步证实化学刺激能够引起小鼠咳嗽的产生。随后,国内、外多家研究机构通过小鼠呼吸声音及波形的综合判读,均观察到小鼠能够产生咳嗽。小鼠咳嗽模型的建立及推广将为咳嗽机制的研究、止咳新药的研发提供极大便利。

不同种属动物咳嗽反射的形成和调控机制存在差异,对诱发因素和激发方式的反应也不尽相同。应根据研究目的,合理选择实验动物、造模方法和观察指标等。

三、诱导咳嗽常用的刺激方法

咳嗽是通过复杂的反射过程完成的,参与此过程的环节包括咳嗽感受器、传入神经、咳嗽中枢、传出神经及效应器官。咳嗽受体被激活后,将传入冲动沿迷走神经传入纤维传至延髓孤束核进行神经元换能,经整合后再传至大脑皮质咳嗽中枢,咳嗽中枢接收的这些信号再经迷走神经传出纤维传至各效应器官,通过调节呼吸肌活动、声门的闭合完成咳嗽反射,排出黏液或异物。由此,接触、压迫、炎症、灰尘和化学气体等都能引起咳嗽反射,应该在制造模型的过程中注意排除上述干扰因素对实验结果产生的影响。

常用的诱导咳嗽的方法有机械刺激法和化学刺激法:

(一) 机械刺激法

通过有髓鞘的迷走 Aδ 传入纤维引起咳嗽。例如有人用兔的胡须或聚乙烯管进行机械刺激,可诱导豚鼠气道和喉部咳嗽反射的发生;也有用电刺激引发咳嗽报道。机械刺激法一般只能在麻醉状态下进行。

(二) 化学刺激法

采用化学物质(咳嗽刺激剂)刺激呼吸系统引发咳嗽,是比较常用的方法。常用的咳嗽刺激剂有辣椒素、柠檬酸、异硫氰酸烯丙酯(AITC)、肉桂醛、二氧化硫和氨水等。辣椒素是通过刺激含神经肽的无髓鞘的化学敏感性 C 纤维传入神经,其作用的分子靶点为瞬时受体电位香草素 1(TRPV1),柠檬酸则除刺激 C 纤维上的 TRPV1 受体,也刺激 Aδ 传入纤维末端。AITC 可以特异性激活迷走 C 纤维上的瞬时受体电位锚蛋白 1(TRPA1)受体,引起咳嗽的产生。有研究对比 TRPA1 激动剂及 TRPV1 激动剂在诱导咳嗽产生中的效力,结果显示

TRPA1 激动剂 AITC（10mmol/L）诱导的 C 纤维活化及咳嗽次数，要比 TRPV1 激动剂辣椒素（50μmol/L）弱 3 倍左右。

1. 给药途径　刺激剂的给药途径十分重要，同一刺激物，如果采用不同的给药途径，动物所表现出的咳嗽敏感性会有所不同。在动物模型制备过程中，常采取雾化吸入或者局部注射给予刺激剂引发咳嗽。在喉部分布着密度极高的 RARs 神经纤维，这些神经元可被机械刺激激活。因此，通常认为喉部是诱导咳嗽发生的最理想场所。Tanaka 等研究比较雾化吸入柠檬酸（0.05～0.8mol/L）和辣椒素（0.01～0.1mmol/L）之后咳嗽次数的变化，结果显示柠檬酸与辣椒素激发的咳嗽次数均为剂量依赖性，咳嗽次数无明显差别，提示两者引发咳嗽的机制相同（可能通过辣椒素敏感性 C 纤维）。但若通过喉部局部注射的方式进行咳嗽激发，结果显示辣椒素诱导的豚鼠咳嗽敏感性可被辣椒素预处理所阻断，而柠檬酸诱导的豚鼠咳嗽的次数较刺激前明显增多（吸入 0.8mol/L 柠檬酸时，咳嗽次数达 34.00 次 ±3.77 次），且不被辣椒素预处理所阻断。提示吸入柠檬酸后以激活 C 纤维感受器为主，而局部注射柠檬酸除刺激喉部 C 纤维外，还刺激其他的传入纤维（可能是 Aδ 纤维）。

2. 局部注射刺激剂模型　2003 年，由 Tanaka 等首次采用局部注射刺激剂建立咳嗽模型。具体方法：以 Hartley 雄性豚鼠（300～400g）为例，麻醉后（戊巴比妥钠 30mg/kg，腹腔注射），分离气管，将聚乙烯导管（内径 0.4mm，长 13cm）插入气管至第 5～6 气管软骨，将导管尖端放置在喉下，距离喉部约 10mm 处固定（导管缚线固定于第六气管软骨），导管的另一端则从背部皮下引出，予 1% 亚甲蓝 20μl 确定导管放置位置的准确性，以备准确注射咳嗽刺激物（图 3-1）。管的外端以不锈钢管（直径 0.3mm）封闭以防止干燥。长期留置导管时，还需每天用室内空气冲洗导管以防止闭塞。豚鼠清醒后，依据实验设计，可注射 0.4mol/L 柠檬酸 20μl（分 10 次注射，每次间隔 30 秒）制备豚鼠咳嗽模型。相比雾化吸入咳嗽刺激剂法制备的咳嗽模型，此模型具有以下优点：①制备过程中，未经鼻进行咳嗽刺激物的激发，豚鼠很少出现打喷嚏的动作，因而有利于咳嗽症状的准确评估；②制备模型时，可以根据实验设计要求，移动聚乙烯导管的前端位置，选择咳嗽刺激物刺激的具体部位；③保证了咳嗽刺激物用量的准确性和可比较性。避免动物因第一次雾化吸入给药时产生的不适而调整呼吸，降低吸入剂量，造成吸入激发物总量的偏差。

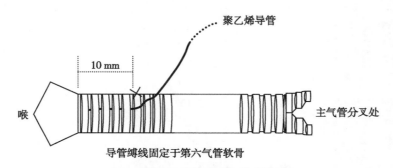

图 3-1　局部注射法制备咳嗽模型

将聚乙烯导管插入豚鼠主气管第 5～6 气管软骨处，导管尖端放置在喉下，距离喉部约 10mm 处固定（将管缚于第六气管软骨）

四、常用动物咳嗽模型的建立方法

正如咳嗽是一种临床症状,而非一种疾病一样,我们这里要介绍的动物咳嗽模型并非一种单纯咳嗽模型,而是包含了与咳嗽有关的不同疾病的动物模型。理想的咳嗽动物模型应该与人类咳嗽的病理生理改变相类似,即无明显的肺部炎症,对外界环境的刺激表现为咳嗽敏感性的增高。人类咳嗽可表现为多种形式,除了受刺激表现出来的反射性咳嗽,主要还是以自主性咳嗽为主,还可以表现为咳嗽冲动(urge to cough)的增强;而豚鼠的咳嗽主要以咳嗽激发物刺激之后表现出的反射性咳嗽为主,还未见动物自主咳嗽及咳嗽冲动的系统报道。

(一)单纯咳嗽模型

单纯咳嗽模型是指直接通过刺激物刺激而制备的咳嗽模型,此类模型常被用于研究咳嗽反射的发生机制和咳嗽新药的研发等。

1. 直接予化学刺激物诱导的咳嗽模型　常用的咳嗽刺激剂有辣椒素、柠檬酸、AITC、肉桂醛、丙烯醛、前列腺素 E_2(PGE$_2$)、缓激肽、二氧化硫和氨水等,其中辣椒素和柠檬酸应用最为广泛。常用柠檬酸浓度范围为 $0.05\sim0.8mol/L$,辣椒素为 $0.01\sim10mmol/L$。其他咳嗽激发物,如 AITC 所用浓度范围为 $0.3\sim30mmol/L$,肉桂醛($10\sim30mmol/L$),丙烯醛($10\sim100mmol/L$),PGE$_2$ 浓度范围为 $0.03\sim0.3mg/ml$,缓激肽浓度范围为 $0.3\sim10mg/ml$。需要注意的是,在开展咳嗽激发实验时,应根据动物的种类、雾化时间长短、所要达到的研究终点进行激动剂类型及浓度的选择,表 3-1 中列出的浓度范围并非一成不变,建议在开展正式实验之前最好进行咳嗽敏感性筛选的预实验。

表 3-1　常用的化学激动剂及应用浓度

激动剂类别	常用浓度	采用动物
TPRA1		
丙烯醛(acrolein)	$10\sim100mmol/L$	豚鼠
异硫氰酸丙烯酯(AITC)	$0.3\sim30mmol/L$	豚鼠
肉桂醛(cinnamaldehyde)	$10\sim30mmol/L$	豚鼠
TRPV1		
辣椒素(capsacin)	$0.01\sim10mmol/L$	豚鼠、小鼠
柠檬酸(citric acid)	$0.05\sim0.8mol/L$	豚鼠、小鼠
TRPV4		
GSK1016790a	$30\mu g/ml$	豚鼠
柠檬酸(citric acid)	$0.4mol/L$	豚鼠
其他咳嗽激发物		
PGE$_2$	$0.03\sim0.3mg/ml$	豚鼠
缓激肽	$0.3\sim10mg/ml$	豚鼠
氨水(NH$_3$)/氢氧化铵	$13\%\sim25\%$ 体积浓度	小鼠

这类模型是最为常用的单纯咳嗽模型，具体应用于：

（1）研究咳嗽反射的发生机制：豚鼠咳嗽模型在研究咳嗽外周神经机制中发挥了重要作用。有研究选择重量达 800～1000g 的支气管高敏（bronchial-hypersensitive，BHS）豚鼠和支气管减敏（bronchial-hyposensitive，BHR）豚鼠，通过雾化吸入柠檬酸（0.3mol/L）10 分钟制备咳嗽模型，结果发现 BHS 豚鼠咳嗽敏感性显著高于 BHR 豚鼠，其原因与 BHS 气道咳嗽感受器，尤其是 C 纤维感受器对咳嗽刺激物的敏感性增高有关，同时也证实气道平滑肌的收缩与咳嗽的发生密切相关。

瞬时受体电位（transient receptor potential，TRP）是近年来研究咳嗽高敏感性机制一类重要靶点。研究人员通过利用豚鼠模型，发现了 TRPV1 主要分布在豚鼠气管、支气管及肺泡的神经轴突，并可以表达与气道上皮细胞、成纤维细胞等多种结构细胞。通过雾化吸入 TRPV1 的特异性激动剂辣椒素，能够引起豚鼠咳嗽次数的增多，而 TRPV1 受体的特异性拮抗剂辣椒平能够显著抑制辣椒素诱导的咳嗽高敏感性，提示了 TRPV1 是诱导咳嗽产生的一个重要靶点。在此基础上，科学家通过分析人体气道黏膜活检标本，进一步证实气道 TRPV1 的高表达与咳嗽敏感性的增高存在显著相关关系。此外，通过豚鼠咳嗽模型，研究人员发现 TRP 家族的另外一个亚型 TRPA1 亦能够被其特异性激动剂肉桂醛及 AITC 激活，引起豚鼠咳嗽敏感性增加，且该效应能被 TRPA1 选择性拮抗剂 HC-030031 抑制，在此后的人体咳嗽激发试验中也提示肉桂醛能作为咳嗽的激动剂引起人体咳嗽的产生。PGE_2 及缓激肽作为咳嗽激发剂，亦能够通过 TRPV1 及 TRPA1 通路引起豚鼠咳嗽敏感性的增加，提示了 PGE_2 及缓激肽在咳嗽发生中的作用地位。

此外，通过豚鼠咳嗽模型，越来越多的咳嗽相关的外周及中枢靶点得到证实，例如 P2X 家族受体、钠离子电压门控通道受体和咳嗽中枢相关靶点（NMDA）等。这为人们更深入了解咳嗽的机制及止咳的研发起到重要作用。

Shinagawa 等观察 THA_2 合成酶抑制剂对咳嗽的治疗效果时，选择 3～4 周龄的豚鼠，通过麻醉后暴露于辣椒素（浓度为 100μmol/L，颗粒直径大小约 5μm）制备咳嗽模型，观察血栓素（THA_2）在咳嗽反射中的作用。结果显示 THA_2 样物 U-46619 本身不引起咳嗽反应，但它使辣椒素刺激诱发的豚鼠咳嗽次数增高两倍以上。如果在辣椒素刺激诱发咳嗽前给予 THA_2 合成酶抑制剂奥扎格雷（ozagrel）口服，则使辣椒素刺激诱发的豚鼠咳嗽次数明显减少。研究表明 THA_2 与辣椒素咳嗽敏感性的调控有关，尽管 THA_2 本身不能诱发咳嗽，但可能会通过增加咳嗽感受器的敏感性而增加咳嗽敏感性。

（2）血管紧张素转换酶抑制剂诱发咳嗽的发生机制的研究：临床上存在一种在服用血管紧张素转换酶抑制剂（ACEI）类降压药物后出现咳嗽的患者，即 ACEI 诱发的咳嗽患者，发生率约在 5%～25%，占慢性咳嗽病因的 1.7%～12%。实验时可将豚鼠置于一定容器中，正常呼吸空气和正常饲养，然后给动物吸入一定浓度的引咳剂（如辣椒素和柠檬酸）后，静脉注射 ACEI（如依那普利等），观察咳嗽频率的变化，实验发现动物长期应用 ACEI，均能使反射性咳嗽和自主性咳嗽增加。急性给予依那普利可使辣椒素诱发的咳嗽敏感性增高，但对柠檬酸诱发的咳嗽敏感性并不增高，也不诱发自主性咳嗽。这种对不同 ACEI 反应性的差异可能与所给药物剂量和时间的不同有关。该动物模型的建立无疑为预防及治疗 ACEI 诱发的咳嗽提供了研究工具。

（3）咳嗽新药的研发：事实上，绝大部分止咳药物的临床前研究都离不开豚鼠咳嗽模型。近年来随着咳嗽机制研究的深入，越来越多咳嗽外周靶点的拮抗剂相继得到开发，有些甚至已经开始了Ⅱ期临床试验。例如，TRP 家族拮抗剂、ATP 受体拮抗剂（P2X3）、钠离子道阻滞剂和神经肽拮抗剂在临床前的豚鼠动物模型研究中，均表现出显著的止咳效果，进而相关药物的研发进入了临床试验阶段。其中，在一项临床试验中，P2X3 阻滞剂（AF-219，600mg，2 次 /d）治疗 2 周能够显著减少难治性咳嗽患者的咳嗽频率（总体下降 70%），显示出极大的开发及应用前景。Usmani 通过给雌性豚鼠雾化吸入柠檬酸（0.78mol/L）制备咳嗽模型，观察可可碱（可可粉中的二甲基黄嘌呤）的药理作用，发现可可碱可抑制柠檬酸刺激引发的咳嗽。同时体外研究发现可可碱可直接抑制辣椒素诱导的人类、豚鼠迷走神经的感觉神经元除极化，为开发新的镇咳药提供了理论依据。

2. 直接予机械刺激诱导的咳嗽模型　在麻醉状态下，可直接予异物或电刺激等诱发建立咳嗽模型。曾有人利用异物刺激建立猫支气管炎症模型，继而机械刺激引发咳嗽。研究发现，气管的局部炎症可改变气道感觉传入神经元的表型和兴奋性，使咳嗽传导途径发生可塑性变化，同时参与咳嗽反射发生的中枢控制器可保护性抑制咳嗽的发生。具体研究方法是：将一根缝线固定于猫胸内气管，1 周后气管缝合处充血明显，炎症细胞浸润，动物出现自主性咳嗽伴咳出大量黏液。炎症 15～17 天，机械性刺激猫呼吸道黏膜的不同部位，发现机械刺激气管缝合处炎症部位时，模型组动物咳嗽程度（包括咳嗽次数及咳嗽强度）较正常对照组重，而刺激其他部位包括喉部及其他处支气管黏膜，则模型组动物咳嗽症状与正常对照组无明显差异。炎症 20 天，继续刺激炎症部位及其他支气管黏膜时，咳嗽强度较前明显减轻。

（二）与咳嗽有关的主要疾病动物模型

1. 嗜酸粒细胞性支气管炎动物模型　虽然关于 EB 某些阶段的形态及病理生理改变并不十分清楚，但无可否认的是，建立的 EB 模型必须能重现人类 EB 的重要病理生理特征：咳嗽为主要或单一症状、无气道高反应性、有嗜酸粒细胞性气道炎症且激素治疗有效。

曾有人用多黏菌素 B 刺激建立无气道高反应性的豚鼠嗜酸粒细胞性气道炎症模型。具体方法：选择 300～350g 的 Hartley 豚鼠，麻醉后，经鼻给予多黏菌素盐水溶液 [5mg/（ml•kg）]，每周两次，共 3 周。选择末次给予多黏菌素后 6 天为观察点，发现模型支气管肺泡灌洗液中嗜酸性粒细胞明显增多，组织病理显示气管、支气管黏膜嗜酸性粒细胞浸润，肺泡结构正常。组胺支气管激发试验显示，模型组气道反应性与正常对照组无明显差异。予 10^{-18}、10^{-16} 和 10^{-14}mol/L 辣椒素激发时，模型组咳嗽次数明显高于对照组，且咳嗽敏感性与气管上皮组织嗜酸性粒细胞浸润、损伤程度密切相关。神经肽受体拮抗剂 FK-224 可以降低辣椒素咳嗽敏感性。由于多黏菌素 B 仅是肥大细胞、嗜碱性粒细胞释放组胺的刺激剂，并不是公认的抗原刺激剂，因此该模型是否能真正模拟人类 EB 的病因及其发生、发展，仍有待于进一步的探索。

从目前的临床资料来看，EB 患者常合并有变应性体质，如合并有过敏性鼻炎、过敏性皮炎和皮肤过敏原测试阳性等。因此，EB 很可能类似哮喘，属变态反应性疾病。已有学者模拟哮喘模型的制备方法，通过调节抗原激发的途径、剂量、时间，建立 EB 动物模型。

由于豚鼠的 EB 模型尚未得到其他学者的认可，存在较多争议，故使用其他动物（如小鼠）制备成熟且完善的 EB 模型就显得尤为重要。目前比较成熟的嗜酸粒细胞性支气管炎小鼠模型是广州呼吸健康研究院陈莉延等通过 OVA 腹腔致敏及 OVA 滴鼻激发制备而成。详见如下：

（1）有创肺功能 EB 模型

1）滴鼻法：陈莉延等选择 9 周龄、体重 16～18g 的 SPF 级 BALB/c 雌性小鼠，于第 0、7、14 天给予 10μg OVA+1.3mg 氢氧化铝生理盐水混悬液 200μl 腹腔注射致敏；再于 21、22、23 天连续 3 天滴鼻激发（具体方法是腹腔注射 1% 戊巴比妥钠麻醉小鼠，再将 0.02% 的 OVA 溶液 50μl 经鼻逐滴滴入，每侧鼻孔 25μl，三天共计 150μl）；第 24 天首先使用 Finepointe（FP）小鼠咳嗽检测软件进行咳嗽检测，6 小时后采用有创气道阻力与肺顺应性检测系统（RC）检测小鼠的气道反应性，气道反应性检测完毕后，立即抽取肺泡灌洗液进行细胞分类计数及制作肺组织病理标本，观察气道周围炎症尤其是 Eos 的浸润程度。结果显示，OVA 10μg 腹腔致敏、10μg OVA 滴鼻激发可成功建立具有 EB 特征（咳嗽反射性增加，无气道高反应性，有气道嗜酸粒细胞性炎症，激素干预有效）的小鼠模型。该模型是在国际上首次建立的具有 EB 基本特征的小鼠模型，为 EB 发病机制的深入探究提供了有利的工具。该模型与小鼠哮喘模型的操作手段、变应原使用、致敏和激发方法均相同，区别点仅在于使用小剂量 OVA 进行滴鼻激发，减少了造模方法不同带来的差异。两者仅有气道反应性差异，排除了气道炎症差异的影响，为气道反应性发生机制的研究提供了新的模型选择。

2）雾化吸入变应原法：谢佳星等选择 5～6 周龄、体重 18～20g 的 SPF 级 BALB/c 雌性小鼠，于第 0、7、14 天给予 10μg OVA+1.3mg 氢氧化铝生理盐水混悬液 200μl 腹腔注射致敏；再于 28、29、30 天连续 3 天雾化颗粒平均中位直径（mass median diameter，MMD）为 8.6μm 的 1% OVA 15 分钟激发；末次激发后第 24、48、72 及 96 小时采用 RC 系统检测小鼠的气道反应性，气道反应性检测完毕后，立即抽取肺泡灌洗液进行细胞分类计数及制作肺组织病理标本，观察气道周围炎症尤其是 Eos 的浸润程度。结果显示，采用大颗粒变应原进行雾化激发初步成功建立了具有明显的 Eos 气道炎症、但无气道高反应性的小鼠模型。但该模型由于未做咳嗽检测，所以目前仅能称该模型为具有明显的 Eos 气道炎症、但无气道高反应性的小鼠模型。

（2）无创肺功能 EB 模型：虽然有创方法为金标准，但其存在相应的缺陷，即不能重复测量且检测完毕后小鼠会死亡，这也不符合伦理；而无创肺功能检测法不仅能有效解决这一缺陷，而且在小鼠肺功能的快速、重复检测时，以及在一些必须要求动物为清醒状态的实验（如药物安全学）等，都有其存在的价值。故陈莉延等在有创肺功能 EB 模型的基础上建立了无创肺功能 EB 模型，具体方法除了肺功能检测法采用了无限制全身体积描记系统（WBP）检测小鼠的气道反应性以外，其他方法（包括致敏与激发阶段的 OVA 剂量以及造模方法）均与陈莉延等制备的有创肺功能 EB 模型相似，结果显示使用无创肺功能检测系统可以成功建立具有 EB 特征（咳嗽反射性增加，无气道高反应性，有气道嗜酸粒细胞性炎症，激素干预有效）的小鼠模型；另外陈莉延等还发现 OVA10μg 腹腔致敏、5μg OVA 滴鼻激发也可以成功建立具有 EB 特征的小鼠模型（待发表）。

2. 其他变应性咳嗽的动物模型　应用抗原多次致敏动物后，再用抗原激发，可使动物的咳嗽敏感性明显增高，可模拟过敏性咳嗽的病理生理过程。目前比较成熟的是参照 Muraki 等方法建立的豚鼠过敏性咳嗽模型。以 200～250g 豚鼠为例，第 1 天腹腔内注射环磷酰胺 30mg/kg，第 3 天腹腔内注入 2mg 卵蛋白和 100mg 氢氧化铝的混悬液 1ml，3 周后腹腔内再加强注射一次卵蛋白 0.01mg 和氢氧化铝 100mg 的混悬液 1ml，以致敏豚鼠。在加强免疫后 3 周，予雾化吸入 10mg/ml 卵蛋白溶液 90 秒激发，以诱发咳嗽。吸入辣椒素等致咳剂，观察致敏动物的咳嗽敏感性变化，以及一些药物的治疗反应。如国内吕寒静等在 OVA 激发 24 小时后，依次对正常组和致敏组豚鼠腹腔注射 0.1mg/kg、0.3mg/kg 和 1.0mg/kg 的 NK_1 受体拮抗剂 SR140333 或 NK_2 受体拮抗剂 SR48968，观察吸入 10^{-4}mol/L 的辣椒素溶液诱导的咳嗽敏感性，发现致敏豚鼠咳嗽敏感性显著高于正常对照组，NK 受体拮抗剂能抑制致敏豚鼠卵蛋白激发后增高的咳嗽反应。Masaru 等利用过敏性咳嗽模型的常用方法等对豚鼠进行致敏和激发，发现激发后 72 小时，模型具有以下特点：①豚鼠出现干咳，支气管扩张剂处理有效；②无喘息症状出现；③组织病理显示全气道的 Eos 炎症；④气道反应性轻度升高。因此，认为该模型可以模拟人类咳嗽变异型哮喘的 CVA 模型。目前，CVA 模型的具体建立方法仍不成熟，尚处于探索的阶段。

也有观察豚鼠过敏性鼻炎咳嗽敏感性的研究，Brozmanova 等予 OVA 腹腔注射卵蛋白 10μg 和氢氧化铝 100mg 的混悬液 1ml 致敏，4 周后滴鼻激发（0.5%OVA，每次 15μl）制备豚鼠过敏性鼻炎模型，雾化吸入不同浓度（0.05～1.6mol/L，倍数递增，雾化微粒大小为 1.2μm）的柠檬酸引发咳嗽。评估于第六次鼻激发后 1 小时或 3 小时后及第九次激发后 17 小时或 24 小时出现的咳嗽。发现第六次鼻激发后 1 小时及 3 小时的柠檬酸咳嗽敏感性显著高于第九次激发后 17 或 24 小时者，表明增强的咳嗽敏感性只与滴鼻激发后的早期过敏反应有关。

3. 胃食管反流咳嗽的动物模型　胃食管反流性咳嗽（GERC）是慢性咳嗽的一个常见重要病因。以往文献曾报道的狗、兔或大鼠等胃食管反流模型，多通过贲门成形、全胃切除 + 食管 - 空肠吻合术等手术建立，手术复杂，术后死亡率高，模型建立困难。广州呼吸健康研究院利用重复酸灌注的方法模拟人胃食管反流，成功建立了豚鼠 GERC 模型。具体方法是：麻醉后豚鼠取仰卧位，用绷带将四肢固定，并将其头部垫高；口腔插入 5F 胃管至食管中、下段，胃管外端连接一静脉输液器，以 8 滴 /min 速率滴注 0.1mol/L 盐酸（含胃蛋白酶），每次 20 分钟，每天 1 次，连续 14 天后，观察其吸入辣椒素咳嗽敏感性变化，以及其肺病理改变。结果显示此模型酸灌注后，出现与国内外常用的食管炎模型的病理形态学相似的病理改变，即光镜下可见食管下段黏膜基底细胞层增生，乳头延长、角化过度；部分食管鳞状上皮过度增生、核增大、变圆；气管、支气管黏膜水肿、基底膜增厚，部分上皮脱落，黏膜和黏膜下层血管扩张、炎症细胞浸润。同时可引起豚鼠气道神经源性炎症及部分豚鼠出现咳嗽的症状。此方法成功复制了伴有气管、支气管黏膜炎症的豚鼠反流性食管炎模型,为探讨反流相关性呼吸系统疾病的发病机制提供了研究工具。

4. 慢性阻塞性肺疾病的动物模型 慢性阻塞性肺疾病(chronic obstructive pulmonary disease,COPD)动物模型的建立将模拟 COPD 的发病因素、病理过程和临床特征,有利于从细胞、分子水平上研究 COPD 伴随着肺部炎症、肺气肿、黏液分泌过多的气流阻塞病理生理发生机制及其防治方法。

建立 COPD 模型最常用的动物是大鼠和豚鼠,也有少数报道选择兔、比格犬等作为实验动物。慢性吸入纸烟烟雾、二氧化硫气体、联合烟熏及气管内注入脂多糖(lipopolysaccharide,LPS)的混合刺激方法等是建立 COPD 动物模型的主要途径。吸烟是 COPD 的最主要致病因素,被动吸烟可以诱导出最真实的 COPD。动物在被动吸烟以后会出现慢性支气管炎、肺气肿的病理改变、气道阻力增加、动态呼吸系统总顺应性下降等,呈现出 COPD 的主要特征。一般暴露 3～5 周后,动物可以出现杯状细胞增生、黏膜下腺体肥大,尤其是外周气道的杯状细胞增生、酸性黏蛋白分泌增多等病理改变。以豚鼠为例,1990年,Wright 等报道了烟熏诱发豚鼠 COPD 的肺气肿模型:将豚鼠放置在烟熏的密室内,每天10 支香烟,每天 1 次,一周 5 天,持续了 1、3、6、12 个月后,豚鼠不同程度地出现了类似人吸烟导致肺气肿时进行性的肺泡腔扩大及肺功能减退等改变。通过吸入纸烟烟雾后建立的豚鼠 COPD 模型,对辣椒素或柠檬酸的咳嗽敏感性可明显增高,除利用该模型研究 COPD 的咳嗽发生机制外,还可通过观察不同物质对该模型咳嗽敏感性的影响而开发新的 COPD 咳嗽新药。吸入二氧化硫气体是建立慢性阻塞性肺疾病动物模型的另一途径。以大鼠为例,常按 Reid 法改良建立大鼠慢性支气管炎模型:将 100～200g 的 Wistar 大鼠,每天置于熏箱内(维持温度 22～26℃),吸入含 10^{-6}(体积分数)SO_2 混合空气,每周 5～6 天,共 6 周。病理学检查表现为气道黏液分泌系统增生、炎症细胞聚积和蛋白渗出增加等典型慢性支气管炎病理改变。

流行病学资料表明,吸烟及反复呼吸道感染在人类 COPD 的发生、发展及演变过程中起着重要的促进作用。LPS 是革兰氏阴性细菌细胞壁的最外层结构,系类脂质、多糖及蛋白质的复合物,即所谓的内毒素。LPS 进入肺脏后,可以刺激单核细胞、内皮细胞及中性粒细胞合成释放一系列炎症介质,介导多种组织、细胞的损伤,引起慢性支气管炎局部的炎症反应,形成肺气肿。近年来,人们发现采用联合烟熏及气管内注入 LPS 的混合刺激方法建立的 COPD 模型更符合人类慢性支气管炎及阻塞性肺气肿的特点。具体方法:以体重为(270±20)g 的雄性大鼠为例,第 1、14 天气管内注入 LPS 200μg/200μl(可采用气管插管后注射药物),第 2～28 天上午,在容积为 72L 的密闭箱内接受 5% 烟熏 0.5 小时,肺组织病理可显示局限性肺泡型肺气肿和小叶中央型肺气肿,电镜下可见支气管上皮纤毛明显受损,Ⅱ型肺泡上皮增生及肺泡巨噬细胞活化等病理改变。

此外,让大鼠暴露于重工业化、有空气污染的城市中,也是建立 COPD 模型的方法之一。模型制备周期长,往往需要 3～6 个月,并存在着时间和空间的差异,但有利于研究因严重城市空气污染而发生慢性支气管炎的病理生理特征。

（三）咳嗽高敏感动物模型的构建

根据 CHS 的定义，在构建动物模型时应该尽量与其病理生理学改变类似，即在较低水平的温度、机械及化学刺激时即可表现出较为显著的咳嗽高敏感性，而以非特异性气道炎症为主或无明显的肺部炎症改变。流行病学研究已经提示空气污染和病毒感染是慢性咳嗽的危险因素，而且利用臭氧、二氧化硫、香烟烟雾及病毒感染构建的动物模型已有报道。制备 CHS 模型所采用的动物包括豚鼠和兔子，可参考表 3-2。

表 3-2　咳嗽高敏感动物模型的构建

造模所用刺激物	造模方法	所选动物
空气污染物		
臭氧（ozone）	2～3ppm，暴露 1 小时	兔子、豚鼠
二氧化硫（sulfur dioxide）	1000ppm，每天暴露 3 小时，连续 4 天	豚鼠
香烟烟雾（cigarette smoke）	1～5 支香烟，每天暴露 30～35 分钟，暴露 2～10 天	豚鼠
病毒		
副流感病毒（parainfluenza virus）	豚鼠轻度麻醉，取仰卧位，左右鼻孔交替滴入 150μl 含有 PIV-3 病毒的溶液（病毒滴度为 2×10^5pfu/ml）	豚鼠（SPF 级别）
呼吸道合胞病毒（respiratory syncytial virus）	动物经乙醚麻醉后，两侧鼻孔分别缓慢滴入 75μl 病毒液（病毒滴度为 3.72×10^5pfu）	豚鼠（SPF 级别）

1. 臭氧诱导的 CHS 模型制备方法　大气层中平流层的臭氧（O_3）是保护人类过多遭受太阳紫外线照射的主要气体，而地表臭氧浓度增加则可对心血管和呼吸系统造成氧化应激损伤。小鼠及豚鼠暴露于 O_3 能够诱导气道嗜酸性粒细胞的募集增多，而且臭氧与咳嗽的研究已有相关报道。所选用的动物为雄性兔子（2.5～4 kg）或者雄性 Dunkin-Hartley 豚鼠（300～500g），具体的方法学如下：

（1）压力传感器连接上全身体积描记仪，并使暴露箱气流输出端与描记仪相连接。

（2）压力传感器与电脑工作站相连接，以记录和复制多种波动的图像数据、即时反应动物的呼吸压力变化。

（3）在箱体中放置领带夹式的麦克风，并与扩音器相连接，以便观察者能通过声音特征来判断是否出现咳嗽。

（4）豚鼠或者兔子放置于透明的暴露箱体之后，静置一段时间（15～30 分钟）之后开始臭氧暴露实验：由臭氧发生器产生 2～3ppm 臭氧，气流流速为 5L/min，暴露 1 个小时。

（5）臭氧暴露结束之后即刻开始柠檬酸雾化激发实验，柠檬酸浓度兔子为 0.4～0.4mmol/L，豚鼠为 30～100mmol/L，雾化 10 分钟。

（6）雾化开始后即由专业的人员计数豚鼠咳嗽的次数，通过计算机的判别及咳嗽的声音进行综合判断，注意咳嗽与喷嚏的区别。记录 10 分钟内动物的咳嗽次数。

2. 二氧化硫诱导的 CHS 模型　二氧化硫（SO_2）是燃煤及工业排放的主要污染物，动物实验提示 SO_2 暴露能够导致气道狭窄、气道黏液高分泌及气流受限。SO_2 还能够增强豚鼠对辣椒素的咳嗽反射，导致咳嗽敏感性的增高。SO_2 诱导豚鼠 CHS 造模方法如下：

（1）选用雄性 Dunkin-Hartley 豚鼠，550～700g，放置于树脂玻璃箱体中，每天暴露于 SO_2（1000ppm）3 个小时，暴露 4 天。每天暴露结束之后放回原来的饲养环境，自由进食。

（2）第 5 天，动物进行辣椒素诱导的咳嗽敏感性测试，所选用的辣椒素浓度为 3、10、30μmol/L，雾化 4 分钟。通过豚鼠的呼吸波形及咳嗽声音监测是否为咳嗽的发生。

3. 香烟烟雾诱导的 CHS 模型 香烟烟雾（CS）暴露导致 COPD 发生的主要原因。香烟烟雾暴露的动物模型已经有大量报道。根据暴露的时程、有无辅助其他暴露因素如 LPS 和过敏原等，CS 暴露所导致的气道炎症类型、肺部病理改变存在较大差异。以下介绍一种优化的 CS 诱导咳嗽高敏感性模型的制备方法：

（1）选用雄性 Dunkin-Hartley 豚鼠（350～550g），使动物固定在改良过的透明暴露箱中（7L），动物不受限制但只通过鼻子吸入香烟烟雾进行暴露实验。

（2）香烟烟雾暴露，暴露箱体通过导管与吸嘴连接，烟雾在泵的推力下未经稀释进行传输，每 30 秒钟吸入 3 秒钟香烟烟雾（25ml），通过控制香烟的数量（1～5 支）来控制 CS 暴露的浓度大小。其余时间吸入正常的空气。持续暴露时长为 30～35 分钟。

（3）在不同时间节点进行柠檬酸和辣椒素激发的咳嗽敏感性测试，在暴露 1 小时、5 小时及 1、2、3、5、10 天后进行柠檬酸咳嗽激发试验，柠檬酸浓度为 0.3mol/L，雾化时间为 10 分钟；另外一组实验在暴露的 2～5、8、10 天后进行辣椒素咳嗽激发试验，辣椒素雾化浓度为 10μmol/L，雾化时间为 7 分钟。

（4）柠檬酸激发的咳嗽敏感性在 CS 暴露 1 天之后均不同程度升高，暴露时长为 2 天时咳嗽敏感性最高，而且与对照组具有统计学差异；辣椒素激发的咳嗽敏感性在 CS 暴露 4 天后均显著增高，暴露时长为 10 天时咳嗽敏感性达到最大。

4. 副流感病毒诱导的豚鼠咳嗽高敏感性 病毒感染是引起急性及亚急性咳嗽的主要病原体。已知能够引起人体咳嗽的病毒包括鼻病毒、流感病毒、副流感病毒和呼吸道合胞病毒等。体外实验已发现了鼻病毒、呼吸道合胞病毒能够感染人体神经元细胞系，并上调咳嗽相关受体的表达（TRPA1 以及 TRPV1 等）。但目前仅见副流感病毒和呼吸道合胞病毒诱导的豚鼠 CHS 模型。以下简要介绍 3 型副流感病毒（PIV-3）感染豚鼠的造模方法：

（1）选用雄性清洁级 Hartley 豚鼠，体重 200～250g，饲养于相对无菌的环境，每 12 小时进行日夜交替循环，动物自由进食。

（2）豚鼠接种病毒：豚鼠腹腔注射氯胺酮（25mg/kg）及盐酸塞拉嗪（1.25mg/kg），使豚鼠进入轻度麻醉状态；豚鼠采取仰卧位，头部固定牢固之后使用移液枪进行滴鼻接种病毒，每个鼻孔滴入 15μl，2 分钟后在另外一个鼻孔进行重复滴鼻，最终滴入 150μl 含有病毒的溶液。

（3）病毒滴入后的第 4 天进行豚鼠咳嗽敏感性测试：豚鼠放置于全身体积描记仪，雾化吸入缓激肽（0.1mg/ml），递增浓度的辣椒素（0.1、1、3 和 10μmol/L）及柠檬酸（0.01、0.1 和 0.3mol/L），雾化 3 分钟，观察 2 分钟，计数 5 分钟内豚鼠的咳嗽次数。结果显示 PIV-3 感染豚鼠能够引起以上三种激发物诱导的咳嗽高敏感性。

此外，广州呼吸健康研究院的一项研究结果显示，豚鼠暴露于机动车密度较大的隧道环境（PM2.5 浓度约 300μg/m³），每天暴露 12 小时，连续暴露 7～14 天可以诱导豚鼠产生咳嗽高敏感性及非特异性气道炎症。暴露于重工业化大气污染比较严重的城市环境，也是建立大鼠 COPD 模型的方法之一。利用这种方法构建的动物模型周期长，往往需要 3～6 个月，且存在着时间和空间的差异，但有利于研究城市大气污染是否能导致慢性阻塞性肺疾病的产生及相应的致病机制。这种模型在国外已经有相应报道。

五、动物咳嗽的评价

由于缺乏主诉，动物（尤其是小型动物）的咳嗽症状需要实验者作出准确的判断，并与打喷嚏、呼气反射和叹气等鉴别。不同动物的咳嗽症状存在不同的特点，实验者需要根据电生理、呼吸波形和声音的改变进行综合判断。一般来说，典型的咳嗽都应该是在深吸气后主动用力呼气，并伴爆震声，并同时满足以下三个条件：①动物咳嗽时具有特征性体位的改变：以豚鼠为例，咳嗽时，有伸出前脚、颈部伸向前、张口等特征性体位的出现；②动物咳嗽出现的特殊声音；③咳嗽时流速 - 时间曲线出现特征性的改变。而呼气反射的特点则是呼气前无深吸气动作，也无典型的咳嗽声音。动物的叹气动作虽然也是在深吸气后用力呼气，但缺乏典型的咳嗽声音。而动物打喷嚏时，外界进入体描箱的气体量及喷嚏产生前的加压相到喷嚏发生（即呼气相）所经历的时间均较咳嗽发生时小。借助某些用于评价动物咳嗽评价的软件系统，可以增加咳嗽判断的准确性（图 3-2）。

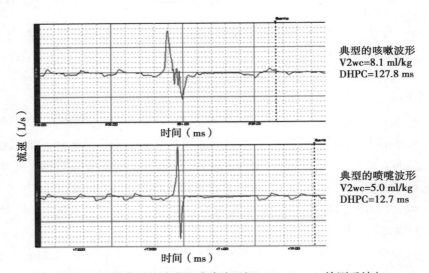

图 3-2　豚鼠典型的咳嗽及喷嚏波形（Buxco Cough 检测系统）

V2wc 指咳嗽前胸内压升高，用力呼气发生咳嗽时外界进入体描箱的气体量（此数据已被系统根据动物的体重进行了校正），DHPC 是指加压相到呼气相所经历的时间
（图片来源：广州呼吸健康研究院）

咳嗽时流速 - 时间曲线的特征性改变是判断动物咳嗽的客观标准。我们知道，有效咳嗽取决于产生高速气流的能力和通过气道的速度，此过程取决于舌咽和迷走神经正常功能的输入和输出通路及气流与气道黏液之间的有效接触。在吸气相，声门开放深吸气，吸入 >50% 潮气量到 50% 肺活量的气体，保持呼气肌处于理想的初长度 - 张力关系，从而产生

更大胸膜腔内压。在加压相，声门闭合，同时肋间呼气肌和腹肌开始用力，胸膜腔内压明显增高。该压力较强制呼气锻炼时产生的压力高 50%～100%，以产生保证有效咳嗽的高气流速率。在呼气相（咳嗽发生），包括两个气流爆发时相：高气流时相时流速峰值达 11L/s，持续约 30～50 毫秒；低气流时相时气流由远端肺泡排出，流速约 3～4L/s，持续约 200～500 毫秒，随肺容量降低渐降。根据实验用动物肺功能检查的体描箱的检查原理，动物咳嗽发生时，深吸气后用力呼气，箱内气体流量将会随着动物的胸膜腔内压和呼吸道流量的改变而发生明显的变化，通过监测体描箱内气体流量的变化，即动物咳嗽时流速 - 时间曲线的特征性改变，协助判断一定时间内动物咳嗽发生的次数（见文末彩图 3-3）。

以豚鼠为例，动物咳嗽监测系统设置方法如下：豚鼠置于体描箱内，数据通过体描箱侧壁的流量传感器收集，经前置放大器传送至计算机监测咳嗽发生时流速 - 时间曲线的改变。监测咳嗽声波的麦克风置于体描箱内，咳嗽声经放大传送至计算机。另外，还可根据实验设计，在体描箱上配置雾化和 / 或局部气管内注射咳嗽刺激剂的端口（图 3-4）。

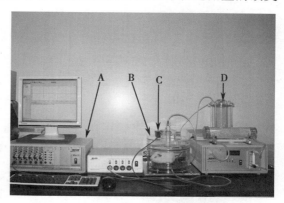

图 3-3 Buxco Cough 检测系统
A：前置放大器，B：体描箱，C：流量传感器，D：雾化控制仪
（图片来源：广州呼吸健康研究院）

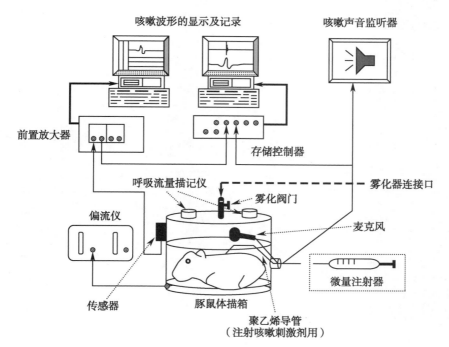

图 3-4 豚鼠咳嗽检测实验仪器结构图

目前，如何监测豚鼠的自发性咳嗽仍未有系统的报道。根据笔者的经验，在豚鼠造模之后，可以通过录音笔记录下豚鼠 24 小时内的所有声音，通过专业的声音分析软件如 Adobe audition 或者 Cool edit 进行声音波形及声音特征的综合判断，计数 24 小时内豚鼠的咳嗽次数。具体的方法如下：

1. 选择比较合适的录音地点（周围的声音分贝 <40dB，环境为较为清洁，避免周围环境对动物造成刺激），每只动物放在单独的箱体或者笼具中，尽可能避免撞击声的干扰。

2. 选用保真度较高的录音笔，悬挂或者放置豚鼠触碰不到的地方，保证录下来的声音较为清晰，连续录下豚鼠 24 小时的声音。在录音的过程中，尽可能避免人为噪声的干扰。

3. 使用声音分析软件对所录到的音频文件进行分析，根据豚鼠的声音特征及波形综合判断。豚鼠完整的录音波形及典型的咳嗽波形如图 3-5 和图 3-6 所示。图 3-5 展示的是 8 个小时内的声音波形图像，图像中高出基准线的部分包括了豚鼠的呼吸音、叫声及周围环境

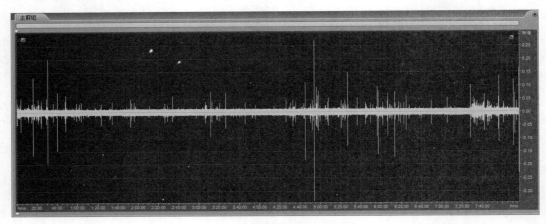

图 3-5　豚鼠的录音波形图
（图片来源：广州呼吸健康研究院）

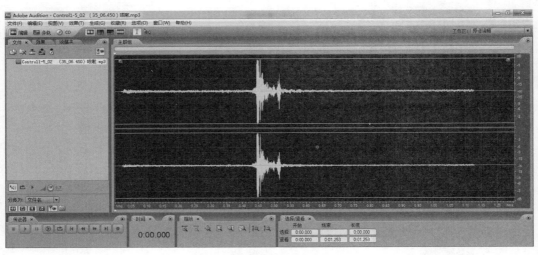

图 3-6　豚鼠的典型咳嗽波形图
（图片来源：广州呼吸健康研究院）

的噪声等,需要对每个进行单独判断;图 3-6 中的典型咳嗽波形呈现一个爆发式的上升,波形连接较为紧密,持续时间约为 0.1～0.2 秒左右。

　　由于小鼠生理解剖结构微小,声音信号极为微弱,小鼠咳嗽检测较为困难。陈莉延等在豚鼠咳嗽检测方法的基础上开发出 Finepointe(FP)小鼠咳嗽检测软件,该软件通过 Buxco 无创肺功能检测系统体描箱,使用辣椒素雾化激发,在小鼠自由活动时,观察小鼠腹部运动情况,记录异常呼吸波形,并同时使用微型麦克风监测小鼠的咳嗽声音,从而建立了一种新的、接近自然情况且比较成熟的小鼠咳嗽检测方法(见文末彩图 3-7)。

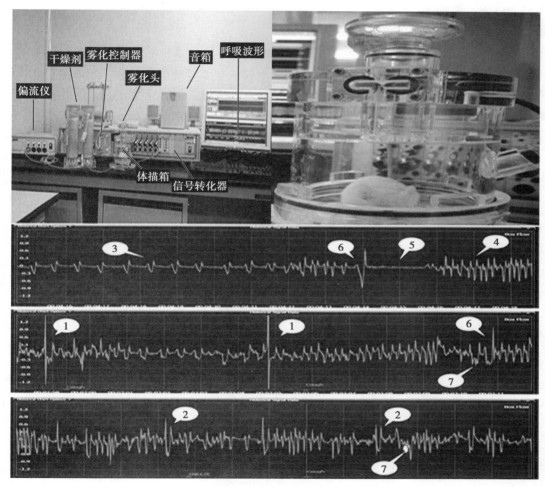

图 3-7　小鼠咳嗽检测仪器

小鼠咳嗽检测仪器(上图):由体描箱、信号转换器、偏流仪、雾化控制器、干燥剂、音箱、雾化头组成;通过 Fionepoint 软件自动声音监测及呼吸波形分析结合人工质控方式,分辨出 7 种小鼠呼吸波形(下图):(1)咳嗽,(2)喷嚏,(3)平静呼吸,(4)急促呼吸,(5)屏气,(6)深呼吸,(7)甩头。根据波形的不同,由软件自动计数小鼠咳嗽次数

(图片来源:广州呼吸健康研究院)

六、动物造模注意事项及小结

正如建立其他疾病动物模型一样，建立咳嗽动物模型时，实验者应根据不同的实验目的，进行实验条件参数的选择。需要注意以下几个方面的问题：①实验种属的选择；②引发咳嗽反射的咳嗽激动剂的选择；③选择清醒状态，还是麻醉状态建立动物模型；④如何确定观察指标测试的终点；⑤模型是否具有良好的重复性；⑥模型是否能模拟相关疾病咳嗽的发生；⑦造模过程中，当豚鼠吸入咳嗽激动剂造成气道狭窄而引起窒息时，应该在咳嗽激发试验前 5 分钟腹腔注射肾上腺 β- 受体激动剂，例如特布他林（0.5mg/kg），防止出现不必要的死亡；⑧实验过程需要做好自我防护措施，使用尾气收集装置或者保持实验室通风，避免吸入过多雾化气体对人体造成损害。

咳嗽动物模型的建立为深入了解咳嗽的发病机制及开发新型止咳药物提供有力的工具，但是我们在利用这个工具向临床转化的时候仍需要保持谨慎的态度。一个不可否认的事实，即很多药物在临床前的咳嗽动物甚至细胞模型中显示出极好的应用前景，一旦进入到临床试验之后大部分结果都令人失望。所以我们应该更加理智地认识咳嗽的动物模型。例如，在豚鼠及啮齿类动物中存在较为明显的轴突反射，而人体缺乏该反射；再者，动物模型评价止咳药的主要终点指标为咳嗽反射敏感性，而临床上的金标准为咳嗽频率或咳嗽严重程度，并非以咳嗽敏感性作为有效与否的判断指标。咳嗽动物模型在更加完善之后，将极大提高咳嗽的转化医学研究水平，并更好地服务于临床。

（方章福　陈莉延）

参 考 文 献

1. Smith JA, Woodcock A. Chronic Cough. N. Engl. J. Med, 2016, 375 (16): 1544-1551.

2. Gatti R, Pedretti P, Nassini R, et al. Enhanced Cough. Animal Models//Arpad Szallasi, Tamás Bíró.TRP Channels in Drug Discovery.Springer Science+Business Media, 2012, 343-360.

3. Chen L, Lai K, Lomask JM, et al. Detection of mouse cough based on sound monitoring and respiratory airflow waveforms. PLoS One, 2013, 8 (3): e59263.

4. Zhang C, Lin RL, Hong J, et al. Cough and expiration reflexes elicited by inhaled irritant gases are intensified in ovalbumin-sensitized mice. Am J Physiol Regul Integr Comp Physiol, 2017, 312 (5): R718-R726.

5. Clay E, Patacchini R, Trevisani M, et al. Ozone induced hypertussive responses in rabbits and guinea-pigs. J Pharmacol Exp Ther, 2016, 357 (1): 73.

6. Brozmanova M, Mazurova L, Ru F, et al. Comparison of TRPA1-versus TRPV1-mediated cough in guinea pigs. Eur J Pharmacol, 2012, 689 (1-3): 211-218.

7. Keller JA, McGovern AE, Mazzone SB. Translating Cough Mechanisms Into Better Cough Suppressants. Chest, 2017, 152 (4): 833-841.

8. Morice AH, Millqvist E, Belvisi MG, et al. Expert opinion on the cough hypersensitivity syndrome in

respiratory medicine. Eur Respir J, 2014, 44（5）: 1132-1148.

9. Lewis CA, Ambrose C, Banner K, et al. Animal models of cough: literature review and presentation of a novel cigarette smoke-enhanced cough model in the guinea-pig. Pulm Pharmacol Ther, 2007, 20（4）: 325-333.

10. McLeod RL, Jia Y, McHugh NA, et al. Sulfur-dioxide exposure increases TRPV1-mediated responses in nodose ganglia cells and augments cough in guinea pigs. Pulm Pharmacol Ther, 2007, 20（6）: 750-757.

11. Zaccone EJ, Lieu T, Muroi Y, et al. Parainfluenza 3-Induced Cough Hypersensitivity in the Guinea Pig Airways. PLoS One, 2016, 11（5）: e0155526.

12. 叶新民, 钟南山, 刘春丽, 等. 豚鼠呼吸道合胞病毒感染咳嗽模型及神经原性炎症机制. 中华医学杂志, 2011, 91（24）: 1708-1712.

13. Chen L, Lai K, Lomask J M, et al. Detection of Mouse Cough Based on Sound Monitoring and Respiratory Airflow Waveforms. PLoS One, 2013, 8（3）: e59263.

14. Chen L, Lai K, Xie J, et al. Establishment of airway eosinophilic bronchitis mouse model without hyperresponsiveness by ovalbumin. Clin Exp Med, 2011, 11（1）: 19-24.

15. 谢佳星, 张清玲, 陈莉延, 等. 无气道高反应性的嗜酸粒细胞性支气管炎小鼠模型的建立. 中国医师杂志, 2014, 16（7）: 882-885.

16. Usmani OS, Belvisi MG, Patel HJ, et al. Theobrominme inhibits sensory nerve activation and cough. FASEB J, 2005, 19: 231-233.

17. Shinagawa K, Kojima M, Ichikawa K, et al. Participation of thromboxane A2 in the cough response in guinea-pigs: antitussive effect of ozagrel. Brit J Pharmacol, 2000, 131: 226-270.

18. Yagi Y, Kuwahara M, Nanji A, et al. The difference in citric acid-induced cough in congenitaly bronchial-hypersensitive（BHS）and bronchial-hyposensitive（BHR）guinea pigs. Exp Anim, 2001, 50: 371-378.

19. Takahama K, Fuchikami J, SuzukiA, et al. Differences in the mode of cough augmentation by four angiotensinconverting enzyme inhibitors in guinea-pigs. J Pharm Pharmacol, 1993, 45: 1003-1005.

20. Ito K, Sawada Y, Kamei J, et al. Toxicodynamic analysis of cough and inflammatory reactions by angiotensinconverting enzyme inhibitors in guinea pig. J Pharmacol Exp Ther, 1995, 275: 920-925.

21. Tanaka M, Maruyama K. Machanism of capsaicin-and citric-acid-induced cough reflexes in guinea pigs. J Pharmacol Sci, 2005, 99: 77-82.

22. Tanaka M, Maruyama K. Cough reflex induced by microinjection of citric acid into the larynx of guinea pigs: new coughing model. J Pharmacol Sci, 2003, 93: 465-470.

23. Liu Q, FujimuraM, Tachibana H, et al. Characterization of increased cough sensitivity after antigen challenge in guinea pigs. Clin Exp Allergy, 2001, 31: 474-484.

24. BolserD C, DeGennaro FC, O'Reilly S, et al. Pharmacological studies of allergic cough in the guinea pig. Eur J Pharmacol, 1995, 277: 159-164.

25. Muraki M, Tohda Y, Sugihara R, et al. The effect of TYB-2285 on dual phase bronchoconstriction and airway hypersensitivity in guinea-pigs actively sensitized with ovalbumin. J Pharm Pharmacol, 1994, 46:

883-886.

26. 吕寒静，邱忠民，杨忠民，等．气道速激肽在卵蛋白致敏豚鼠模型咳嗽反应中的作用．中国病理生理杂志，2005，21：1744-1747.

27. Karlsson JA，Zackrisson C，Lundberg JM. Hyperresponsiveness to tussive stimuli in cigarette smoke exposed guinea-pigs：a role for capsaicin sensitive，calcitonin gene-related peptide containing nerves. Acta Physiol Scand，1991，141：445-454.

28. Bergren DR. Chronic tobacco smoke exposure increases cough to capsaicin in awake guinea pigs. Respir Physiol，2001，126：127-140.

29. Joad JP，Munch PA，Bric JM，et al. Passive smoke effects on cough and airways in young guinea pigs：role of brainstem substance P. Am J Respir Crit Care Med，2004，69：499-504.

30. 郑劲平．肺功能学 - 基础与临床．广州：广东科技出版社，2007.

31. Hanacek J，Porubanova M，Korec L，et al. Cough reflex changes in local tracheitis. Physiol Bohemoslov，1979，28：375-380.

32. Wright JL，Churg A. Cigarette smoke causes physiologic and morphologic changes of emphysema in the guinea pig. Am Rev Respir Dis，1990，142：1422-1428.

33. 宋一平，崔德健，茅培英，等．慢性阻塞性肺病大鼠模型的建立及药物干预的影响．军医进修学院学报，2001，22：99-102.

34. Nishitsuji M，Fujimura M，Oribe Y，et al. A guinea pig model for cough variant asthma and role of tachykinins. Experimental Lung Research，2004，30：723-737.

35. Redington AE，Morice AH. Acute and chronic cough. Boca Raton：Taylor & Francis，2005.

第三章

第四章
咳嗽并发症

一、概述

咳嗽是一种保护性反应机制，能清除呼吸道分泌物及异物。当咳嗽受体受到物理或化学刺激时，即启动了咳嗽反射。咳嗽有三个不同阶段：吸气相、加压相和逼出相。在吸气相，声门开放深吸气，吸入 >50% 潮气量到 50% 肺活量的气体，保持呼气肌处于理想的初长度 - 张力关系，从而产生更大胸膜腔内压。在加压相，声门闭合，同时肋间呼气肌和腹肌开始用力，胸膜腔内压明显增高。该压力较强制呼气锻炼时产生的压力高 50%～100%，为逼出相产生高速气流。逼出相时声门打开及高压梯度产生快速气流。咳嗽时胸膜腔内压增高，反复剧烈咳嗽还可造成肌肉损伤、脑灌注不足等，故可引起呼吸、循环、消化、泌尿生殖、骨骼和神经等系统的各种并发症。据文献报道，咳嗽的并发症发生率可达 20%～30%。现就常见的并发症简述如下（表 4-1）。

表 4-1　咳嗽引起的主要并发症

发生部位	并发症的具体表现
呼吸系统	气胸、纵隔气肿、皮下气肿、肺疝（如经肋间、锁骨上） 哮喘等基础病的加重、加速肺气肿形成喉部损伤（水肿和声嘶） 气管、支气管损伤（如支气管炎、支气管破裂）
循环系统	心律失常、心动过速 血管内导管移位或失效 血管破裂出血（结膜下、鼻下或肛静脉破裂）
消化系统	脏器下垂、疝气、肝囊肿破裂、脾破裂、气腹 胃食管反流 胃切除术后胃出血、胃造口撕裂、贲门黏膜撕裂综合征
泌尿生殖系统	子宫脱垂、膀胱和尿道膨出、尿失禁
运动系统	肌肉损伤、膈肌撕裂、腹直肌撕裂、骨折
神经系统	焦虑、抑郁 脑缺氧、癫痫发作 咳嗽晕厥综合征 脑空气栓塞、脑脊液鼻漏 椎动脉夹层动脉瘤破裂

二、呼吸系统

（一）气胸

青少年是自发性气胸的高发人群，其中又以体型消瘦者多见。许多疾病如慢性阻塞性肺疾病、弥漫性肺间质性疾病（硅沉着病、慢性肺结核、弥漫性肺间质纤维化和囊性肺纤维化等）和先天性肺组织发育不全等常合并有肺大疱的存在。咳嗽时，可使支气管内压力增高，促使肺大疱破裂，从而发生气胸。此时空气进入胸膜腔，使胸膜腔内压力增加，引起肺脏压缩，导致肺脏气体交换障碍，静脉血回流心脏障碍，出现胸痛、呼吸困难、咳嗽和发绀等症状。而继续咳嗽会使胸膜腔内压力进一步大幅度升高，严重的患者会出现窒息。若患者肺功能较差，气胸为张力性气胸时，临床表现严重，必须积极救治。当肺泡破裂，空气沿肺血管周围鞘膜进入纵隔时，也可发生纵隔气肿、皮下气肿。

气胸发生多以单侧为主，双侧气胸发生率在所有气胸案例中仅占约 1.3%。文献报道一例阵咳后诱发双侧自发性气胸、纵隔气肿、心包积气及皮下气肿的病例。此外，有文献报道小孩百日咳痉咳时亦可引起肺泡破裂导致气胸。

（二）喉部、气管等损伤

剧烈咳嗽时，患者的声带会受到牵拉从而充血，可表现为声音嘶哑。剧烈咳嗽还可引起气管或支气管毛细血管壁破裂，导致痰中带血或咯血。此外还有文献报道，咳嗽后造成胸膜腔内压力增高，损伤了胸导管及其分支，造成经胸导管回流的淋巴乳糜液外漏，从而引起罕见的双侧乳糜胸。

（三）加重原基础疾病

咳嗽是哮喘及慢性阻塞性肺疾病患者就诊的主要原因。长期的阵发性咳嗽可使哮喘等原基础疾病加重。同时，还会促进终末细支气管远端部分（包括呼吸性细支气管、肺泡管、肺泡囊和肺泡）膨胀和肺泡破裂、肺弹性回缩力减弱等，加速肺气肿的形成。

三、循环系统

（一）心律失常

国内外文献均有报道，咳嗽可诱发或恶化心律失常，尤其是既往有心律失常病史，或心脏器质性病变的患者。Emily 就描述了一位有严重缺血性心脏病的 69 岁男性患者，在咳嗽发作时监测到有室性心动过速的发生，在使用止咳药物后，其心动过速亦有所缓解。

临床上一过性心律失常常难以捕获。听诊有心律不齐，而常规心电图检查往往不能记录到心律失常，24 小时动态心电图检查又费时且费用高。咳嗽诱发心律失常具有一定的临床价值，可弥补心电图检查的不足。朱明兰应用咳嗽诱发心律失常的研究结果表明，在 160 例既往有心律失常的患者中，咳嗽可诱发其心律失常重现的患者有 121 例（占 75.6%），而在既往无心律失常的 160 例患者中，则只有 15 例（占 9.4%）在咳嗽后诱发心律失常。研究发现，咳嗽后诱发的心律失常常有室性、房性或交界性期前收缩、室性并行心律、房性折返性心动过速、房室结内折返性心动过速、房室脱节和心房纤颤等。亦有咳嗽引起心动过缓的报道。

咳嗽诱发心律失常的机制目前尚不十分清楚，其可能的机制为：①在剧烈咳嗽时，因呼吸肌强烈收缩，胸膜腔内压和肺内压明显升高，可阻碍静脉血液回流，回心血量减少，心排出量降低，导致冠状动脉灌注不足；②剧咳时，换气量增加，血液中 CO_2 浓度下降，引起呼吸性碱中毒，使冠状动脉收缩或痉挛，结果导致心肌缺血，引发心律失常；③咳嗽时胸膜腔内压变化急骤，心脏及有关神经血管因之收到震动牵扯，可反射性引起迷走神经张力的改变，导致心脏血管、神经调节及心肌细胞兴奋与传导发生一过性异常。

（二）血管破裂出血

某些患者，如慢性支气管炎、哮喘、肺气肿及小孩百日咳等，在剧烈咳嗽时，可引起眼结膜下或鼻静脉撕裂导致球结膜出血、鼻出血或咯血，引起气管支气管壁毛细血管甚至某些大血管破裂出血，严重者还可能发生脑血管或食管胃底曲张静脉破裂出血。部分咳嗽可引起腹壁血肿，造成急性腹痛，极少部分还可能伴有罕见的皮下瘀斑。

Hira 曾报道过一例罕见的咳嗽引起气管 - 支气管黏膜出血的病例。男性患者，56 岁，在一次剧烈阵咳后出现中量咯血，胸部 X 线片和 CT 均未见明显异常。予气管镜检发现气管、隆突、近端支气管的黏膜都有弥漫性的出血和瘀斑，且在使用镇咳药后咯血症状消失。考虑机制可能是咳嗽增加胸腔内的压力，进而增加血管内压，黏膜毛细血管压也随之增高，最后引起毛细血管破裂，黏膜出血。Jang 等也曾报道过一例既往健康的患者，在几天剧烈咳嗽后第 11 肋间动脉破裂引起左侧腹壁血肿。因此，即使在健康人群中，看似无害的咳嗽也可能增加胸腔或腹腔内等的压力，使得血管内压增高，造成血管的损伤。

四、消化系统

（一）脏器下垂

骨盆底组织如盆底肌肉、韧带和筋膜等维持着各脏器在腹腔的正常位置。某些患者，如老年人和体质衰弱者，由于各种原因存在盆底组织、脏器韧带的松弛及其张力减低。剧烈咳嗽时，由于腹肌强烈收缩，腹腔内压增高，长时间的腹内压升高会加速脏器下垂的形成，如胃下垂、脾下垂和痔核脱垂等。

（二）疝气

咳嗽可诱发各种形式的疝。慢性咳嗽导致腹腔内等的压力长期增高，容易诱发腹股沟斜疝、脐疝等，极少数有可能造成肋骨断裂、膈肌撕裂，而引起腹部内容物进入胸腔，并穿透腹壁进入皮下。年老体弱者，更易发生直疝，甚至还可发生股疝。还有咳嗽引起肺疝的病例报道。脏器损伤（如肠梗阻）或者某些术后的患者更易在咳嗽后诱发疝气。

（三）脾破裂

脾破裂常继发于创伤、感染（如累及网状内皮系统的 EB 病毒、巨细胞病毒、肝炎病毒和疟原虫的感染）和肿瘤（淋巴瘤和血癌）疾病。非创伤或非病理性的自发性脾破裂比较罕见。但 Toubia 等曾报道了一例因严重咳嗽后引起自发性脾破裂的病例。56 岁女性患者，1 周前有剧烈咳嗽，就诊时已出现失血性休克，予 CT 检查发现脾周大血肿，手术切除后两周痊愈出院，随访 6 个月无明显不适。

咳嗽引起脾破裂可能是因为剧烈咳嗽时腹肌强烈收缩，顶推膈肌，从而撕裂脾脏及其被膜，引起自发性脾破裂。自发性脾破裂诊断较困难，临床医师必须提高对隐蔽性脾破裂的认识，防止误诊带来的不良后果。

五、泌尿生殖系统

（一）子宫脱垂

相对于咳嗽引起腹腔脏器下垂，子宫脱垂更常见，也更为重要。特别是老年妇女或长期哺乳妇女，因卵巢功能衰退，雌激素水平低落，生殖器官萎缩，组织缺乏弹性，致使子宫诸韧带及盆底组织松弛。慢性咳嗽时增加腹腔压力，导致此类患者更易发生子宫脱垂。

（二）膀胱和尿道突出、尿失禁

盆底的肌肉及韧带对维持膀胱的正常位置起着重要的作用。妇女如果因分娩等而使其过度伸展或撕裂，则在剧烈咳嗽时，由于腹压大大增高，膀胱可向阴道前壁突出，称膀胱膨出（cystocele）。如耻骨膀胱宫颈筋膜前部受损，则可能发生尿道膨出。严重时可出现排尿困难并有较多的残余尿，此时易并发尿路感染。在尿道内括约肌松弛的情况下，咳嗽时腹压增高导致尿液溢出，称张力性尿失禁（stress incontinence）。临床上可应用咳嗽试验来评估张力性尿失禁的程度。

男性慢性咳嗽患者尿失禁的比例远低于女性。已有研究证实，慢性咳嗽是女性张力性尿失禁的危险因素。2006年广州呼吸健康研究院对慢性咳嗽的诊治现状及生活质量调查发现，有51.7%的女性咳嗽患者因慢性咳嗽诱发尿失禁。因此，对于女性慢性咳嗽患者，临床医师尤需注意此类情况，如程度严重，应会同妇产科医师进行盆底肌肉功能相应的评估与处理。

六、运动系统

（一）肌肉损伤

剧烈咳嗽时，由于肌肉强烈收缩，常会增加肌肉氧耗，甚至损伤肌纤维导致胸痛、腹痛及腰痛等不适。

（二）膈肌撕裂

在咳嗽的加压相，声门闭合，同时肋间呼气肌和腹肌开始用力，如果此时，附着于下部肋骨的膈肌、腹肌收缩缺乏协调，则易引起膈肌的撕裂。此外，在肋骨骨折的情况下，肌肉的对抗活动作用于肋骨片段，可促成膈肌的撕裂。患者往往合并有肋骨骨折、或伴随腹部脏器挤入胸腔或者皮下形成疝。

George等曾报道了一例咳嗽引起膈肌破裂的病例。患者为61岁男性，因一次剧烈的咳嗽后出现右下胸痛而就诊，CT显示膈肌破裂，胸部可见肠袢。亦有文献报道过一喉癌患者因肿物堵塞气道，行紧急气管切开过程中，患者剧烈阵咳后引起膈肌破裂。

（三）骨折

咳嗽最常引起的骨折是肋骨骨折，可发生于单根肋骨甚至多处肋骨，可发生在各个年龄阶段，有或不伴有基础疾病。骨质疏松、慢性阻塞性肺疾病、长期应用糖皮质激素治疗的支气管哮喘都是咳嗽后发生肋骨骨折的危险因素。咳嗽骨折属于应力性骨折，其发病机制是由于剧烈咳嗽引起肋间肌剧烈收缩牵拉，使应力作用于肋骨，导致肋骨损伤，乃至骨结构断裂。若作用力极强，可致肋间肌断裂，在胸壁上形成一个异常薄弱区，并发胸壁疝。临床上若出现剧烈阵咳后或长期慢性咳嗽胸痛者，应警惕肋骨骨折。此外，不同部位肋骨对力的承受能力不同。上肋短粗，临界疲劳极限大，不易发生骨折。而中下肋（第5、7肋）受力多、力矩大，易发生骨折。咳嗽骨折的影像学特点多为横断骨折，骨痂形成少，并常为多发性。并发胸壁疝时，表现为突出胸腔的含气疝囊影。

此外，还有报道咳嗽后引起骨盆骨折的罕见病例。该患者为80岁老年女性，影像学及病理活检提示肺部低分化腺癌，骨折的原因可能是肿瘤造成了骨的破坏，当咳嗽引起盆腔压力增高时，发生病理性骨的应力性骨折。也有报道因胃食管反流而长期存在咳嗽者，咳嗽后发生肩胛下角骨折的病例。

七、神经系统

（一）脑部缺氧、癫痫发作

剧烈咳嗽不但会加重原有肺部疾病，引起血氧下降，还可因咳嗽引起胸膜腔内压上升，静脉回流减少，进而导致心排出量减少而造成脑部缺氧、缺血、颅内压增高，甚至可造成脑血管破裂出血。有报道在百日咳的痉咳后期，出现百日咳脑病，表现为反复抽搐、意识障碍，甚至昏迷，可伴有脑膜刺激征或病理反射阳性等体征。

（二）咳嗽晕厥综合征

咳嗽晕厥综合征（cough syncope syndrome，CSS），又名咳嗽性晕厥，是指由于剧咳引起一过性意识丧失的临床综合征，发生后多能在短时间内自行恢复，不留后遗症。自1876年由Charcot首次报道以来，国内外相继有个案报道。目前对于本综合征发病机制有三种学说：①脑循环障碍学说：在咳嗽时腹、胸膜腔内压同时升高，并且此升高的压力又能通过硬膜外，直接压迫脑血管，使其血行暂时中断，引起一过性脑缺血；②脑震荡学说：剧烈咳嗽后引起颅内压急剧增高，不断的咳嗽使脑脊液受压产生波动引起脑神经细胞的除极所致；③反射学说：在用力咳嗽时胸膜腔内压骤然增加，可引起暂时性血压升高刺激颈动脉窦使其反应过度引起晕厥。当晕厥发生后胸膜腔内压、颅内压迅速下降，使缺血缺氧的脑组织短时间恢复正常，所以清醒后无任何后遗症。

CSS患者多为中年男性，常有支气管哮喘、慢性阻塞性肺疾病和睡眠呼吸暂停综合征等呼吸系统基础疾病史，有些百日咳的患儿亦可发生咳嗽性晕厥。在各种体位都可发生，但以站立位时多见。一般情况下预后较好，但应注意的是，由于咳嗽晕厥综合征常发生于站立位，故可因晕厥而突然摔倒，引起外伤或骨折，尤以颅脑损伤为甚。曾有报道咳嗽晕厥综合征致鼻骨、眶骨骨折的案例。故而在对症治疗咳嗽的同时，也应提醒患者，预感要咳嗽时应及时蹲下、坐下或躺下；发作频繁且症状严重者，应卧床休息，以免猝倒致颅脑损伤。

（三）焦虑、抑郁

咳嗽的诸多并发症如胸腹疼痛、尿失禁等使患者生理健康受到种种影响，必然会引起患者的焦虑。调查发现，长年反复的咳嗽会干扰正常睡眠，甚至引起失眠；多数患者因病情得不到缓解而频繁就医，对咳嗽带来的不适有明显厌烦，对咳嗽治愈失去信心；当咳嗽导致咽喉部毛细血管破裂，出现痰中带血时，还会给无医学常识的患者带来巨大的精神压力。此外，患者长时间奔跑于医院之间，学习、工作及休闲娱乐会受影响；咳嗽的声音刺耳、难以自控，也会带来社交障碍。Dicpinigaitis 等的研究显示，慢性咳嗽患者普遍存在抑郁症，其发生率和慢性阻塞性肺疾病、心脏病和糖尿病等慢性疾病相似。

相较于生理疾病，门诊医师不易发现焦虑、抑郁等心理问题。有研究发现，咳嗽在心理领域的影响比生理更大，这点尤其需要引起广大临床医师的注意。

综上所述，虽然咳嗽是呼吸系统的一种保护性反应机制，但剧烈咳嗽、长期慢性咳嗽，可能会引起许多并发症，有时甚至危及生命。重视咳嗽的发生，积极诊治并治疗原发病，才有可能最大限度地避免咳嗽并发症的发生。

（王姝睿　黄克武）

参 考 文 献

1. Wang H，Nugent WC. Cough-induced bilateral spontaneous pneumothorax. Ann Thorac Surg，2010，90（4）：1363-1365.

2. Candas F，Yildizhan A，Gorur R，et al. Is bilateral chylothorax possible after simple cough？ Yes. Asian Cardiovasc Thorac Ann，2015，23（4）：471-473.

3. Ruckdeschel ES，Wolfel E，Nguyen DT. A case of cough-induced ventricular tachycardia in a Patient with a left ventricular assist device. Card Electrophysiol Clin，2016，8（1）：165-167.

4. 朱明兰. 常规心电图诊断心律失常时应用咳嗽诱发法的初步评价. 心脏杂志，2005，17（1）：60.

5. Tseng CK，Tseng YC，Chen WK，et al. A rare complication of cough. Intern Med，2007，46（15）：1269-1270.

6. Hira HS. Cough-induced tracheobronchial mucosal bleeding. J Bronchology Interv Pulmonol，2011，18（1）：51-52.

7. Jang JY，Lim YS，Woo JH，et al. Spontaneous rupture of intercostal artery after severe cough. Am J Emerg Med，2015，33（1）：131e1-131e3.

8. Toubia NT，Tawk MM，Potts RM，et al. Cough and spontaneous rupture of a normal spleen. Chest，2005，128（3）：1884-1886.

9. 李斌恺，赖克方，王法霞，等. 慢性咳嗽患者的生活质量调查. 中华哮喘杂志，2011，2（5）：11-14.

10. George L，Rehman SU，Khan FA. Diaphragmatic rupture：A complication of violent cough. Chest，2000，117（4）：1200-1201.

11. Nakanishi H，Iwasaki S，Ohkawa Y，et al. Diaphragmatic rupture due to violent cough during tracheostomy. Auris Nasus Larynx，2010，37（1）：121-124.

12. Sharma N，Sidhu M，Simpson D. A "cough induced" pelvic fracture as the first sign of a malignant neoplasm. Int J Surg Case Rep，2015，11：75-77.

13. Franco M，Albano L，Blaimont A，et al. Spontaneous fracture of the lower angle of scapula. Possible role of cough. Joint Bone Spine Revue Du Rhumatisme，2004，71（6）：580-582.

14. Dicpinigaitis PV，Tso R，Banauch G. Prevalence of depressive symptoms among patients with chronic cough. Chest，2006，130：1839-1843.

第五章
咳嗽的评估与检查

第一节 **咳嗽程度的评价**

一、概述

咳嗽是内科疾病中最常见的症状之一。不论在临床诊治,还是在相关基础研究方面,如何对咳嗽进行全面、客观的评价显得尤为重要。症状及生活质量测评为咳嗽严重程度评价提供了一个简便、量化的指标,对病情及疗效观察意义重大。咳嗽监测可对咳嗽的强度、时相、效能等特征进行分析,为咳嗽严重程度提供客观、动态的评估工具。源自语音识别的咳嗽音分析,有助于了解咳嗽的声学特征,有望为疾病诊断与评估提供依据。通过咳嗽激发试验测定咳嗽反射敏感性,不仅是研究咳嗽的发生机制与病理生理的基本工具,还作为疗效评价的必要工具广泛应用于药理与临床评估中。

从更广泛的意义而言,对咳嗽的评价还涉及对气道炎症评估:如通过诱导痰技术可对气道炎症细胞及上清液进行分析,为探讨气道炎症特征、临床诊断提供了简便、无创的工具。新近发展的呼出气一氧化氮检测或冷凝液分析更为无创气道炎症检测增添了更多有力的工具。通过纤维支气管镜可行组织活检或支气管肺泡灌洗,可以获取更多气道炎症及病理信息,对缺乏特征性影像学改变的少见气道炎症诊断有独到的价值。24 小时食管 pH 及阻抗监测是评估胃食管反流及其与咳嗽关系的金标准。

本节将重点叙述对咳嗽症状评估、生活质量测评、咳嗽频率监测及咳嗽音分析。

二、咳嗽症状评估

在临床实践中,可以通过病史问询,粗略获悉患者咳嗽症状的评价(包括程度和频次等)。但在临床研究中,往往需要相对量化、客观的评价体系。

(一)咳嗽症状积分

咳嗽症状积分(cough score),早期 Hys 等制定了 5 分制的评分对咳嗽症状表进行相对量化的评分。其中为日间积分和夜间积分两部分。每部分均按照不同的轻重程度划分为 0～5 分六个等级(表 5-1)。该评分体系涵盖咳嗽频率与强度,生活质量受影响的程度。研究报道,不论成人或儿童,日间积分与客观记录的咳嗽次数显著相关。值得注意的是,儿童咳嗽患者自身完成的咳嗽症状积分与其父母完成的会存在差异。后期,我国咳嗽指南采用了类似的症状积分(表 5-2),有学者报道其与 Hys 所指定的咳嗽症状积分具有良好相关。但是由于咳嗽症状积分本质上仍属于主观的评价指标,部分相邻级别的界定有时难以严格定义与区分,而且有研究显示夜间症状积分与客观的咳嗽监测指标的相关性欠佳,因此尚需进一步研究予以改良。最近,国内赖克方等正开发新的症状积分评价表,该评价体系借鉴了生活质量评估的内容,有望较上述症状积分表更为客观全面。

表 5-1　咳嗽症状积分表

分值	日间咳嗽症状积分	夜间咳嗽症状积分
0	无咳嗽	无咳嗽
1	1 阵至 2 阵的短暂咳嗽	仅在清醒或将要入睡时咳嗽
2	2 阵以上短暂咳嗽	因咳嗽导致惊醒 1 次或早醒
3	频繁咳嗽,但不影响日常活动	因咳嗽导致夜间频繁惊醒
4	频繁咳嗽,影响日常活动	夜间大部分时间咳嗽
5	严重咳嗽,严重影响日常活动	严重咳嗽不能入睡

表 5-2　咳嗽症状积分表(中国咳嗽诊治指南 2009 版)

分值	日间咳嗽症状积分	夜间咳嗽症状积分
0	无咳嗽	无咳嗽
1	偶有短暂咳嗽	入睡时短暂咳嗽或偶有夜间咳嗽
2	频繁咳嗽,轻度影响日常活动	因咳嗽轻度影响夜间睡眠
3	频繁咳嗽,严重影响日常活动	因咳嗽严重影响夜间睡眠

(二)视觉模拟评分

视觉模拟评分(visual analogue scale,VAS)系统具有两个特点:一是由患者自己对咳嗽程度进行评分;二是采用线性计分法,即作自 0、1、2～10 为标记的刻度直线,0 刻度表示无症状,10 刻度表示症状最重,由患者根据自己的感受在直线上划记相应刻度以表示咳嗽的程度(也有报道采用从 0mm 到 100mm 标记)。与症状等级评分相比,VAS 的评分等级划分更细,更适用于治疗前后的纵向比较,许多研究表明 VAS 评分为治疗前后咳嗽改善的敏感指标。但在患者间进行横向比较时,由于受到患者的主观感觉和耐受能力等因素影响,VAS 同样无法避免由此产生的偏倚。

无论咳嗽症状积分还是视觉模拟评分,其优点在于简单明了且具有临床意义,但也有研究表明,VAS 评分与其他评价咳嗽方法关联性不一及其自身重复性等问题,CHEST 咳嗽指南中专家共识认为因此需要更多方法学研究来建立其可靠性与准确性。

在临床研究中,还有其他类似的评价工具比如咳嗽日记等,它们与上述工具一样围绕着咳嗽的强度、频率、对生活质量的影响及并发症等方面对咳嗽的程度进行相对量化的评价。但它们之间的相关性研究报道不多,与客观的咳嗽评价工具间的关系如何尚需要进一步研究。

三、生活质量测评

（一）咳嗽对生活质量的影响

咳嗽尤其是慢性咳嗽对生活质量影响巨大，但这种影响在以往通常被忽略（尤其是心理及社会适应方面）。咳嗽对生活质量的影响以及相关并发症见表5-3。

表5-3　咳嗽对生活质量的影响及潜在并发症

分类	具体表现
生理（躯体症状）	
一般情况	疲乏、睡眠欠佳、食欲减退
潜在并发症	呼吸系统：原基础病加重、气胸、肺疝、喉或支气管损伤等
	循环系统：低血压、心律失常、心动过速、意识丧失等
	消化系统：胃食管反流、疝气、气腹、脾破裂等
	泌尿生殖：尿失禁、膀胱尿道内翻、子宫脱垂等
	骨骼肌肉：腹直肌或膈肌破裂、肋骨骨折等
	神经系统：咳嗽性晕厥、头痛、脑脊液鼻漏等
心理	尴尬、难堪
	焦虑、失眠
	抑郁
	疑病或恐惧可能患有严重疾病
社会	抗拒公共场所、影响交际
	影响伴侣、家人等的睡眠
	干扰日常工作、学习
	影响交谈
	影响日常活动

调查显示，咳嗽对国人生理（躯体症状）影响颇大，尤其逾半数的女性咳嗽患者曾不同程度的遭受尿失禁的困扰，其在心理与社会适应影响方面也较严重。半数的患者因为咳嗽而导致焦虑、厌烦，超过1/4的患者感到明显的情绪低落甚至抑郁。咳嗽对于学习、工作及日常交际造成的影响亦然。

总的来说，与许多慢性疾病一样，咳嗽尤其是慢性咳嗽可同时对患者的生理（躯体症状）、心理及社会适应三大方面造成广泛而多样的影响。但这种影响因人而异。许多患者的就诊原因可能并非仅仅为咳嗽症状本身。对于生理方面的影响，与患者原有的疾病基础或特征有一定关系。而心理和社会适应的影响则多与患者个性、受教育程度及生活背景、环境有关。鉴于此，在诊治咳嗽时，要注意病史的详细、全面回顾。在进一步的临床实践及研究中，更有必要通过相应的生活质量测评来全面反映患者病情以及治疗反应。

（二）咳嗽相关的生活质量测评

健康相关生活质量测评广泛应用于人群健康状况评估、生存质量测评和临床治疗评价等多方面。按照应用专属划分，生存质量测定量表包括普适性量表、领域专表和疾病专表。

在对呼吸系统疾病生存质量的早期研究中，研究者只能使用通用总量表来进行评价，例如疾病影响程度测量、诺丁汉健康量表等。20 世纪 90 年代后，呼吸系统相关疾病的特殊量表开始陆续应用于临床研究。针对咳嗽的专用量表则在近年才陆续制定及应用，均表现出良好的信度、效度及反应度，并逐渐在系统评价咳嗽程度及疗效评估中发挥了重要的作用（表 5-4）。

1. 咳嗽专用生活质量问卷（CQLQ）　2002 年，French 首次建立了针对咳嗽生活质量测评的专用量表 CQLQ，其包含了躯体状况、极端躯体不适、社会心理状况、功能状况、情绪状况和个人健康忧虑六个方面共计 28 个条目。问卷采用四级别的 Likert scale 问答模式，每个项目均以极不相符、不相符、符合及十分符合四种程度作答记分。对于慢性咳嗽患者，CQLQ 的信度很好，重测信度和克郎巴赫系数分别达到 0.89 和 0.92，效度和反映度也令人满意，在评估急性咳嗽中据报道亦有很好的准确性，现已有相关临床试验如奥美拉唑治疗胃食管反流性咳嗽、自发肺纤维化相关咳嗽等将 CQLQ 列入评判咳嗽改善的方法。

2. 莱切斯特咳嗽问卷（LCQ）　Birring 建立的咳嗽专用量表，同样包含了咳嗽对生理、心理及社会影响三方面的 19 个项目，应答有 7 个依次变化的等级。许多研究表明，LCQ 有着良好的重复性、可靠性及敏感性，其不管与咳嗽症状积分还是客观仪器测定的咳嗽频率均有较高的相关性。现 LCQ 已适用于许多临床试验如加巴喷丁治疗咳嗽和物理疗法治疗咳嗽等。不仅针对慢性咳嗽，LCQ 问卷亦证实可用于一些 COPD、支气管扩张和急性咳嗽患者中。因此，LCQ 问卷已被翻译成包括中文在内的多种语言版本。

表 5-4　常用的生活质量测评问卷

类型	代表性量表	条目数
通用量表	疾病影响程度量表（sickness impact profile，SIP）	136
	诺丁汉健康量表（Nottingham health profile，NHP）	38
	医学结局研究整体健康量表（medical outcomes study 36-item short form，SF36）	36
专用量表	圣乔治呼吸问卷（St. Georges'respiratory questionnaire，SGRQ）	76
	慢性呼吸系统疾病问卷（chronic respiratory disease questionnaire，CRQ）	20
咳嗽量表	咳嗽专用生活质量问卷（cough-specific quality of life questionnaire，CQLQ）	28
	莱切斯特咳嗽问卷（Leicester cough questionnaire，LCQ）	19
	慢性咳嗽影响问卷（chronic cough impact questionnaire，CCIQ）	25

3. 慢性咳嗽影响问卷（CCIQ）　Baiardini 制定的针对慢性咳嗽的专用量表涵盖了慢性咳嗽对睡眠 / 注意力、交际、日常生活和情绪四方面的影响，共 25 个条目，采用 5 等级的回答。有报道指 CCIQ 与 SF36 的总体相关性并不理想，可能与问卷结构及所反映的重点不一

有关。

4. 家长特定咳嗽生活质量问卷（PC-QOL）　该问卷共包括 50 个 7 分等级的条目，其中与感觉频率有关的 30 项（项目 1~30），反映关切或忧虑的项目 20 项（项目 31~50）。此问卷着重评估儿童咳嗽对父母/看护者的影响及父母对儿童生活质量的观察，低分数反映咳嗽频繁和较大担忧。Chang 发现 PC-QOL 可用于评估在给定时间点与儿童咳嗽有关的生活质量，并测量随时间变化咳嗽相关生活质量。

相比咳嗽症状积分表和 VAS 评分而言，CQLQ 或 LCQ 更能从多方面、系统评价患者的生理、心理及社会功能的状态，并且具有量化的特征。文献报道其可准确反映咳嗽的病情变化及治疗效果（相关性好）。但是，尽管进行了标准化的设计，CQLQ 或 LCQ 生活质量问卷仍无法排除主观因素的干扰，仍受测试者的理解能力和个人感觉差异的影响。另外，由于生存资料本身所具有的特点，应用常规的统计分析往往会在多重比较中增大 I 型错误，而需借助相对复杂的统计分析方法。因此，尽管症状评分及生活质量测评为咳嗽的病情评价及疗效评估提供了简便的工具，但仍需要客观的评价指标相互补充。

四、咳嗽频率监测及特征分析

通过咳嗽监测对患者一定时间内发生的咳嗽频次、强度及其特征进行客观记录与分析，不仅是客观评估咳嗽病情及疗效观察的理想方法，还可促进咳嗽生理机制的深入认识。

（一）咳嗽定义

完整的咳嗽动作步骤：①吸气阶段；②加压阶段，此时声门紧闭，腹肌收缩、横膈上移，声门下气道内压力上升；③冲出阶段，声带急速开放，声门下高压空气快速排出并发出典型的咳嗽音。当一次强有力的咳嗽发生时，胸膜腔内压力可上升至 300mmHg，瞬间呼气流速可高达 10L/s，产生能量高达 25J。尽管声门的突然开放及高速气流是咳嗽产生的基础。但也有研究表明，在声门功能障碍（如喉切除术等）及很低的呼出流速（如重度的 COPD 患者，其呼气流速仅 0.15L/s）时，也可产生咳嗽（尽管数量极少），提示可能存在代偿机制。总的来说，记录咳嗽的产生，可从咳嗽声音、肌电信号（EMG）、腹肌动度（加速度仪）和呼气流量（或胸膜腔压力变化）等不同方面进行。

（二）咳嗽监测

1. 限制性监测（固定环境）　如上所述，咳嗽声音信号是最直接、简便的记录参数。半个世纪前，学者已经开始根据咳嗽声来记录、监测咳嗽。限于条件，早期记录方法只能通过人工完成，耗费人力的同时还需要患者有良好的依从性。随后通过磁带录音机、录像机等工具进行记录，但仍需观察者对咳嗽音进行甄别，包括区分咳嗽音与讲话、打喷嚏、清喉及各种环境噪声，依然耗时耗力。通过体描仪记录呼吸流量或胸膜腔压力变化，也可判断咳嗽产生次数，但受检查设备和场地所限，无法实现长时间持续监测。配合检测肌电信号（膈肌或腹肌），对鉴别咳嗽声音很有帮助，但肌电信号较弱，须排除大量的杂信号干扰，无创手段技术要求更高。有学者提出应联合多种工具进行监测，比如同步记录咳嗽声音和肌电信号等。

　　不管使用何种记录工具，在固定环境中对患者进行咳嗽监测是有局限的。因为患者所处环境并非其日常生活或工作的环境，有可能因此避免了潜在刺激因素的暴露，且固定监测对患者的意识行为、活动习惯也有影响，因此咳嗽发生的时相等特点可能与平时不一。Eccles 曾报道，将感冒患者置于观察室中，发现 60 分钟后其咳嗽次数显著下降。因此，只有实现无限制活动的咳嗽动态监测，咳嗽监测才更具临床意义。

　　2. 非限制性监测（便携式）　随着微电子和计算机技术的发展，动态、长时的便携式咳嗽监测仪逐步成为可能。1994 年，Hsu 首次报道了便携式的咳嗽多通道动态记录仪，24 小时同步记录咳嗽音及呼吸肌电信号，可以有效地区分咳嗽与打喷嚏、大笑与谈话等声音信号，其记录结果与人工计数有着高度相关性与一致性。Chang 通过 24 小时便携式咳嗽记录仪发现慢性咳嗽患者大部分咳嗽发生在清醒状态，日间的咳嗽次数和症状积分有较好的相关性，但夜间相关性降低，推测由于患者无法对睡眠期间症状程度作出准确判断，而且咳嗽症状评价还容易受咳嗽强度和生活质量等其他因素影响。

　　除了记录咳嗽次数外，新的记录参数与指标不断出现。Subburaj 报道了另一个长时、动态监测咳嗽的多通道系统，其直接通过遥感技术将信号传递至终端处理器，不仅记录咳嗽次数，还对咳嗽间歇时间及咳嗽效能（能量谱积分）等进行记录和分析。也有学者使用"咳嗽用时"（指咳嗽所用的累计时间）进行记录，认为其能贴切反映患者的咳嗽情况与严重度。文献报道了一组 COPD 患者，其日间咳嗽时间为 12.3s/h，而夜间咳嗽时间为 1.63s/h，咳嗽时间与咳嗽症状积分及咳嗽敏感性有中等程度以上的相关。其他参数还包括"阵发咳嗽数"（指阵发的连续性咳嗽，相邻咳嗽的间歇时间在 2 秒内）、"咳嗽呼吸数"（指呼吸模式中提示咳嗽的次数）。

　　目前，已有数种类型的便携式咳嗽监测仪面世，均较好地实现了对咳嗽的监测，并陆续在止咳药物疗效尤其是儿童咳嗽疗效评估中得到广泛应用。一项 meta 分析综合了 6 项随机双盲安慰剂对照临床试验，通过 24 小时便携式咳嗽监测仪对 710 例上呼吸道感染引起的急性咳嗽患者进行单剂量右美沙芬（30mg）止咳效果的观察，结果发现右美沙芬可以显著减少 13% 的咳嗽次数，6% 的咳嗽强度，17% 的咳嗽效能。

　　理想的咳嗽监测仪应该是方便携带的，能够进行长时、动态的记录，对咳嗽识别具有良好的特异性与敏感性，可记录、分析咳嗽的其他生理参数（如强度和效能等），并具有良好的重复性与稳定性。应用此类装置，不但可以比较患者的咳嗽严重程度并且监测治疗过程，还有望对不同咳嗽病因的诊断与鉴别诊断提供依据。

　　（三）咳嗽音特征分析与应用

　　咳嗽音研究属于医学、物理与数学等交叉学科的范畴。对其进行研究是基于识别咳嗽的需要，因为在进行咳嗽监测的研究中，咳嗽音是最具有特征性的指标，而且最易获取。另一方面，可借此探讨不同咳嗽的声学特征及其反映疾病状态的潜在意义。不同的咳嗽音取决于声道上被刺激的不同部位及不同刺激方式，咳嗽音改变可以反映气道疾病的特征、状态。通过咳嗽音时频特征的分析对理解咳嗽的机制，揭示咳嗽与相关疾病的联系有重要的理论价值和应用前景。

1. 咳嗽音的构成　声门下压力逐渐升高达到一定值时，声带突然张开，声门下高压空气迅速排出，即发出具有特征性的咳嗽音（第一声）。有时候，声门从完全打开到恢复常态（半闭合）过程中被尾段气流带动也会振动发声，称为第二声。一次完整的咳嗽过程所产生的咳嗽音可能有 2 种方式：其中一种包括有 2 次咳嗽音（第一声，平稳间歇期和第二声），另一种方式仅包括 1 次咳嗽音（仅有第一声）（图 5-1）。

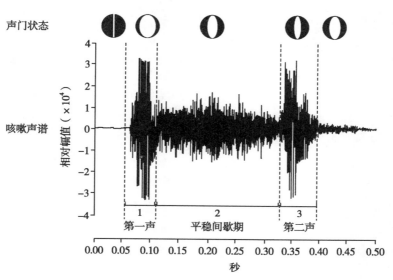

图 5-1　咳嗽音记录波形
（图片来源：广州呼吸健康研究院）

2. 咳嗽音分析方法　处理咳嗽音信号的方法大多源自语音分析领域相关技术，借此表达咳嗽音信号的时域或频域特征。具体包括快速傅里叶变换（FFT）分析、多频段谱分析、能量谱分析、线性预测编码和基频分析法等。早在 20 世纪 70 年代，就有学者使用 FFT 谱分析对肺部呼吸音信号（例如湿啰音和喘鸣音等）进行研究，80 年代开始应用 FFT 谱分析对咳嗽音进行分析。但 FFT 谱分析的应用存在一定限制（要求分析的信号必须具有平稳的线性特征或周期特征）。由于咳嗽音属于典型的非平稳信号，不同咳嗽间又有各自基频及声道特征差异，如果仍使用适合平稳过程具有线性时不变性质的 FFT 方法进行谱特征分析，将可能导致不同个体间的谱重叠误差或者由于咳嗽的非平稳特性导致的谱表达误差，从而掩盖了咳嗽音自身的真实特性。尽管改良的局部 FFT 分析法不断产生，但仍无法完全满足分析非线性非平稳信号的要求。1998 年，一种全新的信号时频分析方法——希尔伯特 - 黄变换（Hilbert-Huang transform，HHT）面世，从而满足了非线性、非平稳信号处理的要求，为咳嗽音信号分析提供了新的方向。

3. 具体应用

（1）识别咳嗽与非咳嗽音：由于咳嗽音是咳嗽发生的特征性标志，常规听觉即能识别。为此，从理论上分析，咳嗽音应该有其特征性的声学特点与规律，区分于讲话、打喷嚏、清喉及各种环境噪声。近年，单纯通过声音信号自动识别咳嗽已经初步实现。国外已有多个监测系统能够依据咳嗽音信号识别咳嗽,从而实现自动计数(表5-5)。我们也利用 HMM 分析咳嗽声谱特征,咳嗽音的准确识别率已达 90% 以上。

表 5-5　咳嗽音信号的咳嗽监测仪 / 程序

作者	年份	系统名称	对象	敏感性	特异性
Barry	2006	HACC	吸烟的慢性咳嗽患者(n=33)	80%	96%
Birring	2007	LCM	慢性咳嗽患者(n=19)	91%	99%
Mcguinness	2007	VitaloJAK	慢性咳嗽及哮喘患者(n=10)	97.5%	97.7%
Murata	2006	——	慢性阻塞性肺疾病、哮喘等患者(n=10)	90.2%	96.5%

(2)识别主动咳嗽与自然咳嗽:咳嗽音的声学特征受上气道解剖构成特点影响,在个体之间存在一定的差异。通常主动、故意的咳嗽音更多地受到喉部器官的影响,而疾病状态下的自然咳嗽则更多地受到肺部及气管部分湍流气流的影响。就主动咳嗽而言,其咳嗽音的"第二声"出现概率约为 50%,男女间无差异。Van 等人研究记录了正常人的主动咳嗽及患者的(病理性)自然咳嗽,通过主成分分析归纳两者声学参数的部分特征,在此基础上借助模糊算法进行反推判断主动咳嗽或自然咳嗽时,其准确率可达 96%。有个案报道,通过咳嗽监测仪有助于诊断心理性咳嗽。因此,区分主动咳嗽与自然咳嗽的差别,不仅有助于了解咳嗽音的声学特征,而且对于一些难治性咳嗽如心理性咳嗽、习惯性咳嗽也有一定的应用前景。

(3)提示病变发生部位:对于主动咳嗽而言,咳嗽音的"第一声"主要由气管隆突至外周气道的湍流加上末端喉部结构和鼻腔的有限调制形成有个人特色的咳嗽音,主要反映病变部位收缩产生高速湍流以达到呼吸道自洁的趋势。其重要特征是在此过程中声带并不参与振动,因此更多地包涵临床上最关注的病态起因及定位信息。咳嗽音的"第二声"则反映喉部状况,主要由声门从完全打开到恢复常态(半闭合)时被尾段气流带动而振动产生,因此其发声与语音产生相似,主要反映声门的结构信息。而介于咳嗽音"第一声"与"第二声"之间的"平稳间歇期"(如存在的话)是声门打开、气流高速通过的稳定阶段,其声音信号的产生是高速气流在气道产生的幅度相对较小的湍流噪声,能够反映气管的相应疾病。

(4)反映干、湿咳特征:Murata 等对慢性支气管炎患者进行研究发现,湿咳患者的主动咳嗽与健康志愿者不一样,其咳嗽音的"平稳间歇期"明显延长且伴有声压增高。随后的研究也进一步证实此差异,并发现气流流速及纤毛黏液系统状况与"平稳间歇期"的延长及声压增高有关。另外,如气管内存在大量分泌物,还会引起咳嗽音"第一声"的分裂或重叠。

(5)不同疾病的咳嗽音特征:20 世纪 80 年代以来,不断有学者从医学的角度对不同呼吸系统疾病的咳嗽音的声学特征进行归纳研究,试图从中总结出疾病独特的咳嗽声学特征并最终能够识别从而辅助临床诊断。目前发现,在主动咳嗽或心理性咳嗽的情况下,咳嗽音"第二声"缺如的比例会增高。在一系列喉部疾病存在的情况下也可有类似表现。比如喉切除术或声带切除术后,或者喉麻痹者其总体的咳嗽发生频率减少,尤其是咳嗽音的"第二声"常缺如。另有研究提示,哮喘患者的咳嗽第一声通常延长,且哮喘患儿进行运动后其咳嗽声谱发生改变，但对照组却没有。与慢性支气管炎、支气管肺癌及喉麻痹一样，哮喘的咳嗽音声谱与正常人不一，高频段明显升高，而且咳嗽时长也有所增加。有研究表明可通过咳嗽声音分析区分小儿肺炎和哮喘，但从咳嗽音分析反推咳嗽病因的研究尚未有真正的突破，许多咳嗽相关疾病目前仍缺乏特异的声学指标，这可能由于不同的病因可以诱发相同特征的咳嗽音，而特异的声学指标可以指导临床医师更合理地分析病情，协助诊断。因此，尝试选用更优化的处理方法去甄选最具特征性的声学指标十分具有临床意义，这也是今后发展的趋势。

总而言之，症状积分或生活质量测评、咳嗽监测及声学分析，包括后述的咳嗽激发试验等都是临床上评价咳嗽的有力工具。它们在不同角度、不同层次上对咳嗽特征予以描述，在一定程度上相互关联、相互补充。如能将以上多种工具联合应用，可对病情作出全面客观的评价，以辅助临床诊断、治疗及药理学研究。

（詹　晨　陈如冲）

参 考 文 献

1. Irwin RS. Assessing cough severity and efficacy of therapy in clinical research：ACCP evidence-based clinical practice guidelines. Chest, 2006, 129：232S-237S.

2. Morice AH, Fontana GA, Belvisi MG, et al. ERS guidelines on the assessment of cough. Eur Respir J, 2007, 29：1256-1276.

3. Kohno S, Ishida T, Uchida Y, et al. The Japanese Respiratory Society guidelines for management of cough. Respirology, 2006, 11：135S-186S.

4. Chung KF. Measurement of cough. Respiratory Physiology & Neurobiology, 2006, 152：329-339.

5. Brignall K, Jayaraman B, Birring SS. Quality of life and psychosocial aspects of cough. Lung, 2008, 186：55S-58S.

6. French CL, Irwin RS, Curley FJ, et al. Impact of chronic cough on quality of life. Arch Intern Med, 1998, 158：1657-1661.

7. Hsu JY, Stone RA, Logan-Sinclair RB, et al. Coughing frequency in patients with persistent cough：assessment using a 24 hour ambulatory recorder. Eur Respir J, 1994, 7：1246-1253.

8. Birring SS, Passant C, Patel RB, et al. Chronictonsillarenlargement and cough：preliminary evidence of a novel and treatable cause of chronic cough. Eur Respir J, 2004, 23：199-201.

9. Kelsall A, Houghton LA, Jones H, et al. A novel approach to studying the relationship between subjective and objective measures of cough. Chest J, 2011, 139（3）：569-575.

10. Boulet LP, Coeytaux RR, McCrory DC, et al. Tools for assessing outcomes in studies of chronic cough：CHEST guideline and expert panel report. Chest J, 2015, 147（3）：804-814.

11. Jones PW, Quirk FH, Baveystock CM, et al. A self-complete measure of health status for chronic airflow limitation：the St. George's Respiratory Questionnaire. Am Rev Respir Dis, 1992, 145：1321-1327.

12. Birring SS, Prudon B, Carr AJ, et al. Development of a symptom specific health status measure for patients

with chronic cough: Leicester Cough Questionnaire (LCQ). Thorax, 2003, 58: 339-343.

13. French CT, Irwin RS, Fletcher KE, et al. Evaluation of a cough-specific quality-of-life questionnaire. Chest, 2002, 121: 1123-1131.

14. Baiardini I, Braido F, Fassio O, et al. A new tool to assess and monitor the burden of chronic cough on quality of life: Chronic Cough Impact Questionnaire. Allergy, 2005, 60: 482-488.

15. Brightling CE, Ward R, Wardlaw AJ, et al. Airway inflammation, airway responsiveness and cough before and after inhaled budesonide in patients with eosinophilic bronchitis. Eur Respir J, 2000, 15: 682-686.

16. Morice AH, Menon MS, Mulrennan SA, et al. Opiate therapy in chronic cough. Am J Respir Crit Care Med, 2007, 175: 312-315.

17. French CT, Fletcher KE, Irwin RS. A comparison of gender differences in health-related quality of life in acute and chronic coughers. Chest, 2005, 127: 1991-1998.

18. Shaheen NJ, Crockett SD, Bright SD, et al. Randomised clinical trial: high-dose acid suppression for chronic cough-a double-blind, placebo-controlled study. Alimentary pharmacology & therapeutics, 2011, 33 (2): 225-234.

19. Horton MR, Santopietro V, Mathew L, et al. Thalidomide for the Treatment of Cough in Idiopathic Pulmonary Fibrosis A Randomized Trial. Annals of Internal Medicine, 2012, 157 (6): 398-406.

20. Kalpaklioglu AF, Kara T, Kurtipek E, et al. Evaluation and impact of chronic cough: comparison of specific vs generic quality-of-life questionnaires. Ann Allergy Asthma Immunol, 2005, 94: 581-585.

21. Berkhof FF, Boom LN, ten Hertog NE, et al. The validity and precision of the Leicester Cough Questionnaire in COPD patients with chronic cough. Health and Quality of Life Outcomes, 2012, 10 (1): 4.

22. Murray MP, Turnbull K, MacQuarrie S, et al. Validation of the Leicester Cough Questionnaire in non-cystic fibrosis bronchiectasis. Eur Respir J, 2009, 34 (1): 125-131.

23. Yousaf N, Lee K K, Jayaraman B, et al. The assessment of quality of life in acute cough with the Leicester Cough Questionnaire (LCQ-acute). Cough, 2011, 7 (1): 4.

24. Newcombe PA, Sheffield JK, Juniper EF, et al. Development of a parent-proxy quality-of-life chronic cough-specific questionnaire: clinical impact vs psychometric evaluations. Chest, 2008, 133 (2): 386-395.

25. Newcombe PA, Sheffield JK, Juniper EF, et al. Validation of a parent-proxy quality of lifequestionnaireforpa ediatricchroniccough (PC-QOL). Thorax, 2010, 65 (9): 819-823.

26. Korpas J, Sadlonova J, Salat D, et al. Tussiphonography: a new tool for the diagnosis of airways inflammation. Proceedings of 1st High Tatras International Health Symposium, 1992: 252-257.

27. Sadlonova J, Korpas J, Salat D, et al. Possibilities to observe pathological conditions of the airways on the basis of tussiphonography. Proceedings of 1st High Tatras International Health Symposium, 1992: 258-264.

28. Fontana GA, Pantaleo T, Lavorini F, et al. Coughing in laryngectomizedpatients. Am J Respir Crit Care Med, 1999, 160: 1578-1584.

29. Thorpe CW, Toop LJ, Dawson KP. Towards a quantitative description of asthmatic cough sounds. Eur Respir J, 1992, 5: 685-692.

30. Olia PM，Sestini P，Vagliasindi M. Acoustic parameters of voluntary cough in healthy non-smoking subjects. Respirology，2000，5：271-275.

31. Zigel Y，Goldbart A，Freud T，et al. Diurnal and seasonal variation of cough episodes in healthy young adults. J Asthma，2016，53（3）：295-300.

32. Smith J，Owen E，Earis J，et al. Cough in COPD：correlation of objective monitoring with cough challenge and subjective assessments. Chest，2006，130：379-385.

33. Doherty MJ，Wang LJ，Donague S，et al. The acoustic properties of capsaicin-induced cough in healthy subjects. Eur Respir J，1997，10：202-207.

34. Van Hirtum A，Berckmans D. Automated recognition of spontaneous versus voluntary cough. Med Eng Phys，2002，24：541-545.

35. Debreczeni LA，Korpas J，Vertes C，et al. Role of spectral analysis of the voluntary cough sounds in screening. Proceedings of 1st High Tatras International Health Symposium，2003：265-271.

36. Toop LJ，Dawson KP，Thorpe CW. A portable system for the spectral analysis of cough sounds in asthma. J Asthma，1990，27：393-397.

37. McGuinness K，Morris J，Kelsall A，et al. The relationship between cough acoustics and the volume inspired prior to coughing. Am J Resp Crit Care Med，2007，175：A381.

38. Subburaj S，Parvez L，Rajagopalan TG. Methods of recording and analysing cough sounds. Pulm Pharmacol，1996，9：269-279.

39. Pavesi L，Subburaj S，Porter-Shaw K. Application and validation of a computerized cough acquisition system for objective monitoring of acute cough：a meta-analysis. Chest，2001，120：1121-1128.

40. Chang AB，Newman RG，Phelan PD，et al. A new use for an old Holter monitor：an ambulatory cough meter. Eur Respir J，1997，10：1637-1639.

41. Barry SJ，Dane AD，Morice AH，et al. The automatic recognition and counting of cough. Cough，2006，2：8.

42. McGarvey L，Warke T J，McNiff C，et al. Psychogenic cough in a schoolboy：evaluation using an ambulatory cough recorder. Pediatric Pulmonology，2003，36（1）：73-75.

43. Weinberger M，Hoegger M. The cough without a cause：Habit cough syndrome. J Allergy Clin Immunol，2016，137（3）：930.

44. Paul IM，Wai K，Jewell SJ，et al. Evaluation of a new self-contained，ambulatory，objective cough monitor. Cough，2006，2：7.

45. Matos S，Birring SS，Pavord ID，et al. Detection of cough signals in continuous audio recordings using hidden Markov models. IEEE Trans Biomed Eng，2006，53：1078-1083.

46. Smith JA，Ashurst HL，Jack S，et al. The description of cough sounds by healthcare professionals. Cough，2006，2：1.

47. Korpas J，Sadlonova J，Vrabec M. Analysis of the cough sound：an overview. Pulm Pharmacol，1996，9：261-268.

48. Murata A，Ohota N，Shibuya A，et al. New Non-invasive Automatic Cough Counting Program Based on 6

Types of Classified Cough Sounds. Intern Med，2006，45：391-397.

49. Van Hirtum A，Berckmans D. Assessing the sound of cough towards vocality. Med Eng Phys，2002，24：535-540.

50. Smith J，Woodcock A. New developments in the objective assessment of cough. Lung，2008，186：48S-54S.

51. Matos S，Birring SS，Pavord ID，et al. An automated system for 24-h monitoring of cough frequency：the leicester cough monitor. IEEE Trans Biomed Eng，2007，54：1472-1479.

52. Murata A，Taniguchi Y，Hashimoto Y，et al.Discrimination of productive and non productive cough by sound analysis. Intern Med，1998，37：732-735.

53. Doherty MJ，Wang LJ，Donague S，et al. The acoustic properties of capsaicin-induced cough in healthy subjects. Eur Respir J，1997，10（1）：202-207.

54. Korpas J，Sadlonova J，Salat D，et al. The origin of cough sounds. Bulletin Europeen de Physiopathologie Respiratoire，1986，23：47s-50s.

55. Piirila P，Sovijarvi AR. Differences in acoustic and dynamic characteristics of spontaneous cough in pulmonary diseases. Chest，1989，96：46-53.

56. Hashimoto Y，Murata A，Mikami M，et al. Influence of the rheological properties of airway mucus on cough sound generation. Respirology，2003，8：45-51.

57. Ferrari S，Silva M，Guarino M，et al. Cough sound analysis to identify respiratory infection in pigs. Computers and Electronics in Agriculture，2008，64（2）：318-325.

58. Smith J，Owen E，Earis J，et al. Effect of codeine on objective measurement of cough in chronic obstructive pulmonary disease. J Allergy Clin Immunol，2006，117：831-835.

59. Amrulloh Y，Abeyratne U，Swarnkar V，et al. Cough Sound Analysis for Pneumonia and Asthma Classification in Pediatric Population//International Conference on Intelligent Systems，Modelling and Simulation. IEEE，2015：127-131.

第二节 咳嗽敏感性检查

一、概述

咳嗽是包括人类在内的哺乳类动物最重要的呼吸防御反射之一，有利于呼吸道自洁和异物的清除，甚至有助于心肺复苏。每次非自主的咳嗽均包含从感受器到效应器的完整反射弧。咳嗽反射的敏感性（cough reflex sensitivity，CRS），简称咳嗽敏感性，是指机体在受到外界刺激（包括化学、机械、冷和热等）作用时，呈现出来的咳嗽冲动及咳嗽动作的程度，反映了机体对相应的刺激或伤害因素的反应程度。咳嗽敏感性的测定不仅是研究咳嗽机制基本工具，其对药物研究、病情评估及疗效评价亦具有重要作用。咳嗽激发试验广泛应用于研究各类镇咳新药的药理学特性，成为判断镇咳疗效的重要工具；在临床诊疗及临床试验过程中，仅根据患者主诉判断咳嗽程度，主观因素影响较大，而咳嗽敏感性可作为一个客观的评估工具。不同咳嗽病因的咳嗽敏感性也存在一定差异,可能有助于诊断与鉴别诊断。

通常用咳嗽激发试验评估咳嗽敏感性,通过给予特定刺激,诱发机体产生咳嗽,根据刺激因素的强度(如剂量和浓度等)及咳嗽情况,从而判断咳嗽敏感性。20 世纪 50 年代起,学者即开始应用柠檬酸、氨气等作为刺激物进行咳嗽激发试验,尝试用于镇咳药物的疗效评价,从而开启了咳嗽敏感性测定的研究。本节将重点阐述咳嗽敏感性检测的临床研究与应用,而动物研究方面详见"第三章咳嗽动物模型"部分。

二、咳嗽反射的神经解剖基础

(一)咳嗽反射弧

每一非自主咳嗽均有一个完整的反射弧:感觉神经末梢受到刺激后,神经冲动传入中枢神经系统,信号整合后经传出神经传递至效应器,引起咳嗽。气道大部分的感觉神经纤维由迷走神经的各级分支构成。在气道外,外耳道、中耳、膈肌、胸膜、心包及胃等部位也分布着迷走神经相应分支,同样可接受刺激,传递神经冲动引起咳嗽。除了迷走神经外,三叉神经、膈神经也部分参与此类神经冲动的传导。咳嗽可以在某种程度上有意识地自我诱发、延缓和抑制,在高级神经中枢间也存在相应的神经冲动传入通路。

(二)咳嗽感受器

基于各自的生理特征与功能,可将气道感觉神经末梢分为三种类型:快适应牵张感受器、慢适应牵张感受器及 C 纤维末梢等。它们被激活后均可不同程度地引起咳嗽反射。

快适应牵张感受器(RARs)属于经迷走神经传导的有髓 Aδ 纤维,在喉部和大气道(尤其在气管隆突、肺门和主支气管)分布密度最高,并随着气道分支逐渐减少。快适应牵张感受器在气管壁各层均有分布,以表浅部位(上皮或上皮下)分布更多,对轻微接触刺激敏感。这种分布特点使其容易被各种机械、化学刺激及渗透压变化激活。快适应牵张感受器的灵敏性对于气道防御十分重要,介导了包括咳嗽在内的保护反射。

慢适应牵张感受器(SARs)同样属于有髓 Aδ 纤维,多位于气管、支气管后壁的膜性平滑肌内,气道扩张和平滑肌的痉挛对其激活有一定的影响。

C 纤维末梢(C-fibers)属于无髓神经纤维。肺组织的 C 纤维末梢分布在肺实质(各级肺血管的平滑肌层、外膜层及周围的结缔组织),而气管、支气管的 C 纤维末梢分布在相应的黏膜层和肌层。前者对肺容积的改变敏感,而后者则主要对气道和肺循环中的化学刺激敏感,如多种内源性介质:神经肽、组胺、缓激肽、前列腺素及腺苷等。气管、支气管的 C 纤维末梢参与了咳嗽反射、管径收缩、血浆渗出和黏液分泌等反应。

三、咳嗽敏感性检测方法

咳嗽激发试验是利用物理或化学刺激作用于气道咳嗽感受器,引起神经冲动,诱发机体产生咳嗽。通过比较刺激因素的强度(浓度和剂量等)或者咳嗽反应情况(次数和出现时间等),评价咳嗽敏感性的高低。

（一）激发方法的选择

机械与化学因素均可刺激气道的感觉神经末梢，引起神经冲动与咳嗽。机械刺激多限于动物试验中，近年来有少数研究采用该方法进行临床气管咳嗽激发试验，能够达到一定引咳效果。应用最广泛的是化学刺激，在各类型的化学刺激物中，应用最成熟的刺激物为辣椒素，其次为柠檬酸，亦有研究采用肉桂醛开展咳嗽激发试验。

1. 机械性刺激

（1）气道振动法：Eccles 使用改良振动器和振动排痰器在受试者喉部和胸壁进行振动激发试验，结果显示喉部振动法和胸壁振动法引起上呼吸道感染（URTI）患者的咳嗽次数均显著高于健康受试者。Jones 发现特发性肺纤维化（IPF）患者对于机械振动刺激引起的咳嗽敏感性增加，低频率刺激肺底容易诱发 IPF 患者咳嗽，提示肺脏结构变形可能是 IPF 患者咳嗽的主要机制。

（2）气管压迫、伸张和音叉振动法：Mitsuhiro 通过三种机械方法刺激颈部气道引发咳嗽，分别为气管压迫试验（trachea compression test，TCT，用手指头压迫颈部气管若干次）、气管伸张试验（trachea stretch test，TST，将患者颈部向后仰 5 秒钟以伸张气管）及音叉试验（tuning fork test，TFT，将振动的音叉置于颈部 20 秒以振动气管），三种方法的引咳比例分别为 27.7%、39.8% 和 36.9%。该法在日常临床实践中便于实施，是可行的咳嗽激发方法，对评价疾病状态变化有参考价值，但由于其机械刺激强度、范围等因素不易控制，其应用存在限制。

（3）阿诺德神经耳咳反射（Arnold's nerve ear-cough reflex）：阿诺德神经是迷走神经的耳支，支配外耳道的后壁、下壁及鼓膜外侧面下部的感觉，有研究者发现其在前壁也有分布。通过机械刺激骨性外耳道可以引起迷走神经敏感性高的患者出现咳嗽，即耳咳反射。此外还可能出现一些少见和不明显的反射，包括耳 - 腭反射、耳 - 泪腺、耳 - 心脏和呕吐反射。先后有学者通过使用钝头探针触诊外耳道各象限的方法（鼓膜除外）评估了耳鼻喉科门诊患者中阿诺德神经反射的发病率，分别为 12/668（1.7%）、21/500（4.2%）和 12/514（2.3%），综合三者发生率为 45/1702（2.6%）。有学者提出其属于咳嗽高敏综合征概念的范畴，认为迷走神经高敏是易感人群发生慢性难治性咳嗽并持续存在的原因，但有待进一步研究证实。

2. 化学性刺激

（1）辣椒素：辣椒素（capsaicin）是从辣椒中提取的一种酰基化的高香草酸（homovanillic acid），主要作用于无髓 C 纤维末梢神经元及部分有髓 Aδ 纤维的香草酸受体亚型 1（vanilloid receptor subtype I，VR1），降低 VR1 对热刺激或其他伤害性刺激的反应阈值，神经元去极化产生神经冲动，同时也引起 C 纤维末梢释放神经肽类和兴奋性氨基酸。辣椒素应用于咳嗽激发试验始于 20 世纪 80 年代，由于具有良好的特异性、重复性与安全性，目前已成为应用最广泛的非酸性刺激物。

（2）酸性刺激物：柠檬酸是最早，也是目前应用最广泛的酸性刺激物。酒石酸、乙酸及苯甲酸也较为常用。酸性刺激物引起咳嗽的原因未明，研究表明低 pH 可激活快适应牵张感受器、C 纤维等多类型的咳嗽感受器。新近研究发现，应用 capsazepine（竞争性的辣椒素 VR1 受体拮抗剂）可部分抑制豚鼠由柠檬酸引起的咳嗽，提示酸刺激也可激活 VR1 受体。

（3）肉桂醛：近年来国外陆续开展，相关研究表明肉桂醛可以刺激瞬时感受器电位锚蛋白 -1（transient receptor potential ankyrin-1，TRPA1）从而引发咳嗽。国外 MORICE 等研究显示吸入肉桂醛能诱发豚鼠与人咳嗽，BIRRELL 等实验表明肉桂醛具有重复性和特异性良好且不良反应小的特点。

（4）其他：雾化蒸馏水、二氧化硫和氨水等也曾用作咳嗽激发物，但由于其特异性和重复性不如辣椒素及柠檬酸，而且存在不同程度的不良反应（比如蒸馏水雾化可以导致明显的支气管痉挛），应用相对局限。此外，芥末油、芥末酱和青 / 黄芥辣叶芥等制品的主要成分异硫氰酸烯丙酯（AITC）作为 TRPA1 激动剂，也有用于咳嗽激发试验。

（二）咳嗽激发剂的准备

1. 辣椒素　辣椒素干粉为白色粉末，不易溶于水，需要有机溶剂助溶。一般将 30.5mg 辣椒素溶解于 1ml 的吐温 80 液和 1ml 的无水乙醇中，充分混匀后再溶于 8ml 生理盐水，配制成为 0.01mol/L 的原液，随后分装置于低温保存。待检测时，则用生理盐水进行倍比稀释为 1.95，3.9～1000μmol/L 的工作液（有的研究中，工作液最低浓度为 0.49 或 0.98μmol/L）。辣椒素的性质比较稳定，研究报道，浓度为 4μmol/L 以上的辣椒素溶液在 4℃、避光的环境下可以保存 1 年。一般建议低温冻存原液（-10℃或更低），并定期更换工作液，条件允许的情况下最好新鲜配制。

2. 柠檬酸　原液浓度一般为 3mol/L，工作液则是用生理盐水稀释为 1.95mmol/L，3.9～3000mmol/L（也有研究使用 1、3、10、30、100、300 和 1000μmol/L）。欧洲呼吸学会相应的指南建议柠檬酸原液在 4℃环境保存，并尽量新鲜配制工作液。

3. 肉桂醛　将浓度为 800mmol/L 的肉桂醛原液用 50% 的乙醇溶液进行倍比稀释，浓度分别为 50、100、200、400 和 800mmol/L。激发前先吸入 50% 乙醇作基础对照，然后从最低浓度（50mmol/L）起倍增雾化肉桂醛溶液（间隔 1 分钟），每次吸入后的 30 秒内对其咳嗽次数进行记录。

（三）激发方法

1. 雾化装置与吸入方式　通过雾化方式使受试者吸入一定量的刺激物气溶胶，刺激咳嗽感受器，诱发产生咳嗽。气溶胶产生的方式有两种，一种是超声雾化，另一种是射流雾化。临床上最常使用射流雾化器，超声雾化器一般只用于蒸馏水咳嗽激发试验。

雾化的吸入方法包括潮式呼吸法及定量吸入法。潮式呼吸法是指持续一段时间（如 15 秒甚至更长时间）吸入刺激物气溶胶。其设备要求相对简单，但存在不少缺点：潮气呼吸量、呼吸频率因人而异，吸入的剂量难以精确定量；雾化吸入时间较长、吸入量较大，在中途可因咳嗽中止，影响咳嗽次数记录；持续雾化可能对局部环境造成污染，对受试者及操作员有刺激作用。而定量吸入法采用的定量雾化装置，按固定雾化时间及功率输出定量的气溶胶，克服了潮式呼吸法的弊端，能够准确控制刺激物剂量，最大限度减少试验的干扰因素。Fujimura 等人报道，两种方法重复性良好且高度相关。目前欧洲呼吸学会及中国的咳嗽指南均推荐使用定量雾化法。

雾化过程中涉及质量控制及标准化的重要指标如下：

（1）平均中位直径：即雾化微粒的平均中位直径（mass median diameter，MMD）刺激物气溶胶在气道沉积部位是影响咳嗽激发试验结果的关键。不同喷雾器产生的气溶胶颗粒大小不同，在呼吸道的沉积部位也有所不同。平均中位直径 >5μm 的颗粒主要沉积在上呼吸道（包括鼻腔和口腔）。0.5～5μm 的颗粒主要沉积在下呼吸道及肺泡。<0.5μm 的颗粒随呼吸呼出体外，不沉积。对化学刺激敏感的咳嗽感受器在整个呼吸道均有分布，在气管隆突及支气管居多，故刺激物的雾化颗粒大小应以 2～5μm 为宜。不同学者所采用的方法及具体参数参见表 5-6。

（2）吸气流速：研究发现不同的吸气流速（inspiratory flow rate）会直接影响咳嗽激发试验结果。吸气流速增加可提高撞击机会使雾粒更多沉积在口咽部及中央气道，慢而深的吸气有利于雾粒沉积于外周气道和肺泡。原则上，潮式呼吸法应以自然平静呼吸为宜，定量雾化吸入法应先从残气量位缓慢吸气至肺总量位。有学者在定量吸入装置上加装呼气流速调节阀，将吸气流速限定在特定范围内，保证不同受试者或同一受试者不同次吸气时，均维持一个恒定的吸气流速。欧洲呼吸学会推荐在定量吸入装置上加用该设施进行质量控制。我们应用吸气触发的自动定量吸入系统，该装置在吸气相上半时期到达一定流速时（如 0.5L/s）可触发定量雾化，结合限流装置，从而实现受试者吸入辣椒素气溶胶的精确定量（图 5-2）。

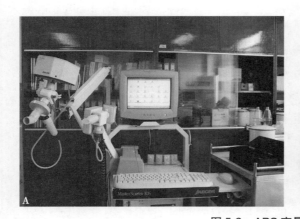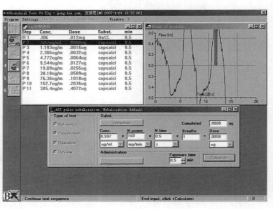

图 5-2　APS 定量吸入激发系统
A：APS 激发系统；B：APS 激发系统软件操作界面
（图片来源：广州呼吸健康研究院）

（3）溶液雾化输出总量：咳嗽激发试验存在一定的剂量 - 反应曲线关系。无论使用潮式呼吸法还是定量吸入法，恒定刺激物的吸入量，雾化装置的输出量或功率应固定。目前，已陆续有不同类型的定量吸入雾化装置面世。

另外，气道内分泌物的多寡也会影响雾粒沉积的效果。如气道分泌物过多时应事先让受试者咳出。

表 5-6　不同研究采用的辣椒素咳嗽激发试验方法

作者	装置	MMD（μm）	输出功率	吸入时间	剂量/浓度
Midgren	neb	3	0.5ml/min	60s	0～50μmol/L
Fujimura	neb	3.6	0.21ml/min	15s	0.49～1000μmol/L
Minoguchi	neb	3.6	0.21ml/min	15s	0.49～1000μmol/L
Hargreaves	n+d	3.5～4.0	0.02ml	s-breath	0.4～12.5nmol
Choudry	n+d	3.5～4.0	0.002ml	s-breath	0.4～100nmol
Hansson	n+d	3	0.5ml/min	s-breath	0.4～50nmol
Dicpinigaitis	n+d	3.5～4.0	0.02ml	s-breath	0.98～1000μmol/L
陈如冲	APS	3.6	0.0013ml	s-breath	1.95～1000μmol/L

注：neb：射流雾化器；n+d：射流雾化器＋定量吸入装置；APS：吸气触发的定量吸入雾化装置；MMD：气溶胶的平均中位直径；s-breath：单次吸入法

2．激发流程　咳嗽激发试验有两种流程：单剂量法和剂量-反应曲线法。前者仅吸入单个特定浓度的刺激物气溶胶，方法简单且耗时短，多用于流行病学筛查。另外，在动物实验中，由于单剂量法的吸入剂量较少，故与剂量-反应曲线法相比较少引起不良及其他反应，因此广泛用于镇咳药的药理学研究。在临床研究中，应用最广泛的是剂量-反应曲线激发试验，其通过逐步吸入浓度倍增（或其他累增级别）的刺激物，通过剂量-咳嗽反应曲线评价咳嗽敏感性，其间可按实际需要插入对照物或安慰剂以减少潜在误差。剂量-反应曲线法又包括单次吸入法与潮式持续吸入法。如前所述，使用定量吸入装置的单次吸入法的稳定性与重复性等比潮式持续吸入法为佳，干扰因素相对较少，欧洲呼吸学会及国内咳嗽指南均推荐使用定量吸入装置的单次吸入法。

对于单次吸入法而言，吸入刺激物后产生咳嗽的反射是迅速且短暂的，故记录咳嗽的时间窗不宜过长，因为一定时间后产生的咳嗽有可能并非为刺激物所致，只是原疾病本身的症状。一般以 15 秒或 30 秒以内为宜，不应超过 1 分钟。递增吸入刺激物浓度的时间一般间隔 1 分钟。

值得注意的是，在咳嗽激发过程中，受试者无须抑制或刻意咳嗽，而且吸入刺激物后不要进行说话等有可能会抑制或影响咳嗽的行为。因为咳嗽反射本身易受主观意识的影响，在试验结束前，患者不应知道试验中止的具体指标及其意义。

至于试验的终点，根据选择的评价指标的不同，终点也不同。若选 C2，则受试者出现 2 次及以上咳嗽时终止试验，同样地若选 C5 则于受试者出现 5 次及以上咳嗽时终止。若选择 E_{max} 或 ED_{50} 则应由低剂量到高剂量逐步吸入所有浓度的激发剂后终止试验。另外，有学者采用 C（u）作为评价指标，于受试者出现咳嗽冲动感而又未出现咳嗽动作的时候停止试验。若受试者出现明显不良反应（如剧烈胃灼痛、气促、呼吸困难和明显恶心等），也应立即终止试验。

3．评价指标　在化学刺激诱导的咳嗽激发试验中，常用的反映咳嗽敏感性的指标有 C2（诱发产生 2 次或以上咳嗽的最低刺激物浓度）和 C5（诱发产生 5 次或以上咳嗽的最低刺激物浓度）。由于 C5 的重复性和反应性更好，一般多以 C5 作为咳嗽的阈值，阈值越低，则咳嗽敏感性越高。研究报道，短期内（两周）C5 的重复性要比 C2 好，6 个月以上的重复性则无显著差异。另外，C5 较 C2 而言，受到受试者主观因素影响较少，更能贴近由刺激物刺激引起的非自主性咳嗽的情况。

应用 C2 和 C5 作为咳嗽激发试验的终点，具有重复性良好和操作相对简易的优点，但近年研究发现 C2、C5 与 24 小时动态咳嗽监测所记录的自发性咳嗽频率的相关性较弱，并且在健康人与慢性咳嗽患者间存在较大重叠，因此 C2、C5 可能不能完全反映疾病的内在机制。Hilton 等提出使用 E_{max}（任何浓度诱发的最大咳嗽次数）和 ED_{50}（诱发最大咳嗽次数浓度的一半）评价咳嗽敏感性。通过记录所有由低到高不同浓度化学激发剂刺激下的咳嗽次数，获得全剂量 - 反应曲线，从而计算出 E_{max} 和 ED_{50}。其研究发现，相比正常人 / 哮喘患者，慢性咳嗽患者的 E_{max} 值更高，ED_{50} 值更低。相比 ED_{50}，E_{max} 变异度更小，并且更能预测 24 小时咳嗽的频率的高低和界定疾病和健康者。研究者认为，E_{max} 反映了个体最大咳嗽潜能的大小，可能受咳嗽抑制通道的影响。尽管该方法耗时相对长，重复性和与其他咳嗽评估工具的关系也有待进一步研究，但 E_{max} 和 ED_{50} 包含更多有关疾病表型和机制的信息，有望为镇咳药物的研发和评价提供更科学的依据。

近年来，发生于咳嗽动作出现前的咳嗽冲动感觉（urge-to-cough，UTC）受到研究者的关注。Dicpinigaitis 等利用辣椒素咳嗽激发的方法研究了 79 名健康志愿者的 UTC 阈值（Cu，首次出现 UTC 时吸入的辣椒素浓度），发现 Cu 指标具有高度可重复性，而在不同性别间无统计学差异，与传统上女性 C5 低于男性的情况不一致，可能是由于 UTC 与咳嗽是由不同脑区通过不同机制所控制的原因。有研究显示，Cu 受尼古丁、吸烟、运动和病毒性上呼吸道感染等多种外部因素的影响，吸入性肺炎老年患者的 UTC 感觉受到抑制。

4. 安全性　在早期研究中，学者非常重视动态观察咳嗽激发试验对受试者肺功能的影响，多数会在激发前后进行相应检测（肺通气功能或气道阻力等）。但随后多项研究陆续证实，咳嗽反射与支气管收缩反射的发生机制相对独立，目前常用的咳嗽激发试验并不改变气道张力状态或气道反应性，也不会引起原基础疾病的加重，故一般情况下无须进行肺功能监测。

在不同类型刺激物中，以辣椒素安全性最佳。Dicpinigaitis 对涉及辣椒素咳嗽激发试验的多篇文献进行回顾分析，纳入试验的健康人和患者总计 4833 名（包括 459 名儿童），试验后均未见严重的副作用发生，仅少数出现轻微的不良反应，如一过性的咽喉或胸骨后不适感。柠檬酸安全性也较好，局部刺激相关的不适感较辣椒素稍明显。有报道指出，柠檬酸咳嗽激发导致第一秒用力呼气量（forced expiratory volume in one second，FEV_1）下降，但由于下降幅度 <5%，实际临床意义不大。国内陈鸣宇等纳入了 25 名健康者和 33 名慢性咳嗽患者的研究显示肉桂醛诱导咳嗽反射前后各项肺通气功能指标无明显改变，只有 1 人出现恶心感，休息后消失，两周内无再发，这肯定了肉桂醛咳嗽激发的安全性。

由于剧烈的咳嗽本身偶尔可引起晕厥、气胸和心律失常等并发症，咳嗽激发试验仍有严格的适应条件与禁忌证，必须在备有急救药物和设备的条件下进行。近期有咯血、心绞痛、心肌梗死、严重心功能紊乱或不全、严重高血压、气胸或气胸可能者、肺大疱者，有过敏性休克、严重的血管性水肿及严重的喉头水肿病史患者不宜行此试验。孕妇、支气管哮喘加重期慎行此试验。

5. 快速耐受及重复性　辣椒素、柠檬酸及蒸馏水均存在不同程度的快速耐受现象，短期内重复吸入会引起咳嗽反射的短时减弱。Morice 发现柠檬酸的快速耐受现象尤为明显，其次为蒸馏水及辣椒素，而且激发浓度越高，快速耐受持续时间越长。另外，不同刺激物之间也存在交叉快速耐受现象。短时间内同时进行柠檬酸和辣椒素咳嗽激发试验，如果吸入辣椒素后再吸入柠檬酸，咳嗽反射会减少 1/4，而在吸入柠檬酸之后再吸入辣椒素，则咳嗽反射减轻 3/4，建议两次咳嗽激发试验（包括不同刺激物）的间隔时间，至少应该在 2 小时以上。

在快速耐受期以外，咳嗽激发试验重复性良好，在多项研究中，时间跨度从两周、3 个月到 6 个月甚至最长 36 个月，C2 和 C5 值均保持良好的前后一致性。与其他生理反射一样，咳嗽反射也可能存在一定的节律调整。Pounsford 发现下午进行柠檬酸咳嗽激发试验，其阈值较上午高。因此，进行咳嗽激发试验复查时，需考虑此因素。

四、影响咳嗽敏感性的因素

（一）年龄

在新生儿（28 天以内）阶段，咳嗽反射就已经存在并发挥其防御功能。在 5 岁以前，咳嗽反射尚未完全发育成熟，误吸的风险比较明显。对于健康成人而言，咳嗽反射则比较稳定。大量研究发现，中青年人群的各年龄层间咳嗽敏感性基本无差异，未发现咳嗽敏感性与年龄相关。在一组平均年龄为 74 岁的老年人中，咳嗽敏感性与青年组比较仍无显著差别。但在另一组平均年龄为 83 岁的老年人中（迄今年龄最高的研究人群）发现，其咳嗽敏感性较青年组明显降低，这可能也是导致老年人吸入性肺炎比例增高的原因之一，咳嗽效应及纤毛黏液系统清除能力的下降也是重要的因素。

（二）性别

Fujimura 对 57 篇涉及慢性咳嗽病因的文献进行回顾分析，发现女性患者为男性的 1.6 倍，在各独立病因如 ACEI 性咳嗽、胃食管反流性咳嗽、变应性咳嗽、嗜酸粒细胞性支气管炎、咳嗽变异性哮喘中更分别高达 2.0、1.8、2.3、1.9、2.1 倍。女性咳嗽的就诊患者较男性多，一方面是由于咳嗽对女性患者生活质量造成的影响更大。比如，咳嗽导致的尿失禁几乎只发生在女性，而且发生比例相当高。另一方面，则可能由于女性的咳嗽敏感性更高。国外多项研究发现，在健康人群与慢性咳嗽患者中，女性的咳嗽敏感性均比男性高。然而，在国内人群中进行的研究并未发现不同性别的人群之间存在较大的咳嗽敏感性差异。性别对咳嗽敏感性的影响最终仍需要在统一的标准化方案及操作规程下，进一步加大样本量方可最终证实。

性别差异的具体机制尚未明确，目前认为可能与以下因素有关。

1. 性激素水平的影响　在炎症情况下，雌激素、孕激素受体等在中性粒细胞、嗜酸性粒细胞和肥大细胞等炎症细胞上的表达增加，性激素可能与调节气道炎症有关并因此影响咳嗽敏感性。有研究报道,在同一年龄段中,绝经后的女性咳嗽敏感性与未绝经的女性存在显著差异。

2. 遗传基础与基因多态性的影响　Mukae 发现血管紧张素转换酶抑制剂诱发性咳嗽的患者在缓激肽 β₂ 受体基因启动子区域 -58T/C 出现 TT 基因型和 T 等位基因的频率增高,且在女性中尤为明显,与启动子的转录活性增高有关,因此可能导致缓激肽产生增加,参与咳嗽敏感性增高。

3. 气道解剖结构的性别差异　感觉神经末梢 / 咳嗽感受器(RARs 或 C 纤维末梢等)分布可能存在性别差异。

(三)吸烟

长年吸烟者的咳嗽敏感性较非吸烟者降低。这种降低趋势随着吸烟年限增加而明显,但若经过戒烟后,咳嗽敏感性会在两周后逐渐回升。吸烟影响咳嗽敏感性的原因推测如下:首先,长期、反复的吸烟使香烟中尼古丁等成分耗竭了气道感觉神经末梢的神经肽,从而抑制 C 纤维末梢的神经冲动,降低咳嗽敏感性;其次,长期吸烟者气道分泌物的量和成分都发生了变化,无症状的吸烟者气道分泌物增多,起到一定屏蔽作用,减少了对感受器的直接刺激。Wise 等发现,因父母吸烟而暴露于二手烟的小孩(10～17 岁)的咳嗽敏感性显著受损。Choudry 报道,相对于单纯干咳的患者而言,咳痰的患者其咳嗽敏感性更接近正常值。Dicpinigaitis 在最近的研究中发现健康受试者在吸入含尼古丁的电子烟蒸气过程中,咳嗽次数显著高于不含尼古丁组,而 15 分钟后辣椒素引起的咳嗽反射敏感性受到显著抑制,24 小时后回归基线水平,可能是由于尼古丁的双重效应所致(短暂性外周促咳效应,延迟的中枢止咳效应)。

(四)血管紧张素转换酶

服用血管紧张素转换酶(angiotensin converting enzyme,ACE)抑制剂药物可以影响咳嗽敏感性。健康志愿者服用卡托普利后可明显提高对辣椒素的敏感性。正规接受 ACE 抑制剂治疗的高血压患者进行辣椒素咳嗽激发试验时,敏感性同样也会增高。有研究报道停用依那普利 28 天后,相应的辣椒素咳嗽敏感性开始下降,部分甚至在停药 2 个月后才恢复正常。ACE 抑制剂诱发咳嗽的主要原因是速激肽与缓激肽在上呼吸道和肺内的过度积聚。因为在正常生理状态下,相当部分的速激肽与缓激肽需经过血管紧张素转换酶进行降解。服用 ACE 抑制剂抑制血管紧张素的转化,减少速激肽与缓激肽的降解,造成蓄积,直接或间接刺激气道感觉神经末梢,导致咳嗽敏感性增高及咳嗽的发生。另外,遗传易感性也在此起到一定作用。

(五)甜味、薄荷醇、桉油精和辣椒素

甜味和薄荷醇可以降低咳嗽敏感性。Wise 等通过对照试验发现用甜溶液漱口和吸入薄荷醇蒸气显著提高正常人辣椒素咳嗽激发试验的咳嗽阈值(C3),而用苦的蔗糖八乙酸酯漱口则无明显变化。Wills 等研究显示薄荷醇和桉油精可以通过激活冷敏感觉神经元中 TRPM8 离子通道,负反馈调节环己酮(辣椒素受体 TRPV1 激动剂)、丙烯醛(TRPA1 的激动剂)和乙酸等引起的刺激反应。这解释了为什么没有药理活性成分的止咳糖浆通常与添加

药物配方一样有效，同时也可以解释在香烟中添加薄荷醇能提高初学吸烟者耐受性的事实，可能是通过降低吸烟者气道咳嗽敏感性的机制。动物实验中应用过量的辣椒素，耗竭神经末梢中的神经递质神经肽，导致神经冲动无法传递或降低，从而降低咳嗽敏感性。给慢性咳嗽患者服用辣椒素胶囊后，咳嗽症状和咳嗽敏感性得到改善。

（六）PM2.5

大气污染对人体健康的影响已成为全球重要的公共卫生问题。体积小、毒性高的PM2.5可以长距离传输和长时间驻留于空气中，在空气污染中起着重要作用。流行病学调查显示，空气污染可能会引起慢性咳嗽。Haining LV 等研究发现 PM2.5 暴露诱导的豚鼠慢性咳嗽模型对柠檬酸引起的咳嗽敏感性增强，迷走神经背核簇中的 TRPV1 可以通过迷走神经复合体 - 气道的神经通路促进气道神经源性炎症和咳嗽反射敏感性升高。有临床研究亦发现，居住距离高速公路愈近的居民，其慢性咳嗽的发生概率明显高于距离远者。

五、其他因素

健康人或者哮喘、慢性阻塞性肺疾病等患者，其咳嗽敏感性与肺通气功能或气道反应性并不存在相关关系。Minoguchi 发现哮喘患者在吸入过敏原诱发喘息发作后，气道反应性和痰嗜酸性粒细胞数量明显增高，其辣椒素咳嗽敏感性与激发前无差异。多项研究也发现，在对健康人及患者进行辣椒素咳嗽激发试验后，其肺通气功能和气道阻力等均无显著改变，说明咳嗽反射与支气管收缩反射的发生机制相对独立。Dicpinigaitis 曾比较过高加索人、印度人及中国人的辣椒素咳嗽敏感性的区别，结果只发现性别间的差异，未发现种族间存在差别。

六、咳嗽激发试验的应用

（一）药理研究与疗效评价

半个多世纪以来，咳嗽激发试验成为镇咳药物药理研究最重要、应用最广泛的工具之一。咳嗽激发试验不仅可作为实验性的诱咳工具，更重要的是成为客观评价咳嗽敏感性的量化工具，因此广泛用于动物实验及涉及各种疾病的临床研究。一系列止咳药物如阿片受体激动剂、5- 羟色胺受体拮抗剂、速激肽受体拮抗剂、GABA 受体激动剂、腺苷受体激动剂、电压依赖性钙拮抗剂、ATP 敏感性钾通道开放剂、钙激活钾通道开放剂和局部麻醉药等中枢或外周性镇咳药的研发过程中都进行过不同类型的咳嗽激发试验。

在临床研究中，包括对健康人的诱咳试验，不同的呼吸道疾病如上呼吸道感染、哮喘、慢性阻塞性肺疾病、支气管扩张、间质性肺疾病、肺癌和慢性咳嗽都涉及咳嗽敏感性的测定。另外，在临床研究及诊疗过程中，仅根据患者的主诉判断咳嗽程度，主观因素影响较大，难以客观、全面反映病情及辅助诊断，也不便于疗效观察评估。现有的咳嗽症状评价及生活质量测评体系，可以一定程度反映咳嗽的严重程度，但毕竟属于一个主观的咳嗽评价工具，受影响程度较大，偏倚难以避免。咳嗽频率监测虽然是客观记录咳嗽严重度的客观工具，但由于仪器设备要求，目前尚无法广泛开展。因此，咳嗽敏感性可以作为咳嗽严重程度和疗效评价的客观指标,并提供咳嗽反射生理特征信息。

咳嗽激发试验应用广泛,但存在一定问题,在研究及应用过程中要予以重视。

1. 动物实验结果不能完全等同临床情况　由于研究手段限制,目前关于咳嗽反射的神经解剖学资料,绝大部分源自动物研究(尤其是豚鼠)。而人类与动物的病理生理存在明显差异。与人相比,豚鼠咳嗽反射的外周通路如气道感觉神经所起的调节作用更大,其所含的神经肽物质尤其丰富。另外有研究报道在豚鼠实验中,吸入吗啡与可待因具有止咳作用,但在人类进行辣椒素咳嗽激发时,却没有显示出类似的治疗效果。故对人类咳嗽反射的基础研究有待进一步深入。

2. 安慰剂效应　临床研究(如精神类药物、抗高血压药物、神经肌肉药及止痛药等)中存在安慰剂效应。健康志愿者行咳嗽激发试验建立咳嗽模型时,也不例外。研究报道,柠檬酸咳嗽激发试验评估右美沙芬止咳效果时即存在类似情况。对上呼吸道感染的止咳药临床试验中,也曾发现安慰剂可以改善咳嗽敏感性及咳嗽频率,而且效果较药物治疗更明显。这可能由于急性咳嗽自然病程的转归、好转;或者安慰剂本身的糖浆剂型也有一定止咳效果;另有学者推测给予治疗(包括安慰剂)的行为,就可以影响受试者的内源性阿片物质系统起到治疗作用。因此应当予以注意,设计更科学的研究方案与流程。

3. 正常人的咳嗽激发不能完全等同病理性咳嗽　正常人与疾病导致咳嗽的患者,两者气道病理及咳嗽感受器状态并不一样。因此正常人进行咳嗽激发试验诱咳来评价药物疗效时,尤其要注意这点。如扎鲁司特可以有效缓解 CVA 患者的咳嗽及降低辣椒素咳嗽敏感性,但正常人辣椒素咳嗽敏感性则没有影响。另一项针对急性上呼吸道感染患者的研究中,愈创木酚甘油醚的止咳疗效评价也有类似情况。相反,在正常人的咳嗽激发试验中证实有效的止咳药物,在疾病状态下也未必一定有效。

(二)机体防御机制的评估

正常的咳嗽反射在保护宿主、防止误吸及肺部感染中起着重要作用。当咳嗽反射存在缺陷,无法行使正常防御机制,吸入性肺炎的概率便会增加。通过检测咳嗽敏感性的变化,可以预测潜在的肺炎发生风险。对于没有基础疾病、免疫正常的个体,咳嗽敏感性降低导致的隐性误吸是反复性肺炎(一年内至少 2 次肺炎)的重要机制。Niimi 报道,与健康对照组比较,此类患者的纤毛黏液清除功能并无异常,只是辣椒素咳嗽敏感性显著降低,而这种差异是持续恒定的。

对于存在神经系统或呼吸系统基础疾病的个体而言,正常的咳嗽反射就显得更为重要。有研究报道,对于帕金森病患者而言,在疾病的早期主要是咳嗽的中枢部分功能受损,随着疾病进展,咳嗽反射的外周通路敏感性也会受损。进展期的帕金森患者痰上清的 P 物质浓度依次低于疾病早期的患者及正常健康人,反映了气道感觉神经末梢敏感性的变化趋势。国外一项前瞻性研究探讨了 818 例脑卒中患者的咳嗽敏感性与继发性肺炎的风险,咳嗽敏感性正常的一组(736 例)仅有 3.5% 发生了肺炎,而咳嗽敏感性降低的一组(82 例)有 11%的患者罹患肺炎。另一项前瞻性对照研究对一组(400 例)脑卒中患者进行咳嗽敏感性检测,根据结果制定相应的饮食策略与预防措施,最终仅有 5 例患者发生肺炎;而另一组(204

例）患者则没有进行相应的评估，最终有 27 例患者罹患肺炎，其中 3 例病故。为此，对此类患者进行咳嗽敏感性的评估，为治疗方案（包括药物及饮食处方）及预防措施提供依据，有助更好地防治吸入性肺炎。

（三）咳嗽发病机制研究

呼吸系统许多疾病均可引起咳嗽，气道炎症是其普遍共性，是引起咳嗽的重要病理基础。气道炎症按类型可划分为感染性、变应性及神经源性炎症，不同类型的炎症可以同时存在并相互影响。目前研究已经证实，气道神经源性炎症是引起咳嗽敏感性增高的重要机制，是病理性咳嗽发生的主要原因之一。当感觉神经末梢（如 C 纤维末梢等）被外界的刺激激活后，一方面向中枢神经系统传递神经冲动信号，同时神经元本身也释放神经肽类物质如 P 物质（substance P）、神经肽 A（neurokinin A）、神经肽 B（neurokinin B）和降钙素基因相关肽（calcitonin gene-related peptide），在轴索神经反射范围内的其他神经元也会同时发生激活并释放此类神经肽，这些神经肽作用于局部组织并发挥广泛的生理作用，当它们产生过多或者机体对其降解能力下降时，便会造成局部组织的神经源性炎症，病理表现为血管通透性增高、血浆外渗及组织水肿等。大量的动物实验表明，神经肽诱发神经源性炎症而参与影响咳嗽反射，应用特异性的神经肽拮抗剂可以有效减轻实验动物的气道神经源性炎症，缓解由辣椒素或柠檬酸引起的咳嗽反射。临床研究也发现，在不同类型咳嗽患者的鼻灌洗液、痰上清、支气管肺泡灌洗液及气道脱落细胞或黏膜活检标本中，发现神经肽含量不同程度的增高或表达增强并与咳嗽敏感性升高密切相关，经过治疗，咳嗽缓解后又可逐步恢复。利用辣椒素和柠檬酸等化学性刺激物进行咳嗽激发试验，其化学伤害信号刺激咳嗽感受器直接反映感觉神经末梢的敏感程度，当气道神经源性炎症存在的情况下其表现出来的敏感性则会增高。

（四）不同慢性咳嗽病因咳嗽敏感性的变化

不同疾病的咳嗽发病机制不一，其咳嗽敏感性也会存在差异。若存在明显气道神经源性炎症，咳嗽敏感性也会相应增高。目前国外研究比较一致肯定胃食管反流性咳嗽、感染后咳嗽、ACE 抑制剂相关性咳嗽及间质性肺疾病等慢性咳嗽病因的咳嗽敏感性增高明显。总体而言，不同咳嗽病因患者的咳嗽敏感性均较正常人显著增高，但以胃食管反流性咳嗽、感染后咳嗽最为明显，其咳嗽敏感性增高比例明显高于咳嗽变异性哮喘、嗜酸粒细胞性支气管炎和鼻后滴流综合征等病因。其他病因的咳嗽敏感性研究也有报道，但总体而言，由于与正常人存在一定的重叠，而且疾病间的差别有限，因此咳嗽敏感性测定在疾病鉴别诊断上的作用有限。

（五）存在的问题与展望

1. 咳嗽激发剂的不足　咳嗽反射的发生与多种气道感觉神经受体有关，其中瞬时受体电位（TRP）家族在咳嗽高敏感的发生发展过程中起重要作用，TRP 的亚型较多，而目前单一的化学激发剂不能激活所有受体。

2. 方法学标准待统一　目前咳嗽激发试验没有标准统一的操作规程，不同研究中心使用不同的方法，不同研究的可比性欠佳。另外，对于不同激发剂的咳嗽阈值的正常值仍未明确。咳嗽激发试验的标准规程及新的激发试验仍有待进一步探索。总之,通过咳嗽激发试验不仅可以评价咳嗽敏感性,还可以反映气道神经源性炎症的存在,有助于揭示疾病的发病机制。由于咳嗽敏感性增高是一系列疾病的共有特征,且与正常健康人群有一定的重叠,其在提示诊断方面价值受到限制。除了日本呼吸学会推荐以咳嗽敏感性增高作为变应性咳嗽与咳嗽变异性哮喘的鉴别诊断指标外,欧洲呼吸学会、美国胸科医师学会及中国咳嗽指南尚未推荐咳嗽敏感性测定作为咳嗽鉴别诊断的必要工具。

综上所述,虽然咳嗽敏感性测定对探讨咳嗽机制和病情评价有着重大意义。但迄今为止,咳嗽激发试验方法仍未统一。为此,欧洲呼吸学会、中华医学会及日本呼吸学会纷纷推出相应的咳嗽指南,以期规范咳嗽激发试验。相信在将来,随着咳嗽激发试验方法不断完善与规范,可望为评价咳嗽发挥重要作用。

(刘家兴　陈如冲)

附1:

中国《咳嗽的诊断与治疗指南》(2015)推荐咳嗽激发试验方法

通过雾化方式使受试者吸入一定量的辣椒素气雾溶胶颗粒,诱发其产生咳嗽,并以咳嗽次数作为咳嗽敏感性的指标。使用吸入后患者咳嗽 5 次的最低激发浓度(C5)来表示咳嗽的敏感性。

试剂配制:将辣椒素溶解于 Tween 80 液和 100% 乙醇中,再溶于 8ml 生理盐水,配成 0.01mol/L 原液。使用前用生理盐水进行倍比稀释,浓度为 1.95、3.9、7.8、15.6、31.2、62.5、125、250、500、1000μmol/L。

测定仪器:采用吸气触发的定量吸入装置。压缩空气流速为 0.11L/s,总输出量约为 160mg/min(以生理盐水作标准),单次吸入时间为 0.5 秒。嘱受试者由残气位缓慢吸气至肺总量位,在吸气上半段定量吸入辣椒素雾化溶液。

操作方法:①先吸入雾化生理盐水作为基础对照;②随后由最低浓度(1.95μmol/L)起吸入雾化辣椒素溶液,记录 30 秒内咳嗽的次数;若不能达到 C5 标准,再进行下一个浓度的吸入,每次递增浓度 1 倍;③达到 C5 标准时终止试验,该浓度就是其咳嗽的阈值。如果浓度达到 1000μmol/L,受试者还没出现 C5 时,应终止试验,其阈值浓度记为 >1000μmol/L。若患者出现明显不适感时(如剧烈烧心、气促和呼吸困难等),也应立即终止试验。

注意事项。①试验所用的溶液须新鲜配制。②具有以下情况者不宜进行本试验:孕妇、哮喘急性发作、气胸、近期咯血及严重心脏疾病等患者。③在整个过程中受试者应处于平静呼吸状态。在吸入刺激物后不要进行说话等有可能会影响咳嗽的行为。

参 考 文 献

1. Fuller RW. Cough provocation Tests: Their Clinical Value. Pulm Pharmacol Ther, 2002, 15: 273-276.

2. Bickerman HA, Barach AL, Itkin S, et al. Experimental production of cough in human subjects induced by

citric acid aerosols. Preliminary studies on the evaluation of antitussive agents. Am J Med Sci, 1954, 228: 156-163.

3. Widdicombe J. Airway receptors. Respir Physiol, 2001, 125: 3-15.

4. Canning BJ, Mazzone SB, Meeker SN, et al. Identification of the tracheal and laryngeal afferent neurons mediating cough in anaesthetised guinea-pigs. J Physiol, 2004, 557: 543-558.

5. Redington AE, Morice AH. Acute and chronic cough. Boca Raton: Taylor & Francis, 2005.

6. Fujimura M, KamioY, Hashimoto T, et al. Cough receptor sensitivity and bronchial responsiveness in patients with only chronic nonproductive cough: in view of effect of bronchodilator therapy. J Asthma, 1994, 31: 463-472.

7. Kopec SE, DeBellis RJ, Irwin RS. Chemical analysis of freshly prepared and stored capsaicin solutions: implications for tussigenic challenges. Pulm Pharmacol Ther, 2002, 15: 529-534.

8. 陈如冲，赖克方，刘春丽，等. 辣椒素咳嗽激发试验方法的建立及其安全性评价. 中华结核和呼吸杂志，2005, 28: 751-754.

9. Midgren B, Hansson L, Karlsson JA, et al. Capsaicin-induced cough in humans. Am Rev Respir Dis, 1992, 146: 347-351.

10. 中华医学会呼吸病学分会哮喘学组. 咳嗽的诊断与治疗指南（2015）. 中华结核和呼吸杂志，2016, 39: 323-354.

11. Dicpinigaitis PV. Experimentally induced cough. Pulm Pharmacol Ther, 2007, 20: 319-324.

12. Morice AH, Fontana GA, Belvisi MG, et al. ERS guidelines on the assessment of cough. Eur Respir J, 2007, 29: 1256-1276.

13. Fujimura M, Kamio Y, Myou S, et al. Effect of oral mexiletine on the cough response to capsaicin and tartaric acid. Thorax, 2000, 55: 126-128.

14. Nejla S, Fujimura M, Kamio Y. Comparison between tidal breathing and dosimeter methods in assessing cough receptor sensitivity to capsaicin. Respirology, 2000, 5: 337-342.

15. Pounsford JC, Saunders KB. Diurnal variation and adaptation of the cough response to citric acid in normal subjects. Thorax, 1985, 40: 657-661.

16. Fujimura M, Sakamoto S, Kamio Y, et al. Effect of inhaled procaterol on cough receptor sensitivity to capsaicin in patients with asthma or chronic bronchitis and in normal subjects. Thorax, 1993, 48: 615-618.

17. Minoguchi H, Minoguchi K, Tanaka A, et al. Cough receptor sensitivity to capsaicin does not change after allergen bronchoprovocation in allergic asthma. Thorax, 2003, 58: 19-22.

18. Hargreaves MR, Benson MK. Inhaled sodium cromoglycate in angiotensin-converting enzyme inhibitor cough. Lancet, 1995, 345: 13-16.

19. Choudry NB, Fuller RW, Anderson N, et al. Separation of cough and reflex bronchoconstriction by inhaled local anaesthetics. Eur Respir J, 1990, 3: 579-583.

20. Dicpinigaitis PV. Short and long term reproducibility of capsaicin cough challenge testing. Pulm Pharmacol Ther, 2003, 16: 61-65.

第
五
章

21. Dicpinigaitis PV, Alva RV. Safety of capsaicincoughchallenge testing. Chest, 2005, 128: 196-202.

22. Morice AH, HigginsKS, Yeo WW. Adaptation of cough reflex with different types of stimulation. Eur Respir J, 1992, 5: 841-847.

23. Nieto L, de Diego A, Perpina M, et al. Cough reflex testing with inhaled capsaicin in the study of chronic cough. Respir Med, 2003, 97: 393-400.

24. Katsumata U, Sekizawa K, Ebihara T, et al. Aging effects on cough reflex. Chest, 1995, 107: 290-291.

25. Newnham DM, Hamilton SJ. Sensitivity of the cough reflex in young and elderly subjects. Age and Ageing, 1997, 26: 185-188.

26. Millqvist E, Bende M. Capsaicin cough sensitivity is decreased in smokers. Respir Med, 2001, 95: 19-21.

27. Dicpinigaitis PV. Cough reflex sensitivity in cigarette smokers. Chest, 2003, 123: 685-688.

28. Lalloo UG. The cough reflex and the "healthy smoker". Chest, 2003, 123: 660-662.

29. Fujimura M, Kasahara K, Kamio Y, et al. Female gender as a determinant of cough threshold to inhaled capsaicin. Eur Respir J, 1996, 9: 1624-1626.

30. Dicpinigaitis PV, Rauf K. The influence of gender on cough reflex sensitivity. Chest, 1998, 113: 1319-1321.

31. Fujimura M, Sakamoto S, Kamio Y, et al. Sex difference in the inhaled tartaric acid cough threshold in non-atopic healthy subjects. Thorax, 1990, 45: 633-634.

32. Kastelik JA, Thompson RH, Aziz I, et al. Sex-related differences in cough reflex sensitivity in patients with chronic cough. Am J Respir Crit Care Med, 2002, 166: 961-964.

33. Dicpinigaitis PV, Allusson VRC, Baldanti A, et al. Ethnic and gender differences in cough reflex sensitivity. Respiration, 2001, 68: 480-482.

34. Mukae S, Aoki S, Itoh S, et al. Bradykinin B2 receptor gene polymorphism is associated with angiotensin-converting enzyme inhibitor-related cough. Hypertension, 2000, 36: 127-131.

35. Yeo WW, Chadwick IG, Kraskiewicz M, et al. Resolution of ACE inhibitor cough: changes in subjective cough and responses to inhaled capsaicin, intradermal bradykinin and substance-P. Br J Clin Pharmacol, 1995, 40: 423-429.

36. Lee SC, Park SW, Kim DK, et al. Iron supplementation inhibits cough associated with ACE inhibitors. Hypertension, 2001, 38: 166-170.

37. Reynolds SM, Mackenzie AJ, Spina D, et al. The pharmacology of cough. Trends Pharmacol Sci, 2004, 25: 569-576.

38. Eccles R. The powerful placebo in cough studies? Pulm Pharmacol Ther, 2002, 15: 303-308.

39. Rostami-Hodjegan A, Abdul-Manap R, Wright CE, et al. The placebo response to citric acid-induced cough: pharmacodynamics and gender differences. Pulm Pharmacol Ther, 2001, 14: 315-319.

40. Dicpinigaitis PV, Dobkin JB, Reichel J. Antitussive effect of the leukotriene receptor antagonist zafirlukast in subjects with cough variant asthma. J Asthma, 2002, 39: 291-297.

41. Freestone C, Eccles R. Assessment of the antitussive efficacy of codeine in cough associated with the common cold. J Pharm Pharmacol, 1997, 49: 1045-1049.

42. Addington WR，Stephens RE，Widdicombe JG，et al. Effect of stroke location on the laryngeal cough reflex and pneumonia risk. Cough，2005，1：4.

43. Ebihara S，Saito H，Kanda A，et al. Impaired efficacy of cough in patients with Parkinson disease. Chest，2003，124：1009-1015.

44. Niimi A，Matsumoto H，Ueda T，et al. Impaired cough reflex in patients with recurrent Pneumonia. Thorax，2003，58：152-153.

45. 刘春丽，赖克方，陈如冲，等. 胃食管反流性咳嗽患者气道黏膜与分泌物中神经肽含量的变化. 中华结核和呼吸杂志，2005，28：520-524.

46. Benini L，Ferrari M，Sembenini C，et al. Cough threshold in reflux oesophagitis：influence of acid and of laryngeal and oesophageal damage. Gut，2000，46：762-767.

47. 陈如冲，刘春丽，罗炜，等. 感冒后咳嗽患者的咳嗽敏感性及气道神经源性炎症改变. 中国实用内科杂志，2007，27：674-677.

48. Fujimura M，Ogawa H，Nishizawa Y，et al. Comparison of atopic cough with cough variant asthma：is atopic cough a precursor of asthma？ Thorax，2003，58：14-18.

49. Doherty MJ，Mister R，Pearson MG，et al. Capsaicin induced cough in cryptogenic fibrosing alveolitis. Thorax，2000，55：1028-1032.

50. Hope-Gill BD，Hilldrup S，Davies C. A study of the cough reflexin idiopathic pulmonary fibrosis. Am J Respir Crit Care Med，2003，168：995-1002.

51. Eccles R，Lee PC. Cough induced by airway vibration as a model of airway hyperreactivity in patients with acute upper respiratory tract infection. Pulm Pharmacol Ther，2004，17：337-342.

52. Jones RM，Hilldrup S，Hope-Gill BD，et al. Mechanical induction of cough in Idiopathic Pulmonary Fibrosis. Cough，2011，7：2.

53. Kamimura M，Mouri A，Takayama K，et al. Cough challenge tests involving mechanical stimulation of the cervical trachea in patients with cough as a leading symptom. Respirology，2010，15：1244-1251.

54. Tekdemir I，Aslan A，Elhan A. A clinico-anatomic study of the auricular branch of the vagus nerve and Arnold's ear-cough reflex. Surg Radiol Anat，1998，20：253-257.

55. Gupta D，Verma S，Vishwakarma SK. Anatomic basis of Arnold's ear-cough reflex. Surg Radiol Anat，1986，8：217-220.

56. Bloustine S，Langston L，Miller T. Ear-cough（Arnold's）reflex. Ann Otol Rhinol Laryngol，1976，85：406-407.

57. Ryan NM，Gibson PG，Birring SS. Arnold's nerve cough reflex：evidence for chronic cough as a sensory vagal neuropathy. J Thorac Dis，2014，6：S748-S752.

58. 陈鸣宇，王希振，王鹏磊，等. 肉桂醛与辣椒素两种咳嗽激发试验差异初步探讨. 广东医学，2014，02：262-265.

59. 陈鸣宇，王鹏磊，王希振，等. 肉桂醛咳嗽激发试验方法的建立及评价. 国际呼吸杂志，2014，34：1010-1013.

第五章

60. Hilton EC，Baverel PG，Woodcock A，et al. Pharmacodynamic modeling of cough responses to capsaicin inhalation calls into question the utility of the C5 end point. J Allergy Clin Immunol，2013，132：847-855.

61. Dicpinigaitis PV，Rhoton WA，Bhat R，et al. Investigation of the urge-to-cough sensation in healthy volunteers. Respirology，2012，17：337-341.

62. 陈如冲，罗炜，刘春丽，等. 国人辣椒素咳嗽敏感性正常参考值初探. 国际呼吸杂志，2013，33：1334-1337.

63. Wise PM，Mennella JA，Finkbeiner S. Impaired cough sensitivity in children of smokers. Nicotine Tob Res，2013，15：603-607.

64. Dicpinigaitis PV，Lee CA，Dicpinigaitis AJ，et al. Effect of e-Cigarette Use on Cough Reflex Sensitivity. Chest，2016，149：161-165.

65. Wise PM，Breslin PA，Dalton P. Sweet taste and menthol increase cough reflex thresholds. Pulm Pharmacol Ther，2012，25：236-241.

66. Willis DN，Liu B，Ha MA，et al. Menthol attenuates respiratory irritation responses to multiple cigarette smoke irritants. FASEB J，2011，25：4434-4444.

67. Ternesten-Hasseus E，Johansson EL，Millqvist E. Cough reduction using capsaicin. Respir Med，2015，109：27-37.

68. Morice AH，Millqvist E，Belvisi MG，et al. Expert opinion on the cough hypersensitivity syndrome in respiratory medicine. Eur Respir J，2014，44：1132-1148.

第三节　诱导痰细胞学检查

一、概述

诱导痰检测（induced sputum，IS）是通过雾化吸入高渗盐水或其他诱导物，促使受检者产生并排出痰液，以对气道分泌物的细胞及其他液相成分进行分析研究的检测方法。近年来，这种检测技术已逐渐成熟，并被广泛应用。

痰液检查已有100多年的历史，最初人们利用患者自然咳出的痰液进行肺部感染的病原学诊断与肺部肿瘤的细胞学检查，但自然咳出的痰标本常存在质量不佳、缺少呼吸道深部分泌物等缺点，而且痰液的细胞、杂质聚集成团，混杂于黏液中不易被识别。而且有较大比例的患者无法自然咳痰或痰量不足，使得痰液检查分析的应用受到了限制。

1958年Bickerman等首次建立了诱导痰方法，通过高渗盐水雾化，促进患者排痰，咳痰的成功率、痰标本的质和量均获得提升，从而提高了肺部肿瘤患者癌细胞的检出率。1992年，Pin等首次将诱导痰技术应用于哮喘气道炎症的研究，并通过二硫苏糖醇等黏液裂解剂对痰标本进行处理，消除黏液对细胞的影响。由于诱导痰细胞学检查能客观地反映气道炎症的类型和程度，与气道活检的病理特征基本一致，且具有无创、准确和重复性较好等优点，随后也在慢性阻塞性肺疾病、慢性咳嗽和肺间质纤维化等疾病的临床研究中得到进一步应用，分析项目也从单一的细胞和病原体等有形成分的检查发展为细胞因子、炎症介质等液相成分的检测。近年来，越来越多的研究利用诱导痰技术在多种呼吸道疾病的发病机制、诊断、治疗及预后观察等方面开展研究，逐渐扩大该技术的应用范围。本文主要阐述诱导痰细胞学检查技术的方法学及临床应用。

二、方法学

（一）诱导物

1. 高渗盐水　高渗盐水是最常用的诱导物，浓度多为 3% 或 4.5%，具有较高的诱导成功率和安全性。高渗盐水的诱导机制包括：①盐水造成气道渗透压增高，导致血管通透性升高，气道内水分外渗；②刺激黏液腺分泌增加；③刺激气道纤毛加速摆动，促进排痰；④刺激咳嗽反射，排出痰液。

2. 生理盐水　生理盐水主要用于中、重度哮喘和 COPD 等肺通气功能情况较差的患者和年龄较小的儿童，具有较高的安全性。

（二）仪器设备、试剂与药物

1. 设备　设备包括雾化用的超声波雾化器等雾化源、标本处理用的电子天平、水浴箱、振荡器、离心机、细胞涂片机、光学显微镜和移液器等。另外，应急抢救设备如氧气驱动雾化吸入装置、血氧饱和度监测仪、肺流量计或峰流速仪等也应配置。

超声波雾化器的雾化功率、气流速度及雾化颗粒大小等参数均较压缩空气雾化器和氧气驱动雾化吸入装置更适合于进行痰诱导，为首选的雾化源。

（1）雾化气体流速：过低或过高的雾化气体流速都将影响诱导的成功率，1ml/min 的雾化流速可获得较高的诱导成功率。

（2）雾化颗粒：雾化颗粒在气道中的沉积部位主要取决于颗粒的直径大小，<1μm 的颗粒沉积在肺泡内或随呼出气排出，1～5μm 的颗粒主要沉积在下呼吸道，5～10μm 的颗粒则大部分沉积于上呼吸道和大气道，而 >10μm 的颗粒几乎全部沉积于口咽部。压缩雾化器产生的大部分颗粒，直径小于 5μm，而超声波雾化器的颗粒直径则多超过 5μm。由于痰液主要来自大气道，因此超声波雾化器的诱导效率高于压缩雾化器。

（3）雾化时间：高渗盐水雾化可引起气道管腔内渗透压升高，导致气道平滑肌收缩，一般患者在雾化 7～10 分钟后即可尝试主动咳痰。肺通气功能情况较差的高风险患者可先尝试雾化 0.5～1 分钟，无不良反应发生，可逐步增加雾化时间至 3～5 分钟。雾化过程中，如 FEV_1 下降不超过 20% 或无不良反应，可继续进行雾化诱导，但总的雾化时间应控制在 30 分钟。

2. 裂解剂　痰液中的病原微生物、炎症细胞及气道上皮细胞等成分，被黏液中的酸性糖蛋白形成的凝胶网包裹在内，聚集成团，无法准确辨识。因此需要利用裂解剂对痰标本进行预处理。二硫苏糖醇（dithiothreitol，DTT）是最常用的裂解剂，能破坏痰液中的糖蛋白二硫键，液化痰液，使细胞均匀分布，却不影响细胞的形态和微生物群，与未经裂解的痰液相比，能显著提高细胞总数和细胞涂片的质量。DTT 具有一定的氧化 - 还原活性，液化痰液的同时，也会断裂炎症介质或抗体蛋白的二硫键，改变其分子空间构象从而影响抗原抗体结合，降低某些可溶性介质的测定结果。

3. 药物　由于高渗盐水雾化能引起哮喘患者气道收缩，降低诱导的安全性和成功率，因此诱导前吸入沙丁胺醇或其他短效 β2 激动剂是必要的预防措施。用量为 200～400μg。为防止患者哮喘急性发作，异丙托溴铵气雾剂、普米克令舒雾化液和可必特雾化液等抢救用药物也应配备好。

（三）雾化方法

可采用单一浓度的盐水（3% 或 4.5%）进行超声雾化，或在雾化过程中依次递增雾化吸入盐水的浓度，递增梯度常采用 3%、4%、5% 或 3%、5%、7%。我们的研究显示，单一法和梯度法的诱导成功率相近，咳出的痰量、痰炎症细胞总数和鳞状上皮细胞比例亦无显著差异，但梯度法诱导后患者的呼气峰值流量（peak expiratory flow，PEF）及 SpO_2 均出现显著下降，因此应更注意安全性问题，雾化时间控制在 30 分钟以内。

（四）诱导程序

在 Pin 和 Fahy 两种方案的基础上，痰诱导程序经过发展和改进，现已基本成熟。我国的《咳嗽的诊断与治疗指南》中介绍了高渗盐水诱导痰检测方法，欧洲呼吸学会 Task Force 小组在 2002 年也发布了高渗盐水雾化痰诱导的推荐方案。

1. 国内推荐方案

（1）单一浓度法：①诱导前 10 分钟让患者吸入沙丁胺醇 400μg；②10 分钟后清水漱口、擤鼻；③高渗盐水雾化吸入 10 分钟，漱口、擤鼻后主动用力咳痰至培养皿；④若患者无痰或痰量不足则重复步骤③，直至咳出足量合格痰标本或雾化总时间达 30 分钟时均终止雾化。

（2）梯度浓度法：①诱导前 10 分钟让患者吸入沙丁胺醇 400μg；②10 分钟后清水漱口、擤鼻；③3% 高渗盐水雾化吸入 15 分钟，漱口、擤鼻后主动用力咳痰至培养皿；④若患者无痰或痰量不足则换用 4% 高渗盐水继续雾化 7 分钟；⑤若患者无痰或痰量不足则换用 5% 高渗盐水继续雾化 7 分钟后终止诱导程序；⑥雾化期间如患者咳出足量合格痰标本或雾化总时间达 30 分钟时均终止雾化（图 5-3）。

2. 国外推荐方案

（1）低风险患者：①测定患者的 FEV_1；②吸入 200μg 沙丁胺醇；③10 分钟后再次测定 FEV_1 作为基础值；④雾化吸入已消毒的高渗盐水，可选择单一浓

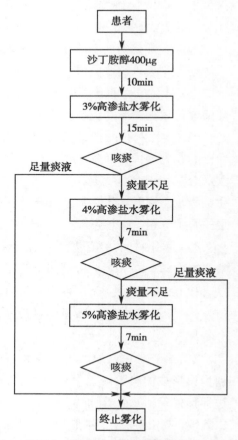

图 5-3　高渗盐水雾化痰诱导流程图

度（3% 或 4.5%）或梯度浓度（3%～4%～5%），流量为 1ml/min，吸入时间控制在 20 分钟内；⑤视患者病情严重程度不同，可以每 5 分钟测定 FEV_1，或在雾化开始后的第 1、4、5 分钟测定 FEV_1，其后每 5 分钟测定 FEV_1；⑥在雾化吸入期间，患者如出现不适或测得 FEV_1 与基础值相比，下降大于 20% 时，立即终止诱导；⑦鼓励患者于雾化吸入后第 5、10、15 和 20 分钟用力咳出深部的痰或迫切需要咳痰时进行。

（2）高风险患者：若为重症哮喘等高危患者，先雾化吸入 0.9% 盐水 5 分钟，在第 30 秒、第 1 和 5 分钟测定 FEV_1，若无痰则改为吸入 3% 盐水 2 分钟，在第 30 秒、第 1 和 2 分钟测定 FEV_1，若仍未诱导出痰则吸入 4.5% 盐水 8 分钟，在第 30 秒、第 1、2、4 和 8 分钟测定 FEV_1，鼓励患者在第 4 和 8 分钟咳痰。

国内外的诱导程序基本相似，国外方案较强调在高渗盐水雾化过程中动态观察患者的肺通气情况以减少不良反应的发生。而国内的方案考虑到基层医疗单位的仪器设备条件不足和反复进行肺通气功能检测，可操作性不强等问题，因此没有将雾化间隔间的肺通气监测作为必须程序。但有条件的单位，可在雾化前后对高风险患者进行肺通气功能测定。

3. 注意事项

（1）高渗盐水雾化前，需了解患者的病史和症状，如有无呼吸困难、喘息等及肺功能情况，当 $FEV_1<40\%$ 时，需要谨慎考虑，对患者进行自然咳痰或行等渗水诱导。

（2）诱导过程中密切观察患者表现，如有无呼吸困难、喘息和过度通气等情况。

（3）雾化结束后，让患者静坐休息 10 分钟，确认无不良反应后方可离去。

（4）患者咳痰时要尽量减少唾液和鼻分泌物对痰标本的污染。

（5）患者进行手动拍背或采用振动排痰机协助患者咳痰也有很好的效果。

（6）相对独立及安静的雾化咳痰空间，清晰明确的雾化诱导指引，经验丰富的技术人员和患者的依从性均是诱导成功与否的重要因素。

（五）痰液处理

1. 痰标本选取　选取合格的标本是诱导痰细胞学检测的关键，选取标本时需用镊子从标本中挑选具有较多炎症细胞聚集的气道分泌物，剔除掉以鳞状上皮细胞为主的口腔分泌物。选取时最好能在显微镜观察下进行，如无显微镜，可在肉眼下挑选不透明、密度较大、成型的痰栓或小痰块。离体后的痰标本应尽快进行处理，如未能立即处理，暂时存放于 4℃ 环境中，但时间不要超过 3 小时，否则细胞形态会出现变化，从而影响细胞分类计数。

2. 痰液标本的合格标准　咳出的痰液是否合格，在进行处理前需有初步的判断，合格标准如下：

（1）Pin 标准：①肉眼观察和倒置显微镜检查，无痰栓者为 0；痰栓面积≤4.5mm×9mm 者为 1；痰栓直径 >4.5×9mm 者为 2；②口腔鳞状上皮细胞占有核细胞比例 >10% 者为 0 分；≤10% 者为 1 分；=0% 者为 2 分。以上两项之和如≥4 分，可认为痰标本是合格的；评分为 3 分可认为痰标本可使用；而评分≤2 分者，则认为痰标本不合格。

（2）Bartlet 标准：根据患者痰中镜下每个低倍视野的白细胞、口腔鳞状上皮细胞及黏液情况进行评分。标准为中性白细胞 >25 个为（++）；10～15 个为（+）；有黏液为（+）；口腔鳞状上皮细胞 10～25 个为（-）；>25 个为（--）。总分合计为 0 或 <0，提示标本已被唾液污染。总分为（+～+++），说明标本来自下呼吸道。

（3）其他：上述两项标准主要针对标本是否来自下呼吸道，对于标本的新鲜程度则没有涉及。由于新鲜的分泌物能更有效地反映气道即时情况，特别是痰液中可溶性物质水平的检测结果更加可信，因此可将反映分泌物新鲜程度的细胞存活率情况作为合格标准之一，通常细胞存活率应大于 70%。在痰量方面，量的多少应视检测项目的目的而定，一般要求痰标本量应 >0.5g。

3. 痰标本处理流程　与痰标本中加入痰液 2～4 倍体积的裂解剂（0.1% DTT）充分混合，使用巴氏吸管反复吹打数次，待痰液与裂解剂充分混合后，室温中水平振荡 10～15 分钟，37℃水浴可加速痰黏蛋白的裂解。痰液裂解完全后使用 48μm 滤纸或 300 目尼龙滤网过滤，去除未裂解完全的痰栓及其他杂质；滤液常温离心 2500 转 /min×10min，弃上清液后 PBS 重悬沉淀细胞，并进行细胞总数计数和细胞存活率测定。细胞悬液涂片，自然风干后固定，染液染色后进行细胞分类计数。

4. 染色方法　常用的染色方法包括瑞氏 - 姬姆萨复合染色法和苏木精 - 伊红（HE）染色法。瑞氏 - 姬姆萨复合染色法优点在于其多色性，各类细胞可呈现不同的着色，对于多种类细胞的鉴定和分类具有优势。HE 染色法的细胞染色的丰富性不如瑞氏 - 姬姆萨染色法，但对于嗜酸性粒细胞胞质中特征性的碱性蛋白颗粒的着色较特异，辨认效果较其他染色方法具有优势（见文末彩图 5-4）。

5. 痰细胞计数

（1）细胞总数计数：①将细胞悬液混匀后充入血细胞计数池内；②冲池后静待 30 秒；③高倍镜视野下依次计数血细胞计数板上四个角的四个大方格中非上皮细胞总数。计数时必须遵循一定方向逐格进行计数，按照数上不数下、数左不数右的原则，以免重复或遗漏。

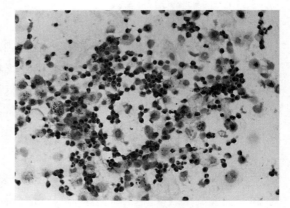

图 5-4　诱导痰细胞图片（HE×400）
其中胞质红染的细胞为嗜酸性粒细胞
（图片来源：广州呼吸健康研究院）

（2）细胞活力测定（台盼蓝拒染法）：①将 50μl 的细胞悬液与 50μl 的台盼蓝染液在微量试管中混匀；②在血细胞计数板上冲池后静待 30 秒；③高倍镜视野下观察 200 个细胞，计数活细胞数（未染色）和死细胞数（染成蓝色）的比例。染色后计数要尽快完成，否则，部分活细胞也会着色，干扰结果。

（3）细胞分类计数：由两位经过培训的熟练技术人员进行计数，高倍镜视野下对炎症细胞进行分类计数，并换算成百分比。计数时应尽量选取多个不同镜下视野，细胞计数量至少 400 个，可在一定程度上减少计数误差。

（4）新技术应用：近年，Vidal 利用流式细胞技术对痰液炎症细胞进行分类计数，结果显示流式技术与传统的人工镜下计数相比,中性粒细胞和嗜酸性粒细胞数量具有较好的一致性,而淋巴细胞的一致性较差。与传统方法相比,流式细胞术的优势在于检测的炎症细胞数量多,结果更接近于真值,但由于流式细胞检测术操作步骤较多,需时较长且试剂价格不菲,因此在临床上的应用受到限制。

6. 痰液处理注意事项

(1)痰液裂解的时间与温度:加入裂解剂的痰液在室温下 10～15 分钟可基本均匀化,比较浓的痰栓需适当增加裂解时间。由于在 37℃环境下水浴并适当地进行振荡能加快痰栓的裂解,临床检测推荐采用该方式。须注意的是痰液的炎症介质和细胞因子等蛋白物质容易受到裂解剂,温度的升高、处理时间较长和振荡剧烈等因素的影响,导致蛋白结构破坏或代谢加快,造成浓度变化。因此研究人员可针对待检物质的特性,避免使用裂解剂或在冰浴的环境下处理标本,以提高待检物质的检出率。

(2)离心与涂片:有条件的实验室可采用细胞离心涂片机进行涂片,推荐的细胞悬液浓度为 $1×10^6/ml$,需注意离心速度太低可能会导致淋巴细胞丢失,速度过高会导致细胞破裂。如果没有该设备的单位,可以采用手工涂片的方法,熟练的技术人员可使用移液枪吸取 40μl 细胞悬液在载玻片上直径 1cm 的圈内均匀涂布。一张好的细胞涂片必须厚薄适宜(单层细胞),细胞分布均匀,以便于镜下准确辨识。

三、方法学评价

(一)安全性

高渗盐水雾化会改变气道腔内局部渗透压,从而刺激患者气道平滑肌收缩,未完全控制的哮喘或中、重度 COPD 患者进行雾化时,可能会加重气道阻塞。但研究显示由熟练的技术人员严格按照操作规范进行诱导操作,轻度哮喘和 COPD 患者因盐水雾化所致 FEV_1 下降超过 20% 的患者仅为 8%,这些患者在诱导完成后吸入沙丁胺醇(200～400μg),FEV_1 在 30 分钟内均基本恢复到诱导前水平。即使是重症或难控制性哮喘患者进行痰诱导,也只有 22% 的患者 FEV_1 降低超过 15%。慢性咳嗽患者在诱导过程中的常见不良反应主要表现为恶心、呕吐、咽干、头晕、胸闷和轻微呼吸困难等不适,但症状较轻微,大多数患者均能耐受,且停止雾化后症状即可迅速缓解。高渗盐水雾化诱导存在一定的不良反应,但仍是一个安全的气道分泌物获取手段。

(二)重复性

由熟练的技术人员严格按照操作规范进行操作,在同一诱导程序的前提下,不同时间内,症状稳定的患者进行痰细胞分类和痰内可溶性介质检测,具有较高的重复性。需要注意的是,重复性高低还与两次诱导的间隔时间和炎症细胞种类存在相关性,48 小时内重复性较差,间隔 2 周取痰重复性良好,中性粒细胞、巨噬细胞和嗜酸性粒细胞的重复性较好,淋巴细胞的重复性较差。

(三)可行性

诱导痰与自然咳痰无论是在痰量、细胞计数,还是在非鳞状上皮细胞比例、细胞炎症介质水平上,都有着较好的一致性,反映出诱导痰在成分上与呼吸道自发性分泌物的相似性,说明以诱导痰细胞分类情况来反映气道炎症情况具有可行性。另外,研究显示哮喘患者的诱导痰嗜酸性粒细胞数量与支气管肺泡灌洗液(BALF)、支气管冲洗(BW)及经支气管肺活检标本具有较好的符合率。但需要明确的是支气管肺泡灌洗液和支气管冲洗液主要反映肺亚段以下的外周气道分泌物的情况。相对上述两者而言,诱导痰更大程度地代表了大气道的分泌物而非肺泡等外周气道分泌物。

四、诱导痰炎症细胞正常参考值范围

2000 年,Belda 和 Spanevello 率先发表诱导痰细胞学正常值的研究结果,近几年不同国家的相关结果也有陆续报道。研究结果显示,正常人的诱导痰细胞总数为$(2.1\sim4.8)\times10^6/g$,炎症细胞中主要以巨噬细胞(39.3%～71.3%)和中性粒细胞(21.7%～37.3%)为主,淋巴细胞(0.4%～3.0%)较少见,嗜酸性粒细胞(0%～0.3%)缺乏或数量极少。但不同地区的诱导痰细胞正常值,尤其是中性粒细胞比例方面存在一定的差异,究其原因可能与地域、受试者年龄及技术方法的差异有关系。我们的一项大样本研究显示国人的嗜酸性粒细胞比例参考值范围(95% 置信区间的上限值)为 0.0%～2.0%。但嗜酸性粒细胞比例随年龄增长而增加,60 岁以上老人的痰嗜酸性粒细胞比例最高,参考值范围为 0.0%～2.5%。因此将国人的诱导痰嗜酸性粒细胞比例的异常值定义为大于 2.5% 比较合适。

五、临床应用

气道炎症在支气管哮喘、COPD 和咳嗽等呼吸道疾病中扮演着重要的角色,而且是导致气道结构改变的主要因素之一。气道炎症的评估对于研究气道疾病的发病机制、诊治和疗效评估等多方面起着重要作用。气道黏膜活检组织的病理评估是气道炎症判断的金标准,但属于有创检查,患者依从性较差、价格高、难以重复进行等特点使其应用受到限制。近年来,诱导痰检测作为一种无创、安全和可靠的气道炎症评价方法正日益在临床应用上受到重视。

(一)慢性咳嗽

慢性咳嗽的病因复杂多样,但气道炎症是此类患者的共同特征。明确气道炎症类型对于慢性咳嗽病因诊断十分重要,同时明确区分对激素敏感的嗜酸粒细胞性气道疾病引起的咳嗽和对激素不敏感的非嗜酸粒细胞性咳嗽对临床治疗很关键。我国制定的《咳嗽的诊断与治疗指南(2015)》亦将诱导痰细胞分类检查作为慢性咳嗽诊断流程中的一线检查手段。首先通过诱导痰 Eos 比例正常与否可以将慢性咳嗽主要病因分为两大类:①存在变应性气道炎症:嗜酸粒细胞性支气管炎(EB)、CVA、变应性鼻炎和变应性咽炎等;②无变应性气道炎症:胃食管反流性咳嗽和非变应性因素引起的上气道咳嗽综合征、慢性支气管炎和支气管扩张症等,从而协助病因诊断。其次,我国慢性咳嗽的主要病因 EB 的诊断主要依靠诱导痰细胞学检查,在排除其他嗜酸性粒细胞增多性疾病的基础上,痰 Eos≥2.5% 是目前确诊EB 的关键依据。

胃食管反流性咳嗽是慢性咳嗽常见病因之一,24 小时食管 pH 动态监测是诊断胃食管反流性疾病(GERD)的"金标准",但由于其有创性,患者的依从性较差。研究发现痰泡沫细胞可能与 GERD 存在相关性,可利用 Oil-red-O 染液对痰细胞进行染色,以染色颗粒占泡沫细胞面积的多寡作为脂质巨噬细胞指数(LMI)进行分析。但 LMI 因缺乏特异性,尚无法作为 GERD 有效的标志物,但被推荐作为吸入性肺炎疾病的判断依据之一。

（二）哮喘

1. 诊断与鉴别诊断　临床上,支气管哮喘诊断主要依靠临床症状和支气管激发试验。但由于 CVA 等特殊类型的哮喘患者缺乏喘息等特征性哮喘症状,且激发试验存在一定比例的假阴性和假阳性结果,部分临床医师认识不足,容易造成误诊。Smith 等将痰 Eos 和肺功能对疑似哮喘患者的诊断作用进行了评价,发现以诱导痰 Eos>3% 为标准,其敏感性、特异性分别为 86% 和 88%,阳性预计值和阴性预计值分别为 80% 和 92%。表明诱导痰 Eos 计数对诊断支气管哮喘具有较高参考价值。

2. 判断病情及治疗监测　哮喘的症状、可逆的气流受限和气道高反应性均与气道炎症密切相关。诱导痰细胞检查能反映哮喘气道炎症严重程度,有助于临床医师对哮喘气道炎症严重程度进行监测,并指导临床用药。Green 等评价了痰 Eos 指导哮喘用药的作用,发现与传统的以临床症状和肺功能为依据的哮喘治疗指南评价疗效及调整用药组相比,单纯以气道炎症指标(痰 Eos>3%)作为判断哮喘是否得到控制及增加抗炎药物的标准的哮喘患者在 1 年随访中哮喘发作次数、口服激素使用次数、急性发作需要雾化吸入支气管扩张药的次数及需要住院的次数均显著降低,而且痰 Eos 不高的患者,糖皮质激素治疗反应较差,提示痰 Eos 比例可用于预测激素治疗的效果。该研究表明根据哮喘患者的气道炎症情况(痰 Eos 比例)调整抗炎药物剂量可取得更好的疗效且对于评价哮喘严重程度也有一定帮助。

3. 哮喘发作评估　控制哮喘发作是哮喘管理最重要的目标,在临床症状和肺通气下降前即预测病情发作意义非同寻常。研究发现,在变应性哮喘及职业性哮喘患者,诱导痰 Eos 的变化先于肺功能(气道高反应性和 FEV_1)的变化,Eos 浸润通常与哮喘急性发作有关,在哮喘症状发作前数周,痰中已有 Eos 浸润,相反激素治疗后诱导痰 Eos 降低迟于临床症状的改善。结果提示对于非重度哮喘,诱导痰 Eos 增高常提示病情控制不佳;对于中重度哮喘患者诱导痰 Eos 可以作为吸入激素减量过程中哮喘未控制或病情复发的标志;对于症状控制的哮喘患者,连续监测痰 Eos 对判断疾病复发或活动可能有指导作用。

4. 哮喘的炎症表型　近年发现,哮喘根据其气道炎症特征(痰中性粒细胞和嗜酸性粒细胞的比例)可分成嗜酸性粒细胞型、中性粒细胞型、混合细胞型和寡细胞型四个不同的表型(phenotypes)。明确其表型特征有助于确定哮喘所涉及的主要机制和临床表现的具体模式,从而能更好地对其进行评估并指导治疗。

（三）慢性阻塞性肺疾病

中性粒细胞在慢性支气管炎和 COPD 患者气道炎症的发生和发展中起着重要作用。研究发现,COPD 患者的诱导痰中性粒细胞比例与其严重程度分级呈正相关,痰中性粒细胞在 COPD 发病机制中的作用有待进一步探讨。另一方面,研究发现 20%~40% 的 COPD 患者痰液中伴有 Eos 增多的情况，提示此类患者加用激素治疗具有良好的反应。COPD 急性发作的诱因不同，其气道炎症类型也存在变化，可能是中性粒细胞气道炎症、嗜酸粒细胞性气道炎症或两者兼而有之，因此可以通过诱导痰检测明确气道炎症类型，指导治疗用药。

（四）其他

通过诱导痰细胞学检查可使癌细胞检查阳性率显著增高，甚至是一些早期肺部肿瘤的唯一诊断方法。据报道，特发性肺间质纤维化患者痰中性粒细胞和嗜酸性粒细胞均有不同程度的增高，但诱导痰结果主要反映中央及邻近中央气道的炎症情况，而对于肺间质病的淋巴肺泡炎的研究，其作用较为局限。

六、存在问题与展望

诱导痰检测技术作为一种检测手段，有其明显的优势和潜能，但也存在一些问题。雾化用盐水和唾液对不同标本的稀释度存在差异，或在测定痰液上清炎症介质时，DTT、蛋白酶或其他未知成分的复合物对免疫测定或其他检测程序的潜在干扰因素都会影响结果的可靠性，而且痰液中可溶性介质的正常范围尚未统一。另外，痰液存放时间短，不能留待批量处理，诱导和处理过程手工步骤多、耗时较长等都是影响该方法作为常规检测项目的不利因素。随着本技术的广泛开展和深入研究，如何延长痰液的存放时间、简化处理程序和缩短处理时间是目前急待解决的技术问题。此外，不同单位的标本处理方案不尽相同，将导致痰液介质结果存在差异，影响研究资料的可比性。为此，我国《咳嗽的诊断与治疗指南（2015）》的附件专门介绍了诱导痰技术的诱导及处理程序，以进一步规范和推广诱导痰细胞学检查。

（罗　炜　陈桥丽）

参 考 文 献

1. Bickerman HA，Sproul EE，Barach AL. An aerosol method of producing bronchial secretions in human subjects：a clinical technique for the detection of lung cancer. Dis Chest，1958，33：347-362.

2. Pin I，Gibson PG，Kolendowicz R，et al. Use of induced sputum cell counts to investigate airway inflammation in asthma. Thorax，1992，47：25-29.

3. Gibson PG，Girgis-Gabardo A，Morris MM，et al. Cellular characteristics of sputum from patients with asthma and chronic bronchitis. Thorax. 1989，44：693-699.

4. Joos GF，O'Connor B，Anderson SD，et al. Indirect airway challenges. Eur Respir J，2003，21：1050-1068.

5. Tamaoki J，Kondo M，Kuroda H，et al. Validity and Safety of Sputum Induction by Inhaled Uridine 5'-Triphosphate. Am J Respir Crit Care Med，2001，164：378-381.

6. Phipps PR，Gonda I，Anderson SD，et al. Regional deposition of saline aerosols of different tonicities in normal and asthmatic subjects. Eur Respir J，1994，7：1474-1482.

7. Holz O，Jörres RA，Koschyk S，et al. Changesinsputumcompositionduringsputum induction in healthy and asthmatic subjects. Clin Exp Allergy，1998，28：284-292.

8. Gershman NH，Liu H，Wong HH，et al. Fractional analysis of sequential induced sputum samples during sputum induction：evidence that induced by different lung compartments are sampled at different time points. J Allergy Clin Immunol，1999，104：322-328.

9. Jatakanon A，Lim S，Chung KF，et al. An inhaled steroid improves markers of airway inflammation in patients with mild asthma. Eur Respir J，1998，12：1084-1088.

10. Cleland WW. Dithiothreitol, a new protective reagent for SH groups. Biochemistry，1964，3：480-482.

11. Wooten OJ，Dulfano MJ. Improved homogenizationtechniques for sputum cytology counts. Ann Allergy，1978，41：150-154.

12. Kelly MM，Keatings V，Leigh R，et al. Analysis of fluid-phase mediators. Eur Respir J，2002，37：24S-39S.

13. Louis R，Shute J，Goldring K，et al. The effect of processing on inflammatory markers in induced sputum. Eur Respir J，1999，13：660-667.

14. Popov TA，Pizzichini MM，Pizzichini E，et al. Some technical factors influencing the induction of sputum of different tonicities in normal and asthmatic for cell analysis. Eur Respir J，1995，8：559-565.

15. Vidal S，Bellido-Casado J，Granel C，et al. Flow cytometry analysis of leukocytes in induced sputum from asthmatic patients. Immunobiology，2012，217：692-697.

16. Paggiaro PL，Chanez P，Holz O，et al. Sputum induction. Eur Respir J Suppl，2002，37：3S-8S.

17. 中华医学会呼吸病学分会哮喘学组. 咳嗽的诊断与治疗指南（2015）. 中华结核和呼吸杂志，2016，39：323-354.

18. Fahy JV，Liu J，Wong H，et al. Cellular and biochemical analysis of induced sputum from asthmatic and from healthy subjects. Am Rev Respir Dis，1993，147：1126-1131.

19. Spanevello A，BeghéB，Bianchi A，et al. Comparison of two methods of processing induced sputum：selected versus entire sputum. Am J Respir Crit Care Med，1998，157：665-668.

20. Gershman NH，Wong HH，Liu JT，et al. Comparison of two methods of collecting inducedsputum in asthmatic subjects. Eur Respir J，1996，9：2448-2453.

21. Spanevello A，Confalonieri M，Sulotto F，et al. Induced sputum cellularity. Reference values and distribution in normal volunteers. Am J Respir Crit Care Med，2000，162：1172-1174.

22. Belda J，Leigh R，Parameswaran K，et al. Induced sputum cell counts in healthy adults. Am J Respir Crit Care Med，2000，161：475-478.

23. Veras TN，Pizzichini E，Steidle LJ，et al. Cellular composition of induced sputum in healthy adults. J Bras Pneumol，2011，37：348-353.

24. Davidson WJ，The S，Leigh R. Establishing a normal range for induced sputum cell counts in Western Canada. Can Respir J，2013，20：424-425.

25. Kim MY，Jo EJ，Lee SE，et al. Reference ranges for induced sputum eosinophil counts in Korean adult population. Asia Pac Allergy，2014，4：149-155.

26. Thomas RA，Green RH，Brightling CE，et al. The influence of age on induced sputum differential cell counts in normal subjects. Chest，2004，126：1811-1814.

27. Chen DH, Zhong GY, Luo W, et al. Reference values of induced sputum cytology in healthy children in guangzhou, southern china. Pediatrics, 2013, 131: e518-524.

28. Luo W, Chen Q, Chen R, et al. Reference value of induced sputum cell counts and its relationship with age in healthy adults in Guangzhou, Southern China. Clin Respir J, 2018, 12: 1160-1165.

29. Vlachos-Mayer H, Leigh R, Sharon RF, et al. Success and safety of sputum induction in the clinical setting. Eur Respir J, 2000, 16: 997-1000.

30. Fahy JV, Boushey HA, Lazarus SC, et al. Safety and reproducibility of sputum induction in asthmatic subjects in a multicenter study. Am J Respir Crit Care Med, 2001, 163: 1470-1475.

31. Purokivi M, Randell J, Hirvonen MR, et al. Reproducibility of measurements of exhaled NO, and cell count and cytokine concentrations in induced sputum. Eur Respir J, 2000, 16: 242-246.

32. Kim CK, Kim JT, Kang H, et al. Sputum eosinophilia in cough-variant asthma as a predictor of the subsequent development of classic asthma. Clin Exp Allergy, 2003, 33: 1409-1414.

33. Deykin A, Lazarus SC, Fahy JV, et al. Sputum eosinophil counts predict asthma control after discontinuation of inhaled corticosteroids. J Allergy Clin Immunol, 2005, 115: 720-727.

34. Fujimoto K, Yamaguchi S, Urushibata K, et al. Sputum eosinophilia and bronchial responsiveness in patients with chronic non-productive cough responsive to anti-asthma therapy. Respirology, 2003, 8: 168-174.

35. Bacci E, Cianchetti S, Bartoli M, et al. Low sputum eosinophils predict the lack of response to beclomethasone in symptomatic asthmatic patients. Chest, 2006, 129: 565-572.

36. 蒋轶文, 白羽, 王凡. 诱导痰技术及其在职业性哮喘中的应用. 中华劳动卫生职业病杂志, 2005, 23: 80-82.

37. Simpson JL, Scott R, Boyle MJ, et al. Inflammatory subtypes in asthma: assessment and identification using induced sputum. Respirology, 2006, 11: 54-61.

38. 罗炜, 陈如冲, 刘春丽, 等. 诱导痰细胞学检查在慢性咳嗽病因诊断中的应用. 中华检验医学杂志, 2007, 30: 280-283.

39. Gibeon D, Zhu J, Sogbesan A, et al. Lipid-laden bronchoalveolar macrophages in asthma and chronic cough. Respir Med, 2014, 108: 71-77.

40. Peleman RA, RytiläPH, Kips JC, et al. The cellular composition of induced sputum in chronic obstructive pulmonary disease. Eur Respir J, 1999, 13: 839-843.

41. Fireman E, Lerman Y. Possible future of induced sputum in interstitial lung disease. Eur Respir J, 2000, 15: 240-242.

第四节　呼出气一氧化氮检测

一、概述

一氧化氮（nitric oxide, NO）是生物体内的重要信号分子和生物介质, 具有扩张血管、扩张支气管、传递神经信息和免疫调控等作用，因此在肺部生物学的各个方面都扮演着重要角色，并且与肺部疾病的病理生理有密切关系。人体的呼出气中存在内源性一氧化氮（fractional exhaled nitric oxide，FeNO）的报道最早见于 1991 年。FeNO 概念提出后，陆续有研究发现哮喘患者的 FeNO 水平增高，经激素治疗后可显著降低，随之 FeNO 在哮喘等慢性气道炎症性疾病诊治中的作用日益备受关注。2005 年，美国胸科学会（ATS）联合欧洲胸科学会（ERS）制定了 FeNO 测定的技术标准，2011 年 ATS 颁布了 FeNO 的临床应用指南。FeNO 作为新型的气道炎症性标志物，与气道嗜酸粒细胞性炎症有较好的相关性，可以在一定程度上反映气道的嗜酸粒细胞性炎症水平，加之其操作方法简单、重复性较好，目前已广泛应用于临床疾病诊治工作。

二、FeNO 的合成代谢

人体内 NO 主要是经一氧化氮合酶（nitric oxide synthase，NOS）催化 L- 精氨酸氧化而生成，NOS 包括内皮型 NOS（endothelial nitric oxide synthase，eNOS）、诱导型 NOS（inducible nitric oxide synthase，iNOS）及神经源型 NOS（neural nitric oxide synthase，nNOS）。呼吸道中的 NO 主要来源于呼吸道上皮细胞，iNOS 在呼吸道上皮细胞内特异性表达，其活化在 FeNO 的生成中起主要作用。外部刺激或肺部炎症病变时，IL-4 及 IL-13 等 Th2 型前炎因子及介质可激活气道上皮中的 STAT6 信号通路，上调 iNOS 的表达，促进呼吸道上皮细胞 NO 的合成与释放。因此 FeNO 也被认为是气道黏膜 Th2 型炎症的标志物，反映 Th2 介导的气道炎症水平。

三、检测方法学

（一）检测原理

目前 FeNO 测定最常用的方法是化学发光法，主要根据 NO 与 O_3 反应生成 NO_2，并释放能量而发光这一原理来进行测定。该方法的灵敏度较高，可达百万分之一级别（1ppb），检出下限为 5ppb。

（二）检测设备

仪器的检测方式包括在线检测及离线检测两种，在线检测能即时反馈与评估，目前临床应用尤其是成人多采用此方式，但对测量规范有严格要求。离线检测可不受检测仪器地点影响，多人同时取样，提高效率，但结果非即时且存在误差，多用于儿童检测。

（三）检测流程

测定流程严格参照（ATS/ERS）FeNO 测定指南中的操作标准，成人采用在线测试的方式。开始检测前，进行仪器校正及室内环境检查（包括温度和湿度控制）。检测过程中，患者取坐位或站立位，需站直或坐直，头保持自然水平，先尽量呼气排空肺内气体，再用嘴含紧测定仪过滤器，深吸气，然后以平稳气流均匀呼气，流速控制为 50ml/s，时间为 10 秒，最后读取检测数值。输出结果的单位为 ppb（parts per billion，$1ppb=1\times10^{-9}mol/L$）。

对于儿童（<6 岁）受试者，因测定时达不到规定的呼气流速，通常采用离线检测的方

式。采用呼吸阻力呼气的方法，被检者通过一个接口管向特定的储存袋内缓慢呼气，在储存袋的颈部设置流动阻力（5cm 水压），以在呼气过程中升高被检者口咽压力，从而防止鼻腔内 NO 污染而影响检测结果。

注：FeNO 浓度具有流速依赖性，呼气流速过快会引起 FeNO 水平下降，过慢则导致 FeNO 水平相对升高，因此检测时需严格控制呼气流速，ATS/ERS 的 FeNO 测定指南中规定流速为 50ml/s。因支气管激发或舒张试验、高渗盐水雾化诱导痰检查等项目可引起气道收缩或舒张，改变气道表面积，从而对 FeNO 水平造成一定的影响情况，因此 FeNO 检测应优先于上述检查项目。

四、FeNO 正常值与影响因素

（一）正常值

ATS 关于 FeNO 的临床应用指南建议采用"临界值"而非正常"参考值"来解释增高或降低的 FeNO 水平，即建议综合考虑自身的一些影响因素。而目前国际通用的为 Taylor DR 等推荐的以 25ppb 作为 FeNO 正常水平的临界值，即<25ppb 视作正常水平，≥25ppb 视为 FeNO 水平增高。

（二）影响因素

1. 个体因素　FeNO 水平受多种因素的影响，包括个体内部和外部的因素。前者包括年龄、性别、身高和体重等。一项纳入 2200 例健康成人的调查研究显示，身高和特应征与 FeNO 水平正相关，儿童（<18 岁）的 FeNO 水平可随年龄和身高的增长而逐渐升高，但与性别和 BMI 无明显关系。成人男性 FeNO 水平可高于女性，>60 岁的人群 FeNO 水平则较年轻者高。无论是健康人还是哮喘患者，伴特应征者 FeNO 水平较高。

2. 外部因素

（1）吸烟：吸烟可降低个体的 FeNO 水平，且香烟的日消耗水平与 FeNO 的下降程度相关，但吸烟的哮喘患者，FeNO 水平仍高于正常水平。

（2）饮食：摄入富含硝酸盐食物，例如绿色蔬菜和莴苣可使其水平升高，且在摄入后 1~2 小时水平升至峰值。

（3）肺功能检查：无论是对于健康人还是哮喘患者，肺功能测定（支气管激发试验）可短暂性地降低 FeNO 水平，ATS/ERS 关于 FeNO 检测的临床操作指南中指出，应该在肺功能检测前行 FeNO 测定。

（4）环境因素：个体所处的外部环境的一些因素同样可影响个体的 FeNO 水平。如过敏原的暴露和空气污染可使哮喘患者的 FeNO 水平增高、鼻病毒感染可引起 FeNO 水平增高，运动后个体 FeNO 水平下降。

吸烟、鼻病毒感染及硝酸盐食物摄入为三个影响最大的因素。另外一些药物的使用，如皮质激素和白三烯调节剂可使 FeNO 水平降低。总体而言，FeNO 水平受多重因素不同程度的影响，因此研究者需根据研究目的综合分析，亦可通过多重回归进行因素校正，而临床应用中，医师需综合判断结果的意义。

五、临床应用

支气管哮喘、慢性阻塞性肺疾病和慢性咳嗽均可表现出慢性的气道炎症。气道炎症的评估对于病因的诊断、治疗的指导及病情的监测起着重要的作用。传统的气道炎症评估方法包括有创的经纤维支气管镜黏膜组织活检、支气管肺泡灌洗液细胞分类及无创的诱导痰细胞分类。其中，诱导痰细胞分类已成为临床最常用的气道炎症评估手段，但其操作技术要求较高、耗时费力，要实现全面推广，尤其是基层医院仍有一定的困难。而作为一种新型的气道炎症标志物，FeNO 亦可以反映气道炎症水平，尤其是嗜酸粒细胞性炎症。诸多研究也显示 FeNO 测定在慢性气道炎症性疾病诊治中发挥着一定的作用。同时该检测方法具备无创、操作简易、省时省力和重复性好的优点，易实现临床的推广实施。以下即介绍 FeNO 测定在哮喘、慢性咳嗽和 COPD 等几种常见呼吸道疾病中的临床应用。

（一）哮喘

1. 辅助诊断　支气管哮喘的诊断主要依靠临床表现和支气管激发或舒张试验。研究显示，哮喘患者的 FeNO 水平增高，FeNO 检测对于支气管哮喘的诊断具有一定的参考价值。因 FeNO 检测采取的呼气流速不一等原因，各研究关于 FeNO 诊断哮喘的临界值不等。Smith 等观察比较 FeNO 测定与传统方法诊断哮喘的价值，发现 FeNO>20ppb，其诊断哮喘的敏感性和阴性预计值分别为 88% 和 92%，综合其简单易行的优点，得出 FeNO 优于传统的哮喘诊断方法的结论。Berkman 等的研究显示 FeNO 诊断哮喘的敏感性和特异性分别为82.5% 和 88.9%，具有和支气管激发试验判断哮喘等同的价值。尽管如此，利用 FeNO 诊断哮喘也存在一定的漏诊率，一些非哮喘性的嗜酸粒细胞性气道疾病 FeNO 水平也可增高，而且影响 FeNO 水平的因素颇多，因此 2017 年 GINA 指南指出 FeNO 用于诊断或排除哮喘的作用尚有待确定。

2. 评估气道炎症　根据气道炎症水平，哮喘可分为中性粒细胞型、嗜酸粒细胞型、混合细胞型及寡细胞型，其中嗜酸粒细胞型和混合细胞型因典型的嗜酸粒细胞性炎症而对激素治疗效果佳。伴嗜酸粒细胞性炎症的哮喘患者 FeNO 水平显著增高，且 FeNO 与痰嗜酸性粒细胞百分比呈显著相关性，FeNO 对哮喘气道嗜酸粒细胞性炎症具有一定的预测价值。研究亦显示，FeNO 预测成人哮喘患者气道嗜酸粒细胞性炎症（痰 Eos%≥3%）的临界值从 10.45～41.0ppb 不等，敏感度和特异度分别为 0.66%（0.57%～0.75%）和 0.76%（0.65%～0.85%），预测的准确性为中度。2011 年 ATS 关于 FeNO 临床应用的指南指出，对于哮喘患者，FeNO 值>50ppb 提示存在嗜酸粒细胞性炎症及对激素治疗有效可能性极大（表 5-7）。同时 2017 年 GINA 指南指出，高水平的 FeNO 可作为激素治疗的敏感指标，但是初始低水平 FeNO 的哮喘或疑似哮喘患者不采取激素治疗的安全性如何，缺乏长期性的研究证实。

表 5-7 ATS 关于 FeNO 在哮喘气道炎症评估及激素治疗方面的推荐意见

FeNO<25ppb （儿童：FeNO<20ppb）	FeNO：25～50ppb （儿童：FeNO 20～35ppb）	FeNO>50ppb （儿童：FeNO>35ppb）
嗜酸粒细胞性气道炎症可能性小，吸入糖皮质激素（ICS）获益可能性小	需谨慎，结合临床判断，监测 FeNO 水平变化	嗜酸粒细胞性气道炎症可能性大，ICS 治疗可能获益

3. 指导治疗　FeNO 在一定程度上能反映哮喘患者的气道炎症情况，因此有助于识别出激素治疗有效的患者。哮喘患者吸入激素治疗后 FENO 水平下降，停止 ICS 治疗可再次升高。研究亦发现高水平的 FeNO 与高剂量 ICS 需求及依从性不佳显著相关，但是目前的研究结果显示 FeNO 指导哮喘治疗的作用仍存在争议。一方面，研究显示 FeNO 检测有助于指导哮喘治疗。Smith 等将 97 例接受吸入激素治疗的哮喘患者，随机分为 FeNO 指导 ICS 剂量调整组和传统指南指导 ICS 剂量调整组。随访 12 个月后发现，两组患者的肺功能与诱导痰 Eos% 水平无显著差异，但 FeNO 指导组患者 ICS 维持剂量显著低于指南指导组，年急性加重率亦降低，FeNO 监测可以指导哮喘患者用药，达到疾病控制。而另一方面，数个研究提示利用 FeNO 指导或辅助哮喘治疗，无明显获益。如 Shaw 等对 118 例哮喘患者进行 12 个月的随访观察发现，相比 BTS 指南指导治疗组，基于 FeNO 水平指导治疗不能减少哮喘急性加重和 ICS 使用，同时 Petsky 等的 meta 分析结果表明，基于 FeNO 水平的治疗策略对于哮喘结局无明显改善作用。2017 年更新的 GINA 指南对于基于 FeNO 指导哮喘治疗不作为推荐，但同时指出，目前的有关研究存在干预及 / 或对照设计及统计比较的相关问题，其结论令人质疑，因此 FeNO 在哮喘管理中的指导作用仍需设计更为严谨的研究提供证据。

4. 预测哮喘发作　FeNO 水平的变化与肺功能、气道反应性、痰嗜酸性粒细胞水平的变化及哮喘症状的改变显著相关，哮喘失去控制时 FeNO 水平增高。最新的 GINA 指南亦指出，FeNO 水平升高是过敏性患者未来哮喘急性发作的独立危险因素，FeNO 有利于监测哮喘的疾病状态。Olin 等对 1506 名在无任何呼吸道症状的人群进行为期 4 年的随访发现，出现喘息症状的 49 例受试者有较高的基础 FeNO 水平，基础 FeNO 水平增高增加了喘息症状发生的风险，这提示 FeNO 在一定程度上可以预测未来哮喘发生。Jones 等对 78 例轻中度哮喘患者在终止激素治疗后进行为期 6 周的随访，其中 60 例患者发生哮喘失去控制。与停药时相比，失去控制组患者较控制组患者 FEV_1% 水平显著降低，诱导痰嗜酸性粒细胞水平、FeNO 水平及气道反应性显著增高。

（二）慢性咳嗽

FeNO 检测在慢性咳嗽中主要用于协助病因的诊断。咳嗽变异性哮喘（CVA）和嗜酸粒细胞性支气管炎（EB）为慢性咳嗽最常见的病因，其中 CVA、EB 及变应性咳嗽（AC）均对激素治疗有效，统称为激素敏感性咳嗽（corticosteroids responsive cough，CRC）。研究显示，CVA、EB 及 CRC 的 FeNO 水平显著高于其他慢性咳嗽病因（图 5-5），利用 FeNO 从慢性咳嗽中诊断出 CVA、EB 及 CRC 的价值不等，但因入选标准、病因分布不同等因素，不同的研究，结果不一（表 5-8）。我们的一项较大样本量、前瞻性研究显示，FeNO<33.5ppb 时，对于

CVA 的排除价值较大，FeNO≥31.5ppb 提示 CRC 的可能性大，但因敏感性较低，低水平的 FeNO 并不能排除 CRC。FeNO 诊断 EB 的敏感性低，价值不大。2015 版中国咳嗽诊治指南指出 FeNO 可辅助诊断 CVA。

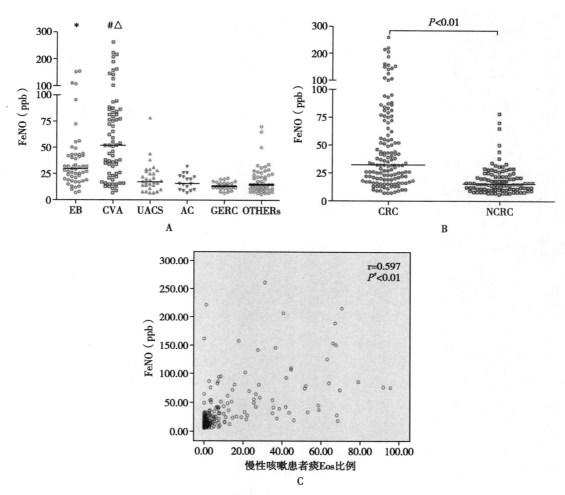

图 5-5 慢性咳嗽病因的呼出气一氧化氮（FeNO）水平差异

A：EB、CVA 患者的 FeNO 水平显著高于 UACS（上气道咳嗽综合征）、AC（变应性咳嗽）、GERC（胃食管反流性咳嗽）和其他慢性咳嗽病因，*：$P<0.01$，#：$P<0.01$；CVA 的 FeNO 水平显著高于 EB，△：$P<0.01$；B：CRC（激素敏感性咳嗽）患者的 FeNO 水平显著高于 NCRC（非激素敏感性咳嗽）患者；C：慢性咳嗽患者的 FeNO 水平与痰 Eos 比例显著相关，r=0.597，$P<0.01$

（图片来源：广州呼吸健康研究院）

　　CVA 及 EB 均可表现出气道嗜酸粒细胞性炎症，从而激素治疗有效。因此，准确评估气道炎症可指导后续治疗。慢性咳嗽患者 FeNO 与痰嗜酸性粒细胞显著相关。但目前关注单纯 FeNO 预测慢性咳嗽痰嗜酸性粒细胞增高的研究鲜有，样本量小。我们的研究显示 FeNO 预测嗜酸性粒细胞相关性咳嗽的临界值为≥31.5ppb，敏感度和特异度分别为 60.7% 和 91.8%，敏感度较低，漏诊率较高。同时我们发现 FeNO 预测慢性咳嗽患者痰嗜酸性粒细胞增高的敏感度和特异度均不高，因此 FeNO 对于慢性咳嗽气道嗜酸粒细胞性炎症的预测价值仍需进一步研究。

表 5-8　既往研究中 FeNO 诊断 CVA、EB 及 CRC 的价值

研究	CVA			EB			CRC		
	临界值(ppb)	敏感性(%)	特异性(%)	临界值(ppb)	敏感性(%)	特异性(%)	临界值(ppb)	敏感性(%)	特异性(%)
Chatkin，et al. 1999*	≥30.0	75.0	87.0						
Hahn，et al. 2007							≥35.0	95.0	80.0
Sato，et al. 2008*	≥38.8	79.2	91.3						
Oh et al. 2008				≥31.7	47.0	95.0			
Prieto et al. 2009	≥20.0	53.0	63.0				≥20.0	53.0	63.0
Ye，et al. 2010	≥15.85	83.3	92.0						
Zhang，et al. 2011	≥40.0	75.0	86.0	≥31	63.0	92.0			
Hsu，et al. 2013							≥33.9	94.7	76.3
Watanabe，et al. 2016							≥26.5	78.6	80.0
Yi，et al. 2016	≥33.5	69.6	85.1	≥22.5	69.8	76.2	≥31.5	54	91.4

注：*：哮喘性咳嗽，包括 CVA 和支气管哮喘（咳嗽）；CVA：咳嗽变异性哮喘；EB：嗜酸粒细胞性支气管炎；CRC：激素敏感性咳嗽

（三）慢性阻塞性肺疾病

慢性阻塞性肺疾病（COPD）是以中性粒细胞性气道炎症为主的慢性气道炎症性疾病。NO 作为致炎因子，过量时可促进炎症细胞分泌炎症介质，诱导粒细胞聚集，引起呼吸爆发，生成氧自由基，损伤细胞，导致气道炎症反应和组织损伤，从而参与慢性阻塞性肺疾病的发生和发展。慢性阻塞性肺疾病的 FeNO 水平多为正常，而哮喘 - 慢性阻塞性肺疾病重叠综合征（asthma-chronic obstructive pulmonary disease syndrome，ACOS）是哮喘与 COPD 共存的一种疾病状态，其具有与哮喘类似的 Th2 型气道炎症，ACOS 的 FeNO 水平升高，FeNO 检测有助于从 COPD 中鉴别出 ACOS。研究发现，20%～40% 的稳定期或急性加重期 COPD 患者存在痰嗜酸性粒细胞百分比增高，这类 COPD 患者往往激素治疗效果佳。FeNO 与痰嗜酸性粒细胞有较好的相关性，因此 FeNO 检测可被用于预测 COPD 痰嗜酸性粒细胞增高，从而预测其对激素治疗的反应性。同时 COPD 急性加重时 FeNO 水平较稳定期升高，经治疗后水平下降，FeNO 水平可反映 COPD 的急性加重。

（四）其他疾病

根据已有研究报道，可出现 FeNO 水平增高的其他疾病包括呼吸道病毒感染、系统性红斑狼疮、肝硬化、同源异体肺移植后急性排斥反应、细支气管炎闭塞症移植术后和干燥综合征。麻醉及气管插管可引起非哮喘患者出现 FeNO 水平增高。肺动脉高压患者 FeNO 水平降低且与肺动脉高压呈负相关，原发性纤毛运动障碍 FeNO 水平降低。

六、存在的问题与展望

呼出气一氧化氮检测作为气道炎症的一种检测手段,简单方便,有一定的优势,同时也存在一定的局限性。FeNO 检测嗜酸粒细胞性炎症的敏感性不够高,FeNO 水平易受到一些个体及外部因素的影响,结果解读需综合分析。FeNO 检测可作为诱导痰细胞分类的补充手段,辅助哮喘、慢性咳嗽及 COPD 等疾病的病因诊断、气道炎症评估及治疗指导,但不能完全代替诱导痰检测,其在气道炎症性疾病中的应用价值仍需进一步的研究。

(易 芳 罗 炜)

参 考 文 献

1. Gustafsson LE, Leone AM, Persson MG, et al. Endogenous nitric oxide is present in the exhaled air of rabbits, guinea pigs and humans. Biochem Biophys Res Commun, 1991, 181: 852-857.

2. Alving K, Weitzberg E, Lundberg JM. Increased amount of nitric oxide in exhaled air of asthmatics. Eur Respir J, 1993, 6(9): 1368-1370.

3. American Thoracic S, European Respiratory S. ATS/ERS recommendations for standardized procedures for the online and offline measurement of exhaled lower respiratory nitric oxide and nasal nitric oxide, 2005. Am J Respir Crit Care Med, 2005, 171(8): 912-930.

4. Dweik RA, Boggs PB, Erzurum SC, et al. An Official ATS Clinical Practice Guideline: Interpretation of Exhaled Nitric Oxide Levels(FENO)for Clinical Applications. Am J Respir Crit Care Med, 2011, 184: 602-615.

5. Lane C, Knight D, Burgess S, et al. Epithelial inducible nitric oxide synthase activity is the major determinant of nitric oxide concentration in exhaled breath. Thorax, 2004, 59(9): 757-760.

6. Taylor DR, Pijnenburg MW, Smith AD, et al. Exhaled nitric oxide measurements: clinical application and interpretation. Thorax, 2006, 61(9): 817-827.

7. Franklin PJ, Stick SM, Le Souef PN, et al. Measuring exhaled nitric oxide levels in adults: the importance of atopy and airway responsiveness. Chest, 2004, 126(5): 1540-1545.

8. Olin AC, Rosengren A, Thelle DS, et al. Height, Age, and Atopy Are Associated With Fraction of Exhaled Nitric Oxide in a Large Adult General Population Sample. Chest, 2006, 130: 1319-1325.

9. Kovesi T, Kulka R, Dales R. Exhaled nitric oxide concentration is affected by age, height, and race in healthy 9-to 12-year-old children. Chest, 2008, 133(1): 169-175.

10. Tee AK, Hui KP. Effect of Spirometric Maneuver, Nasal Clip, and Submaximal Inspiratory Effort on Measurement of Exhaled Nitric Oxide Levels in Asthmatic Patients. Chest, 2005, 127: 131-134.

11. Deykin A, Massaro A, Coulston E, et al. Exhaled nitric oxide following repeated spirometry or repeated plethysmography in healthy individuals. Am J Respir Crit Care Med, 2000, 161(4): 1237-1240.

12. Scott M, Raza A, Karmaus W, et al. Influence of atopy and asthma on exhaled nitric oxide in an unselected birth cohort study. Thorax, 2010, 65(3): 258-262.

13. Petsky HL, Kynaston JA, McElrea M, et al. Cough and exhaled nitric oxide levels: what happens with exercise? Front Pediatr, 2013, 1: 30.

14. Montuschi P, Mondino C, Koch P, et al. Effects of montelukast treatment and withdrawal on fractional exhaled nitric oxide and lung function in children with asthma. Chest, 2007, 132(6): 1876-1881.

15. Schneider A, Schwarzbach J, Faderl B, et al. FENO measurement and sputum analysis for diagnosing asthma in clinical practice. Respir Med, 2013, 107(2): 209-216.

16. Smith AD, Cowan JO, Filsell S, et al. Diagnosing asthma: comparisons between exhaled nitric oxide measurements and conventional tests. Am J Respir Crit Care Med, 2004, 169(4): 473-478.

17. Berkman N, Avital A, Breuer R, et al. Exhaled nitric oxide in the diagnosis of asthma: comparison with bronchial provocation tests. Thorax, 2005, 60(5): 383-388.

18. Kostikas K, Papaioannou AI, Tanou K, et al. Portable exhaled nitric oxide as a screening tool for asthma in young adults during pollen season. Chest, 2008, 133(4): 906-913.

19. Schleich FN, Seidel L, Sele J, et al. Exhaled nitric oxide thresholds associated with a sputum eosinophil count >/=3% in a cohort of unselected patients with asthma. Thorax, 2010, 65(12): 1039-1044.

20. Dweik RA, Boggs PB, Erzurum SC, et al. An official ATS clinical practice guideline: interpretation of exhaled nitric oxide levels (FENO) for clinical applications. Am J Respir Crit Care Med, 2011, 184(5): 602-615.

21. Westerhof GA, Korevaar DA, Amelink M, et al. Biomarkers to identify sputum eosinophilia in different adult asthma phenotypes. Eur Respir J, 2015, 46(3): 688-696.

22. Korevaar DA, Westerhof GA, Wang J, et al. Diagnostic accuracy of minimally invasive markers for detection of airway eosinophilia in asthma: a systematic review and meta-analysis. The Lancet Respiratory Medicine, 2015, 3(4): 290-300.

23. Kharitonov SA, Donnelly LE, Montuschi P, et al. Dose-dependent onset and cessation of action of inhaled budesonide on exhaled nitric oxide and symptoms in mild asthma. Thorax, 2002, 57(10): 889-896.

24. Jones SL, Kittelson J, Cowan JO, et al. The predictive value of exhaled nitric oxide measurements in assessing changes in asthma control. Am J Respir Crit Care Med, 2001, 164(5): 738-743.

25. Andrew D, Smith MB. Use of exhaled nitric oxide measurements to guide treatment in chronic asthma. N Engl J Med, 2005, 352: 2163-2173.

26. Szefler SJ, Mitchell H, Sorkness CA, et al. Management of asthma based on exhaled nitric oxide in addition to guideline-based treatment for inner-city adolescents and young adults: a randomised controlled trial. The Lancet, 2008, 372(9643): 1065-1072.

27. Petsky H, Cates C, Lasserson T, et al. A systematic review and meta-analysis: tailoring asthma treatment on eosinophilic markers (exhaled nitric oxide or sputum eosinophils). Thorax, 2012, 67(3): 199-208.

28. Olin AC, Rosengren A, Thelle DS, et al. Increased fraction of exhaled nitric oxide predicts new-onset wheeze in a general population. Am J Respir Crit Care Med, 2010, 181(4): 324-327.

29. Jones SL, Kittelson J, Cowan JO, et al. The Predictive Value of Exhaled NO Measurements in Assessing

Changes in Asthma Control. Am J Respir Crit Care Med，2001，163：738-743.

30. Yi F，Chen R，Luo W，et al. Validity of Fractional Exhaled Nitric Oxide in Diagnosis of Corticosteroid-Responsive Cough. Chest，2016，149（4）：1042-1051.

31. 张永明，林江涛. 呼出气一氧化氮测定在慢性咳嗽诊治中的应用价值初探. 中华结核和呼吸杂志，2011，34（7）：504-508.

32. Oh MJ，Lee JY，Lee BJ，et al. Exhaled nitric oxide measurement is useful for the exclusion of nonasthmatic eosinophilic bronchitis in patients with chronic cough. Chest，2008，134（5）：990-995.

33. 叶伶，龚颖，童岳阳，等. 呼出气一氧化氮检测在慢性咳嗽病因诊断中的价值. 临床内科杂志，2010，27（9）：601-603.

34. Prieto L，Ferrer A，Ponce S，et al. Exhaled nitric oxide measurement is not useful for predicting the response to inhaled corticosteroids in subjects with chronic cough. Chest，2009，136（3）：816-822.

35. Hsu JY，Wang CY，Cheng YW，et al. Optimal value of fractional exhaled nitric oxide in inhaled corticosteroid treatment for patients with chronic cough of unknown cause. J Chin Med Assoc，2013，76（1）：15-19.

36. 中华医学会呼吸病学分会哮喘学组. 咳嗽的诊断与治疗指南（2015）. 中华结核和呼吸杂志，2016，39：323-353.

37. Song WJ，Kim HJ，Shim JS，et al. Diagnostic accuracy of fractional exhaled nitric oxide measurement in predicting cough-variant asthma and eosinophilic bronchitis in adults with chronic cough：A systematic review and meta-analysis. J Allergy Clin Immunol，2017，140（3）：701-709.

38. Brightling CE，Monteiro W，Ward R，et al. Sputum eosinophilia and short-term response to prednisolone in chronic obstructive pulmonary disease：a randomised controlled trial. Lancet，2000，356：1480-1485.

39. Antus B，Barta I，Horvath I，et al. Relationship between exhaled nitric oxide and treatment response in COPD patients with exacerbations. Respirology，2010，15（3）：472-477.

40. Donohue JF，Herje N，Crater G，et al. Characterization of airway inflammation in patients with COPD using fractional exhaled nitric oxide levels：a pilot study. Int J Chron Obstruct Pulmon Dis，2014，9：745-751.

第五节　多通道食管阻抗-pH 值监测

一、概述

胃食管反流的检测在胃食管反流性咳嗽（GERC）的诊断中具有不可替代的地位。便携式 24 小时食管 pH 值监测曾经是胃食管反流检查的主要方法，但只能探测异常酸反流，不能识别非酸反流，难以诊断非酸（弱酸或弱碱）反流引起的 GERC 或胃食管反流性疾病。多通道食管阻抗-pH 值监测（multichannel intraluminal esophageal impedance-pH monitoring，MII-pH）技术的出现，在一定程度上弥补了单纯 24 小时食管 pH 值监测的不足，为 GERC 的诊断提供了新手段。与 24 小时食管 pH 值监测相比，MII-pH 的技术优势在于：①同时探测酸和非酸反流，提供酸和非酸反流与咳嗽之间假设因果关系的信息；②能区分吞咽和反流；③精确定位胃反流物到达食管内的高度；④明确反流物的性质（液体、气体和气 - 液混合性）；⑤可在患者不中断服用抑酸药物时检查。MII-pH 对胃食管反流性疾病的诊断敏感性和特异性均可高于 90%，是目前最好的胃食管反流监测手段。

二、原理

MII-pH 的基本原理是通过监测食管内容物在两个相邻阻抗电极所形成的电流回路中的阻抗值变化来反映食团的组成及运动。电阻抗在物理学定义为在具有电阻、电感和电容的电路里，对交流电流所起的阻碍作用。阻抗是电导的倒数，单位为 Ω。食管腔内离子可以传导电流。离子多，导电性高，阻抗低；相反离子少，导电性低，阻抗高。在食管腔内，食管壁、饮用水、唾液、胆汁和胃内容物的阻抗值依次降低。此外，食团通过引起的食管扩张亦可使阻抗值降低。

MII-pH 的阻抗记录模式可划分为 5 个部分：①基线食管阻抗；②基线阻抗水平开始快速上升代表吞咽时空气进入；③阻抗快速下降代表食团通过；④食团清除，食管收缩，阻抗逐渐上升；⑤阻抗回到基线水平。就单个阻抗通道而言，食管壁与阻抗通道的接触构成静息状态下的阻抗基线。吞咽时，首先通过食管内阻抗通道的是食团前方的小团空气，引起阻抗曲线短暂升高，随后食团通过使阻抗曲线下降，紧随的食管蠕动波对阻抗通道产生的压力又引起阻抗曲线小幅上升，最后食管壁回归到静息状态，阻抗曲线恢复至基线水平。纵向分析所有阻抗通道阻抗的变化能明确食团运动、运动速度、是否存在反流、反流范围和性质等。如根据各电极的阻抗变化顺序可判定发生的事件为反流或吞咽、计算反流持续时间；根据涉及阻抗变化的电极数可评判反流到达的食管高度；结合同步监测的反流物 pH 值可明确反流的类型；根据食管阻抗和酸度变化的持续时间可计算食团运动速度，食团排空所需时间，分别了解食管蠕动和酸清除功能（图 5-6）。

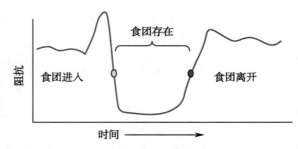

图 5-6　食团通过单个阻抗通道时的阻抗值变化示意图

三、适应证和禁忌证

临床上伴有反酸、烧心、胸骨后疼痛、嗳气、咽部烧灼感或异物感等反流症状的慢性咳嗽患者，或虽缺乏某些典型反流症状但怀疑胃食管反流为咳嗽病因者，均为 MII-pH 的适应证。具体检查指征为：①慢性咳嗽患者的病史和症状提示 GERC 可能；②遵循现有慢性咳嗽诊治流程不能确立上气道咳嗽综合征和咳嗽变异性哮喘等常见病因，需要排除 GERC；③针对现有病因治疗不能完全消除咳嗽症状，考虑合并 GERC；④经验性抗反流治疗失败，怀疑为难治性 GERC；⑤GERC 治疗效果的客观监测和评估；⑥GERC 发病机制的研究和探讨。理论上，MII-pH 可用于任何 GERC 的诊断，但考虑到价格因素及检查的侵入性，目前更多用于非酸反流的探测、不典型和难治性 GERC 的诊断。

MII-pH 的绝对禁忌证较少，有明确腐蚀性食管炎、严重心肺功能障碍和血液凝聚功能异常者禁忌该检查。双侧鼻腔完全不通或虽部分通畅，但阻抗电极导管无法通过者、无法耐受或无法配合该检查的患者，检查失败率高。

四、仪器和设备

MII-pH 由电极导管、数据记录仪和数据分析软件三部分组成。电极导管内含 6 个阻抗电极和 1 个 pH 锑电极，数据记录仪用于同步记录阻抗 -pH 电极探测到的食管内阻抗和 pH 值变化，数据分析软件则对记录的阻抗和 pH 值改变数据进行处理，并自动计算相关的诊断参数。

五、操作步骤

（一）患者检查前准备

1. 禁食 10 小时。

2. 检查前最后一次晚餐禁食酸性食物。

3. 停用制酸剂至少 7 天，停服促胃动力药 3 天，全部药物 24 小时，但随访治疗效果时可不停药检查。

（二）操作方法

1. 食管测压和食管下括约肌位置测定　患者取坐位或直立位，选择通气好的一侧鼻腔，将与食管阻抗 -pH 值监测仪配套的食管压力检测系统中的四通道测压导管用液体石蜡润滑后，经鼻插入患者胃内，确保测压导管的 4 个测压通道均在食管下括约肌位置正下方胃内；患者改平卧位，将测压导管的压力传感器位置调至患者腋中线水平，以灌注式测压方法测量记录胃内压至少 30 秒，计算胃内平均压，并将其作为参考基线（零位）。然后每 15 秒向外牵拉测压导管 1.0cm，牵拉过程中（每次牵拉后）在计算机屏幕上顺序标记，在测压的同时确认测压通道距鼻腔的距离和位置。如每个测压通道描记的压力曲线随呼吸波动幅度明显增加，压力持续升高超过胃呼气末压力基线 2mmHg 以上时，即为食管下括约肌下缘（远端）位置；继续牵拉测压导管，压力曲线降至比胃内压基线低的食管内压基线水平时，此位置为食管下括约肌上缘（近端）。从压力升至胃内压基线 2mmHg 以上到降至食管内压水平的距离即为食管下括约肌长度（cm）。

测量食管下括约肌压力时，四通道测压导管中的每个压力通道通过食管下括约肌时常规给予 3 次湿咽,压力读数取平均值。当所有通道进入食管后开始测量食管动力,即给予 5 次湿咽操作,每次咽水 5ml,吞咽间隔 30 秒,记录食管蠕动收缩幅度、近段至远段食管蠕动收缩持续时间和食管蠕动波传导方式。测压通道经过食管上括约肌时,以测量食管下括约肌同样的方法,每个压力通道通过食管上括约肌时常规给予 3 次湿咽,压力结果取平均值,并记录上括约肌松弛百分比。

2. 食管阻抗 -pH 值数据收集

(1)检查前按厂家要求将 pH 电极分别置于 pH 值 4 和 7 的标准液中校正,保证电极准确性和稳定性。

(2)将阻抗 -pH 电极导管用液体石蜡润滑后经鼻置入食管内,监测导管末端置于食管下括约肌上方 1~2cm 处。此时,6 个阻抗电极分别位于食管下括约肌上 3、5、7、9、15 和 17cm,pH 电极则位于食管下括约肌上 5cm(图 5-7)。在鼻部及耳后用胶带固定 pH 导管,参考电极固定于胸前,将监测导管体外端与便携式记录设备相连接,并以 50Hz 的频率采集数据,监测 24 小时(至少 18 小时)。

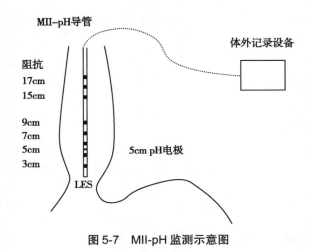

图 5-7 MII-pH 监测示意图

(3)监测过程中要求患者保持正常活动、睡眠及进食,嘱患者不因接受检查而整日卧床影响检查结果,但不做重体力劳动和剧烈运动,也勿沐浴。在监测过程中,患者应避免进食 pH<5 的酸性食物或饮料如酸性奶、果汁、泡菜和西红柿等,禁饮含酒精或咖啡等的饮品,严格按要求按压记录仪的相应按键记录进食起止时间、体位变化如从平卧变为直立时间,精确记录咳嗽的发生时间和次数,用日志卡记录这些事项时也要注意以检测仪上显示的时间为准。

(4)检查结束后拔除监测导管,将便携式记录设备连接电脑并输入数据,用专业分析软件进行分析并得出结果。

MII-pH 操作较简便,包括儿童在内的多数受检者能顺利完成检查。个别咽喉敏感者经鼻插管时会感到鼻咽部不适或鼻腔少量出血,但大多不影响检查;对鼻炎或鼻息肉导致鼻腔部分阻塞患者，可用 2% 利多卡因喷雾局部麻醉，以减少患者痛苦和增加耐受性。

六、数据分析

数据分析内容包括反流事件识别、计数和分类，食团清除时间，24 小时食团暴露时间比和食管酸清除时间等参数的测量和计算。

根据食管内阻抗变化识别胃食管反流。正常吞咽动作典型表现为靠近口腔的阻抗电极的阻抗短暂上升后迅速下降，随后这种阻抗下降从口端到胃端方向依次发生在食管的其他阻抗电极（图 5-8）。胃食管反流在食管内阻抗变化的方向与吞咽动作相反，即从胃端依次从口端变化。根据阻抗值可将反流分为液体反流、气体反流和混合反流。液体反流定义为从最靠近胃的阻抗通道起，逆行至少出现 2 个相邻近端阻抗电极的阻抗值较基线下降 50% 或以上，且持续至少 3 秒；气体反流则为至少两个相邻阻抗电极阻抗值快速（3000Ω/s）增加至 >7000Ω；液体反流发生前或中重叠有气体反流则为混合反流。根据反流物的 pH 值，反流可分为酸反流（pH<4.0）、弱酸反流（pH 4.0～7.0）和弱碱反流（pH>7.0）。不同类型反流的阻抗和 pH 值变化见图 5-9 至图 5-12。

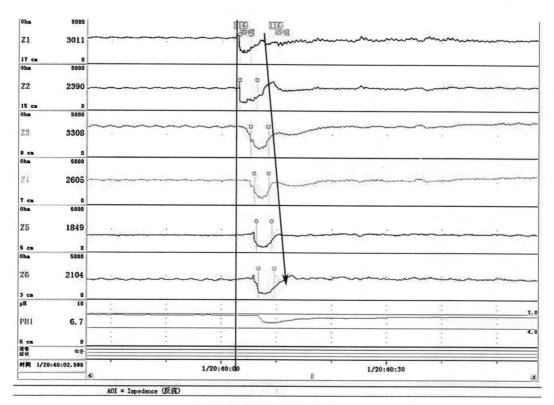

图 5-8 吞咽动作引起的阻抗变化
从口至食管下端，阻抗先后下降。开始时阻抗增加为食团周围空气引起

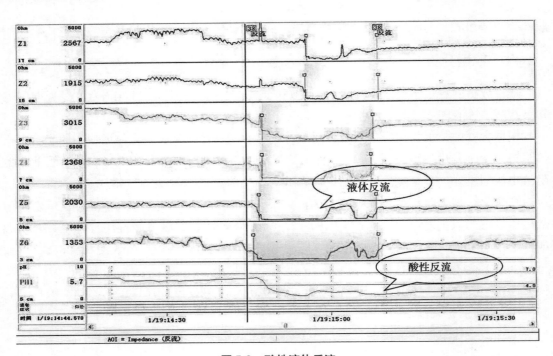

图 5-9　酸性液体反流

反流使食管内 pH<4 或反流发生时 pH<4，阻抗值下降 >50%

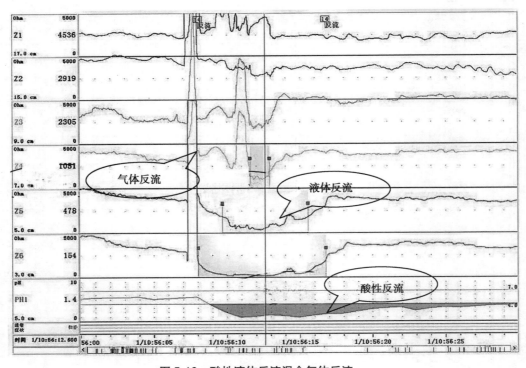

图 5-10　酸性液体反流混合气体反流

酸反流过程中叠加气体反流，阻抗值迅速增加 >5000Ω

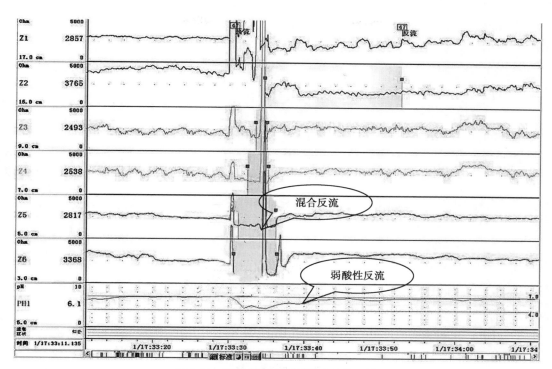

图 5-11 弱酸性液体反流混合气体反流

液体反流中叠加气体反流，pH 在 4～7

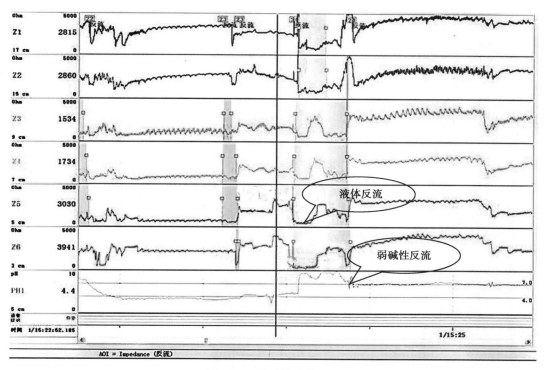

图 5-12 弱碱性液体反流

反流时食管内 pH >7，阻抗值下降 >50%

在此基础上自动计算反流数量、近端反流（到达食管下括约肌上 15cm 的反流）数量、食团清除时间（食团从出现到清除的时间）、24 小时食团暴露时间比（总反流时间占总监测时间的 %）和食管酸清除时间（酸反流后食管内 pH 值恢复到 ≥4.0 所需时间）等监测指标。GERC 相关的重要诊断指标如下：

（一）DeMeester 积分

DeMeester 积分为反映食管总体酸暴露程度的指标，由酸反流时间占监测时间百分比、立位酸反流时间占监测时间百分比、卧位酸反流时间占监测时间百分比、酸反流总次数、最长酸反流时间和持续 5 分钟酸反流次数 6 项指标计算得出。先按计算公式（实际检测值 - 平均值）/ 标准差 +1 得出各项指标得分，上述 6 项指标得分相加的总分即为 DeMeester 积分。实际应用时，DeMeester 积分多经随机安装的专业分析软件自动计算得到。国际上通常以 ≥14.7 作为异常酸反流判断标准，而国内根据国人基础值推荐以 ≥12.7 作为异常酸反流诊断标准。理论上 DeMeester 积分越高表明食管内酸反流程度越重，酸反流为咳嗽病因的可能性越大。但 DeMeester 积分高并不能说明酸反流与咳嗽之间一定存在因果关系，也不能反映患者非酸反流的程度。

（二）症状相关概率

症状相关概率（symptom association probability，SAP）是指咳嗽与胃食管反流事件间存在假设因果关系的可能性并非偶然因素引起的概率。分析方法为监测结束后将患者日记卡记录的咳嗽症状发生时间或次数输入计算机，然后将监测仪记录的数据图像在电脑屏幕上划分为连续的 2 分钟时间窗。如某一时间窗内有反流，则记为 R+，无反流则记为 R−，如咳嗽发生前伴有反流，则记为 R+S+，咳嗽前无反流则记为 R−S+，然后用有反流的总时间窗 R+ 减去 R+S+（有反流和咳嗽）得到 R+S−（有反流无咳嗽），无反流的总时间窗 R− 减去 R−S+（无反流有咳嗽）得到 S−R−（无反流和咳嗽），组成下列四格表。

指标	有反流	无反流	合计
有咳嗽	S+R+（a）	S+R−（b）	a+b
无咳嗽	S−R+（c）	S−R−（d）	c+d
合计	a+c	b+d	a+b+c+d（n）

应用 Fisher 精确概率法计算反流与咳嗽之间的随机发生概率 P 值。

首先计算表内 4 个实际频数变动时的各种组合之概率 P_i：

$$P_i = \frac{(a+b)!\ (c+d)!\ (a+c)!\ (b+d)!}{a!b!c!d!n!}$$

然后按检验假设用单侧或双侧的累计概率 P，依据所取的检验水准 α 做出推断。

$$SAP = (1-P) \times 100\%$$

以上为反映所有反流与咳嗽关系的总 SAP。根据咳嗽出现前的反流类型也可分别计算酸反流 SAP 及非酸反流 SAP。国际上通常以 ≥95% 作为 SAP 阳性判断标准，而国内研究显示 SAP≥80% 为阳性标准较合适。SAP 数值越高表明胃食管反流为慢性咳嗽病因的可能性越大。SAP 的主要缺陷在于患者在检查过程中常不能准确报告咳嗽发生的频率和时间，往往不够精确。用咳嗽频率记录仪精确记录咳嗽有助于解决该问题。

（三）其他指标

其他指标包括症状指数（symptom index，SI）和症状敏感指数（symptom sensitivity index，SSI）。SI 是指反流相关咳嗽数占总咳嗽次数的百分比，国际的阳性判断标准为≥50%。我们的研究显示以 SI≥45% 作为阳性判断标准更有利于 GERC 的诊断。SSI 则为与咳嗽有关的反流事件占总反流数的百分比，阳性标准为 SSI≥10%。这些指标在临床上应用较少，需要进一步研究明确其价值。

七、MII-pH 局限性

MII-pH 也存在与 24 小时食管 pH 值监测相似的内在不足，分析反流与咳嗽间的因果关系仍取决于患者在检查过程中能否准确报告咳嗽发生的频率和时间。由于患者常漏记发生的咳嗽次数或错误标记咳嗽发生时间，据此计算的 SAP 等诊断指标往往不够精确。通过联合食管内连续测压或咳嗽频率记录仪精确记录咳嗽虽可提高检查结果的准确性，但阳性率也仅为 45%～48%，而这些设备目前在临床上难以获得而无法普及。因此，MII-pH 还不是诊断 GERC 的金标准，尚需要经抗反流治疗证实其诊断。MII-pH 在临床上将来要更广泛应用，不仅需要改进咳嗽的报告方式，可能还要提出更好的诊断指标。

总之，MII-pH 除能探测酸反流外，还具备识别弱酸和弱碱等非酸反流的能力，弥补了传统的 24 小时食管 pH 值监测技术的不足，为胃食管反流的监测提供了灵敏度更高的手段，临床上开始广泛用于 GERC 的诊断和疗效评估，并为 GERC 发病机制的研究探索奠定了更扎实的基础。相信随着技术的进一步成熟和使用经验的不断积累，MII-pH 将会成为临床医师诊治 GERC 的好助手。

（时翠芹　邱忠民）

参 考 文 献

1. Tutuian R，Vela MF，Shay SS，et al. Multichannel intraluminal impedance in esophageal function testing and gastroesophageal reflux monitoring. J Clin Gastroenterol，2003，37：206-215.

2. Kahrilas PJ，Sifrim D. High-resolution manometry and impedance-pH/manometry：valuable tools in clinical and investigational esophagology. Gastroenterology，2008，135：756-769.

3. Villa N，Vela MF. Impedance-pH testing. Gastroenterol Clin North Am，2013，42：17-26.

4. Sifrim D，Castell D，Dent J，et al. Gastro-oesophageal reflux monitoring：review and consensus report on detection and definitions of acid，non-acid，and gas reflux. Gut，2004，53：1024-1031.

5. Xu X，Chen Q，Liang S，et al. Comparison of gastroesophageal reflux disease questionnaire and multichannel intraluminal impedance pH monitoring in identifying patients with chronic cough responsive to antireflux therapy. Chest，2014，145：1264-1270.

6. Qiu Z，Yu L，Xu S，et al. Cough reflex sensitivity and airway inflammation in patients with chronic cough

due to non-acid gastro-esophageal reflux. Respirology，2011，16: 645-652.

7.　Mainie I，Tutuian R，Castell DO. Comparison between the combined analysis and the DeMeester Score to predict response to PPI therapy. J Clin Gastroenterol，2006，40: 602-605.

8.　徐镶怀，余莉，陈强，等. 胃食管反流性咳嗽患者的食管功能改变和意义. 中华结核和呼吸杂志，2016，39: 850-855.

9.　中华医学会呼吸病学分会哮喘学组. 咳嗽的诊断与治疗指南（2015）. 中华结核和呼吸杂志，2016，39: 323-354.

10.　Wunderlich AW，Murray JA. Temporal correlation between chronic cough and gastroesophageal reflux disease. Dig Dis Sci，2003，48: 1050-1056.

11.　Sifrim D，Dupont L，Blondeau K，et al. Weakly acidic reflux in patients with chronic unexplained cough during 24 hour pressure，pH，and impedance monitoring. Gut，2005，54: 449-454.

12.　陈强，徐镶怀，余莉，等. 症状相关概率在胃食管反流性咳嗽诊断中的应用价值. 中华结核和呼吸杂志，2013，36: 746-750.

13.　杨忠民，徐镶怀，陈强，等. 症状指数对胃食管反流性咳嗽的诊断价值. 中华内科杂志，2014，53: 108-111.

14.　Smith JA，Decalmer S，Kelsall A，et al. Acoustic cough-reflux associations in chronic cough: potential triggers and mechanisms. Gastroenterology，2010，139: 754-762.

第六节　肺通气功能与气道反应性检查

一、概述

　　咳嗽是呼吸系统疾病的最常见症状之一，引起咳嗽的病因也名目繁多，常见慢性咳嗽病因包括咳嗽变异性哮喘、嗜酸粒细胞性支气管炎、胃食管反流性咳嗽、上气道咳嗽综合征和变应性咳嗽等，这些疾病的通气功能大多正常，但气道高反应性检查是鉴别慢性咳嗽病因的重要手段。一些相对少见的慢性咳嗽病因，如大气道肿瘤、支气管软化症及巨大支气管等，肺通气功能检查对诊断起着重要作用。本章节主要介绍肺通气功能与气道反应性检查的方法、结果判断、临床应用及注意事项。

二、通气功能检查

　　肺通气功能是指单位时间随呼吸运动进出肺的气体容积，显示时间与肺容积的关系，并与呼吸幅度、用力大小有关，是一个较好的反映肺通气能力的动态指标。肺通气功能包括分钟通气量、肺泡通气量、最大分钟通气量和时间肺活量等。基于流量传感技术和计算机技术的电子肺量计，可瞬时将呼吸气体容积、呼吸气体流量及呼吸所需时间等参数进行计算和函数转换，实时测量出呼吸气体容积与呼吸时间的函数关系、呼吸气体流量与呼吸气体容积的函数关系，并相应地描绘出呼吸气体容积与呼吸时间的关系曲线（时间 - 容积曲线, time-volume curve) 和呼吸气体流量与呼吸气体容积的关系曲线(流量 - 容积曲线, flow-volume curve)。大多数气道反应性检查是在时间肺活量检查的基础上进行的。

（一）检查指标及其意义

1. 时间 - 容积曲线上的常用指标及临床意义　时间肺活量是在用力呼气过程中各呼气时间段内发生相应改变的肺容积(forced expiratory volume, FEV), 肺容积和时间的关系见时间 - 容积曲线(图 5-13)。

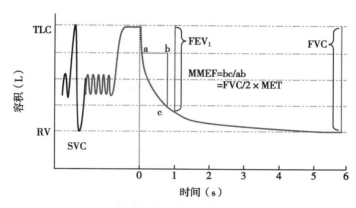

图 5-13　时间 - 容积曲线
FVC: 用力肺活量; FEV_1: 第 1 秒用力呼气容积; MMEF: 最大呼气中期流量;
TLC: 肺总量; RV: 残气量; SVC: 慢肺活量; MET: 用力呼气中段时间(图中 ab 段)

（1）用力肺活量: 用力肺活量(forced vital capacity, FVC)指最大吸气至肺总量位后以最大的努力、最快的速度作呼气, 直至残气量位的全部肺容积。FVC≥正常预计值下限或 FVC 占预计值百分比(FVC%)≥80% 为正常(前者更为准确)。

（2）第 1 秒用力呼气容积: 第 1 秒用力呼气容积(forced expiratory volume in one second, FEV_1)指最大吸气至肺总量位后第 1 秒之内的快速呼气量。值得特别指出的是, FEV_1 既是呼吸容积检查也是呼吸流量检查, 因而所有引起呼吸容积受限和呼吸气流受限的疾病都可导致 FEV_1 的下降。

（3）1 秒率: 1 秒率(FEV_1/FVC、FEV_1/VC)是 FEV_1 与 FVC 或 VC 的比值, 常用百分数(%)表示。通常大部分的正常人第 1 秒能呼出 FVC 的 70%～80% 以上。1 秒率与年龄呈负相关, 年龄越大 1 秒率越低, 年幼者正常 1 秒率可>90%, 而高龄年长者 1 秒率也可能低于70%。

（4）最大呼气中期流量: 最大呼气中期流量(maximal mid-expiratory flow, MMEF、MMF、$FEF_{25\%～75\%}$)指用力呼出气量为 25%～75% 肺活量间的平均流量。低肺容积位的流量受小气道直径所影响, 流量下降反映小气道的阻塞。FEV_1、FEV_1/FVC 和气道阻力均正常者, 其 MMEF 值却可低于正常, 常见于小气道疾病。因此, MMEF 可作为早期发现小气道疾病的敏感指标。

（5）用力呼气开始 200～1200ml 的流量: 用力呼气开始 200～1200ml 的流量($FEF_{200～1200}$)

是用力呼气开始 200～1200ml 的平均流量，反映呼气早期的流量改变，通常在胸内型上气道阻塞时常有下降，是较为敏感的判断指标。

2. 流量 - 容积曲线上的常用指标及临床意义 时间肺活量是在用力呼气过程中因呼吸流量改变而发生相应改变的肺容积，呼吸流量与肺容积的关系见流量 - 容积曲线（图 5-14）。流量 - 容积曲线上的常用指标有：

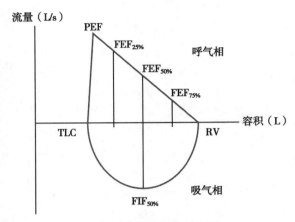

图 5-14 流量 - 容积曲线

（1）呼气峰值流量：呼气峰值流量（peak expiratory flow，PEF）是用力呼气时的最高气体流量。PEF 是反映气道通畅性及呼吸肌肉力量的一个重要指标，与 FEV_1 呈高度直线相关。

（2）用力呼气 25% 肺活量时的瞬间流量：用力呼气 25% 肺活量时的瞬间流量（$FEF_{25\%}$，V_{75}）的测量值略小于 PEF。$FEF_{25\%}$ 是反映呼气早期的流量指标，大气道阻塞时其值明显下降。

（3）用力呼气 50% 肺活量的瞬间流量：用力呼气 50% 肺活量的瞬间流量（$FEF_{50\%}$，V_{50}）的正常值与 MMEF 相近。$FEF_{50\%}$ 是反映呼气中期的流量指标。其与 MMEF 及 $FEF_{75\%}$ 共同参与对小气道功能障碍的判断。这 3 个指标当中如有 2 个以上下降，反映有气道阻塞或小气道病变。

（4）用力呼气 75% 肺活量的瞬间流量：用力呼气 75% 肺活量的瞬间流量（$FEF_{75\%}$，V_{25}）的正常值约为 MMEF 的 1/2。$FEF_{75\%}$ 是反映呼气后期的流量指标。其临床意义与 $FEF_{50\%}$ 和 MMEF 相似。

（5）50% 肺活量位呼气流量与吸气流量的比值：50% 肺活量位呼气流量与吸气流量的比值（$FEF_{50\%}/FIF_{50\%}$）的正常值 <1。$FEF_{50\%}/FIF_{50\%}$ 是反映上气道阻塞的重要指标，该比值如 >1 提示可能有胸外型上气道阻塞。

（二）检查质量控制标准

用力肺活量的检查虽然较为简单，然而其检查结果受到诸多因素的影响。凡能影响呼吸频率、呼吸幅度和气体流速的生理、病理因素均可影响肺通气功能，如检查仪器的特性、受试者的状况及良好配合、检查人员的素质及对受试者的指导能力、检查过程的规范化和检查结果的评估解释等，其严格的质量控制是正确评估用力肺活量结果的前提。

世界上不少国家和地区的呼吸病学会，如美国胸科学会（ATS）和欧洲呼吸学会（ERS）等，相继颁布了肺量计检查标准，并依据实验数据不断更新，这些检查标准的制订对临床肺功能应用的指导起了非常重要的促进作用。用力肺活量检查质量控制标准见表 5-9。

表 5-9　用力肺活量检查的质量控制标准

参数	标准	解释
外推容积	<5%FVC 或 <150ml，取最大值	是判断用力呼气起始努力程度的标志，其值增大说明开始呼气时爆发努力不够；外推容积增大会导致最高呼气流量（PEF）和第 1 秒用力呼气容积（FEV_1）减少
呼气时间 呼气相时间 - 容积曲线（V-T 曲线）	≥6 秒 出现平台（容积变化 <25ml），持续时间 ≥1 秒	是判定是否完全呼气的重要标志，如呼气时间 <6 秒，则可参考时间容积曲线是否出现平台；呼气时间过短可使用力肺活量（FVC）减少，尤其见于气流阻塞者
流量 - 容积曲线（F-V 曲线）	起始无犹豫；PEF 尖峰迅速出现，呼气无中断，无咳嗽，曲线平滑，一气呵成；吸气相同样应尽最大努力，流量容积环闭合	是 FVC 检查重要的质控内容，正常时呼气相 F-V 曲线呈三角形，升支陡直，降支几乎呈直线均匀下降，吸气相呈半圆形；气流受限时呼气相降支呈特征性的向容积轴凹陷
检查次数	3～8 次	次数过少不能做出重复性判断，过多可能会导致受试者的疲劳
重复性	最佳 2 次 FVC 及 FEV_1 的变异 <150ml，如果 FVC≤1.0L，则变异应≤100ml	可通过直观的 V-T 曲线和 F-V 曲线观察曲线重叠情况做出初步判断
取值标准	从不同的检查曲线中，FVC 和 FEV_1 取其中的最大值；其余参数，如 PEF、$FEF_{50\%}$、$FEF_{75\%}$ 及 MMEF 等，可取最佳曲线（FVC+FEV_1 值最大的曲线）上的参数值	

1. 上述质控标准仅适用于成人和年长儿童。

2. 呼气时间并不强调一定要 6 秒以上，某些呼吸快速的患者（如肺纤维化等）用力呼气时短期内即可到达平台，延长呼气时间可加重其气促症状或病情，并无必要。

3. 部分气道阻塞严重者，呼气时间可长达 20 秒仍未能出现呼气容量平台，此时必须严密观察患者情况，可适时中断呼气。亦可考虑采用 FEV_6 作为 FVC 的替代指标。

4. 气道敏感性较高的受试者，在多次重复用力呼吸时可能诱发其气道痉挛，从而使呼吸容量和流量均递次减少，此时重复性标准（如上述最佳 2 次 FVC 及 FEV_1 的变异<150ml）就不可能达到。在结果报告中应予以说明。

5. 时间变异，由于存在个体的日内变异，下午测定值可高于上午，因此若需进行纵向比较（如治疗一段时间前后比较），最好能于同一时段 ±2 小时内进行。

6. 部分实验室只做用力呼气相检查。某些型号的肺量计也只有呼气相检查。虽然这适用于大多数受试者，但由于没有检查吸气相，易于导致上气道病变或单侧主支气管不完全阻塞的漏诊。

7. 正常参考值的选取是评价肺功能是否正常的基础，各实验室应尽量选取与其相适应（如地区、受试人群和检查方法等相似）的正常参考值。或建立本实验室的参考值，这对于正确的结果分析非常重要。穆魁津和刘世琬教授主编的《全国肺功能正常值汇编》或国家呼吸疾病临床医学研究中心牵头建立的"中国4～80岁健康人群全年龄段肺通气功能正常参考值"可作参考。如采用欧洲呼吸学会（ERS）推荐用于亚洲人的参考值，应考虑加用校正值。

（三）临床意义

由于用力肺活量检查中能同时了解呼吸容积、流量与时间等重要呼吸功能的参数，检查提供了非常丰富的信息，对临床诊断有十分重要的帮助。

1. 判断通气功能障碍的类型　依通气功能损害的性质可分为阻塞性通气功能障碍、限制性通气障碍及混合性通气障碍。

（1）阻塞性通气功能障碍：是指由于气道阻塞引起的通气障碍，主要表现为 FEV_1 及其与 FVC 的比值（$FEV_1/FVC\%$）的显著下降。该比值与年龄有关，一般情况下少年儿童 > 85%，青年 > 80%，中年 > 75%，老年 > 70%。最大分钟通气量（maximal voluntary ventilation，MVV）、MMEF、$FEF_{50\%}$ 等指标也有显著下降，但 FVC 可在正常范围或只轻度下降。流量 - 容积曲线的特征性改变为呼气相降支向容量轴的凹陷，凹陷愈明显者气流受限愈重。

阻塞性通气功能障碍的特殊类型如下：

1）小气道病变：小气道病变（small airway disorder）是气道阻塞的早期表现，其病变部分是可逆的。小气道因其数量多，总横截面积大，对气流的阻力仅占总阻力的 20% 以下，因此当它早期发生病变时，临床上可无症状和体征，通气功能改变也不显著，FVC、FEV_1 及 $FEV_1/FVC\%$ 尚在正常范围，但时间 - 容积曲线的 MMEF 及流量 - 容积曲线的 $FEF_{50\%}$、$FEF_{75\%}$ 均可有显著下降，反映该病对通气功能的影响主要为呼气中、后期的流量受限。当该 3 项指标中有 2 项低于正常预计值的 65%，可诊断为小气道病变。小气道病变常见于慢性阻塞性肺疾病早期、哮喘或吸烟者。

2）上气道梗阻：上气道梗阻（upper airway obstruction，UAO）是阻塞性通气障碍的一种特殊类型，上气道是指气管隆突以上至声门的气道，气管异物、肿瘤、肉芽肿、淀粉样变、气管内膜结核、喉头水肿和声门狭窄等均可发生 UAO。上气道梗阻者其 MVV 下降较 FEV_1 下降更甚。依上气道梗阻部位在胸廓入口以内或胸廓入口以外可分为胸内型 UAO 或胸外型 UAO，胸廓入口是指第一胸椎、左右第一肋骨和胸骨切迹围成的一个胸廓开口。依梗阻时是否会受吸气或呼气流量的影响可分为固定型或可变型。

A. 可变胸内型 UAO：表现为呼气流量明显受限，尤其在用力依赖性的呼气早、中期，$FEF_{200\sim1200}$，$FEF_{50\%}$ 等反映呼气早中期的流量指标显著下降。F-V 曲线表现为呼气相特征性的平台样改变（图 5-15），$FEF_{50\%}/FIF_{50\%}$ 比值 < 1。胸内型 UAO 临床上不易诊断，易被误诊为慢性阻塞性肺疾病或支气管哮喘等疾病而延误治疗，应引起临床重视。

B. 可变胸外型 UAO：F-V 曲线上表现为吸气相特征性的平台样改变（图 5-16），$FEF_{50\%}/FIF_{50\%}$ 比值 > 1。由于胸外型 UAO 表现为吸气性呼吸困难，临床上出现三凹征，喉头部可闻哮喘音，临床上较易发现及处理。

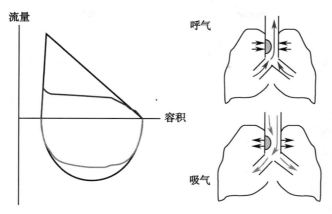

图 5-15　典型胸内型上气道阻塞

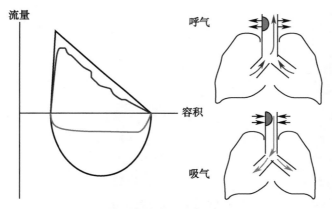

图 5-16　典型胸外型上气道阻塞

C. 固定型 UAO：当 UAO 病变部位较广泛或因病变部位较僵硬，气流受限不再受呼吸时相的影响时，则为固定型 UAO。此时吸、呼气流量均显著受限而呈平台样改变，$FEF_{50\%}$/$FIF_{50\%}$ 比值接近 1（图 5-17）。固定型 UAO 往往提示气道梗阻病情较为严重。

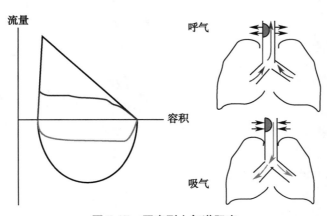

图 5-17　固定型上气道阻塞

D. 单侧主支气管不完全性阻塞：F-V 曲线表现为双蝶型改变（图 5-18），此类型病者的呼气相曲线易与一般的阻塞性通气障碍混淆，单做呼气相的 F-V 曲线无法进行鉴别。因此应尽量进行完整的 F-V 曲线检查，以获取有无吸气受限的信息，并结合吸气相改变及临床资料分析。

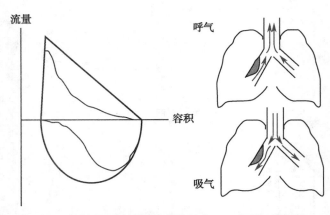

图 5-18　单侧主支气管不完全性阻塞——典型双蝶型改变

E. 单侧（左或右）主支气管完全阻塞：此时因只有健侧肺通气，而患侧肺无通气，形同虚设，故肺功能检查可表现如限制性通气障碍，应与引起限制性障碍的其他疾病鉴别。

F. 上呼吸道咳嗽综合征：上呼吸道咳嗽综合征的患者，其呼气 F-V 曲线常有特征性的呼气高位小平台的改变（图 5-19），这些患者绝大多数的气道反应性都没有增高，而口咽部检查多见咽炎、咽后壁滤泡增生等相应的改变，有助于与咳嗽变异性哮喘的鉴别。

（2）限制性通气障碍：是指肺容量减少、扩张受限引起的通气障碍。用力肺活量检查显示 FVC 明显下降。但由于在气流明显受限的患者 FVC 也可能有所下降，此时 FVC 的判断效能会受到影响。反映肺容量更为准确的指标如肺总量（total lung capacity，TLC）、残气量（residual volume，RV）及残总比（RV/TLC%）对限制性通气功能的判断更为精确。TLC 下降为主要指标，VC、RV 减少，RV/TLC% 可以正常、增加或减少。

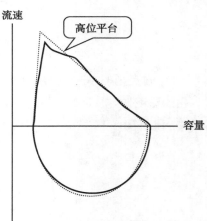

图 5-19　上呼吸道咳嗽综合征

F-V 曲线显示肺活量减少。常见于胸廓、胸膜病变和肺间质病变等。

（3）混合性通气障碍：兼有阻塞性及限制性两种表现，主要表现为 TLC、VC 及 FEV_1/FVC% 的下降，而 FEV_1 降低更明显。F-V 曲线显示肺容量减少及呼气相降支向容量轴的凹陷。此时应与假性混合性通气功能障碍区别，后者的 VC 减少是由于肺内残气量增加所致，常见于慢性阻塞性肺疾病及哮喘病者，作肺残气量测定或支气管舒张试验可鉴别。

2. 判断通气功能损害的程度　肺功能损害的程度与疾病的发作频度、严重程度、生活质量及病死率等因素有关，通气功能障碍程度的判定有助于临床医师对疾病严重程度的判断，对患者的疾病知识教育，以及协助用药的选择。ATS/ERS（2005）有关肺功能检查的联合共识及中华医学会呼吸病学分会的肺功能检查指南建议：不论阻塞性、限制性或混合性通气功能障碍，均可依照FEV_1占预计值的百分比对肺功能损害的程度作出判断（表5-10）。

表5-10　肺功能损害程度的分级判断

严重程度	$FEV_1\%$
轻度	≥70%，但＜正常预计值下限或$FEV_1/FVC\%$＜正常预计值下限
中度	60%～69%
中重度	50%～59%
重度	35%～49%
极重度	＜35%

3. 协助判断气道反应性　临床上对气道反应性的检查可分为支气管激发试验和支气管舒张试验。气道反应性检查大多数是在通气功能检查的基础上进行的，在完成用力肺活量检查后给予支气管激发剂或支气管舒张药物，然后再重复进行用力肺活量检查，了解通气功能的改变，进而判断气道反应性。

4. 评估药物或其他治疗方法的有效性　通过治疗前后用力肺活量的测定，可对治疗疗效进行有效性评估，并常常作为优化治疗方案的重要评估手段。常用于支气管哮喘、慢性阻塞性肺疾病（COPD）和肺间质性病变等疾病的疗效评估。

三、呼气峰值流量变异率检查

呼气峰值流量（peak expiratory flow，PEF）是指用力呼气时的最高流量，亦称最高呼气流速、最大呼气流量和最高呼气流量等。呼气峰值流量可反映受试者的通气功能，而呼气峰值流量变异率（peak expiratory flow rate，PEFR）是指一定时间内PEF在各个时间点或时间段的变化程度，能较好地反映气道的舒缩功能，从而也作为气道可逆性检查或气道反应性检查在临床中广泛应用。人体有一定的生物钟规律，正常人其PEF也有波动，一般在清晨最低，下午最高，但变异程度较小（＜12%）。非稳定期支气管哮喘患者因气道敏感性较高，舒缩变异较大，故PEF的变异也增大（常＞15%）。并随着病情的好转而减少，或病情恶化而增大。因此监测PEFR可准确地反映哮喘的病情严重程度和变化趋势。

（一）检查方法

1. PEF检查方法　采用站立位或坐位（推荐站立位），受试者快而用力地深吸一口气至肺总量位，迅速将咬口含入口腔（舌头不要堵住咬口）用嘴唇包紧，不要漏气，立即用最大力气和最快速度将肺内气体呼出。整个呼气动作一气呵成，中间不能停顿。如使用机械式峰流量计，观察并读取游标箭头所指刻度；如使用电子式峰流量计，可直接读取数值。至少检查3次，若3次实测值之间差异过大，应注意检查方法是否正确。可重复多次，使最佳3次之间差异<5%，或 3 次中最佳 2 次的实测值差异<40L/min，取最高值记为 PEF。

　　2. PEF 检查时间　①昼夜检查 2 次：即在每天的早、晚各测定 1 次，如早晚 6 点或起床后与入睡前。此法对患者的日常生活影响不大，易被接受，可用于需长期进行监测的患者或病情相对稳定的患者。②按需检查：在患者出现症状（咳嗽、喘息、胸闷和气促等）时测定，或在运动/环境因素暴露等刺激前、后分别测定。若症状加重与 PEF 下降程度一致，则说明呼吸道症状很可能与气流受限有相关性。③用药前后检查：吸入速效支气管舒张剂（如 200～400μg 沙丁胺醇）前、后分别测定 PEF，或使用控制药物（如吸入激素）数天或数周内监测 PEF，以评估气道可逆性和药物疗效。上述的检查时间也可交叉混合使用，更有临床指导意义。

　　3. PEFR 的计算公式

$$PEFR = \frac{2 \times (PEF_{最高值} - PEF_{最低值})}{PEF_{最高值} + PEF_{最低值}} \times 100\%$$

　　4. PEFR 监测周期　PEFR 的观察需要每天 2 次或多次测定 PEF 值，并延续一定的时间。最常用的是连续监测 2 周，将每天的变异率相加除以监测天数（最少 7 天）以计算 PEF 平均变异率；或以 2 周内 PEF 最高值和最低值计算周变异率。

　　5. 数据记录　各时间点的 PEF 值可分别记录在表格中，也可记录在 X 轴为时间、Y 轴为 PEF 值的坐标图上，即可描绘出 PEF 随时间变化的曲线。该曲线使 PEF 变异率更为直观易懂，有利于哮喘病情判断和追踪随访。

　　（二）结果判断

　　1. PEF 正常值预计值　PEF 所测定的最高值需与正常预计值进行比较。正常预计值受检查仪器、受试者的年龄、身高、体重、性别和种族等因素的影响。国际上认为正常值预计值应当源于峰流量计，而不是从肺量计测定中得出。与肺量计不同，峰流量计的 PEF 单位采用 L/min 而不是 L/s。我国不同地区学者分别提出了各自的研究结果和预计方程式，临床上可选取同地区同种族人群的正常预计值作为参考。

　　2. PEF 对呼气气流受限的判断　一般采用 PEF 实测值占正常预计值的百分率来判断。但对于部分哮喘患者，由于其气道可能已发生重塑，故肺功能已不能完全恢复正常。此时，PEF 监测可取受试者的个人最佳值（指受试者治疗后 PEF 最大值或无症状时的 PEF 最大值）作为判断参考标准，但需要注意这只是一个相对值。如果 PEF 占预计值 %≥80%，提示 PEF 正常或无呼气气流受限（用绿区或绿灯表示）；PEF 占预计值 % 在 60%～79% 之间，提示轻～中度的呼气气流受限（用黄灯或黄区表示）；如果 PEF 占预计值 %<60%，提示呼气气流受限程度较重（用红灯或红区表示）。

　　3. PEF 变异率对可变呼气气流受限的判断　①监测 PEF 每天 2 次，最少监测 2 周。若成人 PEF 平均变异率>10% 或 PEF 周变异率>20% 及儿童 PEF 平均变异率>13%，则证实存在可变的呼气气流受限。值得注意的是，"PEF 平均变异率"是指最少连续 7 天内每天 PEF 昼夜变异率的平均值（每日 PEF 昼夜变异率之和 /7）。"PEF 周变异率"指 2 周内 PEF 最高值和最低值的变异率 {（2 周内最高 PEF 值 − 最低 PEF 值)/[（2 周内最高 PEF 值 + 最低 PEF

值)×1/2]×100%},两者有明显的区别。②使用 4 周抗感染治疗并排除呼吸道感染后,PEF 较基础值上升>20%,可证实存在可变的呼气气流受限。③儿童运动后 PEF 下降>15%,可作为儿童运动激发试验的阳性判断标准之一,证实存在可变的呼气气流受限。④儿童在临床随访期间 PEF 下降>15%(可能包含呼吸道感染),也证实存在可变的呼气气流受限。

（三）临床意义

PEF 在一定程度上反映受试者的气道通畅性,并与受试者的努力程度、肺容量和呼吸肌肉力量有关。当排除后三者的影响时,PEF 可直接反映受试者气道的通气功能。

1. 鉴别诊断　不同人群 PEF 及其变异率有各自的特点,健康人 PEF 可有轻度波动,夜间哮喘发作的患者在发作时 PEF 下降,但白天 PEF 可基本恢复正常。慢性阻塞性肺疾病患者的 PEF 较低,并且其波动率通常较低。重症哮喘患者除了 PEF 较低外,其波动率较大可与慢性阻塞性肺疾病相鉴别(图 5-20)。

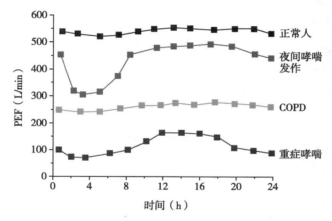

图 5-20　不同人群 24 小时的 PEF 及其变化

2. 诊断哮喘　符合典型哮喘的临床症状和体征,成人 PEF 平均变异率>10% 或 PEF 周变异率>20%,儿童 PEF 平均变异率>13%,可以诊断为哮喘。

3. 哮喘患者病情严重程度的分级　哮喘患者 PEF 占个人最佳值 %≥80%,PEF 变异率 <20% 为间歇状态(第 1 级);PEF 占个人最佳值 %≥80%,PEF 变异率在 20%～30% 之间为轻度持续(第 2 级);PEF 占个人最佳值 % 处于 60%～79% 之间,PEF 变异率 >30% 为中度持续(第 3 级);PEF 占个人最佳值 %<60% 且 PEF 变异率 >30% 为重度持续(第 4 级)。

4. 哮喘患者的自我监测　PEF 是客观判断哮喘病情最常用的手段,对于哮喘治疗依从性和吸入技术评估亦十分重要。PEF 监测分为短期监测和长期监测。短期监测主要目的为急性加重后监测恢复情况,调整治疗后评估治疗反应,在症状显著变化时作为肺功能损害程度加重的客观证据,协助鉴别哮喘控制的恶化是职业性还是内源性因素触发。长期监测主要适用于预测哮喘急性发作,尤其是那些对气流受限程度感知不敏感者、既往有突发的严重发作者和难治性哮喘患者等。

5. 评价哮喘药物疗效,指导治疗　经治疗后 PEF 有所上升,且一直维持在接近预计值

第五章

或个人最佳值水平，说明治疗有效，应继续治疗一段时间。初始治疗症状显著改善，PEF 占预计值 % 恢复至 >60% 者可继续维持原有治疗。PEF 占预计值 % 在 40%～60% 之间者，可在严密监测下继续治疗，但如果治疗过程中，PEF 回升并稳定后又突然出现显著下降，提示病情不稳定，则需加强治疗。如患者吸入支气管舒张剂后 PEF 仍没有提高，提示病情严重；积极治疗 6 小时后 PEF 没有明显上升，则需加大治疗力度，甚至考虑住院治疗。如经过积极治疗后 PEF 逐步提高且 PEFR 减少，提示治疗后病情得到改善，趋于稳定。

6. 测定气道反应性　测定反应性最好使用肺量计测定的 FEV_1 等指标，但若医院没有配置肺量计，则可考虑使用峰流量计进行判断。在运动或吸入刺激剂前后分别测定 PEF，若 PEF 下降 >20%，则可对气道高反应性做出初步的筛查判断，但目前尚未形成临床规范。

四、支气管激发试验

气道高反应性可通过支气管激发试验测定。支气管激发试验（bronchial provocation test，或 bronchial challenge test）是通过物理、化学及生物学等各种因素的人工刺激，诱发气道平滑肌收缩，并借助肺功能指标的改变来判定是否支气管缩窄及其程度的方法。

（一）支气管激发试验的分类

按刺激因素的来源，支气管激发试验可分为化学激发试验（如组胺和乙酰胆碱）、生物激发试验（如尘螨）和物理激发试验（如运动和冷空气）等（表 5-11）。按刺激的方法可分为吸入型激发试验和非吸入型激发试验。按激发试验的机制是否直接引起气道平滑肌的收缩，可分为直接激发试验和间接激发试验。目前吸入型激发试验是最常用的激发方法，而直接激发化学剂为最常用的刺激剂。

表 5-11　支气管激发试验的常用刺激物

直接刺激	间接刺激		
	药物	生理	生物
磷酸组胺 *	普萘洛尔 #	运动 *	尘螨
胆碱类	一磷酸腺苷	过度通气	花粉
乙酰甲胆碱 *、卡巴胆碱	焦亚硫酸盐 /SO_2	冷空气	动物皮毛
乙酰胆碱、甲酰胆碱等	神经肽 A	渗透压	蟑螂
前列腺素	缓激肽	高渗盐水 *	真菌
$PGF_{2\alpha}$、PGD_2	速激肽	低渗盐水	豚草 0
白三烯	阿司匹林	蒸馏水	
LTC_4、LTD_4 和 LTE_4	赖氨酸 - 阿司匹林	甘露醇	

注：* 临床最常用的激发方法；# 可引起持久的气道收缩，目前较少应用

1. 直接支气管激发试验　磷酸组胺（histamine phosphate）或氯化乙酰甲胆碱（methacholine chloride）是直接的气道平滑肌收缩刺激剂，也是目前临床上最为常用的激发剂。直接支气管激发试验的优点是敏感性高，对现患哮喘诊断的敏感性概率达 100%，作为哮喘的筛查性检验有特殊的临床地位，但其应用仍有一定的局限性，特别是对哮喘诊断的

特异性则较差，有报道 PC_{20} 组胺<8mg/ml 的准确度低于 50%。直接激发试验也不能区分运动性哮喘及判断其严重性，与哮喘气道炎症的关系不够密切，不能区分气道高反应性与气道重塑，对激素治疗效果的评估不准确等。非哮喘的气流受限（如慢性阻塞性肺疾病）对组胺或乙酰甲胆碱激发试验也呈阳性反应。因此直接激发试验并不能很好地区分这些气道疾病。为此，近年来人们重新关注用于评估气道高反应性的其他方法。

2. 间接支气管激发试验　间接性支气管激发试验的概念源于 20 世纪 80 年代末期，刺激主要通过活化细胞（尤其是炎症细胞及神经细胞），使其释放细胞介质或细胞因子而引起继发性的气道收缩。常用的间接性激发试验有生理性刺激如运动激发试验、过度通气激发试验和渗透压改变激发试验（高渗盐水、蒸馏水），药物刺激如腺苷、普萘洛尔和阿司匹林激发试验等，以及特异性抗原刺激如尘螨、花粉和动物皮毛吸入等激发试验。间接性支气管激发试验在哮喘中的应用受到越来越多的重视，其对哮喘等气道炎症性疾病的特异性更高，对治疗效果的评估和追踪随访也可能更有意义。

（二）支气管激发试验的试验前准备

吸入性支气管激发试验是临床及实验中采用最为普遍的方法。通过刺激物的量化测量及与其相应的反应程度，还可判断气道高反应性的程度。

1. 吸入激发物的制备与储存　吸入激发物包括各种非特异性激发物，如组胺、乙酰甲胆碱、乙酰胆碱、腺苷、白三烯、高渗盐水、低渗盐水和冷空气等，以及尘螨、花粉、动物皮毛等特异性抗原刺激物。其中，磷酸组胺或氯化乙酰甲胆碱现为临床上最为常用的激发剂，两者的临床使用均有数十年，其操作程序已规范化。

激发剂需用稀释液稀释后才能用于吸入。稀释液常用生理盐水（0.9%NaCl），因其等渗且配制容易。通常是先配制"原液"（可用于激发试验的最高浓度激发液），如 5% 组胺和 5% 乙酰甲胆碱等，于需要时才将原液稀释。5% 组胺及 5% 乙酰甲胆碱在低温（4℃）的条件下可保存 3 个月。组胺有遇光分解的特性，应避光保存。乙酰甲胆碱结晶吸水性很强，须防潮保存。

2. 雾化吸入装置

（1）射流雾化器：采用压缩气源，借助高速气体流过毛细管孔口并在孔口产生负压，将液体吸至管口并撞击，形成微细雾粒。可用压缩空气、氧气或电动压缩空气作为气源。此类型雾化器仅需患者作潮气呼吸，无需其他呼吸动作配合，患者易于掌握。常用的射流雾化器主要包括 Sidestream、Wright 和 DeVilbiss 646 等不同的型号，分别应用于定量吸入法、2 分钟潮气法和 5 次呼吸法。

（2）手捏式雾化器：亦采用射流雾化原理，以手捏加压驱动雾化器产生雾液。常用的有 De Velbiss 40 雾化器或其仿造、改进型。材质为玻璃或塑料。释雾量每揿（0.0030±0.0005）ml，70%～80% 雾粒直径<5μm。

（3）超声雾化器：通过电流的转换使超声发生器发生高频振荡，经传导至液面振动产生雾粒。多数超声雾化器产生之雾粒直径较小（1μm）、均匀而量大（相同时间内较射流雾化器释雾量大 2～4 倍），吸入时间过长可致气道湿化过度，对支气管哮喘或严重 COPD 者并不合适。此外，超声作用也可能破坏某些激发物成分，尤其是生物激发物。但利用其释雾量大的特点，可用于高渗盐水、低渗盐水或蒸馏水吸入激发试验。

（4）雾化吸入的影响因素：雾化吸入是通过雾粒（携带激发剂的载体）在支气管树及肺泡的沉积而起作用的。雾粒直径、吸气流量及气道的通畅性均可影响雾粒在气道的沉积，从而影响气道反应性。

3. 注意事项

（1）测试前受试者应在实验室休息至少 15 分钟。应详细了解受试者的病史、是否曾经做过激发试验及其结果，是否有严重的气道痉挛发生，并做体格检查，排除所有激发试验的禁忌证。

（2）有些因素或药物会影响气道的舒缩功能和气道炎症，从而影响气道反应性，导致结果出现假阳性或假阴性，因此需要在检测前停用这些药物或避免这些因素（表 5-12）。

表 5-12　支气管激发试验影响因素及其停用时间

影响因素	停用时间（h）
支气管舒张药	
吸入型　短效（如沙丁胺醇和特布他林）	8
中效（如异丙托溴铵）	24
长效（如沙美特罗、福莫特罗、噻托溴铵和茚达特罗）	48
口服型　短效（如氨茶碱）	12
中、长效（如缓释茶碱、丙卡特罗和班布特罗）	24～48
糖皮质激素	
吸入型（如布地奈德、氟替卡松和丙酸倍氯米松）	12～24
口服型（如泼尼松和甲泼尼龙）	48
抗过敏药及白三烯拮抗剂	
抗组胺药（如氯雷他定、氯苯那敏、赛庚啶和酮替芬）	72
肥大细胞膜稳定药（如色甘酸钠）	8
白三烯受体拮抗剂（如孟鲁司特）	96
其他	
食物（如茶、咖啡、可口可乐饮料和巧克力）	检测日
剧烈运动、冷空气吸入、吸烟	4

（3）对于复查的患者，重复试验应选择每天相同的时间段进行，以减少生物钟变异的影响。

（4）支气管激发试验具有一定危险性。试验时吸入激发物浓度应从小剂量开始，逐渐增加剂量。应备有急救器械和药品，如氧气、雾化吸入装置与输液设备、吸入型 β_2 受体兴奋剂、注射用肾上腺素和注射器等。试验时需有经验的临床医师在场，及时发现和处理可能出现的危险。

（三）吸入支气管激发试验的常用方法

吸入支气管激发的方法包括 Chai 氏、Yan 氏、Cockcroft 和涸岛任等，各有优缺点，临床使用取决于仪器设备和实验室的经验。国内目前多采用前两种方法。

1. Chai 氏测定法（间断吸入法）　Chai 氏测定法为较经典的一种检查方法。通过定量雾化吸入器（dosimeter）从低浓度到高浓度逐次定量吸入雾化液，每次吸入均从残气位（或功能残气位）缓慢深吸气至肺总量位，在吸气开始时通过喷出雾化药物。每次吸气时间成人约为 0.6 秒。每一浓度吸入 5 次。吸入后 30 秒和 90 秒分别测定肺功能，如不符合质量控制标准应重做，但尽量控制在 3 分钟内完成；继而倍增浓度吸入。新一代间断吸入装置在受试者吸气时可自动触发仪器而释出激发剂，每吸的持续时间均可设定，每一浓度的给药次数也可预设，通过计算机可自动计算受试者吸入激发剂的累计剂量。此法可对吸入刺激物进行定量，便于标准化。欧洲呼吸健康调查委员会（ECRHS）及 ATS 推荐使用本法。

2. Yan 氏测定法（简易手捏式雾化吸入法）　1983 年 Yan 氏等建立了简易气道反应性检查方法。该法使用手捏式雾化器来输送一定雾粒直径和释雾量的组胺或乙酰甲胆碱。药物浓度为 3.15g/L、6.25g/L、25g/L 和 50g/L 四个级别。起始剂量为 3.15g/L 吸入 1 次（组胺剂量为 0.03μmol 或乙酰甲胆碱剂量为 0.05μmol），按累计剂量倍增式吸入。最大剂量为 50g/L 吸入 8 次（组胺累计剂量为 7.8μmol 或乙酰甲胆碱累计剂量为 12.8μmol）。每次从残气量（RV）位开始缓慢吸气，在吸气开始后同步喷药物，1～2 秒内吸至肺总量（TLC）位，屏气 3 秒。每次吸入 60 秒后测肺功能，接着吸入下一剂量。为缩短激发试验时间，可根据具体情况选用下列方法：①对于高度怀疑或确诊为哮喘病者，按常规倍增法吸入激发药物。②对于基础通气功能正常的非哮喘患者，其浓度或剂量可按 4 倍递增，但当 FEV_1 比基础下降超过 10% 时，即转回 2 倍递增法（图 5-21）。③对于病情轻、稳定，无需用激素控制症状，且基础肺通气功能在正常范围的患者，根据实际情况选用较高起始浓度。

		程序A 用于非正常受试者		程序B 用于正常受试者	
剂量次数	累计剂量（μmols）	组织胺浓度	吸入次数*	组织胺浓度	吸入次数
1	0.03	0.3%	1		
2	0.06	0.3%	1	0.6%	1
3	0.12	0.6%	1	†	
4	0.24	0.6%	2	0.6%	3
5	0.49	2.5%	1	†	
6	0.98	2.5%	2	2.5%	3
7	1.96	2.5%	4	†	
8	3.91	5%	4	5%	6
9	7.8	5%	8	5%	8

图 5-21　Yan 氏法剂量流程图

*：为达到该组织胺剂量，吸入相应浓度所需的次数；

†：若 FEV_1（PEF）改变率 <10%，继续程序 B；若 FEV_1（PEF）改变率 >10% 而 <20%，转入程序 A；若 FEV_1（PEF）改变率 ≥20%，停止组织胺吸入

此法简便快捷、价廉、操作容易、无需电源、便于携带。其可靠性和安全性经过长期的实验室和临床验证得到了证实,适合在我国推广应用,尤其适用于基层医院及流行病学的调查。据作者调查,目前开展激发试验的医院半数以上采用该法。但该法对技术员的操作技术要求较高,技术员需反复训练以尽量保证每次操作的喷药质量。

3. Cockcroft 测定法(潮气吸入法)　采用射流雾化器持续产生雾液,用压缩气源与雾化器连接,释雾量可通过气体流量进行调节,一般要求为 0.13ml/min±10%。检测时让受试者用口含住接口器,嘱受试者平静、均匀地潮气呼吸,雾化器需直立,否则影响释雾量。吸入激发剂起始浓度 0.03g/L,最大浓度 16~32g/L,每次潮气呼吸吸入 2 分钟,吸入后分别在 30 秒和 90 秒检测 FEV_1,取其高值;间隔 5 分钟吸入下一浓度。因采用连续潮气呼吸形式,需受试者吸入配合较少,尤其适用于小儿、老年人等配合欠佳者,但总检查时间偏长。潮气呼吸法药物随呼气释放在空气中较多,易导致环境污染,近来国外比较强调在呼气口加用雾粒过滤器以吸附雾化药物。

4. 滇岛任法(强迫振荡连续描记呼吸阻力法)　采用 Astograph 气道反应测定仪连续潮气吸入激发剂,同时采用强迫振动技术连续测定呼吸阻抗。11 个雾化器内分别置有生理盐水及不同浓度的激发物(如乙酰甲胆碱),每一浓度吸入 1 分钟,然后自动转入下一个浓度继续吸入,直至呼吸阻力升高 2 倍以上或吸至最高浓度时停止。此法不受吸气动作的干扰,可快速测定剂量 - 反应曲线,但吸入药物浓度连续递增,累计剂量概念不易与其他方法的剂量比较,肺功能判断指标及阈值也与常规方法不同。由于给药过程是连续,气道可能缺乏充分反应的时间而导致受试者吸入过量激发剂,需予以注意。

(四)激发试验程序

激发试验程序见图 5-22。

1. 检测基础肺功能　按用力肺活量质量控制标准检测 FEV_1,最佳 2 次 FEV_1 变异率<150ml,取高值作为基础值。

2. 吸入稀释液重复检测肺功能　经口吸入激发剂稀释液,一方面让患者认识吸入激发剂的过程,减轻其心理负担,熟悉吸入方法,增加吸入过程的依从性;另一方面,观察稀释液是否对肺通气功能有所影响,作为后面吸入激发剂的对照。若吸入稀释液后 FEV_1 下降≥10%,则稀释剂本身即可增加气道反应性,或患者经数次深吸气诱发气道痉挛,其气道反应性较高,此时试验不宜继续进行,或采用最低浓度(剂量)的激发剂作起始激发,并需作严密观察,谨慎进行,同时在试验报告中注明。

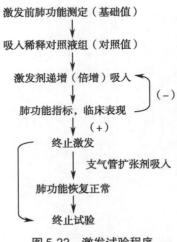

图 5-22　激发试验程序

3. 吸入激发剂　从低浓度(剂量)起,按不同吸入方法,依次以倍增浓度(剂量)吸入激发剂,吸入后重复检测肺功能,直至肺功能指标达到阳性标准或出现明显的不适及临床症状,或吸入最高浓度(剂量)的激发剂仍呈阴性反应时,停止激发剂吸入。

4．吸入舒张剂　若激发试验阳性且伴明显气促、喘息，应予支气管舒张剂吸入以缓解患者症状，经过10～20分钟肺功能指标恢复后终止试验。

（五）支气管激发试验质量控制与注意事项

为使同一受试者前后两次或不同受试者的检查结果具有可比性，必须对支气管激发试验质量进行严格控制，检查方法应标准化。

因为采用的射流雾化器及其相匹配的压缩气体产生的压力、流量、雾粒的大小及雾化量等都对检查结果有明显的影响，所以支气管激发试验用的雾化器装置和压缩空气动力源都必须有严格的规定和标准化。此外，对雾化器所产生的雾粒大小及其分布等应有统一的规定。

平时应注意激发剂的配制和保存，过期的一定要弃掉，否则会严重影响检查结果。在给予激发剂时，应注意观察受试者吸入激发剂是否恰当和充分，若吸气深度不足、时间过短或与释雾不同步，都会影响检查效果。

（六）检查指标及结果判断

尽管肺功能检查指标众多，但 FEV_1 仍是目前最主要和常用的判断指标。其他肺功能指标如 PEF、sGaw 等在临床上也可应用于判断气道反应性。

1．定性判断

（1）激发试验阳性：在试验过程中，当 FEV_1、PEF 较基础值下降≥20%，或 sGaw 下降≥35% 时，可判断为激发试验阳性，即气道反应性增高。

（2）激发试验阴性：如果吸入最大剂量或最高浓度激发剂后，以上指标仍未达上述标准，则为气道反应性正常，激发试验阴性。

无论激发试验结果阴性或阳性，均应排除影响气道反应性的因素。对于结果可疑者（如 FEV_1 下降 15%～20%，无气促喘息发作），可预约 2～3 周后复查，必要时 2 个月后复查。

2．定量判断　累计激发剂量（PD）或累计激发浓度（PC）可用于定量判断气道反应性，为目前最常用的定量指标。如 $PD_{20}-FEV_1$ 是指使 FEV_1 较基线下降 20% 时累计吸入刺激物的剂量，$PC_{20}-FEV_1$ 是使 FEV_1 较基线下降 20% 的激发浓度。由于吸入刺激物的剂量（或浓度）呈几何级递增，故以对数 / 反对数模型计算（图 5-23）。依 $PD_{20}-FEV_1$ 或 $PC_{20}-FEV_1$ 可对气道高反应性的严重程度进行分级（表 5-13）。其他定量判断指标如激发阈值浓度、剂量反应曲线斜率等也有报道，但临床应用尚不普遍。

不同的人群气道反应性的高低可有较大的差异（图 5-24）。气道高反应性（AHR）严重程度的评估，常用于评价气道敏感性，其重复性好、特异性高。

3．激发试验阴性结果的判别　支气管激发试验阴性，需考虑以下可能原因：

（1）曾使用 β_2 受体激动剂、抗胆碱能药、抗组胺药、抗白三烯药、茶碱类药物和糖皮质激素等降低气道反应性的药物且停药时间不足。

（2）雾化装置的压力、流量、雾粒的大小及雾化量等指标未能达到质量控制标准。

（3）用手捏式雾化吸入法时，操作者未能充分捏满橡皮球，使受试者吸入雾化液量不足。

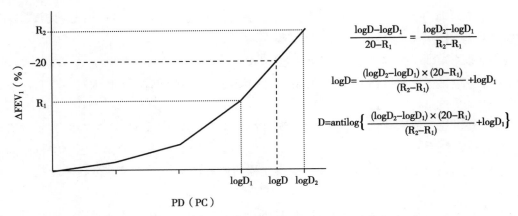

$$\frac{logD-logD_1}{20-R_1}=\frac{logD_2-logD_1}{R_2-R_1}$$

$$logD=\frac{(logD_2-logD_1)\times(20-R_1)}{(R_2-R_1)}+logD_1$$

$$D=antilog\left\{\frac{(logD_2-logD_1)\times(20-R_1)}{(R_2-R_1)}+logD_1\right\}$$

图 5-23 累计激发剂量(PD)或浓度(PC)的计算方法

D_1= 使 FEV_1 下降 20% 前的累计剂量(或浓度);

D_2= 使 FEV_1 下降 20% 后的累计剂量(或浓度);

R_1=X_1 剂量(或浓度)下的 FEV_1 改变率(%);

R_2=X_2 剂量(或浓度)下的 FEV_1 改变率(%);

D= 使 FEV_1 下降 20% 的累计剂量(或浓度),即 PD_{20}

由于吸入剂量呈几何级倍增,故以对数(log)/反对数(antilog)形式计算

表 5-13 气道高反应性分级

分级	组胺	乙酰甲胆碱	
	PD_{20}-FEV_1[mg(μmol)]	PD_{20}-FEV_1[mg(μmol)]	PC_{20}-FEV_1(mg/ml)
重度	<0.031	<0.035	<1.0
	(0.1)	(0.18)	
中度	0.031~0.275	0.035~0.293	<1.0
	(0.1~0.8)	(0.18~1.4)	
轻度	0.276~1.012	0.294~1.075	1.0~4.0
	(0.9~3.2)	(1.5~5.4)	
可疑或极轻度	1.013~2.400	1.076~2.500	4.0~16
	(3.3~7.8)	(5.5~12.8)	
正常	>2.400	>2.500	>16
	(>7.8)	(>12.8)	

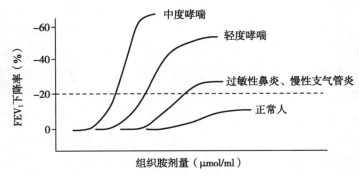

图 5-24 不同人群的气道反应性

（4）受试者配合不佳，吸气与雾化给药不同步，因而未能完全吸入激发剂。

（5）激发剂过期或未作低温避光保存导致有效成分分解。

（6）部分运动诱发哮喘患者可能对组胺、乙酰甲胆碱等吸入性支气管激发试验不敏感，需通过过度通气激发试验、冷空气激发试验或运动激发试验等才能诱导出来。

（7）对于当前无症状的受试者，可能空气源性过敏原暴露的季节已过。

（8）少数职业性哮喘的患者，仅对单一的抗原或化学致敏剂有反应，可能只能用特定过敏原刺激才能激发出阳性反应。

（9）气道不存在高反应性，作此结论前应排除上述 8 点因素。

支气管激发试验阴性者可考虑排除哮喘，但阳性者并不一定就是哮喘。许多其他疾病，如变应性鼻炎、慢性支气管炎、病毒性上呼吸道感染、过敏性肺泡炎、热带嗜酸性粒细胞增多症、肺囊性纤维化、结节病、支气管扩张症、急性呼吸窘迫综合征、心肺移植术后和心力衰竭，以及长期吸烟、接触臭氧等也可能出现气道高反应性，表现为支气管激发试验阳性，但阳性时吸入激发剂的剂量或浓度较高，而哮喘患者则较低，且激发阳性时会出现明显的喘息、胸闷等症状。

（七）支气管激发试验的临床应用

支气管激发试验有助于对支气管哮喘的诊断及鉴别诊断、病情严重度的判断和治疗效果的分析，并可用于对气道疾病发病机制的研究。对于可能存在的假阴性，可采取间接支气管激发试验，如腺苷或运动激发试验等，以进一步明确。典型的支气管哮喘在排除可能相关的其他肺部疾病后，根据病史、体征比较容易得出诊断。但对于轻度支气管哮喘或患有变应性鼻炎而哮喘处于潜伏期的患者，气道高反应性可能是唯一的临床特征和诊断依据，气道高反应性的早期发现对于哮喘的预防和早期治疗具有重要的指导作用。有些患者仅以慢性咳嗽或胸闷不适为哮喘的唯一症状，经多种检查仍不能明确原因，此时做支气管激发试验如为阳性，则可考虑为咳嗽变异性哮喘（CVA）或胸闷变异型哮喘（CTVA）。

对于有职业刺激原反复接触史且怀疑在接触刺激原后诱发气道痉挛的病者，采用特异性支气管激发试验对于职业性哮喘的诊断具有重要意义。

个别受试者气道高反应性与其近期哮喘的严重程度并不完全一致，而且气道高反应性也可见于慢性支气管炎和吸烟者等，所以近期哮喘症状结合气道高反应性才是哮喘诊断的最有力根据。

（高　怡　郑劲平）

参 考 文 献

1. American Thoracic Society. Standardization of spirometry-1987 update. Am Rev Respir Dis，1987，136：1285-1298.

2. Quanjer PH. Standardized lung function testing-Report working party "standaidization of lung function tests". Bull Eur Physiopath Resp，1983，19：5S-38S.

3. American Thoracic Society. Standardization of spirometry-1994 update. Am J Respir Crit Care Med，1995，

152：1107-1136.

4. MR Miler，J Hankinson，V Brusasco，et al. Standardisation of spirometry. Eur Respir J，2005，26：319-338.

5. Quanjer PH，Tammeling CJ，Cotes JE，et al. Lung volumes and forced ventilatory flows. Report Working Party Standardization of Lung Function Tests，European Community for Steel and Coal. Official Statement of the European Respiratory Society. Eur Respir J，1993，29：5S-40S.

6. 中华医学会呼吸分会肺功能专业组. 中国肺功能检查指南（第二部分）- 肺量计检查. 中华结核和呼吸杂志，2014，37（7）：481-486.

7. 郑劲平. 我国肺功能应用现状调查和分析. 中华结核和呼吸病杂志，2002，25：69-73.

8. 郑劲平. 关于制定我国用力肺功能检测质量控制指引的建议. 中华结核和呼吸杂志，2004，27：716-717.

9. 郑劲平. 用力肺功能检测质量控制及注意事项. 中华结核和呼吸杂志，2005，28：77-78.

10. 郑劲平. 肺功能学 - 基础与临床. 广州：广东科技出版社，2007.

11. 郑劲平，高怡. 肺功能检查实用指南. 北京：人民卫生出版社，2009.

12. Jian Wenhua，Gao Yi，Chuangli Hao，et al. Reference values for spirometry in Chinese aged 4-80 years. J Thorac Dis. 2017，9（11）：4538-4549.

13. GINA Science Committee. Guidelines：global strategy for asthma management and prevention global initiative for asthma（GINA）2017.［2018-10-12］http：//www.ginasthma.org.

14. 中华医学会呼吸病学分会哮喘学组. 支气管哮喘防治指南. 中华结核和呼吸杂志，2016，39（9）：675-697.

15. 中华医学会呼吸病学分会肺功能专业组. 肺功能检查指南 - 呼气峰值流量及其变异率检查. 中华结核和呼吸杂志，2017，40（6）：426-430.

16. Reddel HK，Marks GB，Jenkins CR. When can personal best peak flow be determined for asthma action plans？ Thorax，2004，59：922-924.

17. Reddel HK，Salome CM，Peat JK，et al. Which index of peak expiratory flow is most useful in the management of stable asthma? Am J Respir Crit Care Med，1995，151：1320-1325.

18. Dekker FW，Schrier AC，Sterk PJ，et al. Validity of peak expiratory flow measurement in assessing reversibility of airflow obstruction. Thorax，1992，47：162-166.

19. Boezen HM，Schouten JP，Postma，et al. Distribution of peak expiratory flow variability by age，gender and smoking habits in a random population sample aged 20～70yrs. Eur Respir J，1994，7：1814-1820.

20. Irvin CG，Martin RJ，Chinchilli VM，et al. Asthma Clinical Research Network（ACRN）. Quality control of peak flow meters for multicenter clinical trials. Am J Respir Crit Care Med，1997，156：396-402.

21. 钟南山，黎艳芬，张宇光，等. 一种简易的支气管激发试验. 中华结核和呼吸杂志，1987，10：293-295.

22. 中华医学会呼吸病学分会哮喘学组. 咳嗽的诊断与治疗指南（2015）. 中华结核和呼吸杂志，2016，39（5）：323-354.

23. Shen H，Hua W，Wang P，et al. A new phenotype of asthma：chest tightness as the sole presenting manifestation. Ann Allergy Asthma Immunol，2013，111（3）：226-227.

24. 中华医学会呼吸分会肺功能专业组. 中国肺功能肺功能检查指南（第三部分）- 组织胺和乙酰甲胆碱支气管激发试验. 中华结核和呼吸杂志，2014，37（8）：566-571.

第七节　影像学检查对少见疑难咳嗽病因的诊断

一、概述

呼吸道病变是慢性咳嗽的常见病因，呼吸道分为上呼吸道和下呼吸道。鼻、咽、喉为上呼吸道，上呼吸道病变可通过普通的直视检查发现。气管、支气管及其在肺内的分支为下呼吸道，段以上的下呼吸道病变可通过纤维支气管镜的直视检查发现，但段以下的小支气管病变主要是通过影像学检查来发现，特别是应用高分辨率 CT（high resolution CT，HRCT）扫描。HRCT 是 1～1.5mm 薄层扫描加高空间分辨率算法进行图像重建的一种 CT 扫描方法，减少了由于容积效应产生的重叠，是目前能最详细显示正常肺解剖和病理改变细节的一种检查手段，可显示到肺小叶水平，小叶正常或异常的许多特征性改变均能被发现，因此可观察到细小的不能被普通 X 线检出的小气道形态学改变，而且可用来诊断一些少见的气道病变。因此，HRCT 是一种无创、精确及具可重复性的影像学检查方法。

二、少见小气道病变

小气道是指直径小于 2～3mm 的气道，包括相当于第 9 级分支以下的小支气管、小叶细支气管、终末细支气管及呼吸性细支气管。小气道病变就是指发生在直径小于 2mm 以下细支气管的病变。常见的病因有肺部感染、吸烟、结缔组织和自身免疫性疾病、毒气吸入、药物毒性和包括肺在内的器官移植等。

（一）弥漫性泛细支气管炎

弥漫性泛细支气管炎（diffuse panbronchiolitis，DPB）是一种以两肺弥漫性呼吸细支气管壁全层炎症为主的慢性炎症，病变可波及终末细支气管及近端气道，易致细支气管周围炎。原因不明，可能与遗传、先天性免疫功能缺陷有关。

1. 病理表现　以呼吸细支气管为中心的慢性炎症和呼吸细支气管周围炎，以泡沫细胞、淋巴细胞、浆细胞等慢性炎症细胞浸润，肉芽组织增生及瘢痕收缩引起细支气管壁增厚，管腔狭窄，狭窄部位远端的支气管扩张。受累的细支气管腔内可充满黏液和中性粒细胞。

2. 临床表现　40～50 岁发病率高，男性多于女性，缓慢发病，以慢性咳嗽、咳痰和活动后气促为主要症状。常反复肺部感染，可出现黄绿色脓痰。大多数患者有慢性鼻窦炎。

3. 影像表现　胸部 X 线片：两肺弥漫分布 2～5mm 大的微小结节，边缘不清，以两中下肺明显，伴有或不伴有肺过度充气，重者可伴有肺外带纹理增多呈网格状及支气管扩张引起的囊状环影。HRCT：最常见的表现是两肺弥漫性小叶中心性边缘模糊的微小结节影和小结节近侧常有小的分支状、"Y"形或短线样影与其相连（称"树芽征"）。病理上代表小叶内增厚的终末细支气管壁和管腔内的黏液栓。小结节无融合趋势，与胸膜面有 2～3mm 间距，一些小结节影中间透亮，可伴有周围性空气潴留，终末细支气管与小支气管扩张伴管壁增厚。肺密度不均，可有磨玻璃影。

Akira 根据 20 例患者（病变由轻到重及由肺周围向近端发展的过程）的 HRCT 表现，把本病分为 4 型（图 5-25）：

Ⅰ型：本病的早期改变，可见边缘模糊的小结节，位于小叶内支气管血管分支末端周围，呼吸细支气管内，距胸膜面约 2～3mm，结节无融合倾向。

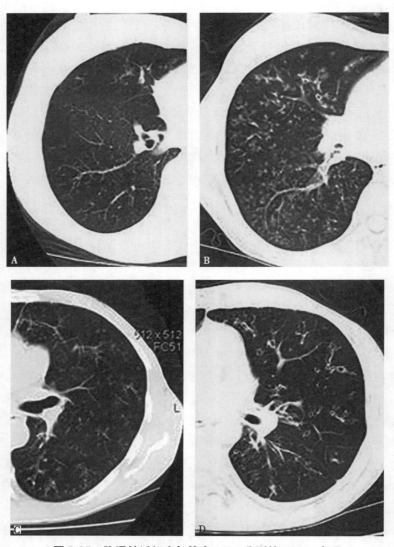

图 5-25　弥漫性泛细支气管炎 Akira 分型的 HRCT 表现

A：Akira Ⅰ型：右下叶背段外周肺野可见数个边缘模糊的小叶中心性结节位于支气管血管分支末端周围，无融合倾向；B：Akira Ⅱ型：右下叶可见弥漫的小叶中心结节与增厚的细支气管相连，呈"树芽状"改变；C：Akira Ⅲ型：左下叶可见小叶中心性结节与呈小环状或管状扩张的支气管相连；D：Akira Ⅳ型：左上叶舌段可见远端终末细支气管较近端气道扩张更为显著（囊状），两者相连呈"果树样"改变

Ⅱ型：小结节与从近端的支气管血管束上发出的相距 1mm 的第 2 级或第 3 级小细线相连，这种细线相当于增厚的终末细支气管。

Ⅲ型：小结节与小环状或管状影相连接，后者代表轻度扩张的终末细支气管。当病变进展时，环状或管状影增加，同时结节影减少。

Ⅳ型：为疾病的晚期，可见相当于扩张的近端终末细支气管和支气管的大囊状影，周围气道较近端气道扩张更显著，前者连接于后者上形成果树状表现。同时仍可见小环状或管状影。

4. 鉴别诊断　影像学需要鉴别的疾病包括慢性支气管炎、支气管扩张、结核和结节病等。

（1）慢性支气管炎：仅从症状体征方面不易与 DPB 鉴别，是 DPB 误诊率最高的疾病。CT 上也可见两肺弥漫分布小叶中心结节伴"树芽征"，但其突出表现是肺气肿、肺大疱和支气管壁增厚，可合并小叶性肺炎和间质纤维化改变，与 DPB 的弥漫性小结节伴细支气管扩张不同。

（2）支气管扩张：好发于中等大小的支气管，常伴有肺纹理增厚聚拢或肺实质炎症。DPB 支气管扩张是继发的，以远端支气管扩张明显，无聚拢趋势，见有弥漫性分布的结节更具特点。

（3）粟粒性肺结核：HRCT 结节多位于小叶中心或间质周围，亦可见于叶间裂、胸膜下，表现为结节状小叶间隔增厚，血管结节状不规则变形如小树芽及排扣状叶间裂，而 DPB 的小结节影呈小叶中心性分布，与胸膜面有一定距离。

（4）支气管播散性结核：HRCT 主要表现为沿支气管分布的小结节，可局限于一个肺叶或肺段，并可见斑片状小叶实变影，病变进展时可形成较大的小叶融合影及空洞，多伴有支气管壁和小叶间隔增厚，结合其临床表现、临床过程与 DPB 不同，临床上不难鉴别。

（5）结节病：其结节主要沿淋巴管走行分布，在两肺外围胸膜下和肺门区的支气管的两侧常有一串小结节，缺少线状或"Y"形高密度影及支气管扩张的表现，支气管血管束增粗，呈粗长索条，肺门和纵隔淋巴结常伴有肿大，中晚期可有间质纤维化。

（二）闭塞性细支气管炎

闭塞性细支气管炎（bronchiolitis obliterans，BO），亦有人称为缩窄性支气管炎。本病可由多种原因引起：①毒气性闭塞性支气管炎（吸入 NO_2 或 SO_2 等引起）；②感染后闭塞性支气管炎；③伴有结缔组织疾病的闭塞性细支气管炎；④作为骨髓或心肺移植合并症的闭塞性细支气管炎。

1. 病理表现　BO 是一种小气道疾病，组织学上表现为 1～6mm 的小支气管及细支气管黏膜下及其周围的慢性炎症及纤维化导致管腔部分或完全闭塞，通气受限，管腔内无肉芽组织息肉，肺泡管、肺泡腔正常，对激素反应不良。

2. 临床表现　主要表现为慢性咳嗽、喘息、进行性的呼吸困难、运动耐力差，可有三凹征。

3. 影像表现　不管何种原因引起的闭塞性细支气管炎，其 HRCT 表现都十分相似：①细支气管壁增厚；②支气管和细支气管扩张；③由于支气管异常而引起的局部空气潴留；

④通气不良导致反射性低灌注，血液再分配到通气正常的区域内，这样，就出现了肺野的不规则补丁状或地图状的密度增高区和密度减低区，呈"马赛克灌注"现象，此种现象在呼气相进行 HRCT 扫描会更清楚（图 5-26）。经激素等治疗，当空气潴留和反射性低灌注改善后，"马赛克灌注"现象可消失。

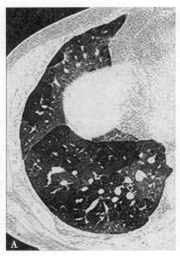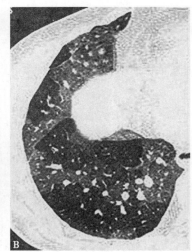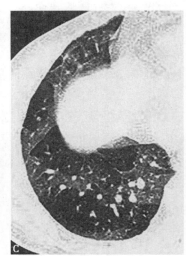

图 5-26 闭塞性细支气管炎 HRCT 表现

A、B、C 为三次不同时间的呼气相 CT 检查，右中下叶空气潴留的肺区域表现为地图状分布的透亮区，与正常的肺区域镶嵌，呈"马赛克灌注"现象

4. 鉴别诊断

（1）哮喘：BO 和哮喘均有喘息表现，BO 易误诊为哮喘。哮喘胸部 HRCT 可出现轻微的磨玻璃影和马赛克灌注，此时可通过结合哮喘对支气管扩张剂和激素的治疗反应、过敏性疾病史或家族史综合分析判断。

（2）弥漫性泛细支气管炎：HRCT 显示双肺弥漫性小叶中心结节，细支气管扩张所形成树芽征，而非马赛克灌注征。

（3）过敏性肺炎：急性期 HRCT 表现为双肺对称分布、斑片状磨玻璃密度影，以中下肺野明显，可以空气潴留相间分布，表现为马赛克灌注表现；同时出现多发微小结节。过敏性肺炎的患者多有环境抗原暴露史，血液检查嗜酸性粒细胞增高。

（三）隐源性机化性肺炎

隐源性机化性肺炎（cryptogenic organizing pneumonia，COP）其诊断来源于病理学的机化性肺炎，结合临床及其他资料排除导致 OP 的原因后，形成所谓的"隐源性机化性肺炎"的临床 - 影像 - 病理诊断（CRP），其是特发性间质性肺炎（idiopathic interstitial pneumonia，IIP）的一个亚型。COP 发病机制目前尚不清楚。

1. 病理特点 COP 病理改变表现为终末细支气管及以下小气道和肺泡腔内疏松的胶原结缔组织增生，其中可见单核细胞、巨噬细胞、淋巴细胞及少量中性粒细胞、嗜酸性粒细胞和肥大细胞，此外还可见纤维细胞浸润，在肺泡内部分巨噬细胞成泡沫状且伴Ⅱ型肺泡上皮细胞增生。但肺泡结构正常，无肺泡壁塌陷和严重的肺纤维化。

2. 临床表现　COP 好发于 50～60 岁，男女发病率相当，临床表现缺乏特异性，起病多呈亚急性，开始有轻度流感样表现，低热、乏力、咳嗽、轻度进行性呼吸困难等。

3. 影像表现　COP 的影像学表现多种多样，以肺实变和磨玻璃样变最常见。双肺多发斑片状肺实变、磨玻璃影多具有沿支气管血管束或胸膜下分布的特点（图 5-27）。少数患者可见大结节影，其边缘多不规则，结节内可见"支气管充气征"。反晕征在 COP 中较为常见，即 CT 肺窗表现为中心密度减低的磨玻璃影，周边为新月形或环形高密度影，并被认为具有一定特征性。部分 COP 表现为局灶性肺泡浸润影，常位于上肺，呈叶、段分布，边缘清楚。有些 COP 有空洞影，多考虑为实变影合并肺气肿，但 COP 患者极少有胸膜渗出表现。上述 COP 病灶呈游走性，可以在几周或更长的时间内在不同的地方反复出现，游走性是本病较为特征性的影像学改变。

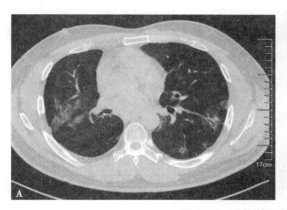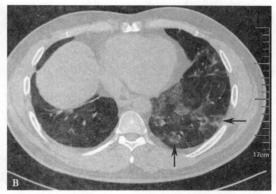

图 5-27　隐源性机化性肺炎 HRCT 表现

A、B 为不同层面的 CT 图像，显示两肺多发斑片状磨玻璃影，以支气管血管旁、胸膜下区分布为主，边缘模糊，多个结节可见"反晕征"——表现为中心密度减低的磨玻璃影，周边为新月形或环形高密度影（黑箭头所指）

4. 鉴别诊断　COP 应与其他弥漫性肺疾病鉴别。

（1）慢性嗜酸粒细胞性肺炎（CEP）：COP 与 CEP 的临床表现极为相似，两者对激素治疗反应均佳，X 线影像也难区别，均可见末梢血嗜酸性粒细胞增加，但 COP 的嗜酸性粒细胞增加很少达到 10% 以上，且 BALF 的嗜酸性粒细胞一般也不超过 5%。CEP 的特点是肺泡腔内和间质内有较多的嗜酸性粒细胞浸润，另外在胸膜、小叶间结缔组织及支气管、血管周围结缔组织中嗜酸性粒细胞浸润也甚明显。

（2）普通型间质性肺炎 UIP：UIP 与 COP 的鉴别十分重要。COP 肺部部分病例出现游走性斑块状阴影，肺容积多无变化，没有广泛的纤维化和蜂窝肺，而 UIP 常见蜂窝肺及肺容积缩小，且后期可见广泛的纤维化和蜂窝肺。COP 肾上腺皮质激素治疗有效，临床症状改善，而 UIP 除早期有一定疗效外，慢性期激素治疗疗效欠佳。

（3）过敏性肺泡炎：临床表现及胸部影像呈游走性的特点与 COP 相似，且两病对激素治疗均有良好的效果。但职业史、环境诱发、吸入诱发试验及对抗体 - 补体血清学的检查，两者是可以鉴别的。

(四) 肺淋巴管肌瘤病

肺淋巴管肌瘤病 (pulmonary lymphangiomyomatosis) 原因不明,可能与雌激素异常有关。可以散发,也可以伴发结节性硬化症。主要发生于绝经前期的女性,尤其是 30~40 岁的育龄期女性。

1. 病理表现　肺淋巴管、小血管、小气道管壁及肺泡壁与其周围有异常增生的未成熟平滑肌细胞,增生的类平滑肌细胞可形成结节,引起局部管腔的狭窄或阻塞;可使小气道局限狭窄而致空气潴留,及远端肺泡扩大融合呈不同大小的囊状腔,直径约 0.2~2cm。胸膜下囊腔破裂可导致气胸。当淋巴管或胸导管阻塞并破裂,产生乳糜胸和腹水。

2. 临床表现　进行性呼吸困难、咳嗽、胸痛,可合并气胸、乳糜胸。本病预后较差,常于出现症状后 10 年内死于呼吸衰竭。近年有报告用大剂量黄体酮治疗获得良好疗效。

3. 影像表现　胸部 X 线片:早期患者可无发现异常;中期可见两肺野广泛网状影;晚期出现肺气肿,肺野呈现小气囊和大疱性病变,亦可出现反复气胸,单侧或双侧胸腔积液 (乳糜胸)。HRCT:两肺广泛分布小气囊影,多数分布均匀对称,但无上中下肺区及中央与周围性分布的差异。囊状影直径多数少于 1cm,直径大小与病变范围有相关性:若气囊累及肺部范围小于 25%,则多数囊肿直径不超过 0.5cm;若累及超过 80%,则多数气囊直径大于 1cm。囊壁薄而均匀,厚度小于 1mm,多呈圆形或卵圆形 (图 5-28),少数呈多边形。血管影不出现在囊肿中央而在囊肿边缘,这与小叶中心型肺气肿不同。后期可并发气胸或乳糜性胸腔积液。定期复查病变可无任何变化,或囊腔影增多增大。本病在 HRCT 上未见明显的间质纤维化及结节影。同时行颅脑检查了解是否存在结节性硬化,并进行腹部、盆腔影像学检查以了解患者是否合并肺外淋巴管肌瘤。

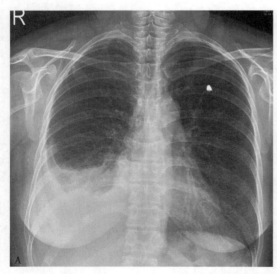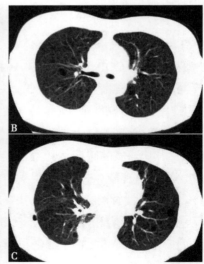

图 5-28　肺淋巴管肌瘤病 HRCT 表现

A (胸片):双肺纹理增强,未见明确实质性病变,右侧少量胸腔积液;B、C:不同层面 CT 显示两肺多发散在大小不等、形态规则的类圆形薄壁囊腔,边界清晰,囊腔间为相对正常的肺组织

4. 鉴别诊断

（1）肺气肿：早期的小叶中心型肺气肿，在 HRCT 上表现为小圆形低密度区。位于小叶中心，无明确的壁，内中可见小叶中央动脉，分布不均。肺淋巴管肌瘤病的囊腔影有明确均匀的薄壁，分布均匀，血管影位于囊腔影的边缘处，结合性别，发病年龄等临床因素有助鉴别。

（2）肺朗格汉斯细胞组织细胞增多症（pulmonary Langerhans cell histiocytosis，PLCH）是一种与吸烟有关的疾病。大多数患者具有囊样和／或结节样影。主要分布于上中肺野，无乳糜胸腔积液。

（3）肺间质纤维化晚期：可有广泛蜂窝状影，但囊壁厚，形态不规则，以两下肺野胸膜下分布为主，囊状影之间纤维化明显。

（4）囊状支气管扩张：囊状影沿支气管分布，壁厚，常同时有管状影及液气平面，肺周围部少见。

三、少见大气道病变

（一）气管、支气管淀粉样变性

气管、支气管淀粉样变性（tracheobronchial amyloidosis）是一种蛋白 - 多糖复合体组成的淀粉样物质沉积于呼吸道内而致。病因不明，淀粉样物质的形成机制尚不清楚。分原发性和继发性。继发性较常见，可继发于各种感染和退行性病变。由于淀粉样物质对刚果红有亲和力，故易为镜检所证实。

1. 临床表现　病变轻可无症状，主要症状有咳嗽、咯血和呼吸困难等。若有继发感染可有发热、咳脓痰和气急等。

2. 影像表现　胸部 X 线片：病变轻，可无异常。病变重者，可见气管支气管管腔狭窄，或有结节状肿块突入管腔。CT 表现：①气管、支气管型：局限型可见气管、大支气管壁有局限性类圆形肿块突入腔内。广泛型可见气管、大支气管壁弥漫性不均匀增厚，可有多个大小不等结节影突入腔内，管腔内缘呈波浪状，管腔呈环状或不对称性狭窄。增厚的病变管壁内常有弥漫性或结节性钙化，此征象具有一定的特征性。应用多层螺旋 CT 进行气管支气管 MPR 重建图像，能更好地显示气道病变的范围、狭窄的程度及管壁增厚的改变（图 5-29）。当支气管病变较重时常伴有阻塞性肺气肿、阻塞性肺炎或肺不张。②肺实质型：肺实质内见孤立或多发的结节，大小不等，病灶周围密度高于肿块中心部分，可形成空洞或钙化。50% 肿块有钙化。病变可累及胸膜，形成胸腔积液或胸膜小结节。

（二）复发性多软骨炎

复发性多软骨炎（relapsing polychondritis，RP）是一种少见的炎症性疾病，原因不明。其主要导致软骨组织的结构损伤和功能受损，包括耳廓、鼻软骨、肋软骨、外周关节软骨及气道软骨等。病理组织学显示气管、支气管炎症水肿，软骨碎裂，炎症细胞浸润，破坏的软骨为纤维结缔组织代替。85% 侵犯鼻及耳廓软骨，76% 侵犯关节软骨，50%～70% 侵犯气道软骨，早期累及喉部及声门下，继而气管、支气管分支均可受累，由于气管软骨破坏，吸气时气道塌陷，结果引起气管严重梗阻。

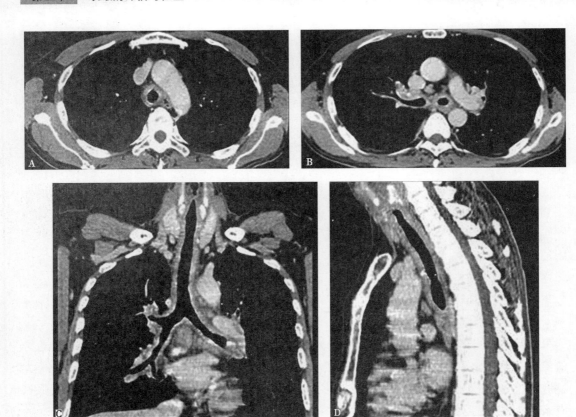

图 5-29　气管、支气管淀粉样变 HRCT 表现

A、B（不同层面横断位）：气管、主支气管前、后壁及侧壁均呈均匀增厚，管腔狭窄，管内壁尚光整；C、D（冠状位及矢状位）：气管、支气管管壁弥漫性增厚，见多发钙化影，管腔轻度狭窄

1. 临床表现　耳廓受累时，表现为菜花样耳；鼻软骨受累时，表现为鞍状鼻。气管支气管受累时，出现咳嗽、呼吸困难，声音嘶哑等症状。

2. CT表现　气管、大支气管壁弥漫性增厚，管腔广泛性对称性狭窄（图 5-30）。急性期，由于黏膜水肿而引起管壁增厚、气道狭窄，经激素治疗后管壁增厚可减轻；后期由于肉芽组织及纤维组织增生导致软骨软化或软骨钙化，引起气管支气管狭窄，治疗后不能恢复。本病除气管、大支气管受累外，可出现双手指关节肿胀，指间关节腔普遍狭窄，耳廓变形，鼻软骨肿胀塌陷，肋软骨肿胀。凡具有两个以上部位的软骨炎可提示此诊断，病变部位活检可确诊。

PET-CT表现：本病表现为支气管、气管、咽喉、肋软骨、耳廓、鼻软骨和淋巴结，外周关节软骨等多个部位 ^{18}F-FDG 的摄取增高，其中最常累及的 5 个部位是支气管、气管、喉咙、肋软骨和耳廓。90% 的病例表现为两个或多个软骨或关节对称部位的 ^{18}F-FDG 摄取增高，平均值为 4.94（范围 1.93～13.03），且大多数患有 RP 患者的咳嗽与其存在明显正相关性。在 ^{18}F-FDG PET-CT 显示的两个或更多软骨上存在对称分布的高 FDG 摄取病变的存在高度表明 RP 的诊断（文末彩图 5-31）。此外，^{18}F-FDG PETCT 可用于靶向活检部位的指导，这显著提高了选择恰当部位活检的准确率。根据病变部位的代谢活性，评价疗效。

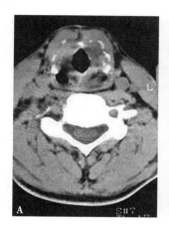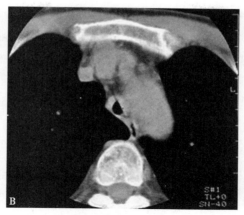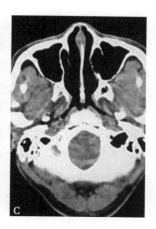

图 5-30　复发性多软骨炎 HRCT 表现

A：喉软骨明显肿胀、破坏；B：气管软骨前、侧壁均匀增厚，管腔狭窄，气管后膜厚度正常；C：鼻中隔软骨亦明显增厚、肿胀

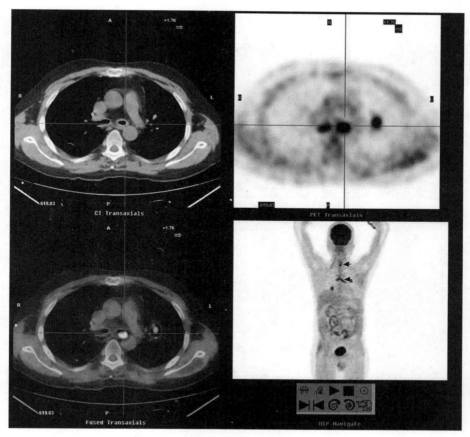

图 5-31　复发性多软骨炎 PET-CT 表现

喉软骨、气管、双侧主支气管、左上肺前段支气管及右下肺外后基底段支气管可见管壁增厚，对 ^{18}F-FDG 的放射性摄取增高，最大 SUV 约 4.7~9.1

（三）骨化性气管支气管病

骨化性气管支气管病（tracheobronchopathia osteochondroplastica）为极少见良性疾病。原因不明,可能与慢性感染、代谢障碍、化学或机械刺激、退行性变和先天性素质等有关。病理上主要表现为气管、支气管黏膜下骨和软骨结节形成的退行性变,结节呈白色、坚硬,由透明软骨和层状骨构成,其表面覆盖的黏膜无改变或轻度萎缩。病变限于气管和支气管内正常有软骨的部位（即前壁和侧壁）不累及气管后膜。

1. 临床表现　可完全无症状。大部分患者有较长的干咳病史,有咳痰,可有血丝痰,病变显著者,可气短和反复肺部感染,病变进展缓慢。

2. 影像表现　胸部 X 线片：多表现正常,少数可见气管或支气管不规则狭窄。CT 表现：气管支气管前壁和侧壁黏膜下散在或多发分布斑点钙化状小突起,突向管腔内,小结节直径约 3～8mm,大部分在 1～4mm,小结节不与气管环软骨连接。病变严重时,气管壁弥漫增厚,管腔不规则变形、狭窄；病变多不累及后膜,无气管软化；病变主要位于气管中下段,病变如发生于叶、段支气管时,常导致管腔狭窄,加上黏液栓塞,极易引起肺不张或阻塞性肺炎（文末彩图 5-32）。

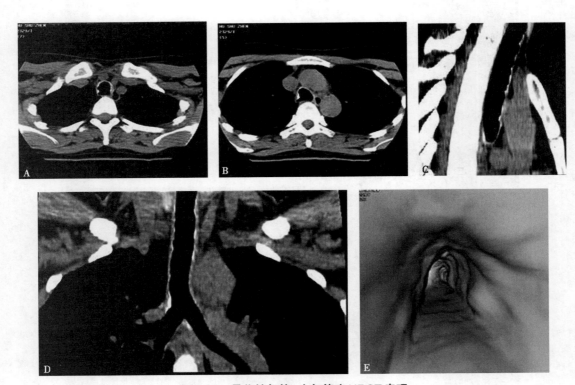

图 5-32　骨化性气管、支气管病 HRCT 表现

A、B：不同横断面显示气管前、侧壁有数个结节状、斑块状钙化影突向管腔内,管腔不规则变形,管壁增厚；C、D：矢状位及冠状位重建示气管胸段前、侧壁广泛钙化结节；E：仿真内镜显示气管前、侧壁凹凸不平,后壁平滑、光整,气管管腔不规则狭窄

（四）支气管结核

支气管结核（endobronchial tuberculosis，EBTB）是指发生于气管、支气管黏膜和黏膜下层的结核病，约占肺结核患者的 10%～20%。所致支气管狭窄是本病最为严重和不可逆的并发症，早期及时、正确诊断对临床极为重要。

1. 临床表现　起病相对缓慢，症状和体征多样，常缺乏特异性，故单纯从症状和体征上诊断 EBTB 有一定困难。活动性 EBTB 患者常有持续的刺激性咳嗽、咳痰和咯血，部分患者伴有发热、盗汗等症状。

2. 影像表现　胸部 X 线片：对于肺结核并发 EBTB 的患者，主要表现为肺结核的影像学改变，如肺部浸润性改变等。若受累的支气管因结核病变而出现阻塞或闭塞时，可出现阻塞性肺炎、肺不张和肺气肿等。CT 表现：支气管内壁不规则增厚，外壁尚光滑，管壁僵硬，管腔不均匀狭窄甚至闭塞，仅少数病变支气管管壁可呈均匀增厚（即所谓黏膜炎症型），支气管受累范围多较长（图 5-33），常累及支气管大部或全程，支气管呈连续性或间断性狭窄，并可连续累及主支气管和叶支气管、叶支气管和段支气管；多数合并相应肺叶多形性结核灶及支气管播散样病灶，部分病例伴有肺门及纵隔淋巴结肿大、钙化。同时，常导致相应肺叶的阻塞性肺炎、肺不张、肺气肿、支气管扩张等，但并无特异性，不过若支气管狭窄的同时肺不张内出现空洞、钙斑及周围肺叶出现支气管播散样病灶时对诊断有一定提示意义。多排螺旋 CT 三维图像重建技术可对病损支气管及其周围组织进行不同切面、不同角度和不同方式的观察，从而比较准确地了解和掌握病变区域的细微特征；可为进一步支气管镜检查及制订腔内介入治疗方案提供重要参考。

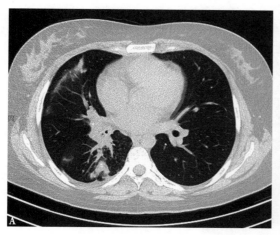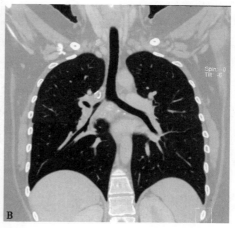

图 5-33　支气管结核 HRCT 表现

A：横断面，显示右肺门影增大，右肺下叶支气管狭窄，中、下叶背段可斑片状、结节状高密度影；
B：冠状位重建示右主支气管、下叶支气管较长范围狭窄，管壁增厚，纵隔肺门可见钙化淋巴结
（照片来源：广州呼吸健康研究院）

（五）支气管结石

支气管结石症是在呼吸运动、吞咽和大血管搏动等力量的长期作用下，小部分支气管

周围钙化淋巴结逐渐侵蚀并穿透支气管壁进入支气管腔,形成支气管结石,并产生相应的临床症状和影像学异常。最常见的病因是结核、真菌感染及尘肺等原因可以导致纵隔、肺门淋巴结钙化。

1. 临床表现　结石压迫、侵蚀支气管壁可导致支气管腔阻塞,从而出现慢性刺激性咳嗽、咯血、病灶远端反复感染及支气管瘘等临床表现。咯石症是支气管结石症患者较特异的症状,虽然发生率较低,但一旦咯石即可诊断。

2. 影像表现　胸部 X 线片表现:肺门区的斑点状钙化影及支气管阻塞所致的继发性改变,如肺炎、肺不张、支气管扩张、黏液栓及呼气性活瓣性肺气肿。CT 表现:支气管壁内或腔内的斑点状、小棒状高密度钙化影伴有支气管阻塞征象强烈提示支气管结石的存在。多排螺旋 CT 三维图像重建技术可以多方位清晰显示支气管树的立体结构,不仅可直接显示结石的形态、大小、位置、数目及其与支气管的关系,还可显示阻塞远端的支气管情况(图 5-34)。

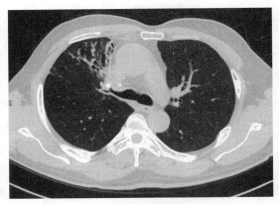

图 5-34　支气管结石 HRCT 表现
CT 横断面,显示右肺上叶前段支气管内可见结节状致密影,远处肺组织支气管扩张
(照片来源:广州呼吸健康研究院)

3. 鉴别诊断　支气管壁内结石应与肺门纵隔淋巴结钙化、老年人气管支气管壁钙化鉴别。肺门纵隔淋巴结钙化位于气管支气管外的正常淋巴结分布区,邻近支气管无受压变形。正常老年人气管支气管壁可发生钙化,钙化灶呈条状或新月形,常多发,位于气管支气管壁内,与支气管或软骨环走行方向一致,局部支气管无变形。

(六) 气管、支气管异物

气管、支气管异物是小儿常见病、多发病,多发生于 5 岁以下儿童,多有明确异物误吸史;而成人气管支气管异物常因难以追溯到明确的异物吸入史及影像学表现不典型而致误诊,临床症状无特异性。

影像表现:胸部 X 线片诊断气管支气管异物主要依靠病史、体征及 X 线检查观察双肺透光度检查及纵隔摆动情况。

CT 表现:随着 CT 技术发展,多层螺旋胸部 CT 检查在气管支气管异物的诊断上具有极大的价值。气管支气管异物常见肺部 CT 表现可分成直接征象和间接征象。直接征象表现为:直接显示异物,为气道内类圆形、圆柱状或不规则形较高密度影,附着于管壁或嵌顿于管腔内,如异物嵌顿时间较长,气管腔内可见钙化影。间接征象表现为:①局限性支气管阻塞,其下方支气管充气或轻度扩张;②纵隔移位;③阻塞性肺气肿;④支气管异物合并症,如阻塞性肺炎、气胸、纵隔气肿、肺脓肿、渗出性胸膜炎和支气管扩张等。其中,最具诊断价值的是直接征象,一旦发现,即可确诊(图 5-35)。

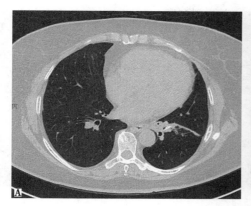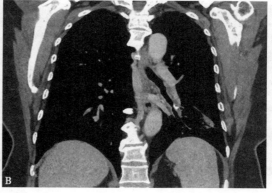

图 5-35　支气管异物 HRCT 表现

A：CT 横断面肺窗，显示左肺下叶支气管可见短条状致密影，B：冠状位重建示左肺下叶支气管可见短条致密影，远处肺组织可见阻塞性炎症

（照片来源：广州呼吸健康研究院）

（七）气管肿瘤

原发性气管肿瘤是指发生于环状软骨以下和气管隆突以上的原发性主气管肿瘤，不包括支气管、肺癌浸润到隆突或气管者，临床上较为少见。原发性气管肿瘤病因不明，空气污染及严重的吸烟习惯可能为其致病因素，但同时与气管纤毛上皮的功能是否正常密切相关。

1. 临床表现　气管肿瘤的临床症状按肿瘤的部位大小和性质而异。常见的早期症状为刺激性咳嗽、痰少或无痰，有时可带有血丝。肿瘤长大逐渐阻塞气管腔 50% 以上时，则出现气短、呼吸困难、喘鸣等，常被误诊为支气管哮喘而延误治疗。气管恶性肿瘤晚期病例可呈现声音嘶哑、吞咽困难、气管食管瘘、颈部淋巴结转移等症状。

2. 病理类型　原发性气管肿瘤的病理学类型多种多样，起源于黏膜上皮的有鳞状上皮细胞癌、腺癌和乳头状瘤；起源于黏膜腺体或黏膜下腺体的有腺样囊性癌和黏液表皮样癌；起源于黏膜上皮嗜银的 Kulchitsky 细胞的有分化不良型癌和类癌；起源于间质组织的有平滑肌瘤、血管瘤、软骨瘤、神经纤维瘤、错构瘤和癌肉瘤等。

3. 影像表现　CT 上根据病变的形态及与管壁的关系分为 4 种类型：①气管腔内窄基底息肉样结节型，表现为管腔内圆形或类圆形结节影，轮廓光滑，呈窄基底与管壁相连，结节与气管壁成锐角相交，管壁不增厚，多见于良性肿瘤；②管腔内广基底结节或肿块型，肿物呈结节或菜花样贴附于管壁较宽，瘤体与管壁夹角成钝角，管壁增厚，管腔呈偏心性狭窄，管腔受累范围常大于 180°，多见于低度恶性肿瘤或恶性肿瘤；③单纯沿着管壁浸润增厚为主型肿瘤起源于气管黏膜上皮及腺体组织，沿管壁长轴浸润生长，使管壁全层、全周或近全周增厚，致管腔明显或重度狭窄，见于恶性肿瘤；④管腔内外肿块型肿瘤穿破管壁向腔内外生长，向腔内生长为主者管腔明显狭窄，向腔外生长者，常累及纵隔及颈部结构，见于恶性肿瘤（图 5-36）。

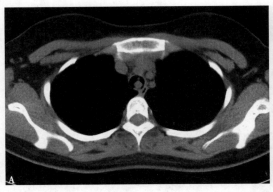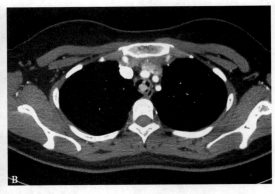

图 5-36　气管的肿瘤 CT 表现

患者，女性，18 岁，黏液表皮样癌。A：CT 横断面纵隔窗，气管上段可见窄基底息肉样结节，边缘轻度分叶；B：增强扫描图像，病灶明显强化

（照片来源：广州呼吸健康研究院）

（关玉宝）

参 考 文 献

1. Waitches GM，Stern EJ. High-resolution CT of peripheral airways diseases. Radiol Clin North Am，2002，40：21-29.

2. Franquet T，Müller NL. Disorders of the small airways：high-resolution computed tomographic features. Semin Respir Crit Care Med，2003，24：437-444.

3. Okada F，Ando Y，Yoshitake S，et al. Clinical/Pathologic correlations in 553 patients with primary centrilobular findings on high-resolution CT scan of the thorax. Chest，2007，132：1939-1948.

4. Gotway MB，Reddy GP，Webb WR，et al. High-resolution CT of the lung：patterns of disease and differential diagnoses. Radiol Clin North Am，2005，43：513-542.

5. Kanne JP，Godwin JD，Franquet T，et al. Viral pneumonia after hematopoietic stem cell transplantation：high-resolution CT findings. J Thorac Imaging，2007，22：292-299.

6. King GG，Carroll JD，Müller NL，et al. Heterogeneity of narrowing in normal and asthmatic airways measured by HRCT. Eur Respir J，2004，24：211-218.

7. Matsuoka S，Kurihara Y，Yagihashi K，et al. Quantitative assessment of peripheral airway obstruction on paired expiratory/inspiratory thin-section computed tomography in chronic obstructive pulmonary disease with emphysema. J Comput Assist Tomogr，2007，31：384-389.

8. Madani A，Zanen J，de Maertelaer V，et al. Pulmonary emphysema：objective quantification at multi-detector row CT-comparison with macroscopic and microscopic morphometry. Radiology，2006，238：1036-1043.

9. Silva CI，Churg A，Müller NL. Hypersensitivity pneumonitis：spectrum of high-resolution CT and pathologic findings. Am J Roentgenol，2007，188：334-344.

10. Keicho N, Kudoh S. Diffuse panbronchiolitis: role of macrolodes in therapy. Am J Respir Med, 2002, 1: 119-131.

11. Ujita M, Renzoni EA, Veeraraghavan S, et al. Organizing pneumonia: perilobular pattern at thin-section CT. Radiology, 2004, 232: 757-761.

12. Walsh SL, Calandriello L, Sverzellati N, et al. Interobserver agreement for the ATS/ERS/JRS/ALAT criteria for a UIP pattern on CT. Thorax. 2016, 71 (1): 45-51.

13. Park JS, Brown KK, Tuder RM, et al. Respiratory bronchiolitis-associated interstitial lung disease: radiologic features with clinical and pathologic correlation. J Comput Assist Tomogr, 2002, 26: 13-20.

14. Tazi A. Adult pulmonary Langerhans' cell histiocytosis. Eur Respir J, 2006, 27: 1272-1285.

15. Abbott GF, Rosado-de-Christenson ML, Franks TJ, et al. From the archives of the AFIP: pulmonary langerhans cell histiocytosis. Radiographics, 2004, 24: 821-841.

16. Abbott GF, Rosado-de-Christenson ML, Frazier AA, et al. From the archives of the AFIP: lymphangioleiomyomatosis: radiologic-pathologic correlation. Radiographics, 2005, 25: 803-828.

17. Niku S, Stark P, Levin DL, et al. Lymphangioleiomyomatosis: clinical, pathologic, and radiologic manifestations. J Thorac Imaging, 2005, 20 (2): 98-102.

18. 梁辉清, 关玉宝, 刘海明, 等. 淋巴管肌瘤病的胸腹盆部影像学表现. 临床放射学杂志, 2011, 30 (9): 1289-1292.

19. Zare Mehrjardi M, Kahkouee S, Pourabdollah M. Radio-pathological correlation of organizing pneumonia (OP): a pictorial review. B J Radiol, 2017, 90 (1071): 20160723.

20. Yoon HM, Lee JS, Hwang JY, et al. Post-infectious bronchiolitis obliterans in children: CT features that predict responsiveness to pulse methylprednisolone. B J Radiol, 2015, 88 (1049): 20140478.

21. Lei W, Zeng H, Zeng DX, et al. (18)F-FDG PET-CT: a powerful tool for the diagnosis and treatment of relapsing polychondritis. B J Radiol, 2016, 89 (1057): 20150695.

22. Di Marco F, Terraneo S, Imeri G, et al. Women with TSC: Relationship between Clinical, Lung Function and Radiological Features in a Genotyped Population Investigated for Lymphangioleiomyomatosis. PloS one, 2016, 11 (5): e0155331.

23. 蔡欣, 邓怀福, 曾庆思, 等. 气管支气管弥漫性狭窄少见病变的 CT 诊断. 中国 CT 和 MRI 杂志, 2007, 5 (1): 23-25.

24. 李时悦, 欧阳能太, 钟南山, 等. 骨化性气管支气管病. 中华结核和呼吸杂志, 2001, 24 (7): 414-416.

25. 曾庆思, 陈苓, 李时悦, 等. 骨化性气管支气管病的 CT 诊断. 中华放射学杂志, 2003, 37 (3): 255-257.

26. Ulasli SS, Kupeli E. Tracheobronchopathia osteochondroplastica: a review of the literature. Clin Respir J, 2015, 9 (4): 386-391.

27. 朱巧洪, 曾庆思, 关玉宝, 等. 原发性气管肿瘤的多层螺旋 CT 诊断. 中国医学影像学杂志, 2006, 14 (2): 97-100.

第八节 支气管镜检查对慢性咳嗽的诊断价值

一、概述

咳嗽变异性哮喘（CVA）、上气道咳嗽综合征（upper airway cough syndrome，UACS）、嗜酸粒细胞性支气管炎（EB）和变应性咳嗽（AC）是我国慢性咳嗽的常原因。这些病因占呼吸内科门诊慢性咳嗽患者比例的70%～90%，其他少见病因涉及面广，如慢性气管炎、支气管扩张、支气管结核、支气管肺癌、支气管异物、支气管结石、骨化性气管支气管病和气管支气管淀粉样变等。

根据慢性咳嗽的病因诊断程序，常见病因无需复杂的检查即可获得明确的诊断。一些少见病因如支气管结核、支气管肺癌和骨化性气管支气管病等，需要进一步的检查方能获得明确诊断。支气管镜检查是慢性咳嗽病因诊断的重要方法。临床上以慢性咳嗽为主要症状的患者，根据慢性咳嗽病因诊断程序常规检查不能明确诊断者，或者常规治疗效果不好时，需要考虑支气管镜检查，以尽早明确慢性咳嗽的病因诊断。

二、上气道病变的支气管镜征象

鼻咽镜能快速、全面地检查上气道的大部分区域，是上气道检查的重要手段。临床上经常利用支气管镜代替鼻咽镜进行上气道检查。

许多慢性咳嗽都与上气道疾病有关，有上气道疾病引起的慢性咳嗽称为上气道咳嗽综合征（UACS，曾称鼻后滴流综合征，post nasal drip syndrome，PNDS）。上气道咳嗽综合征通常不需要鼻咽镜或支气管镜检查，但治疗效果欠佳或怀疑特殊病变时，可考虑鼻咽镜或支气管镜检查。

常见鼻咽腔病变的镜下表现如下：

（一）炎症

鼻腔的急性炎症表现为黏膜充血、肿胀、鼻甲水肿，有时可见黏液性或黏液脓性分泌物；慢性炎症时可见鼻腔暗红、黏膜增厚；若下鼻甲黏膜苍白、肥厚呈桑葚样或结节状改变则是肥厚性鼻炎的表现。鼻窦急性炎症则从鼻腔的鼻窦自然开口处见到稀薄脓液，呈搏动性外溢，窦口周围黏膜充血水肿；慢性炎症时可见一条脓柱或脓血柱从窦口直通鼻后孔。变应性鼻炎发作期表现为鼻腔黏膜苍白水肿，也有充血而呈暗红色，以下鼻甲为甚，可伴有息肉或中、下鼻甲呈息肉样改变。萎缩性鼻炎表现为鼻腔宽大、黏膜干燥、鼻甲缩小，下鼻甲尤甚，有时鼻腔可有灰绿色脓痂充塞，清除后可见黏膜干燥萎缩，甚至糜烂而易出血。

（二）息肉

鼻腔息肉发生于中鼻道附近的区域，以钩突、筛泡和中鼻甲最常见。早期可表现为黏膜炎症，呈水肿、苍白改变，久之则形成单个或多个垂出的息肉，有蒂（见文末彩图5-37）。息肉较多引起鼻塞时，常不易确定其根部位置，若压迫或堵塞鼻窦开口，影响鼻窦引流时，容易造成鼻窦炎，可见脓性分泌物从鼻窦口流出。

（三）鼻后滴流

如上述鼻腔炎症或息肉样病变的基础上，在咽隐窝和咽后壁见到大量黏液附着，咽后壁呈鹅卵石样改变（见文末彩图 5-38），若患者出现咳嗽症状，临床上曾称为鼻后滴流综合征。针对鼻腔炎症或息肉治疗后，咳嗽症状明显减轻或消失，可确定病因。

（四）肿瘤

鼻咽癌好发于咽隐窝和鼻咽顶部，表现为黏膜粗糙、溃烂、咽隐窝变浅、局部隆起或菜花状肿物。其他鼻咽部肿瘤如毛细血管瘤多见于鼻中隔，瘤体小，质软有弹性，易出血；海绵状血管瘤多见于下鼻甲，瘤体较大，基底宽，质软可压缩，多无包膜，易出血且难止；鼻咽部纤维血管瘤常见红色或苍白坚韧之新生物堵塞在鼻

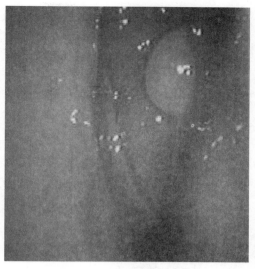

图 5-37 鼻息肉镜下表现
患者左侧中鼻道附近区域可见多个垂出之息肉
（照片来源：广州呼吸健康研究院）

腔后部；鼻部恶性肿瘤少见，多见于鼻腔外侧壁，肿瘤呈菜花状，伴溃烂或坏死，易出血。

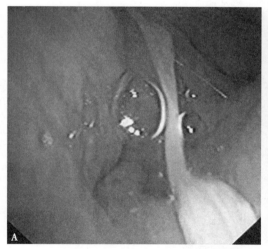
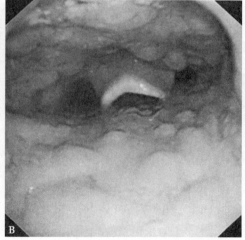

图 5-38 鼻后滴流综合征镜下表现
患者，男性，36 岁。反复干咳 1 年余，胸部 X 线片等检查均正常。镜下可见咽隐窝和咽后壁有大量脓性黏液附着并往下流（A），咽后壁呈鹅卵石样表现（B）
（照片来源：广州呼吸健康研究院）

（五）喉部疾病

注意声门闭合情况，活动是否协调，声带有无水肿、结节、息肉、肿瘤等改变。声带功能紊乱综合征（vocal cord dysfunction，VCD）是由喉、声带、声门活动不协调、声门闭合不良引起，一部分患者也可仅仅表现为慢性咳嗽。

三、下气道病变的支气管镜征象

支气管镜检查是呼吸内科非常重要的诊断和治疗技术。支气管镜检查可以直接观察支气管黏膜、管腔内情况、病变的部位和特征；留取深部分泌物或支气管肺泡灌洗液进行病原学和细胞学检查；病灶的病理组织活检。如果患者长期顽固性咳嗽，常规检查和治疗无法明确病因诊断时，应考虑支气管镜的检查。根据中华医学会呼吸病学分会 2008 年《诊断性可弯曲支气管镜应用指南》，不明原因的慢性咳嗽是支气管镜检查的明确适应证。支气管检查对支气管结核、支气管异物和气道肿瘤等诊断具有重要的诊断和治疗价值。但也要注意，虽然支气管镜检查开展至今，已经积累了丰富的临床经验，其禁忌证范围日趋缩小或仅属于相对禁忌，但是作为一种侵入性检查手段，支气管镜检查仍存在一定的并发症及风险，应谨慎权衡利弊和充分与患者沟通后再决定是否进行检查。

常见气管支气管疾病的支气管镜检查的镜下表现：

（一）急性炎症

黏膜充血、肿胀、水肿，可有黏液性或黏液脓性分泌物，主要见于急性气管 - 支气管炎、肺炎。

（二）慢性炎症

黏膜呈暗红色、增厚、苍白、萎缩，只要见于慢性支气管炎症、支气管扩张。

（三）支气管结核

黏膜充血、肿胀、易出血，覆盖黄白色坏死物，管腔狭窄（见文末彩图 5-39）。

（四）支气管肺癌

管腔内新生物，易出血、伴坏死，黏膜粗糙、局部隆起或菜花样改变（见文末彩图 5-40）。

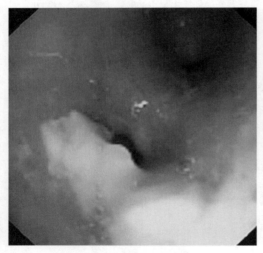

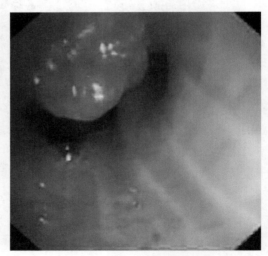

图 5-39　支气管结核镜下表现

图 5-40　支气管肺癌镜下表现

患者，女，26 岁。间歇性咳嗽、少痰 6 个月，胸部 X 线片未见异常，积极抗感染治疗无效。镜下见左主支气管及左上、下支气管黏膜肿胀、充血，表面覆盖黄白色坏死物，触之容易出血，病理活检确诊结核（照片来源：广州呼吸健康研究院）

患者，男，63 岁。反复干咳 2 个月，有 10 余年吸烟史，胸部 X 线片正常。支气管镜下发现右上叶支气管开口腔内新生物生长，黏膜稍粗糙。病理活检确诊鳞状上皮细胞癌（照片来源：广州呼吸健康研究院）

（五）支气管异物

管腔内可见异物，周围黏膜充血肿胀，可有脓性分泌物，也可见肉芽生长等（见文末彩图 5-41）。

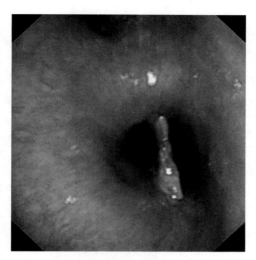

图 5-41　支气管异物镜下表现
患者，女，63 岁。反复咳嗽、咳痰 2 年，否认呛咳史，胸部
X 线片未发现异常。支气管镜下发现右下叶支气管基底
段开口可见异物，周围有肉芽，大小约 17mm×8mm×2mm
（照片来源：广州呼吸健康研究院）

四、与慢性咳嗽有关疾病的支气管镜检查

慢性咳嗽的少见病因中，既有原发性支气管肺癌和气管支气管异物等常见疾病，也有很多少见的疾病如结节病、骨化性气管支气管病、气管支气管淀粉样变和支气管结石等。这些患者在疾病早期大多数以慢性咳嗽为主要临床表现，甚至咳嗽就是唯一的症状。这些疾病引起的慢性咳嗽诊断比较困难，除了临床医师对这些疾病的认识不足外，另外一个重要的原因是这些疾病缺乏特征性的影像学改变，胸部 X 线片或胸部 CT 扫描均未能发现异常。因此，在这些疾病的诊断中，胸部 X 线片和胸部 CT 扫描等影像检查的作用有限，而支气管镜检查就可能更有价值，甚至起到确诊的作用。

（一）支气管结核

支气管结核在慢性咳嗽病因中所占的比例尚不清楚，但在国内并不罕见，多数合并肺内结核，也有不少患者仅表现为支气管结核。主要症状为慢性咳嗽，甚至是一些患者的唯一临床表现，胸部 X 线片无明显异常，临床上容易误诊及漏诊。

对怀疑支气管结核的患者应首先进行痰涂片找抗酸菌。部分患者结核分枝杆菌培养可阳性。胸部 X 线片的直接征象不多，可发现气管、支气管的管壁增厚、管腔狭窄或阻塞等病变。胸部 CT 特别是高分辨 CT 显示支气管病变征象较胸部 X 线片更为敏感，尤其是显示叶以下支气管的病变，可以间接提示诊断。也有部分患者影像学没有异常。

支气管镜检查是确诊支气管结核的主要手段，镜下主要表现为支气管管腔狭窄，黏膜明显充血、肿胀和出血，病变黏膜表面常可见黄白色坏死物覆盖（见图 5-39）。支气管镜下的常规刷检和组织活检的阳性率高。

（二）原发性支气管肺癌

原发性支气管肺癌是最常见的肺部恶性肿瘤，起源于支气管黏膜或腺体，恶性程度高。支气管肺癌的临床表现多样，部分患者无症状，咳嗽是支气管肺癌常见的早期症状，经常也是唯一症状，此类患者容易误诊及漏诊。支气管肺癌引起的咳嗽表现为持续性、刺激性呛咳，呈高音调金属音，并发感染时伴咳痰。

支气管镜检查是诊断支气管肺癌的主要手段。对于临床上仅表现为咳嗽的患者，一般都在疾病的早期阶段，病变部位主要在气管、支气管腔内，此时胸部 X 线片或胸部 CT 经常不能发现异常，因此支气管镜检查往往是发现病变病及时确诊的重要手段。镜下表现主要为气管、支气管腔内新生物，触之易出血，可伴坏死，气管、支气管黏膜粗糙、局部隆起或菜花样肿物（图 5-40）。

（三）支气管异物

气管支气管误吸异物并不少见。当异物被吸入气道时，咳嗽通常是首发症状并且突然发作。如果患者或家属未注意到异物吸入时，异物长期滞留于气道，可以导致长期的慢性咳嗽。这种情况在小儿或老年人更为常见。支气管异物导致的咳嗽通常持久、粗糙，有些患者伴有咳黄痰、喘鸣、发热、咯血、肺不张和肺部感染。约 30% 急性异物吸入患者的胸部 X 线片检查正常，经支气管镜检查方能确诊。

吸入异物的种类各异，报道显示支气管镜检查中食物占 81.9%，花生和其他坚果占 51.6%，另 14.5% 为无机物，主要是塑料玩具（5.9%）和别针（5.0%）。吸入异物的患者中约有 55% 位于右主支气管。

异物常见于儿童，主要原因为小儿的咀嚼功能及喉反射功能不健全，较硬食物未经嚼碎而咽下，容易误吸。另外，儿童喜欢将小玩具或食物含在口中，在突然惊吓、哭闹时，易将其吸入。成人发生异物吸入的情况也并不少见，多数发生在睡眠或昏迷时将呕吐物或义齿等吸入气管。老年人咀嚼功能减弱和喉反射功能迟钝，也容易误吸入异物。

小儿急性或慢性咳嗽均应该考虑到气道异物的可能。成年慢性咳嗽患者中异物滞留常被忽略。详细的咳嗽病史询问，规范的体格检查和影像学检查，最后支气管镜检查是获得正确诊断和治疗的重要方法。

对于怀疑误吸异物的患者，支气管镜检查可见气管、支气管腔内的异物，同时可有脓性分泌物，气管、支气管黏膜明显充血肿胀，误吸时间较长的患者在异物周围可见肉芽生长等。

（四）结节病

结节病（sarcoidosis）是一种原因未明的多系统肉芽肿性疾病。临床主要表现为双侧肺门淋巴结肿大、肺部浸润、皮肤和眼睛等器官损害。结节病属于一种少见疾病，发病率约（10～20）/10 万人，常见于中青年人，以 20～45 岁为主，约占患病总人数的 80%。30%～60% 患者无症状，40%～60% 患者有肺部症状，主要表现为咳嗽、呼吸困难，部分患者有胸痛,肺部体检通常无异常发现。约 1/3 患者可有发热、乏力、消瘦、盗汗等全身症状。病理组织检查是本病的确诊手段,结节病的病理特征为非干酪性类上皮样细胞肉芽肿,阳性率可达 75%~90%。

支气管黏膜活检:怀疑结节病时,应常规进行支气管镜检查,在检查中可进行支气管黏膜活检、支气管肺泡灌洗、经支气管镜肺活检(transbronchoscopic lung biopsy,TBLB)、经支气管镜针吸活检(transbronchial needle aspiration,TBNA)及经超声支气管镜淋巴结穿刺活检(EBUS-TBNA)等。结节病患者的镜下表现为支气管黏膜明显充血、水肿,有时可见黏膜小结节(见文末彩图 5-42)。这些黏膜小结节以右侧支气管较多,可作为黏膜活检的标志。支气管黏膜活检的阳性率与结节病的病期有关,以Ⅲ期为高,可达 17%~75%,阳性率也与取材部位有关,依次为右中间支气管、右下叶支气管和左主支气管,同时注意应尽量在病变部位(如小结节、粗糙、充血水肿)取材。支气管黏膜活检可获得与经支气管镜肺活检相当的阳性率,因此建议支气管黏膜活检作为诊断结节病的常规手段。

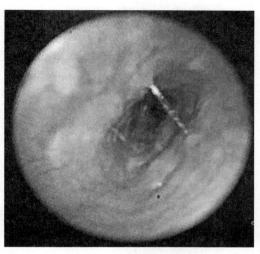

图 5-42 结节病镜下表现

患者,男,22 岁。反复干咳 10 个月,胸部 X 线片报告未见异常。支气管镜下可见气管、支气管黏膜充血,右中间支气管黏膜明显充血、水肿,可见较多小结节。黏膜活检及肺活检组织病理诊断为结节病

(照片来源:广州呼吸健康研究院)

支气管肺泡灌洗液(BALF)检查:结节病患者进行支气管肺泡灌洗液检查。肺泡炎症阶段淋巴细胞明显增高,主要为 T 淋巴细胞。正常 BALF 淋巴细胞<10%,结节病患者>15%,活动期>28%。$CD4^+$ 明显增加,$CD4^+/CD8^+$ 比例显著升高:正常<2.0,活动期>3.5,对提示病变活动有一定的意义。

经支气管镜肺活检(TBLB):是目前确诊结节病阳性率较高、较安全简便的方法。Ⅱ期和Ⅲ期的阳性率达 30%~90%,而且对胸部 X 线片阴性但仅有肺门淋巴结病变的Ⅰ期结节病患者也能获得阳性结果,可达 20%~60%。

经支气管镜针吸活检(TBNA)及经超声支气管镜淋巴结穿刺活检(EBUS-TBNA):对于肺门、纵隔淋巴结肿大怀疑结节病患者,可以通过这些方法获得淋巴结的组织学标本进行病理组织学诊断。目前 EBUS-TBNA 正在临床上广泛使用,文献报道其诊断准确率可以达到 97.1%。

经支气管镜多种方法联合检查可提高结节病的诊断阳性率。支气管黏膜活检联合 TBLB 和 TBNA(或 EBUS-TBNA)对Ⅰ期、Ⅱ期结节病的阳性率可达 90% 左右,支气管黏膜活检联合 TBLB 对Ⅲ期结节病的阳性率为 100%,因此建议Ⅰ期、Ⅱ期结节病应该支气管黏膜活检、TBLB、TBNA(或 EBUS-TBNA)3 种方法联合检查,Ⅲ期结节病可以支气管黏膜、

TBLB 联合检查。不管是哪期的肺结节病均应进行支气管检查。经支气管镜可以采取不同的方法诊断结节病，但由于取材部位不同、病期不同、技术要求不同等因素，每种方法有不同侧重点，因此其阳性率也不同。因此，应根据不同病情、设备、技术等因素综合考虑，选取一种或多种方法联合检查，以达到明确诊断。

（五）骨化性气管 - 支气管病

骨化性气管 - 支气管病（tracheobronchopathia osteochondroplastica）是一种原因不明的少见良性疾病。1875 年 Wilks 首次报道了喉、气管及支气管的骨化病。发病年龄通常在 60 岁以上，少数见于年轻人及儿童。患者初期无症状，病变缓慢进展，开始时咳嗽是主要症状，后期出现血痰、喘鸣、呼吸困难，严重病例可出现呼吸衰竭，也有咳出骨样结节。54% 患者有慢性咳嗽，咳嗽的严重程度取决于受累气道的管腔内结节的大小。胸部 X 线片多无明显表现，病变发展到一定程度时仔细审视可见气管、支气管壁的钙化、骨化、狭窄、变形、管腔内结节状阴影等表现。胸部 CT 可表现为多发黏膜固定结节，伴或不伴有沿着气管软骨段的钙化影，但对轻型病例不敏感。

支气管镜检查镜下表现可以确诊，其特征性表现为气管、支气管黏膜呈鹅卵石样改变，黏膜充血，可有脓性分泌物（见文末彩图 5-43）。气道结节的活检并不是一定需要。病理特征表现为多发性黏膜下骨性或软骨组织结节并凸向管腔，活检显示 60% 的患者具有异位骨质形成的组织学依据。

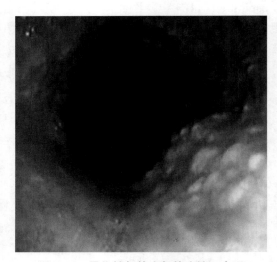

图 5-43　骨化性气管支气管病镜下表现

患者，男，38 岁。反复间断性干咳 3 年余。支气管镜下表现为鹅卵石样改变，气管支气管黏膜充血，可见较多脓性分泌物

（照片来源：广州呼吸健康研究院）

（六）气管 - 支气管淀粉样变

气管 - 支气管淀粉样变（tracheobronchial amyloidosis）是一种原发性局限性疾病，其特点是气管、支气管树上淀粉样物质的沉积。这种淀粉样物质是一种结合黏多糖的蛋白质，切片中呈淡红色均质状，遇碘呈赤褐色，再加硫酸呈蓝色，与淀粉的反应相似，故此得名。气管 - 支气管淀粉样变被认为是独立的疾病。原发性气管 - 支气管淀粉样十分罕见，患者平均年龄 55 岁，男性稍多。临床上早期主要症状是咳嗽，干咳为主。咳嗽是淀粉样物质刺激支气管黏膜所致。早期胸部 X 线片多无异常，因此多数患者常被误诊或漏诊。

支气管镜检查和进行气管支气管黏膜的活检具有确诊的价值。支气管镜检查通常提示气管和支气管弥散性黏膜下层浸润性病变，气管、支气管管壁单灶或多灶隆起或普遍增厚、管腔狭窄，隆起处呈光滑无蒂结节，大小不等，上皮苍白，有时支气管完全阻塞（见文末彩图 5-44）。气道黏膜活检可以确诊，活检组织嗜伊红色可见均匀的无其他结构的淀粉样物质，甲基紫染色呈红色或紫红，刚果红呈粉红色或玫瑰红，期特征性表现为偏光镜下黄绿双色性双折光体。

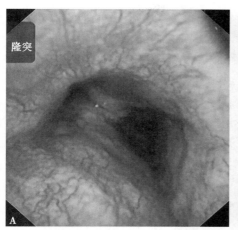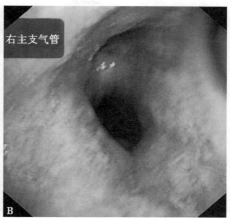

图 5-44 气管支气管淀粉样变镜下表现

患者，男，56 岁。反复咳嗽、咳痰 1 年，进行性气促 3 个月，胸部 X 线片报告支气管炎改变，经积极抗感染症状反复。支气管镜下发现从声门以下开始，可见气管、支气管普遍黏膜增厚、充血肿胀、光滑，软骨环消失，管腔普遍性狭窄
（照片来源：广州呼吸健康研究院）

（七）支气管结石症

支气管结石症（broncholithiasis）是支气管周围钙化的淋巴结侵入邻近的气道，引起临床和 X 线检查的异常表现。支气管结石症组常见的症状是慢性咳嗽，但慢性咳嗽的患者很少被考虑到此病。影像学检查显示肺门区域或支气管附近钙化结构，提示潜在的咳嗽病因可能与支气管结石有关。胸部 X 线片是诊断的最基本方法，较大的钙化影在胸部 X 线片上不难显示，但 50% 胸部 X 线片未能显示的钙化灶，但通过胸部 CT 发现，利用软件手段可以显示支气管腔内外的区别。

支气管镜检查是支气管结石症最关键的诊断方法。病理活检是确诊的金标准。典型的病理组织学特征表现为无定形或层状坏死物的广泛营养不良性钙化。这种物质内的有机体可以通过特殊染色来鉴别。支气管镜下常表现为支气管腔内灰白色物，不规则、质硬，黏膜充血、肿胀等（见文末彩图 5-45）。即使支气管结石症属于支气管腔内疾病，但单纯支气管镜检查并不能明确诊断，因为管腔内的钙化物常常被炎症物质所覆盖或由于气道狭窄，支气管镜难以进入。但是支气管镜检查联合胸部 CT 几乎可使 100% 的患者得到诊断。

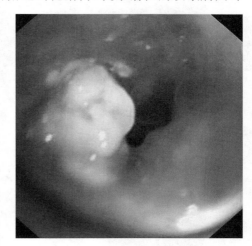

图 5-45 支气管结石症镜下表现

患者，女，46 岁。反复咳嗽、咳痰 2 年余。无结核病史，胸部 X 线片未见异常。支气管镜下发现左上叶开口处可见一不规则灰白色物堵塞管腔，部分嵌入周围黏膜组织，白色物质硬、脆。取出部分后，剩余部分与深部组织连在一起，周围黏膜明显充血、肿胀
（照片来源：广州呼吸健康研究院）

（八）复发性多软骨炎

复发性多软骨炎（relapsing polychondritis，RP）是一种累及全身多处软骨的发作性和进行性炎症性疾病，主要损害常见于耳、鼻、咽喉、眼和全身软骨。其临床表现多种多样，常见症状为声嘶、咳嗽、呼吸困难和吸气性喘鸣，以呼吸系统受累为首发表现的复发性多软骨炎不多，文献报道约为 18%。1976 年 McAdam 提出了诊断标准，国内也于 2004 年提出相关的诊断标准。但临床上符合诊断标准的患者，经常病情较重，累及多个系统，治疗效果和预后都不佳，早期诊断和及时治疗能改善预后和减少死亡率。

临床上有以单纯咳嗽为首发症状的慢性咳嗽患者，不符合现有诊断标准，但经过病理活检确诊复发性多软骨炎。这些患者胸部 CT 可见气管壁弥漫性增厚或钙化，但没有喉部、气管或支气管变形、狭窄的典型征象。支气管镜作为主要的诊断方法，直观观察气管、支气管黏膜，软骨环和气道狭窄情况，对于 RP 诊断具有重要价值，同时还可以用于活检，有助于与某些累及气道的疾病相鉴别。这些患者支气管镜检查表现（见文末彩图 5-46）为喉部声门、气管黏膜充血、肿胀、软骨环模糊不清，没有出现典型的软骨环消失、气管、主支气管塌

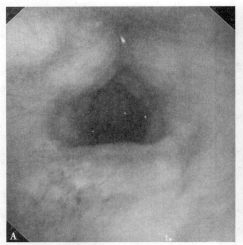
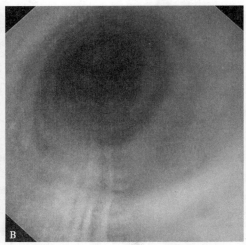
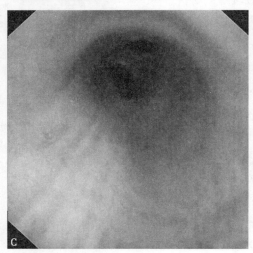

图 5-46　复发性多软骨炎早期支气管镜下表现

患者，男，54 岁，主诉：反复咳嗽 2 年，加重 1 个月。支气管镜下课件声门明显肿胀、气管、支气管黏膜充血，软骨结构欠佳，管腔通畅。黏膜活检呈慢性炎症，未见软骨。
A：声门；B：气管；C：左主支气管
（照片来源：广州呼吸健康研究院）

陷及管腔狭窄。我们尚应用 ^{18}F- 氟脱氧葡萄糖（FDG）PET-CT 可以发现软骨部位糖代谢增高的现象（见文末彩图 5-47），经过软骨病理活检可以早期确诊复发性多软骨炎。

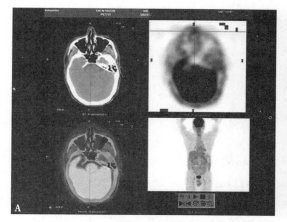
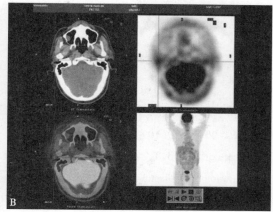
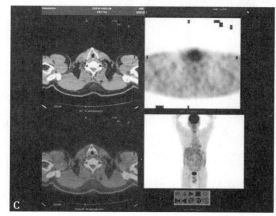

图 5-47　复发性多软骨炎患者 PET-CT 表现
患者，男，54 岁，主诉：反复咳嗽 2 年，加重 1 个月。全身 PET-CT 可见双侧耳廓、鼻软骨、喉软骨糖代谢增高。A：鼻软骨；B：右侧耳廓；C：喉部软骨
（照片来源：广州呼吸健康研究院）

（曾运祥）

参 考 文 献

1. Lai K，Chen R，Lin J，et al. A prospective，multicenter survey on causes of chronic cough in China. Chest，2013，143（3）：613-620.

2. Irwin RS，Corrao WM，Pratter MR. Chronic persistent cough in the adult，the spectrum and frequency of causes and successful outcome of specific therapy. Am Rev Respir Dis，1981，123：413-417.

3. 中华医学会呼吸病学分会. 诊断性可弯曲支气管镜应用指南（2008 年版）. 中华结核和呼吸杂志，2008，31：14-17.

4. 中华医学会呼吸病学分会哮喘学组. 咳嗽的诊断和治疗指南. 中华结核和呼吸杂志，2016，39（5）：323-340.

5. Irwin RS，Baumann MH，Boulet LP，et al. Diagnosis and Management of Cough，Executive Summary：ACCP Evidence-Based Clinical Practice Guidelines. Chest，2006，129：1S-23S.

6. MoriCe AH, Fontana GA, Belvisi MG, et al. ERS guidelines on the assessment of cough. Eur Respir J, 2007, 29: 1256-1276.

7. 赖克方, 陈如冲, 刘春丽, 等. 不明原因慢性咳嗽的病因分布及诊断程序的建立. 中华结核和呼吸杂志, 2006, 29: 96-99.

8. Swanson KL, Prakash UBS, McDougall JC, et al. Airway foreign bodies in adults. J Bronchol, 2003, 10: 107-111.

9. 胡红, 朱元珏. 结节病基础与临床研究进展. 中华内科杂志, 2001, 40: 51-52.

10. Shorr AF, Torrington KG, Hnatiuk OW, et al. Endobronchial biopsy for sarcoidosis: a prospective study. Chest, 2001, 120: 109-114.

11. Yasufuku K, Chiyo M, Sekine Y, et al. Real-time endobronchial ultrasound-guided transbronchial needle aspiration of mediastinal and hilar lymph nodes. Chest, 2004, 126(1): 122-128.

12. Kusafuka K, Yamaguchi A, Kayano T, et al. Ossification of tracheal cartilage in aged humans, a histological and immunohistochemical analysis. J Bone Miner Metab, 2001, 19: 168-174.

13. Capizzl SA, Betancourt E, Prakash UB. Trachreobronchial amyloidosis. Mayo Clin Proc, 2000, 75: 1148-1152.

14. Dixon GF, Donnnerberq RL, Schonfeid SA, et al. Advances in the diagnasis and treatment of broncholithiasis. Am Rev Respir Dis, 1984, 129: 1028-1030.

15. McAdam LP, O'Hanlan M A, Bluestone R, et al. Relapsing polychondritis: Prospective study of 23 patients 8 review of the literature. Medicine(Baltimore), 1976, 55(3): 193-215.

16. 中华医学会风湿病学分会. 复发性多软骨炎诊治指南(草案). 中华风湿病学杂志, 2004, 8(4): 251-253.

17. 李时悦, 欧阳能太, 钟南山, 等. 骨化性气管支气管病. 中华结核和呼吸杂志, 2001, 24(7): 414-416.

18. 何慕芝, 蔡闯, 李时悦, 等. 气管支气管淀粉样变13例临床分析. 中华结核和呼吸杂志, 2012, 35(12): 930-931.

19. De Geeter F, Vandecasteele SJ. Fluorodeoxyglucose PET in relapsing polychondritis. N Engl J Med, 2008, 358(5): 536-537.

20. Sato M, Hiyama T, Abe T, et al. F-18 FDG PET/CT in relapsing polychondritis. Ann Nucl Med, 2010, 24(9): 687-690.

第六章
急性与亚急性咳嗽

第一节 急性与亚急性咳嗽的病因诊断

一、概述

根据持续时间不同,可将咳嗽分为三种类型:急性咳嗽,持续时间 <3 周;亚急性咳嗽,持续时间在 3～8 周;慢性咳嗽,持续时间≥8 周。急性咳嗽若迁延不愈则可转变为亚急性或慢性咳嗽。急性、亚急性咳嗽病因相对简单,急性咳嗽以普通感冒、急性气管 - 支气管炎多见,亚急性咳嗽则主要见于感染后咳嗽。急性咳嗽与亚急性咳嗽的病因诊断通常根据病史和查体可做出初步判断,必要时进行相关检查协助诊断。

二、急性咳嗽

普遍认为普通感冒(common cold)是急性咳嗽最常见的病因,其次为急性气管 - 支气管炎(acute bronchitis)。普通感冒还可合并诱发一些上呼吸道感染性疾病,如急性鼻窦炎、急性鼻炎、急性扁桃体炎和急性咽喉炎等。哮喘、慢性支气管炎和支气管扩张等原有疾病的加重也可导致咳嗽加重或急性咳嗽。除了感染性疾病,理化刺激因子和变应原的急性暴露亦可能导致急性咳嗽。还有一些严重的疾病如急性心肌梗死、左心功能不全、肺炎、气胸和肺栓塞等亦可表现为急性咳嗽。儿童患者还要注意异物吸入的可能。病因诊断流程相对简单(图 6-1)。

作为急性咳嗽的诊断程序,临床上首先要根据病史和体格检查的结果,判断急性咳嗽是属于严重疾病还是普通疾病的一种表现。除了咳嗽外,普通感冒常表现为鼻塞和鼻后滴流感、流涕、打喷嚏、咽喉痛和发热等。流行性感冒多表现为高热、肌痛等全身症状。值得注意的是,严重细菌性肺炎或病毒性肺炎早期亦可表现为感冒样症状。急性气管 - 支气管炎常为普通感冒诱发,两者较难鉴别。若咳嗽逐渐加剧,伴或不伴有咳痰,排除肺炎、哮喘、慢性阻塞性肺疾病急性加重(AECOPD)后应考虑急性气管 - 支气管炎,咳黄脓痰者多提示伴细菌感染。当咳嗽持续超过 3 周,需重新评估诊断。支气管哮喘、支气管扩张,根据病史通常不难判断。肺栓塞的临床表现多变且没有特异性,典型的呼吸困难、咯血、胸痛三联症不足 1/3,甚有患者无明显症状。近年来较多文献报道咳嗽是肺栓塞的常见症状,比例可高达 37%～61%,常为干咳,早期出现。

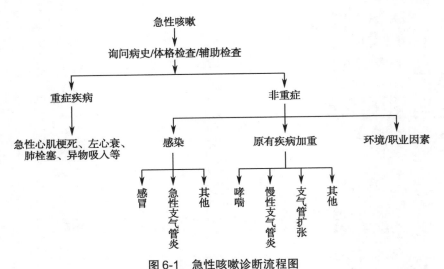

图 6-1　急性咳嗽诊断流程图
辅助检查包括血常规、肺功能、病原学、影像学等

感冒或急性气管 - 支气管炎引起的咳嗽，通常可以在不使用药物治疗下痊愈。使用第一代抗组胺药 / 减充血剂（A/D 制剂）可以减轻普通感冒引起的急性咳嗽严重程度、促进咳嗽及鼻后滴流症状的消退。对于少数感染（如百日咳杆菌和衣原体属）引起的急性咳嗽，应用大环内酯类抗生素有效。理化刺激物或变应原急性暴露导致的急性咳嗽，应尽可能避免外界刺激或脱离相应环境。

三、亚急性咳嗽

亚急性咳嗽的病因分布研究资料较少，通常认为感染后咳嗽（postinfectious cough）是最常见的原因，其次为咳嗽变异性哮喘（cough variant asthma）、嗜酸粒细胞性支气管炎（eosinophilic bronchitis）和上气道咳嗽综合征（upper airway cough syndrome）。Kwon 观察了184 例亚急性咳嗽患者的病因诊断情况，发现 89 例为感染后咳嗽，占 48%，而咳嗽变异性哮喘仅占 16%。亚急性咳嗽通常始于急性上呼吸道感染，病程不断迁延，最终转归为感染后咳嗽。我们纳入 119 例上呼吸道感染后亚急性咳嗽患者，其中 38% 为感染后咳嗽，导致此类咳嗽的机制可能包括持续性鼻后滴流、上气道刺激、分泌物积聚和气道高反应性等。

迁延性感染性咳嗽常由肺炎支原体和肺炎衣原体引起，亦可由细菌引起，致病菌常为流感嗜血杆菌和肺炎链球菌，多见于婴幼儿或年老体弱者。支原体 / 衣原体感染者多伴有喘息、短期中高度发热，在我国夏季达高峰，两者临床表现较难鉴别。血清学抗体检测是诊断支原体 / 衣原体感染的最有效的手段，有助于临床早期诊断，可作为常规辅助检查。迁延性细菌性支气管炎（PBB）多为湿性咳嗽，昼夜均咳，常伴有喘息，肺部可无体征或可闻及痰喘鸣音，可经支气管镜痰培养检查确诊。

青少年、成人咳嗽患者中，若咳嗽呈阵发性痉挛性，夜晚或接触冷空气后多发，伴有咳嗽后呕吐、吸气相喘息症状应考虑百日咳。<2 岁儿童多表现为呕吐、窒息。抗百日咳毒素

抗体 IgG（anti-PT IgG）、PCR、细菌培养在百日咳诊断中具有一定价值。尽管绝大多数国家实施百日咳疫苗的免疫接种，使百日咳感染率和病死率大大下降，但近年百日咳患者有增多的趋势。在我国一多中心调查发现，百日咳博德特菌在 6～18 岁患有持续性咳嗽儿童及青少年中的总感染率为 11.3%。另外，持续的刺激物或变应原暴露、某些非典型病原体感染、慢性支气管炎或 COPD 急性加重等亦可能导致亚急性咳嗽。

在处理亚急性咳嗽患者时，首先要明确咳嗽是否继发于先前的呼吸道感染，并进行经验性治疗。治疗无效者，再考虑其他病因并参考慢性咳嗽诊断流程进行诊治（图 6-2）。感染后咳嗽常为自限性，如考虑到可能存在细菌感染，宜适当给予抗生素治疗。肺炎支原体和肺炎衣原体引起的迁延性感染性咳嗽使用大环内酯类或喹诺酮类抗菌药物治疗有效。由革兰氏阳性球菌引起的迁延性感染性咳嗽可使用阿莫西林或者头孢菌素类药物，疗程需 2～3 周。而一旦诊断百日咳，应尽早（起病后 1～2 周卡他期内）开始大环内酯类药物治疗，同时活动期患者应予隔离。对于变应原或刺激物暴露接触者，最有效的措施是避免刺激因素的环境暴露。

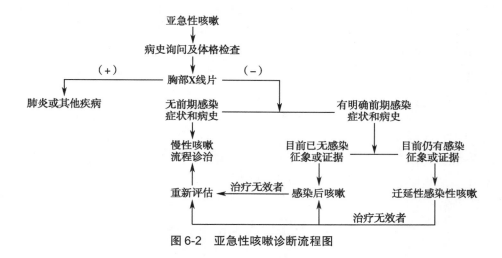

图 6-2　亚急性咳嗽诊断流程图

（赖克方　黎　湖）

参 考 文 献

1. 中华医学会呼吸病学分会哮喘学组. 咳嗽的诊断与治疗指南（2015）. 中华结核和呼吸杂志，2016，39：323-354.

2. Pratter MR，Brightling CE，Boulet LP，et al. An Empiric Integrative Approach to the Management of Cough：ACCP Evidence-Based Clinical Practice Guidelines. Chest，2006，129：222S-231S.

3. 中华医学会呼吸病学分会哮喘学组. 咳嗽的诊断与治疗指南（草案）. 中华结核和呼吸杂志，2005，28：738-744.

4. Braman SS. Chronic cough due to acute bronchitis：ACCP evidence-based clinical practice guidelines. Chest，2006，129：95S-103S.

5. Curley FJ, Irwin RS, Pratter MR, et al. Cough and the common cold. Am Rev Respir Dis, 1988, 138: 305-311.

6. Braman SS. Postinfectious Cough: ACCP Evidence-Based Clinical Practice Guidelines. Chest, 2006, 129: 138S-146S.

7. 熊长明, 程显声. 急性肺栓塞的早期识别和治疗. 中华全科医师杂志, 2005, 2: 80-82.

8. 黄培, 郭世燕, 兰秋燕, 等. 肺栓塞患者 155 例临床特点分析. 疑难病杂志, 2017, 16: 189-192.

9. Holzinger F, Beck S, Dini L, et al. The Diagnosis and Treatment of Acute Cough in Adults. Deutsches Arzteblatt International, 2014, 111: 353-363.

10. Lai KF, Lin L, Liu BJ, et al. Eosinophilic airway inflammation is common in subacute cough following acute upper respiratory tract infection. Respirology, 2016, 21: 683-688.

11. Kwon NH, Oh MJ, Min TH, et al. Causes and clinical features of subacute cough. Chest, 2006, 129: 1142-1147.

12. Pratter MR, Brightling CE, Boulet LP, et al. An Empiric Integrative Approach to the Management of Cough: ACCP Evidence-Based Clinical Practice Guidelines. Chest, 2006, 129: 222S-231S.

13. Irwin RS, Curley FJ, French CL. Chronic cough: the spectrum and frequency of causes, key components of the diagnostic evaluation, and outcome of specific therapy. Am Rev Respir Dis, 1990, 141: 640-647.

14. Chen Z, Ji W, Wang Y, et al. Epidemiology and associations with climatic conditions of Mycoplasma pneumoniae and Chlamydophila pneumoniae infections among Chinese children hospitalized with acute respiratory infections. Ital J Pediatr, 2013, 39: 34.

15. 陈杰华, 李志川, 马红玲, 等. 儿童迁延性细菌性支气管炎临床特点和治疗. 临床儿科杂志, 2016, 34: 575-579.

16. 中华预防医学会疫苗可预防疾病儿童百日咳临床调查研究协作组. 持续性咳嗽儿童百日咳临床多中心调查研究. 中华儿科杂志, 2010, 48: 748-752.

第二节　普 通 感 冒

一、概述

感冒（common cold）又称为急性上呼吸道感染，是人类最常见的感染性疾病之一，成人平均每年感冒 2～4 次，感冒是急性咳嗽（咳嗽时间 <3 周）的最常见病因，急性咳嗽是感冒伴随的最常见症状之一，也是初级医疗保健机构就诊的最常见症状之一。多数感冒患者有咳嗽症状，其中约 1/3 的患者咳嗽持续达 3 周。按照感冒后咳嗽症状持续的时间可分为急性咳嗽（咳嗽时间 <3 周）和亚急性咳嗽（咳嗽时间≥3 周），后者现在称为感染后咳嗽。本章节重点讲述感冒引起的急性咳嗽。

二、病因

感冒引起的急性咳嗽病因为病毒感染，已经确定超过 200 种病毒能导致感冒。常见的呼吸道病毒有鼻病毒（30%～50%）、冠状病毒（10%～15%）、流感病毒（5%～15%）、副流感病毒（5%）和呼吸道合胞病毒（5%）等，共 400 多种血清型，其中鼻病毒是引起感冒的最常见病毒。上述各种病毒引起的感冒均常出现急性咳嗽。

三、发病机制

轻度的感冒不引起咳嗽，表现为鼻塞、流清鼻涕和打喷嚏等鼻的症状，鼻的感觉神经是三叉神经，而咳嗽只由迷走神经传导，由喉或喉以下的气道刺激感觉神经所引起。因此认为鼻部刺激和炎症不会导致咳嗽，引起感冒后急性咳嗽的主要机制是病毒引起的鼻后滴流和病毒性上呼吸道感染产生的炎症介质。炎症介质（缓激肽、前列腺素、神经肽和细胞因子等）作用于气道感觉神经末梢，气道的快速适应性受体或化学感受器受体敏感性增高，感冒患者在急性期咳嗽敏感性增高，在恢复期咳嗽敏感性恢复至正常，少部分患者在原始刺激消失后咳嗽仍持续存在，这可能与神经重塑有关。神经重塑即气道神经发生结构和功能改变，研究发现病毒感染后不仅速激肽及其受体水平升高，而且气道迷走传入神经也发生了质的变化，豚鼠在感染乙型副流感病毒后可表达 P 物质 / 神经激肽 A 的神经元占总的被标记的神经元最高达 20%（未被感染的健康豚鼠该比例最高达 3%），并且这些神经元有相对较大的细胞体直径，约为 36～40μm（未被感染的健康豚鼠胞体直径为 16～20μm）。另外，感冒咳嗽也可由机体自主产生，当机体感觉到气道的轻度刺激（通常是冷空气）时可自主产生咳嗽，提示部分感冒伴随的咳嗽可以由更高位的中枢如大脑皮层所控制，而正常人气道受到轻度刺激时不会咳嗽，机制见图 6-3。感冒初期多为干咳，感冒病程后期常出现有痰咳嗽，可能与炎症蔓延到下气道并触发黏液产生有关。

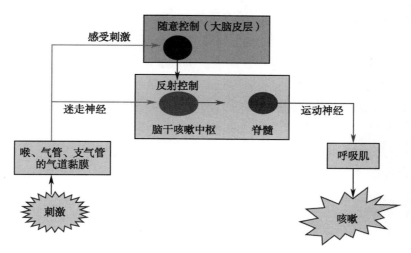

图 6-3　感冒引起急性咳嗽的机制
感冒伴随的咳嗽由咳嗽反射的高反应性（气道咳嗽受体的阈值降低）引起，感冒后急性咳嗽存在两条通路，分别是随意控制和反射控制，前者指咳嗽的激发或抑制可以主观随意控制，提示部分感冒后急性咳嗽可以由更高位的中枢如大脑皮层所控制

四、病理学与病理生理学

不同种类呼吸道病毒，对呼吸道上皮破坏的程度不同。普通感冒病毒如鼻病毒通常不会对气道上皮造成实质性损害，而腺病毒、流感病毒、副流感病毒及呼吸道合胞病毒常造成呼吸道上皮广泛性损伤，呼吸道上皮细胞广泛性脱落，常达基底膜。流感病毒、副流感病毒和呼吸道合胞病毒常累及下呼吸道，研究发现鼻病毒亦可在下呼吸道进行复制。感冒病毒还增加血管的通透性，局部的细胞因子、趋化因子和介质释放增加，咳嗽敏感性和气道反应性增高。

五、临床表现

（一）症状

感冒可引起鼻塞、流清鼻涕、鼻后滴流、打喷嚏、清喉、咽痛和咳嗽等，这些症状在各种病毒引起的感冒均非常常见。感冒一般无发热及全身症状，或仅有低热。感冒初起通常出现阵发性干咳，常被冷空气、灰尘环境及刺激性气体等诱发或加重，这种干咳没有保护功能，并可能造成失眠和身体疲乏。感冒的病程后期可出现有痰咳嗽，可能与炎症蔓延到下气道并触发黏液产生有关。咳嗽是感冒最常见的症状之一，国内研究显示感冒患者咳嗽发生率为 61.9%，一般在感冒开始后的第 2～3 天开始出现咳嗽，在第 4～6 天达高峰，一旦出现咳嗽则对患者造成相当大的困扰。

普通感冒病毒一般不会引起严重的气道损伤，其气道上皮细胞脱落、化生等病理学改变不明显，咳嗽症状较轻，多表现为轻到中度的干咳，病程持续时间较短，呈自限性，一般 1～2 周内多可自愈。而流感病毒则可导致严重的气道损伤，其气道上皮细胞脱落、化生等病理学改变较为明显，咳嗽症状严重，病程持续时间较长，部分患者迁延不愈，发展为感冒后咳嗽。

虽然普通感冒引起的急性咳嗽较轻而且呈现自限性，但是也可引起严重并发症如心力衰竭和肺炎等，必须重视。有慢性呼吸道疾病（哮喘和慢性阻塞性肺疾病）者感冒后常继发下呼吸道感染，引起的咳嗽症状常较严重。部分患者迁延不愈，可发展为感染后咳嗽甚至慢性咳嗽。

（二）体征

体格检查可见鼻腔黏膜充血、水肿、有分泌物，咽部轻度充血，胸部体检多无异常。

六、辅助检查

（一）血象

白细胞计数正常或偏低，淋巴细胞比例升高。

（二）病毒和病毒抗原的测定

根据需要可用免疫荧光法、酶联免疫吸附检测法、血清学诊断法、PCR 和病毒分离和鉴定，以判断病毒的类型，区别病毒和细菌感染。

（三）咽拭子培养

咽拭子培养可鉴别病毒性和细菌性上呼吸道感染。

七、诊断及鉴别诊断

（一）诊断

患者急性发病，具有鼻部相关症状（如流涕、打喷嚏、鼻塞和鼻后滴流），咳嗽，流泪或咽喉部不适，伴或不伴发热，全身症状少见，胸部查体及 X 线检查无异常，并在排除其他疾病的前提下可诊断为普通感冒。

感冒病毒也可引起鼻窦黏膜的炎症，大部分感冒患者有上颌窦黏膜的炎症改变。因此感冒的第 1 周不考虑细菌性鼻窦炎的诊断。

（二）鉴别诊断

1. 流行性感冒　由流感病毒引起，起病急，具有较强的传染性，症状较普通感冒患者严重，全身症状如发热、寒战和肌肉酸痛等及咳嗽症状明显。

2. 急性支气管炎　常由感冒病毒或流感病毒引起，起病往往先有上呼吸道感染的症状，如鼻塞、打喷嚏、咽痛等，咳嗽开始不重，呈刺激性，痰少，后咳嗽可加剧，痰由黏液变为黏液脓性。体征：黏液分泌物在较大支气管时，可有粗的干性啰音，咳痰后消失，分泌物积留在小支气管时，则在肺部听到湿性啰音。如为严重细菌感染白细胞计数增高，胸部 X 线片检查无异常或仅有肺纹理增粗。感冒伴随的急性咳嗽在临床表现上急性鼻咽部症状明显，咳嗽相对较轻，多为干咳，肺部无异常体征。

3. 过敏性鼻炎　过敏性鼻炎也可引起鼻后滴流，从而引起咳嗽，其临床症状很像普通感冒，但是过敏性鼻炎起病急骤、鼻腔发痒、频繁喷嚏、流清水样鼻涕，反复发作，发作与灰尘、油烟、异味和冷空气等环境因素有关，很短时间内鼻的症状可消失。检查：鼻黏膜苍白、水肿，鼻分泌物涂片可见嗜酸性粒细胞增多。

4. 化脓性扁桃体炎　也可表现为咽痛、咳嗽，但发热较高，咽痛明显，查体可发现扁桃体红肿、化脓。

5. 急性传染病　如麻疹、流行性腮腺炎的前驱症状可有感冒、咳嗽症状，麻疹主要的临床表现有发热、咳嗽、流涕等卡他症状及眼结合膜炎，特征性表现为口腔麻疹黏膜斑及皮肤斑丘疹。皮疹首先见于耳后、发际，渐及前额、面、颈部，自上而下扩展至胸、腹、背、四肢，最后至手掌足底。流行性腮腺炎主要发生在儿童和青少年，可有发热、头痛、无力、食欲缺乏等前驱症状，腮腺区肿胀疼痛为其最具特异性的临床特征，颌下腺或舌下腺也可以同时受累，常可引起脑膜炎、脑膜脑炎、睾丸炎、卵巢炎和胰腺炎等。在这些病的流行季节或流行区应密切观察，注意鉴别。

6. 免疫相关性疾病　免疫相关性疾病如风湿热、急性肾小球肾炎和急性狼疮性肺炎的前期可有发热、咳嗽或咽痛等症状，鉴别诊断时注意全身的症状、体征，如风湿热除发热、咳嗽外有关节炎、皮肤环形红斑、皮下结节等表现。急性肾小球肾炎除发热、咳嗽外主要表现为少尿、水肿等。急性狼疮性肺炎除急性咳嗽外有胸痛、气促、咯血及其他全身症状。

八、治疗

感冒引起的急性咳嗽是一种自限性疾病,通常 2 周内可缓解。目前尚无特异性治疗方法,主要以对症治疗为主。

第一代抗组胺药 / 减充血剂(溴苯那敏 / 伪麻黄碱)能明显缓解咳嗽症状。新一代的无镇静作用的抗组胺药不能有效减轻咳嗽症状。咳嗽剧烈时可使用镇咳药物,不推荐单用中枢性镇咳药物(可待因和右美沙芬)治疗感冒后的急性咳嗽。推荐第一代抗组胺药、减充血剂联合镇咳药物的复方制剂治疗伴有咳嗽的普通感冒。非甾体抗炎药能减轻发热、头痛、肌肉酸痛和喷嚏等症状,不能改善普通感冒患者的咳嗽症状。通常感冒引起的急性咳嗽使用抗生素无效。

(赖克方　张丽婷)

参 考 文 献

1. Heikkinen T, Jarvinen A. The common cold. Lancet, 2003, 361: 51-59.

2. Pratter MR. Cough and the Common Cold. ACCP Evidence-Based Clinical Practice Guidelines. Chest, 2006, 129: 72S-74S.

3. Jones BF, Stewart MA. Duration of cough in acute upper respiratory tract infections. Aust Fam Physician, 2002, 31: 971-973.

4. O'Connell F, Thomas VE, Studham JM, et al. Capsaicin cough sensitivity increases during upper respiratory infection. Respir Med, 1996, 90: 279-286.

5. Dicpinigaitis PV. Effect of viral upper respiratory tract infection on cough reflex. J Thorac Dis, 2014, 6(Suppl 7): 708-711.

6. Dicpinigaitis PV, Tibb AS, Ramsey DL, et al. Stability of cough reflex sensitivity during viral upper respiratory tract infection(common cold). Pulm Pharmacol Ther, 2014, 28(2): 154-157.

7. Atkinson SK, Sadofsky LR, Morice AH. How does rhinovirus cause the common cold cough? BMJ Open Respir Res, 2016, 3(1): e000118.

8. Carr MJ, Hunter DD, Jacoby DB, et al. Expression of tachykinins in nonnociceptive vagal afferent neurons during respiratory viral infection in guinea pigs. Am J Respir Crit Care Med, 2002, 165(8): 1071-1075.

9. Papadopoulos NG, Bates PJ, Bardin PG, et al. Rhinoviruses infect the lower airways. J Infect Dis, 2000, 181(6): 1875-1884.

10. 中国医师协会呼吸医师分会,中国医师协会急诊医师分会,林江涛. 普通感冒规范诊治的专家共识. 中华内科杂志, 2012, 51(4): 330-333.

11. 赖克方,林玲,林江涛. 231 例感冒患者的常见症状和体征的频率分布. 国际呼吸杂志, 2010, 30(7): 388-390.

12. Witek TJ, Ramsey DL, Carr AN, et al. The natural history of community-acquired common colds symtoms assessed over 4-year. Rhinology, 2015, 53(1): 81-88.

13. Irwin RS，Baumann MH，Bolser DC，et al. American College of Chest Physicians. Diagnosis and management of cough executive summary: ACCP evidence-based clinical practice guidelines. Chest，2006，129：1S-23S.

14. Passioti M1，Maggina P，Megremis S，et al. The Common Cold: Potential for Future Prevention or Cure. Curr Allergy Asthma Rep，2014，14（2）：413.

15. 黄绍光. 急性咳嗽的临床诊断. 中国实用内科杂志，2006，9：1325-1327.

16. Allan GM，Arroll B. Prevention and treatment of the common cold: making sense of the evidence. CMAJ，2014，186（3）：190-199.

17. 李兰娟，任红. 传染病学. 8 版. 北京：人民卫生出版社，2013.

18. Schroeder K，Fahey T. Over-the-counter medications for acute cough in children and adults in ambulatory settings. Cochrane Database Syst Rev，2004，18：CD001831.

19. Simasek M，Blandino DA. Treatment of the common cold. Am Fam Physician，2007，75：515-520.

20. 周新. 急性咳嗽的药物治疗. 中国实用内科杂志，2006，9：1328-1329.

21. Kim SY，Chang YJ，Cho HM，et al. Non-steroidal anti-inflammatory drugs for the common cold. Cochrane Database Syst Rev，2015，21（9）：CD006362.

22. 中华医学会呼吸病学分会哮喘学组. 咳嗽的诊断与治疗指南（2015）. 中华结核和呼吸杂志，2016，39（5）.

第三节 急性气管 - 支气管炎

一、概述

急性气管支气管炎（acute tracheobronchitis）是由生物性或非生物性致病因素引起的气管 - 支气管黏膜急性炎症，简称"急性支气管炎"。急性支气管炎为一独立的病症，与慢性支气管炎不存在内在联系，亦非病程上的区分。可由急性上呼吸道感染蔓延而来，病毒感染是最常见的病因，其中鼻病毒和流感病毒最为常见，小部分亦可由细菌引起。好发于寒冷季节、气候突变或空气污染时，其症状主要为咳嗽、咳痰，是急性咳嗽最常见的病因之一。急性支气管炎是一种自限性疾病，咳嗽、咳痰不超过 3 周，持续 3 周以上者则需考虑其他疾病。

二、病因

（一）生物因素

急性支气管炎多由病毒、细菌等微生物直接感染，也可由急性上呼吸道感染的病毒、细菌蔓延所致。病毒感染是主要病因，病毒培养和血清学测定并不作为常规检查项目，故很难鉴别患者感染的病毒类型。常见有流感病毒（A、B）、副流感病毒、呼吸道合胞病毒、变异冠状病毒、腺病毒、柯萨奇病毒 A21、鼻病毒等。呼吸道合胞病毒是婴幼儿时期最常见的下呼吸道感染病毒。其次为细菌感染。常见细菌有肺炎链球菌、流感嗜血杆菌、卡他莫拉菌、铜绿假单胞菌、大肠埃希菌、金黄色葡萄球菌、沙门菌属、百日咳杆菌和白喉杆菌等。前三种细菌可在正常成人的上呼吸道中生长而不致病，急性单纯性支气管炎患者痰培养中仅提示为菌群定居，而并无急性感染征兆。考虑其在咳嗽急性加重及痰液分泌机制中发挥一定作用。此外，肺炎支原体、衣原体、真菌也是本病的病原体。在社区暴发流行时，有资料提示，有 36% 可能为病毒和非典型病原体混合感染所致。

（二）理化因素及遗传

气温骤变、吸入冷空气、刺激性气体（强酸、氨气、氯气、硫化氢、二氧化硫、溴化物、某些挥发性溶剂等）、矿植物粉尘、环境刺激物（臭氧、二氧化氮、香烟、烟雾等）刺激气管 - 支气管黏膜，并造成急性损伤。产前对 PM2.5 的过度暴露，可以增加出生儿童对呼吸道感染的易感性。在 EPHX1 基因出现一个或两个组氨酸等位基因，可增加学龄前儿童对二手烟、多环芳香烃及 PM2.5 的敏感性，使其患支气管炎的概率增大。

（三）过敏反应

吸入变应原（花粉、尘螨、真菌孢子等），或对细菌蛋白质过敏，可引起急性支气管炎症反应。

三、发病机制与病理

急性单纯性支气管炎时产生的咳嗽可能是多种因素的，在急性病毒性呼吸道感染后正常个体可出现短暂的气道阻塞和气道高反应性，第一秒用力呼气容积（FEV_1）可逆性下降。M 型或 C 型肺炎链球菌感染时 FEV_1 下降更显著，可逆性程度更高。气道阻塞和高反应性症状多在 6 周内缓解。

咳嗽的具体发病机制尚未明确。以下机制与咳嗽发生有关，在急性下呼吸道感染中，其可单独或联合存在。病毒感染导致大量促炎症介质，如趋化因子、细胞因子、组胺、缓激肽和前列腺素的释放，这些炎症介质进而引起气管 - 支气管黏膜充血、水肿、分泌物增加，以及气道黏膜损伤、上皮细胞破坏，神经末梢暴露，咳嗽的阈值降低，这些因素最后导致黏膜下咳嗽感受器直接或间接受到刺激，咳嗽敏感性增加。另外，由于气道上皮细胞受损，神经内肽酶合成减少，神经肽类降解减少，P 物质等神经肽的生物效应进一步增强。少数患者还可出现一过性气道高反应性及支气管痉挛。

病理改变主要表现为黏膜下层水肿，淋巴细胞和中性粒细胞浸润。病变一般仅限于气管、主支气管和肺叶支气管黏膜，严重者可蔓延至细支气管和肺泡，引起微血管坏死和出血。损伤严重者黏膜纤毛功能降低，纤毛上皮细胞损伤、脱落。炎症消退后，气管 - 支气管黏膜的结构和功能多能恢复正常。

四、临床表现

（一）症状

起病较急，往往先有上呼吸道感染症状，如鼻塞、流涕、咽痛、声音嘶哑等。全身症状一般较轻，可有发热，38℃左右，多于 3～5 天降至正常。在成人，流感病毒、腺病毒、肺炎支原体感染时低热、畏寒、乏力、头痛等全身中毒症状比较明显。炎症累及支气管黏膜时出现咳嗽、咳痰。咳嗽是急性支气管炎的主要表现，有研究显示，发病 2 天内咳嗽发生率可达 75%，14 天达 25%。中、重度咳嗽占 44%，极重度者占 8%。初期表现为刺激性干咳或少量黏液性痰，量少，不易咳出。3～4 天后，鼻咽部症状减轻，咳嗽转为突出症状，可为阵发性或持续性，剧咳时可伴恶心、呕吐及胸、腹肌疼痛，伴胸骨后疼痛，且呼吸、咳嗽时加剧多提示气管受累。受凉、吸入冷空气、晨起入睡或体力劳动时咳嗽加剧。随病程进展，黏液痰可转为黏液脓性或脓性，偶有痰中带血。支气管痉挛时，可有程度不等气促、喘鸣伴胸骨后紧缩感。一般无合并慢性肺部疾病患者较少出现呼吸困难、发绀等。急性支气管炎为一种自限性疾病，全身症状可在 4～5 天内消失，但咳嗽、咳痰一般持续 2～3 周。如迁延不愈，可演变为慢性支气管炎。急性支气管炎的严重并发症较为少见，仅有极少患者会发生肺炎。偶尔剧烈咳嗽可造成肋骨骨折，有时会发生晕厥、呕吐和尿失禁等。

（二）体征

胸部体检时两肺可闻及散在湿啰音，部位多不固定，咳嗽后消失。支气管痉挛时可闻及哮鸣音。

（三）辅助检查

1. 血常规检查　病毒感染时，白细胞计数正常或偏低，细胞分类可见淋巴细胞比例升高，异常淋巴细胞的出现常是各种病毒感染的表现。细菌感染时，白细胞总数和中性粒细胞比例升高。嗜酸性粒细胞计数增高，多提示支气管过敏性疾病。

2. 血清降钙素原　血清降钙素原（procalcitonin，PCT）是机体对细菌毒素反应过程中所释放的降钙素的肽前体，在鉴别细菌与病毒感染上具有重要的诊断价值。PCT 随细菌感染升高，而病毒感染时未见其明显变化。血浆 PCT 高于 0.25ng/ml，可能存在细菌感染，建议使用抗菌药物；当浓度大于 0.5ng/ml，很可能存在细菌感染，强烈推荐使用抗菌药物。

3. 病原学检查　鼻咽拭子或下呼吸道分泌物送检流感病毒、肺炎支原体、百日咳杆菌等对明确致病体有帮助，对怀疑重症、继发细菌感染应及时作细菌学检查和药物敏感实验。

4. 影像学检查　胸部 X 线检查大多表现正常或仅有肺纹理增粗。

5. 肺功能检查　急性病毒性呼吸道感染后可出现短暂的气道阻塞和气道高反应性，FEV_1 可逆性下降 >15%。M 型或 C 型肺炎链球菌感染时 FEV_1 下降更显著，可逆性程度更高。气道阻塞和高反应性症状多可在 6 周内缓解。

五、诊断

急性支气管炎的诊断主要依据临床表现，咳嗽持续 3 周以内，伴或不伴咳痰，根据临床症状和 / 或影像学检查排除感冒、肺炎、哮喘、慢性阻塞性肺疾病急性加重后，应考虑急性支气管炎诊断。考虑急性支气管炎诊断的患者，如心率≤100 次 /min、呼吸频率≤24 次 /min、体温≤38℃且胸部无异常体征者肺炎可能性小。特殊的流行病学资料对急性气管炎的诊断也有重要意义。百日咳或严重阵发性的咳嗽，有典型的哮鸣音，或咳后伴发剧烈呕吐多提示百日咳杆菌感染。同样特殊群体，如军队、学校等流行性大暴发可能提示 M 型或 C 型肺炎球菌感染。

六、鉴别诊断

本病需与下列疾病相鉴别：

（一）流行性感冒

两者症状相似，但流行性感冒常有明显的流行性发病，起病急骤，全身中毒症状如全身酸痛、头痛、乏力、眼结膜炎症明显而呼吸道局部症状较轻，根据病毒分离、免疫血清学染色检查、补体结合试验可鉴别。

（二）急性上呼吸道感染

潜伏期 1～3 天，症状以喉部灼热感、鼻塞、流涕、打喷嚏等鼻咽部症状为主，而咳嗽、咳痰症状较轻，肺部无异常体征。

（三）肺炎

两者鉴别诊断很重要。大部分肺炎为非自限性疾病。常见症状为咳嗽、咳痰，或原有呼吸道症状加重，并出现脓性痰或血痰，伴或不伴胸痛。大多数患者有发热。早期肺部体征无明显异常，肺实变时有典型的体征。胸部有固定性、局限性湿性啰音。ACCP 指南中指出，以下检查结果阳性者可支持肺炎的诊断：①心率 >100 次 /min；②呼吸频率 >24 次 /min；③体温 >38℃；④胸部 X 线片提示有局部实变影，听诊羊鸣音、支气管呼吸音，或触诊语颤增强。有无脓性痰并不是两者主要的鉴别依据。此外，尚无特异性血清标记物可作为肺炎确诊的金标准。

（四）咳嗽变异性哮喘

咳嗽变异性哮喘是一种特殊类型的哮喘，常有过敏史，呈发作性发病，咳嗽是其唯一或主要临床表现，通常咳嗽比较剧烈，以痉挛性、阵发性、刺激性干咳为主，夜间及凌晨咳嗽为其重要特征。感冒、冷空气、灰尘、油烟等容易诱发或加重。无明显喘息、气促等症状或体征，但有气道高反应性。听诊两肺在深吸气时偶可闻及散在哮鸣音。诱导痰嗜酸性粒细胞比例及 FeNO 增高有助于 CVA 诊断。胸部 X 线片正常。支气管扩张剂、糖皮质激素治疗有效。

（五）其他

许多严重的下呼吸道疾病如支气管肺炎、肺结核、肺脓肿、肺癌和多种急性感染性疾病如麻疹、百日咳等发病时也会有咳嗽、咳痰等类似急性支气管炎的症状。应注意询问病史，结合从家庭、社区搜集的流行病学资料，根据每种疾病的特点详加检查，做出鉴别诊断。

七、治疗

有文献显示，许多患者并没有确诊为急性支气管炎，而将急性咳嗽症状误诊为支气管哮喘、慢性支气管炎急性加重或普通感冒。早期治疗可有效地减少咳嗽发作，且此期患者多对治疗较为敏感。

（一）一般处理

一般患者无须住院治疗，有全身症状时，应注意休息、保暖、多饮水、补充足够能量。有慢性心肺基础疾病者，流感病毒引起的支气管炎导致严重缺氧或通气不足时，需住院接受呼吸支持和氧疗。确诊或疑诊为百日咳患者应需从起始治疗时隔离5天以上。

（二）抗菌药物治疗

临床常见大多数急性支气管炎患者即使无明显抗菌药物使用指征也会给予抗生素治疗。该病主要为病毒感染，且为自限性疾病，抗菌药物不宜作为常规治疗。对于合并有多种基础疾病患者及老年患者使用抗菌药物可能获益。对于病原体未明确者，盲目应用会导致耐药菌产生、二重感染等严重后果。使用 PCT 指导抗生素治疗策略可明显减少抗生素的使用，且对病程及预后不增加不良影响。血浆 PCT 浓度低于 0.1ng/ml，基本没有细菌感染的可能性，不建议使用抗生素。急性支气管炎患者常常根据先前的治疗经验与期望诉求抗生素治疗，若达不到给予抗生素治疗标准，医师应向患者解释说明。如患者出现发热、咳脓性痰、外周血白细胞增高或 PCT 水平升高可依据感染的病原体及药物敏感试验选择抗菌药物。在未得到病原菌阳性结果之前，可选用 β- 内酰胺类或喹诺酮类口服抗菌药物。百日咳杆菌、肺炎支原体、衣原体对阿奇霉素、多西环素敏感。

（三）对症治疗

对症治疗主要是止咳、化痰，剧烈干咳者可适当应用镇咳剂；支气管痉挛时可用平喘药；发热者给予解热镇痛剂。

1. 止咳祛痰　咳嗽无痰，可用右美沙芬、喷托维林（咳必清）或可待因。咳嗽有痰而不易咳出，可用乙酰半胱氨酸、羧甲司坦、盐酸氨溴索、溴己新（必嗽平）等，也可雾化吸入帮助祛痰。缓释愈创甘油醚可缓解急性呼吸道感染的症状。

2. 支气管扩张剂　支气管痉挛时，可用氨茶碱或 β_2 受体激动剂，如沙丁胺醇、特布他林等。沙丁胺醇可有效缩短咳嗽的持续时间，尤其是伴有高气道反应性、喘息、或 FEV_1<80% 正常预计值的患者。但无气流阻塞时，使用 β_2 受体激动剂并没有临床获益，而且还有引起震颤、心率增快、情绪烦躁不安等风险，故对于此类患者不推荐使用。

3. 其他　全身不适及发热为主要症状者应卧床休息，注意保暖，多饮水，可服用阿司匹林等退热剂。目前尚无资料证明抗组胺剂及减充血剂对急性支气管炎有效。

八、预防

应积极开展体育锻炼，增强体质、注意保暖，避免上呼吸道感染，积极戒烟。改善劳动卫生环境、防止生产车间有害气体、酸雾、粉尘的外逸。遇雾霾天等重度空气污染天气，避免外出。针对鼻、咽、喉等部位的病灶进行治疗。对于有慢性心、肺疾病等易感者可试用免疫增强剂。

（赖克方　詹文志）

附2：

急性细支气管炎

急性细支气管炎是一个以呼吸细支气管壁全层炎症为主的独立疾病。好发于2岁以内的婴幼儿，2～10个月的婴儿高发，发病有一定的季节性，冬季较多。

病因以病毒感染为主，常见为呼吸道合胞病毒感染，其次为副流感病毒1型和3型。病变主要在细支气管，向下可累及肺泡，易致支气管周围炎症。受累上皮细胞纤毛脱落、坏死、细胞增生形成无纤毛的扁平或柱状上皮细胞。管壁水肿、黏液分泌，脱落的上皮细胞、白细胞、巨噬细胞碎屑及纤维蛋白形成的渗出物，可造成细支气管腔部分阻塞，可造成细支气管腔部分或全部阻塞，部分阻塞的管腔远端出现过度通气，完全阻塞则致肺不张。

典型的病毒性细支气管炎起病急骤，除了有急性呼吸道症状，同时伴有喘息、发热、激惹、呕吐，早期患儿也可表现为咳嗽，有时咳嗽为突出症状，先为阵发性干咳，后伴咳白色黏稠痰，喘憋较严重。听诊呼吸音轻，肺部可闻及双相小肺泡音、呼气相哮鸣音，严重者可有反常呼吸、缺氧和呼吸衰竭。

根据患儿年龄、流行病学资料及临床特征等可以诊断。患者鼻灌洗液中分离到病毒，或可通过组织培养分离出病毒具有诊断价值。临床需与急性喉气管支气管炎、支气管哮喘、喘息性支气管炎和肺炎相鉴别。

支持治疗为主，抗病毒药物利巴韦林、支气管扩张剂及皮质激素可以应用，但疗效并不十分肯定。

附3：

急性喉气管支气管炎

急性喉气管支气管炎是引起婴幼儿呼吸道梗阻的常见疾病，多发生于2～6岁小儿。主要由病毒（副流感病毒、呼吸道合胞病毒、腺病毒）合并细菌（金黄色葡萄球菌、β-溶血性链球菌、肺炎球菌、铜绿假单胞菌、克雷伯菌及大肠埃希菌等）感染引起。急性喉气管支气管炎是小儿上、下呼吸道的急性弥漫性炎症，表现为喉及声门部水肿，气管、支气管黏膜充血、肿胀，渗出物黏稠结痂及迅速出现喉梗阻和中毒症状。

主要临床表现：先有上呼吸道感染，数天后突然夜间发病，出现吸气性呼吸困难、喉喘鸣、声嘶或失音。咳嗽明显，多为刺激性或犬吠样干咳。患儿有不规则发热，可达39℃，并伴全身中毒症状。随着咳嗽加重，呈持续性喘鸣。严重者可出现三凹症、阻塞性呼吸困难。体检可见喉黏膜充血明显，呈暗红色，声带颜色稍淡。声门下两侧极度肿胀，黏膜表面覆有小片黏稠分泌物。听诊双肺呼吸音弱，可闻及散在分布的痰鸣音、捻发音。X线检查可见部分支气管纹理增粗及点状阴影，有时可有支气管炎、肺不张或肺气肿。喉镜支气管镜检可确诊。

本病应与急性喉炎、急性会厌炎、急性细支气管炎、呼吸道异物、白喉、扁桃体及咽后壁脓肿等鉴别。根据流行病学，患儿典型的临床表现及支气管镜检查基本可以明确诊断。

　　本病发病急骤，早期诊断、早期治疗意义很大。早期应用足量、敏感抗生素，减少水肿渗出，从而减少气管分泌物的量及假膜形成，缓解患儿气道阻塞症状。糖皮质激素的合理使用可有效改善临床症状及缩短住院时间。普通门诊患者，可予以布地奈德雾化吸入，对于中、重度患者，可考虑口服或静脉滴注地塞米松。雾化吸入肾上腺素可以有效改善患儿的气道阻塞症状。一经喉镜支气管镜检确诊，应取出黏稠分泌物及脓痂以迅速缓解症状。严重喉梗阻者，主张及时行气管切开、气管插管机械通气进行抢救。禁用莨菪碱类药物以免分泌物更加黏稠而加重病情。

参 考 文 献

1. Braman SS. Chronic cough due to acute bronchitis: ACCP evidence-based clinical practice guidelines. Chest, 2006, 129: 95S-103S.

2. 翁心华, 潘孝彰, 王岱明. 现代感染病学. 上海: 上海医科大学出版社, 1998.

3. Irwin RS, Baumann MH, Boulet LP, et al. Diagnosis and management of cough executive summary. ACCP evidence-based clinical practice guidelines. Chest, 2006, 129: 1S-23S.

4. Treanor J, Falsey A. Respiratory viral infections in the elderly. Antiviral Res, 1999, 44: 79-102.

5. 赖克方, 陈如冲, 刘春丽, 等. 不明原因慢性咳嗽的病因分布及诊断程序的建立. 中华结核和呼吸杂志, 2005, 28: 738-744.

6. Gwaltney JM Jr. Rhinovirus infection of the normal human airway. Am J Respir Crit Care Med, 1995, 152: 36S-39S.

7. Folkerts G, Busse WW, Nijkamp FP. Virus-induced airway hyperresponsiveness and asthma. Am J Respir Crit Care Med, 1998, 157: 1708-1720.

8. Lousli CG, Stinson SF, Ryan DP. The destruction of type 2 pneumocytes by airborne influenza PR8-Avirtus; its effect on surfactant and lecithin content of the pneumonic lesions of mice. Chest, 1975, 67: 7S-14S.

9. Borson DB, Brokaw JJ, Sekizawa K. Neutral endopeptidase and neurogenic inflammation in rats with respiratory infections. J Appl Physiol, 1989, 66: 2653-2658.

10. Melbye H, Aasebo U, Straume B. Symptomatic effect of inhaled fenoterol in acute bronchitis: a placebo-controlled double-blind study. Fam Pract, 1991, 8: 216-222.

11. Polito AJ, Proud D. Epithelia cells as regulators of airway inflammation. J Allergy Clin Immunol, 1998, 102: 714-718.

12. Gonzales R, Sande MA. Uncomplicated acute bronchitis. Ann Intern Med, 2000, 133: 981-991.

13. Witek TJ, Doyle C, Hayden FG. The incidence of 'post viral cough' following natural colds in a community setting. Am J Respir Crit Care Med, 2002, 165: A130.

14. Pratter MR. Cough and common cold: ACCP evidence-based clinical practice guideline. Chest, 2006, 129: 72S-74S.

15. Hirschmann JV. Antibiotics for common respiratory tract infections in adults. Arch Intern Med, 2002, 162:

第
六
章

256-264.

16. Sutter RW, Strebel PM, et al. Concurrent outbreaks of pertussis and Mycoplasma pneumoniae infection: clinical and epidemiologic characteristics of illness manifested by cough. Clin Infect Dis, 1995, 20: 621-628.

17. 刘国荣, 申昆玲. 预防和治疗呼吸道合胞病毒感染的研究进展. 中华实用儿科杂志, 2001, 16: 435-438.

18. Oeffinger KC, Snell LM, Foster BM, et al. Treatment of acute bronchitis in adults: a national survey of family physicians. J Fam Pract, 1998, 46: 469-475.

19. Jonsson JS, Sigurdsson JA, Kristinsson KG, et al. Acute bronchitis in adults. How close do we come to its aetiology in general practice? Scand J Prim Health Care, 1997, 15: 156-160.

20. 曹彬, 蔡柏蔷. 欧洲《成人下呼吸道感染诊治指南》简介. 中华结核和呼吸杂志, 2006, 29: 717-720.

21. Steinman MA, Landefeld CS, Gonzales R. Predictors of broad-spectrum antibiotic prescribing for acute respiratory tract infections in adult primary care. JAMA, 2003, 289: 719-725.

22. Gonzales R, Bartlett JG, Besser RE, et al. Principles of appropriate antibiotic use for treatment of uncomplicated acute bronchitis: background. Ann Intern Med, 2001, 134: 521-529.

23. Snow V, Mottur-Pilson C, Gonzales R. Principles of appropriate antibiotic use for treatment of acute bronchitis in adults. Ann Intern Med, 2001, 134: 518-520.

24. Lee PCL, Jawad MS, Eccles R. Antitussive efficacy of dextromethorphan in cough associated with acute upper respiratory infection. J Pharm Pharmacol, 2000, 52: 1139-1142.

25. Stein RT, Sherrill D, Morgan WJ, et al. Respiratory syncytial virus in early life and risk of wheeze and allergy by age 13 years. Lancet, 1999, 354: 541-545.

26. Randolph AG, Wang EF. Ribavirin for respiratory syncytial virus infection of the lower respiratory tract. Cocbrane Database Syst Rev, 2000, CD000181.

27. American Academy of Pediatrics. Hemophilus influenza type and respiratory syncytial virus//Peter G. Red Book: Report of the Committee on Infectious Disease. 24th ed. Elk Grove Village, IL: American Academy of Pediatrics, 1997.

28. Smith J, Salinas R. Do systemic corticosteroids improve acute outcomes in infants with RSV bronchiolitis? J Okla State Med Assoc, 2008, 101: 14.

29. Wright RB, Pomerantz WJ, Luria JW. New approaches to respiratory infections in children. Bronchiolitis and croup. Emerg Med Clin Nortb Am, 2002, 20: 93-114.

30. 李峥, 钱素云, 陈晖. 气管插管治疗急性喉气管支气管炎和急性喉炎. 实用儿科临床杂志, 2007, 22: 745-746.

31. Johnson DW, Jacobson S, Edney PC, et al. A comparison of nebulized budesonide, intramuscular dexamethasone, and placebo for moderately severe croup. N Engl J Med, 1998, 279: 1629-1632.

32. Marchetti F, Bua J, Lazzerini M. Oral or inhaled corticosteroids for the treatment of croup? Arch Dis Child Educ Pract Ed, 2007, 92: ep13.

33. Bjornson CL, Johnson DW. Croup. Lancet, 2008, 371: 329-339.

34. Tulunav OE. Laryngitis--diagnosis and management. Otolaryngol Clin North Am, 2008, 41: 437-451.

35. Klassen TP, Craig WR, Moher D. Nebulized budesonide and oral dexamethasone for treatment of croup: a randomized controlled trial. JAMA, 1998, 279: 1629-1632.

36. Geelhoed GC, Turner J, Macdonald WB. Efficacy of a small single dose of oral dexamethasone for outpatient croup: a double blind placebo controlled clinical trial. Br Med J, 1996, 313: 140-142.

37. 中华医学会呼吸病学分会哮喘学组. 咳嗽的诊断与治疗指南(2015). 中华结核和呼吸杂志. 2016, 39(5): 323-354.

38. Guo LJ, Zhao A, Chen RJ, et al. Association between Ambient Air Pollution and Outpatient Visits for Acute Bronchitis in a Chinese City. 生物医学与环境科学(英文版), 2014, 27(11): 833-840.

39. Munoz F, Carvalho MS. Effect of exposure time to PM(10) on emergency admissions for acute bronchitis. Cad Saude Publica, 2009, 25(3): 529-539.

40. Jedrychowski WA, Perera FP, Spengler JD, et al. Intrauterine exposure to fine particulate matter as a risk factor for increased susceptibility to acute broncho-pulmonary infections in early childhood. Int J Hyg Environ Health, 2013, 216(4): 395-401.

41. Ghosh R, Topinka J, Joad JP, et al. Air pollutants, genes and early childhood acute bronchitis. Mutat Res, 2013, 749(1-2): 80-86.

42. Albrich WC, Dusemund F, Bucher B, et al. Effectiveness and safety of procalcitonin-guided antibiotic therapy in lower respiratory tract infections in "real life": an international, multicenter poststudy survey (ProREAL). Arch Intern Med, 2012, 172(9): 715-722.

43. Hart AM. Evidence-based diagnosis and management of acute bronchitis. Nurse Pract, 2014, 39(9): 32-39, 39-40.

44. Schuetz P, Christ-Crain M, Thomann R, et al. Effect of procalcitonin-based guidelines vs standard guidelines on antibiotic use in lower respiratory tract infections: the ProHOSP randomized controlled trial. JAMA, 2009, 302(10): 1059-1066.

45. 降钙素原急诊临床应用专家共识组. 降钙素原(PCT)急诊临床应用的专家共识. 中华急诊医学杂志, 2012, 21(9): 944-951.

46. Smith SM, Fahey T, Smucny J, et al. Antibiotics for acute bronchitis. Cochrane Database Syst Rev, 2014, (3).

47. Llor C, Bjerrum L. Antibiotic prescribing for acute bronchitis. Expert Rev Anti Infect Ther, 2016, 14(7): 633-642.

48. Chalumeau M, Duijvestijn YC. Acetylcysteine and carbocysteine for acute upper and lower respiratory tract infections in paediatric patients without chronic broncho-pulmonary disease. Cochrane Database Syst Rev, 2013, (5).

49. Becker LA, Hom J, Villasis-Keever M, et al. Beta2-agonists for acute cough or a clinical diagnosis of acute bronchitis. Cochrane Database Syst Rev, 2015, (9): D1726.

50. 陈灏珠, 林果为, 王吉耀. 实用内科学. 14版. 北京: 人民卫生出版社, 2013, 1690-1691.

51. 钟南山, 刘又宁. 呼吸病学. 2版. 北京: 人民卫生出版社, 2012, 293-394.

52. Russell K F, Liang Y, O'Gorman K, et al. Glucocorticoids for croup. Cochrane Database Syst Rev, 2011, (1): CD001955.

53. Bjornson C, Russell K, Vandermeer B, et al. Nebulized epinephrine for croup in children. Cochrane Database Syst Rev, 2013, (10): CD006619.

第四节　感染后咳嗽

一、概述

当呼吸道感染的急性期症状消失后,部分患者咳嗽可迁延不愈,时间可持续 3～8 周,个别甚至更长时间。如感染因素已经去除,临床上可称之为感染后咳嗽。少部分患者感染性因素依旧存在,则称为迁延性感染性咳嗽。流行病学研究提示,感染后咳嗽是亚急性咳嗽最常见的原因,其中以病毒感染后引起最常见,又称"感冒后咳嗽"。其他呼吸道病原体,如肺炎支原体、肺炎衣原体和细菌等亦可导致此类咳嗽。感染后咳嗽患者多表现为刺激性干咳或咳少量白色黏液痰,胸部 X 线片检查无异常,持续时间一般 3～8 周,常为自限性,部分咳嗽顽固患者发展为慢性咳嗽。

二、流行病学

感染后咳嗽以感冒后咳嗽多见。研究表明,成人每年感冒 2～3 次,儿童约 3～5 次,且持续症状更久,感冒次数随着年龄上升而下降。咳嗽为感冒最常见的症状,且较其他症状持续时间久。具有上呼吸道感染病史的患者,大约 11%～25% 会发生感染后咳嗽。在流行季节,感染后咳嗽发生率可高达 25%～50%。有研究表明感冒 / 咳嗽次数与生活质量水平有关,约 42%～52% 人群日常生活因此受到影响,引起缺勤、缺工、影响睡眠等。在美国,每年因此而导致的相关支出可达 400 亿美元。感染后咳嗽为亚急性咳嗽最常见的病因,约占一半以上的比例,且其中约 70%～80% 可以自愈,但仍有小部分会因持续甚至发展为慢性咳嗽。

三、病原学

感冒相关的呼吸道病毒有鼻病毒、冠状病毒、流感病毒、副流感病毒、呼吸道合胞病毒等,共 400 多种血清型,其中鼻病毒和冠状病毒所占比例较大(表 6-1)。支原体和衣原体感染引起的迁延性咳嗽也非常普遍,咳嗽时间大于 3 周者分别为 57% 和 28%。在引起儿童的感染后咳嗽的病原体中,Chang 等在分析患有急性呼吸道感染的儿童鼻拭子样本中发现鼻病毒和呼吸道合胞病毒为最常见的感染病毒;卡他莫拉菌、肺炎链球菌、流感嗜血杆菌为最常见的感染细菌,在 4 周的随访中发现相对于咳嗽症状完全缓解的急性呼吸道感染的儿童,表现为持续性咳嗽的急性呼吸道感染的儿童感染卡他莫拉菌的风险更高,提示卡他莫拉菌可能参与了患有急性呼吸道感染儿童的持续性咳嗽的发病机制,可作为是否存在持续性咳嗽的预测指标。肺炎支原体、肺炎衣原体、百日咳杆菌等非典型病原体感染可引起儿童迁延性咳嗽，同时存在一种以上病原体感染时也容易使咳嗽迁延不愈。

表 6-1　引起感冒的主要呼吸道病毒

病毒类型	所占比例（%）
鼻病毒（100 多个血清型）	30～50
冠状病毒（OC43，299E）	10～15
流感病毒	5～15
呼吸道合胞病毒	5
副流感病毒（1～4 型）	5
腺病毒（9 个血清型）	<5
肠道病毒（柯萨奇病毒 B 组）	<5
偏肺病毒	不明
不明原因	20～30

四、发病机制

感染后咳嗽的病理生理机制尚未完全明确，目前认为是多种因素综合作用的结果。呼吸道病原体感染导致的气道黏膜损伤、气道炎症、气道高反应及咳嗽敏感性增高等是感染后咳嗽的重要发病机制。

（一）呼吸道黏膜损伤

呼吸道上皮细胞是呼吸道内不可或缺的物理屏障，病原体感染往往通过破坏其完整性从而进一步浸润深层发挥作用。关于黏膜损伤机制，研究表明，病毒及其复制合成的 dsRNA 可以破坏气道上皮细胞间的紧密连接，降低细胞阻抗，从而影响气道黏膜完整性。蛋白激酶 D 介导的细胞重塑可引起已感染细胞激动蛋白的再分配，从而影响气道上皮黏膜完整性。炎性细胞因子、病毒颗粒、免疫细胞则可以向更深层浸润，造成细胞信号失调，从而引起类似 TRP 通路的受体表达增加，引起咳嗽，同时病毒在上皮细胞内复制产生的 dsRNA 可通过 NOX-1 易位介导 ROS 及其他氧化剂的产生，而 ROS 可作为 TRPA1 和 TRPV1 潜在的兴奋剂诱发咳嗽。

（二）呼吸道炎症

下呼吸道的一过性炎症可能是感染后咳嗽的重要原因。研究发现，流感病毒感染时，支气管肺泡灌洗液淋巴细胞增高，病理活检表现为淋巴细胞性支气管炎。但是当感染后咳嗽患者在进入咳嗽迁延期后，则气道分泌物的中性粒细胞、淋巴细胞比例与正常人比较未必存在明显差异。病毒可能是通过诱导和激发下列免疫细胞，从而导致气道炎症：①在病毒感染的早期非特异性反应，主要由上皮细胞、内皮细胞、吞噬细胞和单核细胞介导机体的自我防御反应。②T 细胞介导的适应性免疫反应，呼吸道病毒感染时，局部大多为 Th1 型免疫应答反应。病毒诱导激活上皮细胞、内皮细胞及白细胞等，分泌一系列细胞因子、趋化因子和介质（如 IL6、IL8、IL11、NF2-κB、PGE$_2$、缓激肽、单核细胞趋化蛋白 1、粒 - 巨细胞集落刺激因子及肿瘤坏死因子等）介导免疫炎症反应，进一步损伤气道上皮，增加血管通透性。另外，近年研究发现病毒感染也可以上调气道 Th2 型免疫反应，在病毒感染哮喘加重模型中，激活的嗜酸性粒细胞可以通过大量释放 MBP 增加速激肽、过氧化物酶的含量，激活的肥大细胞释放组胺、类胰蛋白酶增多。以上不同细胞释放的炎症介质，均直接或者间接刺激外周 TRPV1、TRPA1 和 ASIDC3 等咳嗽感受器诱发咳嗽。

另外，在发生上气道炎症，特别是鼻部和鼻窦的炎症时，鼻和鼻窦分泌物（其中含有各种炎症介质，鼻及鼻窦黏膜感觉神经末梢释放神经肽类物质等）直接或间接刺激咽喉部等上呼吸道的咳嗽感受器，也可以引起咳嗽。

（三）一过性气道高反应性

胆碱能受体可介导气道收缩、黏液分泌作用。研究表明，副流感病毒、RSV 等呼吸道病毒可通过神经氨酸酶的作用，破坏胆碱能 M 受体糖蛋白与糖脂的局部结构，甚至造成 M 受体基因表达障碍，使 M 受体亲和力下降造成胆碱能神经功能亢进。流感病毒 A 感染后出现短暂的对组胺的气道高反应，并伴有枸橼酸咳嗽敏感性的增高，预先给予阿托品气雾剂可以阻断这两种改变，其机制可能是急性呼吸道病毒感染相关性气道上皮损伤及气道上皮内受体敏感性上调，通过迷走神经反射引起气道收缩和咳嗽。病毒也可以减弱腺苷酸环化酶活性、干扰 β 受体与腺苷酸环化酶偶联的跨膜转运，甚至影响 β 受体密度的分布，从而导致肾上腺素能受体功能降低。近年来研究发现，固有免疫在病毒介导的暂时性的气道高反应性起主要作用，在 H_1N_1 感染后的儿童中激活的 ILC2 通过释放 IL-5 和 IL-13 可引起短暂哮喘样症状，而在鼻病毒加重哮喘模型中，IL-33 敏感性 T 细胞、ILC2 起主导作用，且 IL-33 抑制剂可作为潜在治疗靶点。通过对流感病毒 A 感染的患者进行连续的支气管活检，发现上皮细胞平均修复时间为 5 周，这与患者气道高反应性持续存在的平均时间相对应。另一项研究则发现病毒性上呼吸道感染后其气道高反应性需长达 7 周才能恢复至正常水平。总之，呼吸道病毒感染后，多种因素如上皮损伤、受体功能改变及气道炎症等造成暂时性的气道反应性的增加，同时也影响了咳嗽反射。

（四）咳嗽敏感性增高

在病毒感染后，咳嗽敏感性将升高且高敏状态可持续数周。在此期间，某些暴露刺激如香烟、花粉、温度均易引起咳嗽。咳嗽敏感性增高是感染后咳嗽发生的主要原因，而咳嗽敏感性增加的基础是神经源性气道炎症，气道感觉神经末梢（包括 C 纤维末梢等）释放的神经肽或递质，比如 P 物质、神经肽 A、神经肽 B、降钙素基因相关肽等，引起炎症反应，其表现为血管通透性增高、血浆外渗及组织水肿等。研究发现，感染后咳嗽患者咳嗽敏感性增高显著，高于咳嗽变异性哮喘、嗜酸粒细胞性支气管炎和鼻后滴流综合征等，且其诱导痰上清及痰细胞 SP、CGRP 含量或表达水平也显著升高，提示气道神经源性炎症存在，其具体的发病机制包括以下几点（见文末彩图 6-4）。

病毒感染破坏气道上皮，其受损、脱落导致上皮下神经末梢暴露，同时引起局部炎症，释放一系列炎症介质，物理或化学有害刺激（如冷、热、H^+ 等）及炎症介质通过刺激气道感觉神经，引起 TRPV1、TRPA1 等咳嗽受体表达增加并释放神经肽，同时，由于上皮损伤，上皮细胞合成中

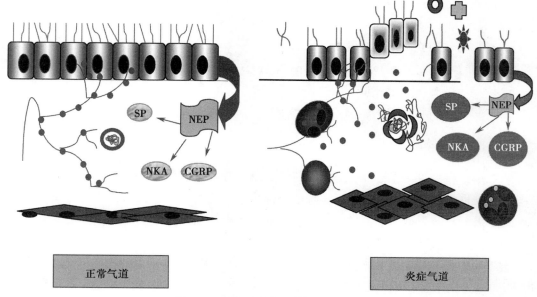

图6-4 感染后咳嗽发病机制示意图

上皮损伤后造成更多的神经纤维末梢裸露，容易受到外界各类型的伤害刺激。另外，上皮细胞损伤后生成中性内肽酶减少，导致神经肽（SP、NKA、CGRP等）降解减少，在气道组织蓄积，导致神经源性炎症（图片来源：广州呼吸健康研究院）

性内肽酶减少，使得神经肽降解减少。神经肽一方面可以直接刺激感受器，另一方面又导致血管通透性增加，气管黏膜充血水肿，间接刺激咳嗽感受器，增加感觉神经兴奋性，若刺激可引起膜电位去极化，咳嗽动作电位甚至可传播至中枢神经，形成中枢致敏状态。另外，病毒可以通过产生特定的神经因子诱导气道感觉神经末梢的分布及神经肽表型的变化，使原本不表达神经肽或表达极少的细胞与感觉神经，在病毒感染刺激作用下表达增加。一方面导致或加重气道神经源性炎症使外周咳嗽感受器敏感化，另一方面可以放大感觉神经末梢向脑干输入的神经冲动信号引起咳嗽阈值下调，使患者受到正常的阈下刺激时也产生病理性的咳嗽反射。

五、临床表现

刺激性干咳或伴少许白黏痰，多呈阵发性，为冷空气、粉尘、刺激性气体、运动和烟雾等诱发或加重，表现为"感觉过敏"。咳嗽呈现自限性，随时间推移而自愈，但部分患者咳嗽可持续迁延8周以上。一项前瞻性的临床研究提示，逾半数的感染后咳嗽患者在大约1周后的第二次随访时，咳嗽已经基本自行缓解。

六、临床诊断

感染后咳嗽的诊断属于排除性的临床诊断，因此诊断时尤其注意与其他病因慢性咳嗽的鉴别诊断。具体的诊断标准如下：

1. 发病初期有明确的呼吸道感染史，如流清鼻涕、打喷嚏、流泪、咽痛和发热等感冒症状。

2．感染急性期症状消退以后，咳嗽仍然迁延不愈甚至加剧，表现为刺激性干咳或咳少量白色黏液痰，时间通常持续3～8周，或者更长的时间。

3．胸部X线检查无明显异常。

4．肺通气功能正常，气道反应性正常。

5．诱导痰细胞学嗜酸性粒细胞比例正常。

6．排除其他引起咳嗽的病因。

七、鉴别诊断

感染后咳嗽急性期的卡他症状消失后，其临床症状仅表现为持续性干咳。另外，很多情况下感染也是其他类型的亚急性咳嗽或慢性咳嗽起病诱因，或者作为伴随现象同时发生。因此重点需要与各类型的亚急性或慢性咳嗽的病因相鉴别。

（一）迁延性感染性咳嗽

迁延性感染性咳嗽常由肺炎支原体和肺炎衣原体引起，亦可由细菌引起，如流血嗜血杆菌和肺炎链球菌，多见于婴幼儿及年老体弱者。与感染后咳嗽不一样的是，其感染性因素依旧存在，可借临床症状或实验室检查发现感染证据。比如持续咳黄/绿脓痰者，尤需注意。血清学抗体检测是诊断支原体肺炎的手段之一，如冷凝集试验阳性（≥1∶64）、或急性期和恢复期双份血清IgM抗体4倍增长则提示近期感染；对诊断肺炎衣原体感染而言，单份血清IgM≥1∶16，或急性期和恢复期双份血清IgM或IgG抗体4倍以上升高，或单份血清IgG抗体≥1∶512，则有提示作用。

（二）百日咳

近年国外报道仍见散发或小范围群发，多见于儿童、青少年，成人亦有报道。典型症状如阵发性咳嗽、咳嗽后呕吐及吸气相喘息，但目前症状多不典型。抗百日咳毒素抗体IgG、PCR和细菌培养在诊断中有一定价值。

（三）咳嗽变异性哮喘

病毒感染作为哮喘重要的发病机制及加重因素已被证实，许多情况下哮喘的急性发作或加重发生在气道急性感染后。因此，咳嗽变异性哮喘与感染后咳嗽的鉴别诊断显得尤为重要。两者的临床症状相似，但咳嗽变异性哮喘夜间咳嗽的可能会更明显一些。咳嗽变异性哮喘的气道反应性增高，诱导痰嗜酸性粒细胞的比例通常也增高，支气管舒张剂治疗有效都可以作为鉴别点。

（四）嗜酸粒细胞性支气管炎

嗜酸粒细胞性支气管炎多表现为慢性刺激性的咳嗽，症状缺乏特征性。部分患者对油烟、灰尘、异味或冷空气敏感。与感染后咳嗽类似，嗜酸粒细胞性支气管炎亦可以上呼吸道感染作为前驱症状，两者一般无气喘、呼吸困难等症状。两者的鉴别诊断主要通过诱导痰细胞学检查：痰嗜酸性粒细胞比例≥2.5%者为嗜酸粒细胞性支气管炎。

（五）胃食管反流性咳嗽

若伴有反流相关症状或进食后咳嗽现象，对提示诊断胃食管反流性咳嗽有一定意义。

但临床上不少胃食管反流性咳嗽的患者并没有明显反流症状,咳嗽是其唯一的临床表现。胃食管反流性咳嗽常规检查(包括肺通气及气道反应性检查和诱导痰细胞学检查等)并无异常。24 小时食管 pH 值监测异常是目前确诊胃食管反流性咳嗽最有效的方法,经验性抗反流治疗有效也可提示诊断。

八、治疗

感染后咳嗽是一种自限性疾病,通常随时间推移可以逐渐缓解。目前尚无特异性治疗方法,主要以对症治疗为主。对部分咳嗽症状明显或影响生活质量的患者,建议短期使用镇咳药、抗组胺药加减充血剂等,如口服复方甲氧那明等。部分临床研究证实中药对感冒后咳嗽有一定疗效,如苏黄止咳胶囊等。临床研究表明孟鲁司特及吸入激素对感冒后咳嗽治疗的效果尚不确切。

由于不少慢性咳嗽的病因最初亦可表现为上呼吸道感染,若经经验性治疗后,咳嗽仍持续或缓解不佳,应注意其他病因甚至少见病因的可能,建议进一步检查明确诊断,避免延误诊断。

(詹　晨　陈如冲)

参 考 文 献

1. 中华医学会呼吸病学分会哮喘学组.咳嗽的诊断与治疗指南(草案).中华结核和呼吸杂志,2016,5:321-377.

2. 赖克方,陈如冲,刘春丽,等.不明原因慢性咳嗽的病因分布及诊断程序的建立.中华结核和呼吸杂志,2006,29:96-99.

3. Irwin RS,Corrao WM,Pratter MR. Chronic persistent cough in the adult: the spectrum and frequency of causes and successful outcome of specific therapy. Am Rev Respir Dis,1981,123:413-417.

4. Irwin RS,Curley FJ,French CL. Chronic cough: the spectrum and frequency of causes,key components of the diagnostic evaluation,and outcome of specific therapy. Am Rev Respir Dis,1990,141:640-647.

5. Brightling CE,Ward R,Goh KL,et al. Eosinophilic bronchitis is an important cause of chronic cough. Am J Respir Crit Care Med,1999,160:406-410.

6. Irwin RS,Boulet LP,Cloutier MM,et al. Managing cough asa defense mechanism and a symptom. Chest,1998,114:133S-181S.

7. Kwon NH,Oh MJ,Min TH,et al. Causes and clinical features of subacute cough. Chest,2006,129:1142-1147.

8. Morice AH. Epidemiology of cough. Pulm Pharmacol Ther,2002,15:253-259.

9. Blaiss MS,Dicpinigaitis PV,Eccles R,et al. Consumer Attitudes on Cough and Cold: US(ACHOO)Survey Results. Curr Med Res Opin,2015,31(8):1527-1538.

10. Dicpinigaitis PV,Eccles R,Michael S,et al. Impact of Cough and Common Cold on Productivity,Absenteeism,and Daily Life in the United States: ACHOO Survey. Curr Med Res Opin,2015,31(8):1519-1525.

11. Fendrick AM,Monto AS,Nightengale B,et al. The economic burden of non-influenza-related viral

respiratory tract infection in the United States. Arch Intern Med, 2003, 163 (4): 487-494.

12. Lai K, Lin L, Liu B, et al. Eosinophilic airway inflammation is common in sub-acute cough following acute upper respiratory tract infection. Respirology, 2016, 21 (4): 683-688.

13. Braman SS. Post-infectious cough: ACCP evidence-based clinical practice guidelines. Chest, 2006, 129: 138S-146S.

14. Heikkinen T, Jarvinen A. The common cold. Lancet, 2003, 361: 51-59.

15. Johnston SJ. Overview of virus-induced airway disease. Proc Am Thorac Society, 2005, 2: 150-156.

16. 张忠鲁. 变应性咳嗽和感冒后咳嗽. 中国实用内科杂志, 2006, 26: 13-15.

17. Fujimori K, Suzuki E, Arakawa M. Clinical features of post-infectious chronic cough. Arerugi, 1997, 46: 420-425.

18. O'Grady KF, Grimwood K, Sloots TP, et al. Upper Airway Viruses and Bacteria and Clinical Outcomes in Children with Cough. Pediatr Pulmonol, 2017, 52 (3): 373-381.

19. Graham BS, Johnson TR, Peebles RS. Immune mediated disease pathogenesis in respiratory syncytial virus infection. Immunopharmacology, 2000, 48: 237-247.

20. Jacoby DB, Xiao HQ, Lee NH, et al. Virus and interferon-induced loss of inhibitory M2 muscarinic receptor function and gene expression in cultured airway parasympathetic neurons. J Clin Invest, 1998, 102: 242-248.

21. Vincent JM, Cherry JD, Nauschuetz WF, et al. Prolonged afebrile nonproductive cough illnesses in American soldiers in Korea: a serological search for causation. Clin Infect Dis, 2000, 30: 534-539.

22. Miyashita N, Fukano H, Yoshida K, et al. Chlamydia pneumoniae infection in adult patients with persistent cough. J Med Microbiol, 2003, 52: 265-269.

23. Leder K, Sinclair M, Mitakakis T. A community-based study of respiratory episodes in Melbourne Australia. Aust N Z J Public Health, 2003, 27: 399-404.

24. Grayston JT. Chlamydia pneumoniae (TWAR) infections in children. Pediatr Infect Dis J, 1994, 13: 675-684.

25. Jahn HU, Krull M, Wuppermann FN, et al. Infection and activation of airway epithelial cells by Chlamydia pneumoniae. J Infect Dis, 2000, 182: 1678-1687.

26. Atkinson SK, Sadofsky LR, Morice AH. How Does Rhinovirus Cause the Common Cold Cough? BMJ Open Respir, 2015, 3 (1): e000118.

27. McGarvey L, McKeagney P, Polley L, et al. Are There Clinical Features of a Sensitized Cough Reflex? Pulm Pharma Ther, 2009, 22 (2): 59-64.

28. Empey DW, Laitinen LA, Jacobs L, et al. Mechanisms of bronchial hyperreactivity in normal subjects after upper respiratory tract infection. Am Rev Respir Dis, 1976, 113: 131-139.

29. Little JW, Hall WJ, Douglas RG Jr, et al. Airway hyperreactivity and peripheral airway dysfunction in influenza A infection. Am Rev Respir Dis, 1978, 118: 295-303.

30. Laitinen LA, Elkin RB, Empey DW, et al. Bronchial hyperresponsiveness in normal subjects during attenuated influenza virus infection. Am Rev Respir Dis, 1991, 143: 358-361.

31. Shim DH, Park YA, Kim MJ, et al. Pandemic influenza virus, pH1N1, induces asthmatic symptoms via

activation of innate lymphoid cells. Pediatr Allergy Immunol, 2015, 26 (8): 780-788.

32. Jackson DJ, Makrinioti H, Rana BM, et al. IL-33-dependent type 2 inflAmmation during rhinovirus-induced asthma exacerbations in vivo. Am J Respir Crit Care Med, 2014, 190 (12): 1373-1382.

33. Corne JM, Holgate ST. Mechanisms of virus induced exacerbations of asthma. Thorax, 1997, 52: 380-389.

34. Davis SF, Sutter RW, Strebel PM, et al. Concurrent outbreaks of pertussis and Mycoplasma pneumoniae infection: clinical and epidemiological characteristics of illnesses manifested by cough. Clin Infect Dis, 1995, 20: 621-628.

35. Walsh JJ, Dietlein LF, Low FN, et al. Bronchotrachealresponse in human influenza: type A, Asian strain, as studied by light and electron microscopic examination of bronchoscopic biopsies. Arch Intern Med, 1961, 108: 376-388.

36. Folkerts G, Busse WW, Nijkamp FP, et al. Virus-induced airway hyperresponsiveness and asthma. Am J Respir Crit Care Med, 1998, 157: 1708-1720.

37. Lee LY, Shuei Lin Y, Gu Q, et al. Functional morphology and physiologicaproperties of bronchopulmonary C-fiber afferents. Anat Rec, 2003, 270: 17-24.

38. Zimmerman B, Silverman FS, Tarlo SM, et al. Induced sputum: comparison of post-infectious cough with allergic asthma in children. J Allergy Clin Immunol, 2000, 105: 495-499.

39. Fujimura M, Kamio Y, Hashimoto T, et al. Airway cough sensitivity to inhaled capsaicin and bronchial responsiveness to methacholine in asthmatic and bronchitic subjects. Respirology, 1998, 3: 267-272.

40. 陈如冲, 刘春丽, 罗炜, 等. 感冒后咳嗽敏感性及气道神经源性炎症改变. 中国实用内科杂志, 2007, 27: 675-678.

41. Undem BJ, Zaccone E, McGarvey L, et al. Neural dysfunction following respiratory viral infection as a cause of chronic cough hypersensitivity. Pulm Pharmacol Ther, 2015, 33: 52-56.

42. O'Connell F, Thomas VE, Studham JM, et al. Capsaicin cough sensitivity increases during upper respiratory infection. Respir Med, 1996, 90: 279-286.

43. Chu HW, Campbell JA, Rino JG, et al. Inhaled fluticasonepropionate reduces concentration of Mycoplasma pneumoniae, inflammation, and bronchial hyperresponsiveness in lungs of mice. J Infect Dis, 2004, 189: 1119-1127.

44. Carr MJ, Hunter DD, Jacoby DB, Expression of tachykinins in nonnociceptive vagal afferent neurons during respiratory viral infection in guinea pigs. Am J RespirCrit Care Med, 2002, 165: 1071-1075.

45. 周新, 包婺平. 复方甲氧那明治疗感染后咳嗽的有效性和安全性多中心临床研究. 国际呼吸杂志, 2011, 31: 1761-1765.

46. 张燕萍, 晁燕. 苏黄止咳胶囊治疗感冒后咳嗽的随机对照研究. 中西医结合杂志, 2008, 28: 698-701.

47. Liu W, Jiang HL, Mao B. Chinese Herbal Medicine for Postinfectious Cough: A Systematic Review of Randomized Controlled Trials. Evid Based Complement Alternat Med, 2013, 2013: 906765.

48. Kim KI, Shin S, Lee N, et al. A traditional herbal medication, Maekmoondong-tang, for cough: a systematic review and meta-Analysis. J Ethnopharmacol, 2016, 178: 144-154.

49. Wang K，Birring SS，Taylor K，et al. Montelukast for Postinfectious Cough in Adults：A Double-Blind Randomised Placebo-Controlled Trial. Lancet Respir Med，2014，2（1）：35-43.

第五节　非典型病原体咳嗽与百日咳

一、概述

非典型病原体如肺炎支原体（mycoplasma pneumoniae，MP）、肺炎衣原体（chlamydia pneumoniae，CP）、百日咳鲍特菌（Bordetella pertussis，BP）感染是引起咳嗽的重要原因。

二、病原学

肺炎支原体是无细胞壁的原核细胞型微生物，对外界抵抗力较弱，可被脂溶剂和常用消毒剂灭活，对紫外线、干燥、56℃以上加热30分钟、低渗透压敏感。肺炎支原体是下呼吸道重要的致病菌，所引起肺炎占非细菌性肺炎50%左右。常在学龄期儿童、集体宿舍、入伍新兵、医院或养老院人群中致病，引起持续咳嗽。

肺炎衣原体是寄生于真核细胞内的原核细胞型微生物，完全依靠宿主细胞提供能量。不耐热，60℃仅存活5～10分钟。75%乙醇0.5分钟、2%甲酚皂5分钟均可杀死衣原体。易受各种理化因素影响，抵抗力较弱。对红霉素、诺氟沙星、多西环素等敏感。肺炎衣原体主要寄生于人类呼吸道，经飞沫或呼吸道分泌物传播，主要引起青少年、尤其为儿童的急性呼吸道感染，如咽炎、鼻窦炎、支气管炎和肺炎等。

百日咳鲍特菌是百日咳的主要病原体，革兰氏染色阴性，对外界抵抗力弱，55℃以上加热30分钟、一般消毒剂、紫外线照射或干燥数小时均可将之杀灭。主要通过飞沫传播，家庭内传播较为多见。人群普遍易感，但幼儿发病率最高。母体无足够的保护性抗体传递给胎儿，故6个月以下婴幼儿发病较多。

三、流行病学

衣原体和支原体感染后常有持续咳嗽，病原体可逃避宿主的防御机制和药物作用，在机体内潜伏至亚急性、慢性期，引起咳嗽迁延至不愈，有研究显示衣原体和支原体肺炎后的儿童患者，分别有77.46%、81.76%有咳嗽症状，并且有57%和28%患者的咳嗽超过21天。既往报道中，咳嗽患者中肺炎支原体和肺炎衣原体的感染率，儿童较成人高。在慢性咳嗽患者中，儿童肺炎支原体和肺炎衣原体的感染率分别达到37.9%～52.7%和15.87%～34.5%。在成人肺炎衣原体感染率1.5%～26%。在亚急性咳嗽患者中，儿童的肺炎支原体检出率12.9%。成人的肺炎支原体、肺炎衣原体阳性率分别为5.5%～55%、4.1%。关于急性咳嗽与非典型病原体相关研究较少。秘鲁的调查显示，儿童（<18岁）急性呼吸道感染中，肺炎支原体、肺炎衣原体有较高的阳性率，分别为25.19%和10.52%。其中肺炎支原体感染在1～5岁最常见（27.65%），肺炎衣原体感染在29天～2个月幼儿中最高为26.76%。韩

国的一项调查显示，成人急性支气管炎（咳嗽 3～7 天）中的非典型病原菌阳性率仅为 1.8%（435 例患者中仅 8 例，百日咳 3 例，副百日咳 0 例，支原体 1 例，衣原体 3 例，军团菌 1 例）。

百日咳具有高传染性，在百日咳疫苗问世之前，美国百日咳的年平均患病报告率为 157/10 万人，每 2～5 年有一次发病高峰。自 20 世纪 40 年代采用疫苗接种，并在儿童计划免疫中实施后，百日咳的发病率和死亡率大幅度下降。大部分省份发病率<0.5/ 万。近年来，百日咳发病率有所升高。英国的流行病学资料显示，2012 年的百日咳鲍特菌的总体感染率比 1955 年明显增高。近年国内外研究证实，在持续性咳嗽中百日咳感染并不罕见，在长期咳嗽的患者中，百日咳鲍特菌的检出率为 12.4%，在包括儿童的研究中更高，达 17.6%～37%，咳嗽持续时间 118 天（82～154 天）。在急性和亚急性咳嗽患者中，比例稍低分别为 5.21%～9.2%、0.7%。我国学者对迁延性咳嗽婴幼儿百日咳感染状况进行调查，得出结论，未免疫或未获得完全免疫的迁延性咳嗽婴幼儿中百日咳鲍特菌感染是重要致病因素之一；发病以春夏为多；而未诊断的成人或年长儿百日咳可能是婴儿的重要传染源。但由于成人百日咳感染的临床症状不典型，因此极易误诊。

四、发病机制

非典型病原体引起咳嗽的病理生理机制尚未完全明确。下列内容将逐一阐述。

（一）肺炎支原体致病机制

1. 肺炎支原体进入宿主后，黏附在宿主气道上皮细胞，P1 和 P30 蛋白与气道上皮细胞结合，抑制纤毛运动、导致分泌物潴留。其在气道黏膜的表面生长，耗竭细胞周围的营养物质，影响细胞代谢。黏附于宿主细胞膜表面后模仿宿主细胞的胞膜结构，逃逸机体的免疫监视应答，可长期存在于宿主细胞体内而不被清除，引起慢性感染和无症状携带。

2. 肺炎支原体利用黏膜上皮的神经氨酸受体，释放过氧化氢，这些物质和宿主细胞产生的内源性毒性氧分子相互作用可造成细胞肿胀、溶解、坏死。

3. 最近研究发现一种名为社区获得性呼吸窘迫综合征毒素（community-acquired respiratory distress syndrome，CARDS）蛋白，其被认为是目前为止，肺炎支原体体内单一的毒力因子，在肺炎支原体的致病过程中起至关重要的作用。CARDS 结构与百日咳毒素类似，能使细胞空泡变性，引起呼吸道柱状上皮纤毛减少甚至缺失，阻碍氨基酸和葡萄糖摄取、大分子合成等过程，最终导致感染细胞损伤、脱落。Bose 研究发现 CARDS 毒素和机体的 NOD 样受体 -3（NALP3）分子进行反应，激活 IL-1β 和半胱天冬酶 -1（caspase-1），形成炎症小体，激活一系列的炎症反应。

4. 肺炎支原体感染后，细胞因子如干扰素（IFN-γ）、肿瘤坏死因子（TNF-α），IL-18、IL-2、IL-4 及 IL-4/IFN-γ 水平升高，多种因子作用于巨噬细胞、胶质细胞等，从而介导广泛的免疫反应。破坏正常 T 淋巴细胞亚群的 Th1/Th2 比例，导致机体免疫功能减低。

5. 肺炎支原体是一种特异性抗原，刺激机体产生特异性 IgE，并与肥大细胞、嗜酸性粒细胞表面的 IgE 受体结合而使其致敏。当再次感染或感染持续存在时，已经致敏的细胞释放炎症介质，如白三烯、组胺等，导致速发型（Ⅰ型）变态反应的发生。

（二）肺炎衣原体

肺炎衣原体作为专性细胞内寄生病原体，急性感染后可通过细胞免疫引起机体慢性感染。肺炎衣原体还可侵入气道上皮细胞内，逃避机体的免疫机制或药物作用，导致慢性感染，可能机制为：①肺炎衣原体感染可牢固地黏附在支气管黏膜上皮细胞，破坏纤毛，直接损伤上皮细胞，产生气道高反应性。同时也出现淋巴细胞、浆细胞和单核细胞浸润。②促使免疫细胞特别是 Th 细胞、巨噬细胞释放炎性因子，局部出现免疫反应。研究发现，衣原体非内毒素成分激活外周血单核 - 巨噬系统，引起前炎症因子 TNF-α、IL-1β 释放，后者通过上皮细胞损害和介质的释放启动或增强气道慢性炎症。③肺炎衣原体外膜蛋白中的一种与致病有关的热休克蛋白（HSP），可作为特异性抗原刺激机体持续产生 IgE，肺炎衣原体与特异性 IgE 结合，产生速发型变态反应，导致组胺、白介素和白三烯化学物质释放，引起气道变应性炎症。

（三）百日咳鲍特菌

百日咳鲍特菌多寄居于呼吸道上皮的纤毛中，可产生多种毒素（如百日咳毒素、丝状血凝素、百日咳黏着素及凝集原等）及其他许多具有抗原性的生物活性物质（如脂多糖、腺苷酸环化酶毒素、皮肤坏死毒素和气管细胞毒素等）。百日咳鲍特菌进入人体后，①通过以丝状血凝素为代表的黏附素及菌毛，黏附、定植在呼吸道上皮基底部，引起组织和黏膜破坏及气道高分泌。②繁殖并释放毒素，不仅破坏上皮细胞及纤毛活动，引起气道上皮发生炎症和渗出，同时毒素刺激气道上皮细胞及裸露的神经末梢引起咳嗽。③大量分泌物潴留并刺激呼吸道神经末梢，通过咳嗽中枢引起痉挛性咳嗽，直至分泌物排出。咳嗽产生的急速气流通过痉挛、狭窄的声门，发出高声调的吼声。④长期剧烈的咳嗽可引起咳嗽中枢或外周通路的可塑性改变，以致在恢复期咳嗽敏感性仍持续性增高，易受外界刺激诱发百日咳样咳嗽。

五、临床表现

（一）肺炎支原体感染

肺炎支原体感染多发生在夏末秋初季节，呈间歇性流行。患者以儿童及青少年多见。起病缓慢、病程长，潜伏期 2～3 周，首先引起上呼吸道感染，临床症状有发热、头痛、咳嗽和胸痛等。咳嗽是肺炎支原体感染的特点，干性咳嗽在 3～4 天发展为湿性咳嗽，咳嗽的频率和严重程度增加。然后下行引起气管炎、支气管炎和肺炎。发病 3～10 天后原先的临床表现仍然存在，但咳嗽更加严重，由于持续咳嗽，患者可因肌张力增加而发生胸骨旁疼痛。感染后症状轻重不一，可是较轻的感冒、咽炎，也可是较重的肺炎并可伴发肺外组织或器官病变，如心肌炎、心包炎、脑膜炎、脑炎及皮疹等。婴幼儿不仅发病率较高，且往往发病急、病情严重，临床症状以呼吸困难为主，可导致死亡。胸部查体没有特异性，偶可闻及散在干啰音及呼气相哮鸣音。影像学检查常为间质性肺炎的表现。

（二）肺炎衣原体感染

肺炎衣原体感染具有散发和流行交替出现的特点，在人群中流行可持续 6 个月左右。潜伏期平均 30 天左右，亚急性起病。肺炎衣原体感染症状一般较轻，因为表现与病毒感染类似，初期很难确诊。临床表现分为两个阶段，初期为流感样症状（咽炎、喉炎和鼻窦炎），表现为咽痛、声音嘶哑,病程持续 1～2 周后,上呼吸道感染症状消失,但咳嗽加重,提示下呼吸道受累,临床表现为支气管炎、肺炎。发热不常见,几乎无脓性痰,外周血白细胞计数正常。健康人群的肺炎衣原体感染很少需住院治疗,但完全恢复时间长,即使在选择有效抗生素治疗情况下,咳嗽和全身不适仍然可持续一段时间。在合并有慢性阻塞性肺疾病、肺炎、心肌炎、脑膜炎和脑炎等系统性疾病患者,肺炎衣原体感染的临床表现可能较为严重。部分患者病后出现哮喘症状。

(三)百日咳

百日咳潜伏期一般为 7～10 天,典型临床病程可分为卡他期、发作期和恢复期,时间可持续数周甚至更长,但很多因素可改变百日咳的常规病程,造成非典型的临床表现。百日咳在卡他期和症状发作早期传染性最强,此时如能获得治疗则效果较好。卡他期以低热、咳嗽、喷嚏、流涕、乏力等非特异性的类感冒症状为主,持续 1～2 周。发作期以阵发性痉挛性咳嗽为其特征表现,每次痉挛性咳嗽发作持续数分钟,每日达数十次,日轻夜重。继而深长吸气,声门发出特殊的高调鸡鸣样吼声,类似痉挛咳嗽反复多次,直至咳出大量黏稠痰液或将胃内容物咳出,持续 2～4 周或更长时间。大龄儿童、青少年或成人百日咳患者可能仅表现为阵发性咳嗽或咳嗽后出现呕吐。

六、辅助检查

针对非典型病原菌的实验室诊断检查主要分为三大类:细胞培养、血清学检测和分子生物学检测。但无论哪种方法都存在各自的局限性,目前学者多推荐采用 2 种或 2 种以上诊断方法相结合,以提高诊断的准确性。

(一)细胞培养

微生物学检查可明确诊断。鼻咽部或咽后壁拭子是最常用的标本,气管和支气管吸出物、支气管肺泡灌洗液标本则最理想,因为标本病原体含量最多,且结果的临床意义更大。衣原体阳性标本在接种 72～96 小时可见包涵体。支原体培养周期较长,需 10～14 天甚至更长时间。百日咳杆菌培养分离要求条件较高,培养 7～12 天可获结果。但分离培养需要特殊培养基和实验室条件,受样本来源、保存、运输方式、样本中病原体含量及实验员技术水平等多种因素的影响,对临床早期诊断的意义不大,常用于回顾性诊断和研究。研究发现支原体分析培养诊断支原体感染的灵敏度仅为 60%。而美国疾病控制与预防中心建议百日咳感染结合 PCR 测定法来确定。

(二)血清学诊断

血清学诊断通过检测血清中病原体特异性抗体滴度的变化诊断。不同病原体采用试验方法不同,目前常用检测方法包括补体结合试验(complement fixation,CFT)、明胶颗粒凝集(particle agglutination,PA)试验、ELISA、非特异性试验、冷凝集(cold agglutination,CA)试验及微量免疫荧光试验(micro-immunoflu-orescence,MIF)等。

目前血清学检测确诊肺炎支原体感染尚无统一标准。①急性期及恢复期的双份血清标本中,支原体特异性抗体滴度呈 4 倍或 4 倍以上增高或减低时,可确诊为肺炎支原体感染。②PA 法测定 IgM 抗体，MP-IgM≥1∶160 有较高的诊断价值。③ELISA 可分开检测 IgM 和 IgG，灵敏度和特异性均能达到较高的水平。需注意的是：①支原体血清特异性抗体 IgM 一般出现于感染后 7～14 天，3～4 周达高峰，可持续数月不等，采血时间对检验结果影响极大，血清标本采集过早，可能检测不到 IgM 变化，产生假阴性结果。同时检测急性期、恢复期双份血清阳性率可提高。②肺炎支原体感染儿童血清中 IgM 水平较健康儿童有明显升高，在初中时期达高峰，之后随年龄增长下降，至成人时期可能只产生 IgG。这可能使得 IgM 抗体水平诊断儿童肺炎支原体感染更有意义，提示对诊断成人感染灵敏度稍差。Talkington 等报道约 20% 的成人感染 MP 后并未检测到 IgM 抗体滴度的升高，单独检测 IgM 在诊断成人 MP 感染方面的意义相较于儿童较弱。

MIF 是国际上最常用的肺炎衣原体血清学方法，美国疾病控制与预防中心（CDC）推荐方法，其敏感性远远高于以衣原体属特异性抗原为抗原的补体结合试验，也优于 ELISA。血清学诊断标准：①IgG≥1∶16，但≤1∶512，且 IgM 抗体阴性提示肺炎衣原体既往感染。②IgG≥1∶512 和 / 或 IgM≥1∶32，在排除类风湿因子（RF）所致的假阳性后可诊断为近期感染。③双份血清抗体效价 4 倍或以上升高诊断为近期感染。

应用 ELISA 检测百日咳杆菌的 IgG、IgM 及 IgA，该方法的敏感性及特异性均较高，而且快速、简单。

（三）PCR 技术

聚合酶链反应（PCR）技术具有操作简便、快捷、敏感性高、特异性好等优点。可供选择的临床标本类型有咽拭子、喉拭子、痰标本、肺泡灌洗液、血清、全血及脑脊液等。但支原体、衣原体感染后可逃避宿主的防御机制和药物作用，在机体内持续性感染，患者仅表现为无症状的携带，研究发现在健康人群中 MP 携带率达 0.1%～13.5%，MP 感染后 DNA 可在上呼吸道存在 7 周～7 个月时间，即使分子生物学可检测到支原体、衣原体 DNA，也不能确诊为感染还是携带者。须结合临床症状及其他诊断方法，做出诊断。

七、诊断及鉴别诊断

非典型病原菌感染的确诊需结合流行病学和临床表现，确诊依赖实验室检查。

鉴别诊断包括与细菌性感染和流感病毒感染引起的咳嗽相鉴别。

八、治疗

肺炎支原体感染具有自愈性，对于肺炎支原体所致的上呼吸道感染，没必要使用抗生素治疗。但抗生素的使用将明显缩短病程，减少咳嗽，降低传染性。因此对于肺炎支原体引起的迁延性感染性咳嗽可以使用抗生素治疗。支原体无细胞壁，对 β- 内酰胺类抗生素有抵抗力，对于作用于细胞壁的抗生素（青霉素、头孢菌素和万古霉素类等）不敏感，对干扰细菌蛋白质合成的抗生素（大环内酯类、氨基糖苷类和四环素类）敏感。首选大环内酯类，阿奇霉素，口服，5 天，或克拉霉素，口服，7～14 天。有研究发现，阿奇霉素只能杀灭病原体，对感染源有效，对病原体所引发的气道高反应性与炎性反应并无效果，因此单用阿奇霉素对肺炎支原体感染后咳嗽治疗效果不佳。糖皮质激素能通过对 IL-4 阻断 IgE 合成抑制,从而抑制嗜酸性粒细胞活性及功能。因此吸入布地奈德治疗肺炎支原体感染后咳嗽疗效显著,且能有效改善患者咳嗽症状,加快康复速度。

肺炎衣原体感染首选四环素和红霉素,成人每天 2g,疗程 2～3 周。儿童红霉素每天 40mg/kg 体重,疗程 2～3 周。

百日咳一旦诊断,应尽早(起病后 1～2 周卡他期内)开始大环内酯类药物治疗。首选阿奇霉素,虽然治疗不能改变疾病进程,但能够降低疾病的传染性。对于非卡他期(迁延期)百日咳患者,不建议使用抗生素治疗。不建议使用皮质类固醇、β₂ 肾上腺素受体激动剂、百日咳特异性免疫球蛋白和抗组胺剂药物治疗百日咳。

近年大环内酯类耐药在世界范围应用,尤其在亚洲达到 90%～100%。根据药敏情况,可改用氟喹诺酮类抗生素,如左氧氟沙星。因其对关节及软骨的永久性损害,18 岁以下儿童慎用。四环素可使牙釉质发育不良,牙齿变黄,7 岁以内慎用。

（袁雅冬　李　雪）

参 考 文 献

1. Sobieszczańska BM, Kasprzykowska U, Duda-Madej A, et al. Relevance of serology for mycoplasma pneumoniae infection among children with persistent cough. Adv Clin Exp Med, 2014, 23(2): 185-190.

2. Birkebaek NH, Kristiansen M, Seefeldt T, et al. Bordetella pertussis and chronic cough in adults. Clin Infect Dis, 1999, 29(5): 1239-1242.

3. Jama-Kmiecik A, Frej-Madrzak M, Gosciniak G, et al. Detection of chlamydophila pneumoniae and typical bacteria in patients with chronic cough. Adv Exp Med Biol, 2015, 857: 75-78.

4. Jama-Kmiecik A, Frej-Ma drzak M, Sarowska J, et al. Pathogens causing upper respiratory tract infections in outpatients. Adv Exp Med Biol, 2016, 934: 89-93.

5. Wang K, Chalker V. Mycoplasma pneumoniae and respiratory virus infections in children with persistent cough in England: a retrospective analysis. Pediatr Infect Dis J, 2011, 30(12): 1047-1051.

6. Ishida T, Yokoyama T, Iwasaku M, et al. Clinical investigation of postinfectious cough among adult patients with prolonged cough. Nihon Kokyuki Gakkai Zasshi, 2010, 48: 179-185.

7. Vallemendoza JD, Orellanaperalta F, Marcelorodríguez A, et al. High prevalence of mycoplasma pneumonia and chlamydia pneumoniae in children with acute respiratory infections from Lima. PLoS One, 2017, 12(1): e0170787.

8. Marchello C, Dale AP, Thai TN, et al. Prevalence of atypical pathogens in patients with cough and community-acquired pneumonia: a meta-analysis. Annals of Family Medicine, 2016, 14(6): 540-551.

9. Wang K, Chalker V. Mycoplasma pneumoniae and respiratory virus infections in children with persistent cough in England: a retrospective analysis. Pediatr Infect Dis J, 2011, 30(12): 1047-1051.

10. 米荣, 崔小岱, 伏瑾, 等. 2011～2012 年迁延性咳嗽婴幼儿百日咳感染状况调查. 中华医学会第十八次全国儿科学术大会论文汇编.

11. Siriyakorn N, Leethong P, Tantawichien T, et al. Adult pertussis is unrecognized public health problem in

Thailand. BMC Infect Dis, 2016, 16: 25.

12. Pimentel AM, Baptista PN, Ximenes RA, et al. Pertussis may be the cause of prolonged cough in adolescents and adults in the interepidemic period. Braz J Infect Dis, 2015, 19(1): 43-46.

13. Park S, Lee MG, Lee KH, et al. A multicenter study of pertussis infection in adults with coughing in korea: PCRbased study. Tuberc Respir Dis(Seoul), 2012, 73: 266724.

14. Park S, Lee SH, Seo KH, et al. Epidemiological aspects of pertussis among adults and adolescents in a Korean outpatient setting: a multicenter, PCRbased study. J Korean Med Sci, 2014, 29: 12329.

15. 文芳静, 徐志伟, 赵景景, 等. 百日咳杆菌感染与成人不明原因慢性咳嗽相关性. 临床肺科杂志, 2012, 17(8): 1399-1400.

16. Bose S, Segovia JA, Somarajan SR, et al. ADP-ribosyla-tion of NLRP3 by mycoplasma pneumoniae CARDS toxin regulates inflammasome activity. MBio, 2014, 5(6): 1-11.

17. Irwin RS, Madison JM. Anatomical diagnostic protocol in evaluating chronic cough with specific reference to gastroesophageal reflux disease. Am J Med, 2000, 108(Suppl 4a): 126S-130S.

18. 赖克方, 陈如冲, 林玲, 等. 不同病因慢性咳嗽临床特征的诊断价值. 中华结核和呼吸杂志, 2009, 32(6): 418-421.

19. Blanco S, Fuenzalida L, Bas A, et al. Comparison of 2 molecular assays and a serologic test in diagnosing Mycoplasma pneumoniae infection in paediatrics patients. Diagn Microbiol Infect Dis, 2011, 71(4): 463-466.

20. Loens K, Goossens H, Ieven M. Acute respiratory infection due to Mycoplasma pneumoniae: current status of diagnostic methods. Eur J Clin Microbiol Infect Dis, 2010, 29(9): 1055-1069.

21. Talkington DF, Shott S, Fallon MT, et al. Analysis of eight commercial enzyme immunoassay tests for detection of antibodies to Mycoplasma pneumoniae in human serum. Clin Diagn Lab Immunol, 2004, 11(5): 862-867.

22. Ursi D, Ieven M, Noordhoek GT, et al. An interlaboratory comparison for the detection of Mycoplasma pneumoniae in respiratory samples by the polymerase chain reaction. J Microbiol Methods, 2003, 53(3): 289-294.

23. 王良玉, 辛德莉. 肺炎支原体感染实验室诊断的研究进展. 传染病信息, 2017, 30(1): 51-55.

24. Medjo B, Atanaskovic-Markovic M, Radic S, et al. Mycoplasma pneumoniae as a causative agent of community-acquired pneumonia in children: clinical features and laboratory diagnosis. Ital J Pediatr, 2014, 40: 104.

25. Waites KB, Xiao L, Paralanov V, et al. Molecular methods for the detection of Mycoplasma and ureaplasma infections in humans: a paper from the 2011 William Beaumont Hospital Symposium on molecular pathology. J Mol Diagn, 2012, 14(5): 437-450.

26. 梁旭满. 布地奈德雾化吸入用于肺炎支原体感染后咳嗽治疗效果观察. 中国临床新医学, 2016, 9(7): 604-607.

27. 中华医学会呼吸病学分会哮喘学组. 咳嗽的诊断与治疗指南(2015). 中华结核和呼吸杂志, 2016, 39(5): 323-354.

28. Pereyre S, Goret J, Bébéar C. Mycoplasma pneumoniae: Current Knowledge on Macrolide Resistance and Treatment. Front Microbiol, 2016, 7: 974.

29. 杨永弘, 杨颖. 百日咳杆菌耐药. 中华实用儿科临床杂志, 2016, 31(4): 263-265.

第七章
慢性咳嗽常见疾病

第一节　嗜酸粒细胞性支气管炎

一、病例报道

患者,女,26岁,主诉咳嗽5个月。于2013年10月31日前来诊治。患者5个月前无明显诱因出现阵发性咳嗽,干咳,偶咳少许白色黏液痰,日、夜间均咳嗽,偶入睡后咳醒,灰尘、油烟、香烟等易诱发咳嗽。晨起时偶有鼻痒、打喷嚏、鼻塞等鼻部症状,无鼻后滴流感,无发热,无胸闷、气促,无反酸、嗳气等症状。既往患过敏性鼻炎6年,余无特殊。多次于院外门诊就诊,肺炎支原体血清抗体及胸部X线片等检查均未见明显异常,考虑诊断"支气管炎",多次予以"头孢、惠菲宁、右美沙芬片"等抗感染、止咳等处理,咳嗽未见好转。为求进一步诊治,于笔者门诊就诊。查体未见异常,诱导痰细胞学检查嗜酸性粒细胞比例:22%,呼出气一氧化氮:28ppb,血清总IgE、肺通气功能正常,支气管激发试验阴性(累计吸入组胺2.199mg,FEV_1下降<20%),初步诊断为嗜酸粒细胞性支气管炎。给予布地奈德粉吸入剂(200μg,2次/d),并于前3天加用泼尼松口服(10mg,1次/d)治疗。患者主诉咳嗽于第3天开始明显好转,连续治疗4周后已无咳嗽,诊断明确。复查诱导痰细胞学检查嗜酸性粒细胞比例:0%,呼出气一氧化氮:16ppb。嘱患者继续布地奈德粉吸入剂治疗1个月后停药。2年后患者诉再次咳嗽,干咳为主,诱导痰细胞学检查嗜酸性粒细胞比例:12.5%,呼出气一氧化氮:39ppb,肺通气功能正常,支气管激发试验阴性。考虑嗜酸粒细胞性支气管炎复发,予以布地奈德粉吸入剂(200μg,2次/d)治疗,治疗期间咳嗽明显缓解,1个月后患者自行停药(该病例由广州呼吸健康研究院提供)。

二、概述

嗜酸粒细胞性支气管炎(eosinophilic bronchitis,EB)最早由Gibson 1989年报道和定义。EB是慢性咳嗽的常见病因,临床上表现为慢性刺激性咳嗽,干咳为主,偶伴少量黏痰,诱导痰嗜酸性粒细胞增高,肺通气功能正常,无气道高反应性,糖皮质激素治疗效果良好。

三、流行病学与病因

Brightling等在1999年首次报道EB是慢性咳嗽的一个常见病因(占13%)。随后不同国家与地区的流行病学调查显示，EB 占慢性咳嗽病因的 10%～30%。2012 年完成的国内多中心慢性咳嗽病因调查结果显示，EB 占慢性咳嗽病因的 17.3%，且在所调查地区均是慢性咳嗽的常见病因。在亚急性咳嗽病因中，EB 所占比例亦不低。

EB 的病因可能与过敏因素有关，如尘螨、花粉和蘑菇孢子等。还有一些零散报道因职业性接触某些化学试剂或化学制品致病，如乳胶手套、丙烯酸盐和苯乙烯等。日本 Ogawa 等报道 1 例 EB，系由于应用抗类风湿关节炎的抗氧化剂布西拉明（bucillamine）所致。

四、发病机制

EB 与哮喘的气道炎症很类似，包括嗜酸性粒细胞、淋巴细胞和肥大细胞等炎症细胞浸润，存在气道重塑，IL-5、IL4、白三烯和组胺等炎症介质水平增高。为何 EB 患者存在类似哮喘的嗜酸粒细胞性炎症，却缺乏气道高反应性，机制并未完全明确，可能与气道炎症的严重程度、分布类型、部位，以及气道重塑的差异有关。如哮喘患者气道平滑肌肥大细胞浸润水平显著高于 EB 患者，EB 患者的嗜酸性粒细胞浸润多集中在中心气道等。

五、临床表现

（一）症状

本病可发生于任何年龄，但多见于青壮年，男性多于女性。主要症状为慢性刺激性咳嗽，这也是多数患者唯一的临床症状，干咳为主，偶咳少许白色黏液痰。白天咳嗽为主，少数伴有夜间咳嗽。部分患者对油烟、灰尘、异味或冷空气比较敏感，常为咳嗽的诱发因素。就诊前多数患者病程超过 3 个月，甚至长达数年以上。大约三分之一的患者伴有变应性鼻炎症状。

（二）体征

体格检查无异常发现。

（三）辅助检查

1. 诱导痰细胞学检查 诱导痰嗜酸性粒细胞≥2.5% 是诊断 EB 的最关键指标。EB 患者诱导痰嗜酸性粒细胞多数在 10%～20%，个别患者可高达 60% 以上。随着国内开展诱导痰细胞学检查的单位越来越多，对于 EB 的正确诊治起到了极大的作用。诱导痰细胞学检查是了解气道炎症的理想方法，有助于指导糖皮质激素的用量及持续时间。如果诱导痰细胞学检查失败或未开展，亦可通过纤维支气管镜取支气管灌洗液进行替代。

2. 肺功能检查 肺功能检查是诊断 EB 不可或缺的部分。EB 患者肺通气功能正常，支气管舒张试验、组胺或乙酰甲胆碱激发试验阴性，呼气峰流速平均周变异率正常。随着肺功能检查普及，支气管舒张试验及呼气峰流速变异率检测在基层医院或许是最普及的，但在肺通气功能正常的情况下，应优先选择支气管激发试验排除气道高反应性。

3. 呼出气一氧化氮（FeNO） FeNO 作为一种新型的气道炎症标志物，可以反映气道的嗜酸粒细胞性炎症水平。FeNO 在哮喘气道炎症评估及治疗管理研究较多，目前有关 FeNO 诊断 EB 价值的研究少，已有的研究样本量多数较小，且纳入标准不一。Oh 及 Pacheo 等的研究发现 FeNO 诊断 EB 或嗜酸性粒细胞相关性咳嗽的敏感性较低，漏诊率偏高。张永明等的结果显示 FeNO 诊断 EB 的敏感性较低，但特异性较高。而我们近期完成的一个前瞻性研究纳入了 244 例慢性咳嗽患者，结果表明，当 FeNO≥31.5ppb 时，其预测嗜酸性粒细胞相关性咳嗽（咳嗽变异性哮喘 +EB）敏感性约为 60%，但特异性可达 90%，同时发现 FeNO 不能有效区分 EB 和咳嗽变异性哮喘。此外，Song 等的 meta 分析结果亦显示 FeNO 用于诊断 EB 价值不大。

4. 血常规检查 外周血象正常，少数患者嗜酸性粒细胞比例及绝对计数轻度增高。

5. 影像学检查 胸部 X 线片或 CT 检查无异常表现，偶见肺纹理增粗。

六、临床诊断

临床上以刺激性干咳或伴少许黏痰为唯一症状或主要症状，肺通气功能正常，无气道高反应性，诱导痰嗜酸性粒细胞≥2.5%，糖皮质激素治疗有效，排除其他嗜酸性粒细胞增多性疾病后即可诊断为 EB。

在确立临床诊断时，应与下列疾病相鉴别：

（一）咳嗽变异性哮喘

咳嗽变异性哮喘与 EB 均以刺激性咳嗽为主要临床症状，诱导痰嗜酸性粒细胞增高，通气功能正常，但咳嗽变异性哮喘表现为气道反应性增高，支气管激发试验阳性，或支气管舒张试验阳性，或呼气峰流量平均变异率 >10%。应注意支气管激发试验假阴性的情况，患者吸入激发剂配合不佳、吸入装置问题、检查前使用抗组胺药物或糖皮质激素等均可造成假阴性。通过详细询问病史，支气管舒张剂治疗能够有效缓解咳嗽症状等特征可作为鉴别点，必要时可重复检查气道激发试验。

（二）慢性阻塞性肺疾病

约 20%～40% 的慢性阻塞性肺疾病患者亦有嗜酸粒细胞性气道炎症，诱导痰嗜酸性粒细胞增高。慢性阻塞性肺疾病的特征症状是慢性和进行性加重的呼吸困难、咳嗽和咳痰，急性感染和冬春季节易加重。主要 X 线征为肺过度通气。肺功能检查可以鉴别，呈不可逆性气流受限，吸入支气管扩张剂后 $FEV_1/FVC<70\%$。

（三）变应性咳嗽

变应性咳嗽的临床表现与 EB 极为相似，慢性刺激性干咳，阵发性为主，油烟、灰尘、冷空气、讲话等易诱发及加重咳嗽，通气功能正常，无气道高反应性，糖皮质激素及抗组胺药治疗有效。常有过敏性疾病病史或过敏物质接触史，变应原皮试阳性，血清总 IgE 或特异性 IgE 增高。具有特应质，诱导痰嗜酸性粒细胞正常是两者鉴别要点。

（四）肺嗜酸性粒细胞浸润症

这是一组以循环和组织嗜酸性粒细胞增高为特征的肺部疾病，通常分为以下几种类型：单纯性肺嗜酸性粒细胞浸润、急性嗜酸粒细胞性肺炎、慢性嗜酸粒细胞性肺炎、慢性嗜酸粒细胞性浸润症、哮喘性嗜酸性粒细胞浸润症和肺变应性肉芽肿。临床上除了咳嗽外，还有不同程度的低热、乏力、胸闷、气促或喘息等症状，胸部 X 线片可见斑片状、网状浸润影，或

第七章

弥漫性肺泡实变影，外周血、痰液和支气管肺泡灌洗液嗜酸性粒细胞均显著增高。除急性嗜酸粒细胞性肺炎外，外周血嗜酸性粒细胞分类高达 10%～40%。支气管肺泡灌洗液嗜酸性粒细胞比例多超过 20%。肺功能检查常呈限制性通气功能障碍，伴有弥散功能障碍。

（五）寄生虫疾病

容易侵及肺部的寄生虫主要有阿米巴、蛔虫、钩虫、肺吸虫和血吸虫等，常表现为咳嗽症状，诱导痰嗜酸性粒细胞增加。通常具有肺部浸润影、结节影等改变，偶然可见肺部无明显影像学改变，仅表现为咳嗽症状。在寄生虫流行疫区或有疫区停留史者，临床上应注意排除。个人生活史、外周血嗜酸性粒细胞增高、诱导痰、支气管肺泡灌洗液或粪便查到虫卵可资鉴别。

（六）嗜酸性粒细胞增多症

外周血嗜酸性粒细胞绝对值增高即可称为嗜酸性粒细胞增多症。临床上可见于多种疾病，除了寄生虫疾病及变态反应性疾病等常见病因外，感染性疾病、免疫性疾病、血液肿瘤和慢性骨髓增殖性肿瘤等亦不少见。除原发病表现外，累及呼吸系统时可仅表现为咳嗽，诱导痰嗜酸性粒细胞升高。除呼吸系统症状外，出现其他系统症状时，必须详尽地询问病史及进行全面的体格检查，选用必要的辅助诊断方法，特别须注意造血系统肿瘤包括髓系肿瘤和淋系肿瘤伴嗜酸性粒细胞增多等。

七、治疗

通常采用吸入中等剂量的糖皮质激素进行治疗，布地奈德，400～800μg/d，或等效剂量的其他吸入型糖皮质激素治疗，持续应用 8 周以上。初始治疗可联合应用泼尼松口服每天 10～20mg，持续 3～5 天。EB 对糖皮质激素治疗反应良好，治疗后很快咳嗽消失或明显减轻，诱导痰嗜酸性粒细胞数明显下降至正常或接近正常。如果加用小剂量的口服糖皮质激素无效，应注意是否存在嗜酸性粒细胞增高相关的全身性疾病，如嗜酸性粒细胞增高综合征等。总的治疗时间多长为宜，尚无定论。个别病例需要长期吸入糖皮质激素甚至系统应用糖皮质激素治疗才能控制诱导痰嗜酸性粒细胞增高。因此在治疗前后及随访的过程中动态观察诱导痰嗜酸性粒细胞比例变化有助于指导激素的用量、持续时间及监测是否复发。近年亦有少数学者尝试在激素治疗的基础上加用孟鲁司特，在治疗效果及减少激素使用量方面均有一定的价值，但抗白三烯治疗对于 EB 是否总体获益，尚有待探讨。

八、预后

关于 EB 预后的相关研究较少。Hancox 等报道有关预后的 12 例 EB 患者，其中 8 例经过 5～10 年的随访观察，预后良好，仅 1 例发展为持续性气流受限。Park 等对 24 例 EB 患者进行了 6～48 个月的随访，5 例出现复发，复发的有 3 例 FEV_1 出现进行性下降（>20%），其中 1 例发展为哮喘。而 Berry 等对 32 例 EB 患者进行了 1 年以上随访，仅 1 例完全缓解，有 3 例发展为哮喘，5 例出现不可逆性气流阻塞，并且发现 FEV_1 下降危险因素为吸烟、女性和气道持续性嗜酸性粒细胞炎症。考虑到哮喘及部分慢性阻塞肺疾病亦是嗜酸粒细胞性气道炎症疾病，结合上述临床观察，部分学者认为 EB 是哮喘或慢性阻塞性肺疾病的前期疾病。

　　我们对 143 例 EB 患者进行长达 10 年的临床观察，发现高达 60% 的患者曾出现复发，有的患者甚至多次复发。过敏性鼻炎和气道持续性嗜酸性粒细胞炎症是复发的高危因素。有 8 例（5.7%）患者发展为轻度哮喘，但这一比例与普通人群的哮喘患病率并没有明显差异。所有随访患者没有出现明显的进行性或不可逆的肺功能下降，FEV_1 长期保持稳定，但小气道功能有所下降。因此认为 EB 并不是哮喘或慢性阻塞性肺疾病的前期疾病，而是一种独立的疾病。

（赖克方　詹文志）

参 考 文 献

1. Gibson PG, Dolovich J, Denburg J, et al. Chronic cough: eosinophilic bronchitis without asthma. Lancet, 1989, 1(8651): 1346-1348.

2. 中华医学会呼吸病学分会哮喘学组. 咳嗽的诊断与治疗指南（2015）. 中华结核和呼吸杂志, 2016, 39(5): 323-354.

3. Brightling CE, Ward R, Goh KL, et al. Eosinophilic bronchitis is an important cause of chronic cough. Am J Respir Crit Care Med, 1999, 160(2): 406-410.

4. Lai K, Luo W, Zeng G, et al. Diagnosis and treatment of chronic cough in China: an insight into the status quo. Cough, 2012, 8(1): 4.

5. 马洪明, 朱礼星, 赖克方, 等. 不明原因慢性咳嗽的诊断探讨. 中华结核和呼吸杂志, 2003, 26(11): 675-678.

6. 赖克方, 陈如冲, 刘春丽, 等. 慢性咳嗽的病因分布及诊断程序的建立. 中华结核和呼吸杂志, 2006, 29(2): 96-99.

7. Lai K, Chen R, Lin J, et al. A Prospective, Multicenter Survey on Causes of Chronic Cough in China. Chest, 2013, 143(3): 613-620.

8. Lai K, Lin L, Liu B, et al. Eosinophilic airway inflammation is common in subacute cough following acute upper respiratory tract infection. Respirology, 2016, 21(4): 683-688.

9. Kwon N, Oh M, Min T, et al. Causes and Clinical Features of Subacute Cough. Chest, 2006, 129(5): 1142-1147.

10. 中华医学会呼吸病学分会哮喘学组. 咳嗽的诊断与治疗指南（草案）. 中华结核和呼吸杂志, 2005, 28(11): 738-744.

11. Brightling CE. Chronic Cough Due to Nonasthmatic Eosinophilic Bronchitis. ACCP Evidence-Based Clinical Practice Guidelines. Chest, 2006, 29(1): 116-121.

12. 赖克方. 慢性咳嗽. 北京: 人民卫生出版社, 2008.

13. Chen L, Lai K, Xie J, et al. Establishment of airway eosinophilic bronchitis mouse model without hyperresponsiveness by ovalbumin. Clin Exp Med, 2011, 11(1): 19-24.

14. Zhang Q，Lai K，Xie J，et al. Does unrestrained single-chamber lethysmography provide a valid assessment of airway responsiveness in allergic BALB/c mice？ Respir Res，2009，10（1）：61.

15. Pratter MR. Overview of common causes of chronic cough：ACCP evidence-based clinical practice guidelines. Chest，2006，129（1 Suppl）：59S-62S.

16. Tanaka H，Saikai T，Sugawara H，et al. Workplace-related chronic cough on a mushroom farm. Chest，2002，122（3）：1080-1085.

17. Lemière C，Efthimiadis A，Hargreave FE. Occupational eosinophilic bronchitis without asthma：An unknown occupational airway disease. J Allergy Clin Immunol，1997，100（6）：852-853.

18. Quirce S，Fernandez-Nieto M，de Miguel J，et al. Chronic cough due to latex-induced eosinophilic bronchitis. J Allergy Clin Immunol，2001，108（1）：143.

19. Ogawa H，Fujimura M，Heki U，et al. Eosinophilic bronchitis presenting with only severe dry cough due to bucillamine. Respir Med，1995，89（3）：219-221.

20. Brightling CE，Ward R，Woltmann G，et al. Induced sputum inflammatory mediator concentrations in eosinophilic bronchitis and asthma. Am J Respir Crit Care Med，2000，162（3 Pt 1）：878-882.

21. Brightling CE，Symon FA，Birring S，et al. Comparison of airway immunopathology of eosinophilic bronchitis and asthma. Throax，2003，8（6）：528-532.

22. Brightling CE，Bradding P，Symon FA，et al. Mast-cell infiltration of airway smooth muscle in asthma. N Engl J Med，2002，346（22）：1699-1705.

23. Gibson PG，Zlatic K，Scott J，et al. Chronic cough resembles asthma with IL-5 and granulocyte-macrophage colony-stimulating factor gene expression in bronchoalveolar cells. J Allergy Clin Immunol，1998，101（3）：320-326.

24. Brightling CE，Symon FA，Birring SS，et al. TH2 cytokine expression in bronchoalveolar lavage fluid T lymphocytes and bronchial submucosa is a feature of asthma and eosinophilic bronchitis. J Allergy Clin Immunol，2002，110（6）：899-905.

25. Oh MJ，Lee JY，Lee BJ，et al. Exhaled nitric oxide measurement is useful for the exclusion of nonasthmatic eosinophilic bronchitis in patients with chronic cough. Chest，2008，134（5）：990-995.

26. Pacheco A，Faro V，Cobeta I，et al. Gastro-oesophageal reflux，eosinophilic airway inflammation and chronic cough. Respirology，2011，16（6）：994-999.

27. 张永明. 呼出气一氧化氮检测在慢性咳嗽病因诊断中的价值. 中华医学杂志，2011，91（18）：1254-1258.

28. Yi F，Chen R，Luo W，et al. Validity of Fractional Exhaled Nitric Oxide in Diagnosis of Corticosteroid-Responsive Cough. Chest，2016，149（4）：1042-1051.

29. Song WJ，Kim HJ，Shim JS，et al. Diagnostic accuracy of fractional exhaled nitric oxide measurement in predicting cough-variant asthma and eosinophilic bronchitis in adults with chronic cough：A systematic review and meta-analysis. J Allergy Clin Immunol，2017，140（3）：701.

30. Fujimura M，Ogawa H，Yasui M，et al. Eosinophilic tracheobronchitis and airway cough hypersensitivity in chronic non-productive cough. Clin Exp Allergy，2000，30（1）：41-47.

第
七
章

31. Birring SS，Berry M，Brightling CE，et al. Eosinophilic bronchitis：clinical features，management and pathogenesis. Am J Respir Med，2003，2（2）：169-173.

32. Saha S，Brightling CE. Eosinophilic airway inflammation in COPD. Int J Chron Obstruct Pulmon Dis，2006，1（1）：39-47.

33. 朱元珏，陈文彬. 呼吸病学. 北京：人民卫生出版社，2003.

34. 陈灏珠，林果为，王吉耀. 实用内科学. 14 版. 北京：人民卫生出版社，2013.

35. 钟南山，刘又宁. 呼吸病学. 2 版. 北京：人民卫生出版社，2012.

36. Cai C，He MZ，Zhong SQ，et al. Add-on montelukast vs double-dose budesonide in nonasthmatic eosinophilic bronchitis：a pilot study. Respir Med，2012，106（10）：1369-1375.

37. Bao W，Liu P，Qiu Z，et al. Efficacy of add-on montelukast in nonasthmatic eosinophilic bronchitis：the additive effect on airway inflammation，cough and life quality. Chin Med J（Engl），2015，128（1）：39-45.

38. Brightling CE，Woltmann G，Wardlaw AJ，et al. Development of irreversible airflow obstruction in a patient with eosinophilic bronchitis without asthma. Eur Respir J，1999，14（5）：1228-1230.

39. Hancox RJ，Leigh R，Kelly MM，et al. Eosinophilic bronchitis. Lancet，2001，358（9287）：1104.

40. Park SW，Lee YM，Jang AS，et al. Development of chronic airway obstruction in patients with eosinophilic bronchitis：a prospective follow-up study. Chest，2004，125（6）：1998-2004.

41. Berry MA，Hargadon B，McKenna S，et al. Observational study of the natural history of eosinophilic bronchitis. Clin Exp Allergy，2005，35（5）：598-601.

42. Lai K，Liu B，Xu D，et al. Will Nonasthmatic eosinophilic Bronchitis Develop Into Chronic Airway Obstruction？. Chest，2015，148（4）：887-894.

43. Lai K，Chen R，Peng W，Zhan W. Non-asthmatic eosinophilic bronchitis and its relationship with asthma. Pulm Pharmacol Ther，2017，47：66-71.

第二节 胃食管反流性咳嗽

一、病例报道

病例 1：患者，女，53 岁，因"阵发性干咳 2 年"就诊。干咳以日间为主，进食后明显，伴咽痒、反酸、烧心、嗳气，但无鼻塞、流涕和鼻后滴流感。不吸烟，无职业暴露和粉尘接触史。查体：咽部轻度充血，咽后壁淋巴滤泡增生，余无特殊。胸部 X 线片、肺功能和支气管激发试验正常，诱导痰中嗜酸性粒细胞 1.0%，多通道食管阻抗 -pH 监测 DeMeester 积分 37.94，症状相关概率 99.3%，初步诊断胃食管反流性咳嗽。口服奥美拉唑 20mg，每天 2 次，多潘立酮每次 10mg，每天 3 次。咳嗽 2 周后减轻，1 个月后消失，治疗 3 个月后停药。本患者咳嗽与进食相关且伴典型消化道症状，实验室检查结果不支持咳嗽变异性哮喘和嗜酸粒细胞性支气管炎等咳嗽病因，提示胃食管反流为咳嗽病因的可能性大。多通道食管阻抗 -pH 监测初步证实了诊断，随后的药物抗反流治疗疗效良好，诊断确定。

病例 2：患者，男，26 岁，因"阵发性咳嗽 4 年"就诊。咳嗽昼夜无差异，咳少许白黏痰，伴清喉动作，无鼻塞、流涕、鼻后滴流感、反酸和烧心。否认吸烟史和粉尘接触史。查体：除咽部轻度充血外，余无特殊。胸部 CT、肺功能检查正常，支气管激发试验阴性，诱导痰中嗜酸性粒细胞 5.0%。诊断为嗜酸粒细胞性支气管炎。吸入糖皮质激素治疗 2 个月，咳嗽减轻 50% 后再无进一步改善。复查诱导痰嗜酸性粒细胞为 1%，进一步多通道食管阻抗 -pH 监测示 DeMeester 积分 61.4，症状相关概率 99.0%。考虑合并胃食管反流性咳嗽。在维持上述治疗同时，加服奥美拉唑 40mg，每天 2 次，多潘立酮片 10mg，每天 3 次。4 周后患者咳嗽消失。最后诊断：嗜酸粒细胞性支气管炎合并胃食管反流性咳嗽。本患者胃食管反流是作为复合病因的一部分共同引起咳嗽的，缺乏消化道症状也使临床表现不典型。但多通道食管阻抗 -pH 监测证实异常酸反流，为最终联合治疗控制咳嗽创造了条件。（病例由上海市同济医院提供）

二、概述

胃食管反流性咳嗽（gastroesophageal reflux-induced chronic cough，GERC）是指胃酸和其他胃内容物反流进入食管，导致以慢性咳嗽为唯一或主要症状的临床综合征，是一种特殊类型的胃食管反流性疾病（gastroesophageal reflux disease，GERD），又称为反流性咳嗽综合征（reflux cough syndrome），也是慢性咳嗽的常见病因。

三、流行病学

在欧美国家，GERC 是仅次于上气道咳嗽综合征和咳嗽变异性哮喘的第三位慢性咳嗽常见病因，约占慢性咳嗽的 10%～40%。而在国内，受临床医师认知、诊断水平和患者转诊构成的影响，GERC 的重要性在不同医院间有较大差异。大多报告占慢性咳嗽的 4.6%～20.3%，频率低于嗜酸粒细胞性支气管炎和变应性咳嗽，为慢性咳嗽的第四或第五位病因。不过，随着我国 GERC 诊治知识的普及和经济发展伴随的西方化生活方式，近年来诊断的 GERC 不断增多。

GERC 的危险因素包括高龄、男性、吸烟、肥胖、酗酒、服用非甾体类消炎药或抗胆碱能药物、体力劳动、社会因素、心身疾病和家族史等。

四、发病机制

GERC 的发病机制有反流理论（reflux theory）和反射理论（reflex theory）。前者认为胃内容物因食管下端的结构和功能异常高位反流至咽喉部或微量误吸入肺，刺激咽喉部或气管支气管的咳嗽感受器引起咳嗽。后者则认为食管远端低位反流产生的食管刺激信号可传入脑干的迷走神经中枢 - 迷走核，通过食管 - 支气管反射诱发气道神经源性炎症，兴奋咳嗽中枢或致敏咳嗽反射导致咳嗽的发生。详见第二章第二节。

五、临床表现

咳嗽为干咳或有少量白色黏痰，常发生在日间，以餐中或餐后明显，入睡后大多消失。

和咳嗽变异性哮喘不同的是，夜间无咳醒可作为 GERC 的临床特点。进食酸性、油腻食物，以及处于直立位或体位变换时容易诱发或加重咳嗽。

除咳嗽外，40%～68% 的患者可伴反酸、烧心（胸骨后烧灼感）、胸痛、嗳气等典型反流症状。一般来说，酸反流为主的 GERC 患者反酸和烧心症状较常见，而嗳气则多见于非酸反流为主者。此外，反流物 pH 值越低、pH 值下降幅度大和高位反流多者，出现反酸和烧心等典型症状的机会较大。伴有反流性咽喉炎者，可有咽喉不适、鼻后滴流感、咽喉梗阻感、咽喉异物感和频繁清喉动作，甚至可伴慢性鼻窦炎。但也有不少患者以咳嗽为唯一的表现，缺乏消化道或其他食管外症状。

六、辅助检查

诊断 GERC 的主要检查有 24 小时食管 pH 监测或多通道食管阻抗 -pH 监测（MII-pH）。其他检查包括消化内镜和上消化道钡餐等。

（一）24 小时食管 pH 监测和 MII-pH 监测

GERC 的传统辅助检查为便携式 24 小时食管 pH 监测，能检测食管内异常酸反流，但缺乏对非酸反流的识别能力，目前已被 MII-pH 监测所取代。新近进入临床的无线胶囊食管 pH 监测系统是将 pH 锑电极植入细小胶囊并置入患者食管内，通过体外 pH 接收器以无线电遥测方式接收胶囊传出的 pH 数据以检测食管内酸性反流，其优点为：①监测时间可从 24 小时延长至 2～4 天；②避免经鼻置入 pH 电极导管给患者带来的不适感，提高患者检查舒适度和耐受性；③与药物治疗结合，可一次置管提供受检者的诊断（头 2 天监测）和治疗反应（后 2 天的服药监测）信息。但无线胶囊食管 pH 监测目前在临床上应用很少，有待于技术成熟和积累经验，并不是 GERC 诊断的常规手段。

MII-pH 监测通过放置在食管内不同位置的多通道阻抗电极，可探测不同性质食团在食管内移动所产生的电阻抗改变，识别气体、液体或混合胃食管反流，结合同步 pH 监测可区分反流物为酸性或非酸性。因此，MII-pH 监测理论上可检测所有的胃食管反流事件，提供酸和非酸反流与咳嗽因果关系的信息，优于单纯的 24 小时食管 pH 监测，为目前 GERC 最敏感和特异的诊断手段。常用诊断指标为 DeMeester 积分和症状相关概率（SAP）。具体检查方法详见"第五章咳嗽的评估与检查"章节。

（二）咽喉反流监测

通过置入患者口咽部的 pH 电极，用于记录患者咽喉区域的酸度变化，进而监测抵达咽喉部的酸性反流，以确定是否存在咽喉反流。诊断标准：① 24 小时咽喉酸反流事件≥3 次或喉咽部 pH 值 <4 时间 / 监测总时间≥1%，或 24 小时喉咽反流面积指数（RAI）>6.3，符合条件之一或以上者为阳性。②直立位时 Ryan 指数 >9.41 和 / 或卧位时 >6.79。咽喉反流监测为诊断反流性咽喉炎的客观检查方法。曾认为喉咽反流和胃食管反流相互关联而又不同，但目前基本达成共识：咽喉反流就是指胃内容物反流至食管上括约肌以上部位（包括鼻腔、口腔、咽、喉、气管和肺等）的高位反流，为 GERD 的食管外表现。咽喉反流监测存在不能反映食管下端反流信息的缺陷，应用范围较局限。除在耳鼻咽喉头颈外科使用外，其他科室均为 MII-pH 监测所取代。

（三）消化内镜

消化内镜能够对食管黏膜进行直视检查，可发现患者食管下段充血、黏膜脆弱破损、糜烂和溃疡等改变，是诊断反流性食管炎的金标准。非糜烂性反流病患者食管黏膜肉眼镜下并无破损，但放大内镜可能观察到局部微小炎性病灶，远端食管黏膜活检可发现一些反流损伤的组织学改变如黏膜充血水肿、炎症细胞浸润和食管黏膜细胞间隙扩大等，均有助于为 GERC 的诊断提供客观证据。

不过，消化内镜检查确认食管黏膜损伤的特异性虽较高，技术也已普及，但较 MII-pH 监测的诊断灵敏度明显低。大量研究显示，镜下反流性食管炎仅在不到 50% 的 GERD 患者中发现，大部分非糜烂性反流病内镜检查无异常。因此，消化内镜并不推荐为 GERC 的第一线检查，仅为技术设备条件有限时使用。内镜检查结果阴性并不能排除 GERC。

（四）上消化道钡餐

上消化道钡餐方便易行，对检测仪器和操作技术要求不高，价格较低廉，可获得性好。GERC 的 X 线表现与 GERD 相同，透视下可见食管排钡延缓，胃内造影剂通过贲门口向食管内反流，尤其在头低仰卧位和腹部加压时明显。早期表现多为食管下端痉挛性收缩，狭窄，狭窄段上食管腔可有少量钡剂潴留。患者直立连续吞钡时，狭窄段可扩张，钡剂通过后狭窄段又复出现。

临床上怀疑为 GERC 者，消化道钡餐检查异常能提供强有力的诊断依据，但大部分轻度反流性食管炎或非糜烂性反流病导致的 GERC，钡餐检查多为正常，仅 1/3 患者检查结果可呈阳性。因此，上消化道钡餐诊断 GERC 的临床价值较小，并非常用的检查手段。

（五）其他检查

1. 食管测压　食管测压可确定食管下括约肌的压力、长度、松弛率和食管动力，虽不直接检测胃食管反流，但可反映食管抗反流屏障是否完整。GERC 常存在食管结构和功能异常，食管下括约肌长度缩短，压力下降，影响食管胃连接处高压带的长度，缩小胃食管内压力差，使胃食管反流容易发生。因食管动力减退，反流发生后食管对反流物的清除能力削弱，酸或非酸反流物在食管黏膜表面的暴露时间延长，加重食管黏膜的损伤。

此外，食管测压可以确定食管下括约肌的位置，为 MII-pH 监测提供前提条件。

2. 胆汁反流监测　GERC 患者如有明显的弱碱性反流，要考虑是否与胆汁反流相关。胆汁反流监测仪可通过光纤维技术测定反流物中胆红素浓度，确定有无胆汁反流及其程度。一般和 MII-pH 监测同步进行，主要用于临床研究，应用于 GERC 的诊断很少。

3. 胃蛋白酶检测　唾液或支气管肺泡灌洗液中正常情况下不含胃蛋白酶，在上述标本中检出该酶提示存在高位或咽喉反流，可作为无创和快速筛查方法间接支持 GERC 的诊断。不过，由于方法的灵敏度和试剂的可获得性等问题，现仍未进入临床实用阶段。

4. 含脂肺泡巨噬细胞测定　胃食管反流导致误吸时，奶类吸入物中的脂肪被肺泡巨噬细胞吞噬后，成为胞质中有脂滴的含脂肺泡巨噬细胞（lipid-laden alveolar macrophages）。因此，检测痰或支气管肺泡灌洗液中含脂肺泡巨噬细胞有助于诊断 GERC。方法虽简便、快捷、经济，但灵敏度和特异性低，极少在临床上使用。

七、诊断及鉴别诊断

（一）诊断要点

GERC 的诊断要在综合分析症状和体征的基础上，尽力获取异常胃食管反流的客观证据，并证实胃食管反流和咳嗽存在因果关系。当慢性咳嗽患者伴典型反流症状，或遵循现有诊治流程未发现其他常见病因，或针对现有病因治疗咳嗽无缓解或仅部分减轻时，就要考虑 GERC 为单一或复合病因的可能。相当部分 GERC 患者无反酸或烧心症状，因此没有典型消化道症状不能排除 GERC。

（二）诊断标准

中华医学会呼吸病学分会哮喘学组颁布的《咳嗽的诊断与治疗指南（2015）》中的 GERC 诊断标准为：①慢性咳嗽，以白天咳嗽为主；② 24 小时食管 pH 监测或 MII-pH 监测显示 DeMeester 积分≥12.70，和 / 或 SAP≥80%，症状指数≥45%；③抗反流治疗后咳嗽明显减轻或消失。

1/3 的 GERC 用标准抗反流治疗无效，但强化抗反流治疗后咳嗽能缓解，称为难治性（refractory）GERC。机制可能与抑酸不完全、非酸反流、食管黏膜完整性持续损害、一过性食管下括约肌松弛和食管黏膜高敏感性等有关。

（三）诊断性治疗

对无法进行 MII-pH 监测等检查或检查结果阴性的 GERC 可疑患者，可采用诊断性抗反流药物治疗建立诊断。常给予质子泵抑制剂（proton pump inhibitors，PPIs）或联合促动力药治疗 2～4 周，咳嗽缓解或消失可临床诊断为 GERC。

在诊断性治疗前，预先用胃食管反流性疾病问卷（gastroesophageal reflux disease questionnaire，GerdQ）对患者反流相关症状的频率和强度进行定量分析（表 7-1），筛选适合的目标治疗人群，能提高成功率，以避免滥用抗反流治疗，减少不必要的药物副作用。GerdQ≥8 分，GERC 的可能性很大。但是也要注意 GerdQ 存在无咳嗽评估条款，以及不适合缺乏反酸或烧心症状的 GERC 患者评估的局限性。

表 7-1　胃食管反流性疾病问卷中文版（GerdQ）

症状问题	回忆过去 1 周内各症状的发生频率			
	0d	1d	2～3d	4～7d
A　1. 胸骨后出现烧灼感（烧心）的频率	0	1	2	3
2. 感觉到胃内容物返至喉咙或口腔的频率	0	1	2	3
B　1. 感到上腹部中央疼痛的频率	3	2	1	0
2. 感到恶心的频率	3	2	1	0
C　1. 由于烧心和 / 或反流而难以获得良好夜间睡眠的频率	0	1	2	3
2. 除医师告知服用的药物外，额外服用抗酸剂药物来缓解烧心和 / 或反流的频率	0	1	2	3

（四）鉴别诊断

主要与慢性咳嗽的其他常见病因相鉴别。由于 GERC 的临床表现特点，且多在咳嗽诊治流程的后面部分才涉及其诊断问题，因此鉴别诊断一般不难。但要注意部分有典型反流症状或异常胃食管反流客观证据的慢性咳嗽患者，反流可能仅是伴随现象，并非咳嗽病因。

八、治疗

治疗原则是减少反流的时间和频率，消除刺激反流的因素，缓解和消除咳嗽症状，改善患者生活质量。

（一）调整生活方式

戒烟酒，体重超重患者应减肥；避免过饱和睡前 2～3 小时进食，避免进食酸性、辛辣、油腻和高脂高热量食物；尽量不饮用浓咖啡、浓茶和酸性饮料，饮食清淡；尽量避免可能加剧反流的药物如钙离子拮抗剂、茶碱和黄体酮等。睡眠时高枕卧位或抬高床头有助于减少反流。

（二）治疗药物

主要治疗药物为抑酸剂和促动力药。神经介质调节剂主要用于难治性 GERC 的治疗。

1. 抑酸剂　反流物的 pH 值影响食管、咽喉和气道黏膜的损伤程度。抑制胃酸分泌能有效降低反流物酸度及胃蛋白酶活性，减少上述部位的黏膜损伤和刺激，缓解咳嗽症状，是 GERC 的一线疗法。常用抑酸剂有 PPIs 和组胺 H_2- 受体拮抗剂。

（1）质子泵抑制剂：通过抑制胃黏膜壁细胞的 H^+-K^+-ATP 酶，阻断胃酸分泌的终末步骤，对基础状态和各种刺激引起的胃酸分泌有强大而持久的抑制作用。

常用 PPIs 有奥美拉唑、兰索拉唑、泮托拉唑、雷贝拉唑和埃索美拉唑。除埃索美拉唑抑酸更强和持久外，其他各种 PPIs 的疗效无明显差异。应用最广泛者仍为奥美拉唑，口服后在碱性环境的小肠吸收，作用迅速持久。治疗 GERC 时推荐使用较大剂量，奥美拉唑每次 20～40mg 或同样效价剂量的其他 PPIs 餐前 30 分钟～1 小时口服，每天 2 次。

PPIs 能降低反流物的酸度和容积，但不能减少反流频率和持续时间，对非酸反流也无作用。临床观察报道 PPIs 的有效率可达 75%～100%，但两项小规模随机双盲临床试验未证实埃索美拉唑对 GERC 有效，荟萃分析也显示 PPIs 仅对部分 GERC 起作用，其总体益处争议较大，有待进一步评价。尽管如此，PPIs 仍是目前治疗 GERC 的首选药物，尤其对有病理性食管酸暴露者疗效更确切。

PPIs 副作用较少，药物安全性有保障。但因胃酸分泌抑制，细菌易在上消化道定植，可增加患社区获得性肺炎风险，或因肠道钙吸收障碍增加骨质疏松和骨折发生的可能性，临床上应予注意。

（2）组胺 H_2- 受体拮抗剂：组胺 H_2- 受体拮抗剂能可逆阻断壁细胞上的 H_2- 受体，抑制 50%～70% 的 24 小时胃酸分泌，效果不如 PPIs，长期使用易产生耐药性，但抑制夜间胃酸分泌有优势。药物起效较慢，抑酸作用持续 4～8 小时，需要每天 2 次给药。临床常用药物有第一代的西咪替丁、第二代的雷尼替丁和第三代的法莫替丁、尼沙替丁、罗沙替丁等。新一代组胺 H_2- 受体拮抗剂抑酸作用更强、药物剂量减少、副作用较少，但疗效和早期组胺

H_2- 受体拮抗剂无明显差别，可根据药物可获得性以及价格等因素选择使用。西咪替丁、雷尼替丁和法莫替丁用量分别为 400mg、150mg 和 20mg，每天 2 次口服。

组胺 H_2- 受体拮抗剂一般不单独用于 GERC 治疗，多与 PPIs 联合用药以增强抑酸效果。

2. 促动力药　促动力药可增加食管下括约肌压力、促进食管蠕动和胃排空，从而起抗反流效用。甲氧氯普胺和多潘立酮均为多巴胺受体拮抗剂，用法为 10mg 口服，每天 3 次。甲氧氯普胺可通过血脑屏障，常引起锥体外系的副作用，临床使用受限制。多潘立酮直接阻断胃肠道的外周性多巴胺受体，疗效和甲氧氯普胺类似，不引起锥体外系的副作用，临床应用较普遍。在欧美国家，多潘立酮因频发的心血管不良反应已逐渐退出市场，但国内这方面的副作用监测报道较少。莫沙必利是一种使用较多的新型促动力药，能选择性激动 5-羟色胺 4 受体，促进肌间神经丛乙酰胆碱释放，促进食管下端蠕动和增加胃排空，无锥体外系及心血管不良反应。用法为 5mg，口服，每天 3 次。促动力药治疗 GERC 尚缺乏有说服力的循证医学证据，单独使用疗效不佳，多用于有胃排空障碍或单用抑酸剂疗效欠佳者的联合治疗。

3. 神经因子调节剂

（1）巴氯芬：90% 的异常反流与一过性食管下括约肌松弛有关，因此抑制一过性食管下括约肌松弛可同时减少酸性和非酸性反流，为 GERC 的理想治疗方法。巴氯芬（baclofen）为 γ- 氨基丁酸 B 受体激动剂，原用于神经痉挛类疾病的治疗，现也开始用于治疗难治性 GERC。原理与抑制一过性食管下括约肌松弛，阻断胃食管反流和非特异性镇咳作用有关。我科研究表明巴氯芬作为奥美拉唑的添加疗法，能明显缓解 56.3% 难治性 GERC 的症状，降低咳嗽敏感性。副作用主要为中枢神经系统不良反应如嗜睡、头晕、困倦和肢体颤动，通常在治疗开始时、剂量增加过快或过大时出现，多在 3 周内逐渐耐受，但部分患者因严重副作用需中断治疗。剂量为 10～20mg，每天 3 次口服。从小剂量（如每次 5mg）逐渐增加至治疗剂量有助于提高患者耐受性。

（2）加巴喷丁：能与脑内电压门控钙通道的 $\alpha_2\delta$ 亚单位特异性结合，抑制突触神经递质释放，原用于癫痫和神经病理性疼痛的治疗。GERC 患者有与神经病理性疼痛相似的中枢高敏感性，用加巴喷丁（gabapentin）抑制敏感性增高咳嗽中枢可治疗难治性 GERC。奥美拉唑联用加巴喷丁可使 75% GERC 患者的咳嗽症状减轻至少 50%。起始剂量为每次 100mg，每天 3 次口服，可每 3 天每次增加 100mg，直至咳嗽得到控制或每天剂量达到 1200mg。加巴喷丁的副作用似乎小于巴氯芬，患者的耐受性更好。

4. 其他　氢氧化铝凝胶、铝碳酸镁等抗酸剂和硫糖铝等黏膜保护剂无证据能缓解反流诱发的咳嗽，不推荐用于 GERC 的治疗。

（三）抗反流药物治疗方案

GERC 的起始药物治疗首选大剂量 PPIs 如奥美拉唑 20～40mg，每天 2 次餐前 30 分钟～1 小时口服，视情可联用多潘立酮 10mg，每天 3 次口服。对 PPIs 过敏或不能耐受者可选用组胺 H_2- 受体拮抗剂。标准抗反流药物治疗一般需 2～4 周方显疗效，咳嗽症状逐渐缓解，但判断疗效仍需要治疗 8 周，有效者总疗程应在 3 个月以上。咳嗽症状控制后，可逐渐递减药物剂量维持，直至最后按需用药。目前药物治疗时间尚无统一规定，咳嗽持续消失 6 个月者可考虑停药。现有药物治疗无法恢复食管下括约肌的结构和功能，停药后存在复发的可能，长期药物维持有时是需要的。

经上述标准药物抗反流治疗无效者，首先应考虑诊断是否正确，查明有无导致咳嗽的其他疾病，或 MII-pH 监测确定反流是否为真正的咳嗽病因。对难治性 GERC，强化抗反流药物治疗是主要治疗手段。具体措施如下：

（1）优化 PPIs 治疗：可调整 PPIs 种类，如对奥美拉唑治疗无反应的 GERC 改用埃索美拉唑可能有效；或加大 PPIs 的剂量，初始治疗 PPIs 剂量较小者加倍剂量给药，能有效缓解部分酸反流程度较重的 GERC 患者症状。其机制可能与大幅度提高反流物 pH 值，食管下端黏膜感受器受到的刺激明显减少，食管 - 支气管反射受到抑制有关。

（2）联用组胺 H_2 受体拮抗剂：部分难治性 GERC 患者在接受每天 2 次 PPIs 治疗时仍存在夜间胃酸分泌异常。因此，夜间睡眠前加服组胺 H_2 受体拮抗剂有助于纠正这些患者的夜间酸分泌增多，缓解咳嗽症状。此外，PPIs 联用组胺 H_2 受体拮抗剂作用于胃壁细胞的多靶点，可发挥协同作用加强抑酸效果，进一步提高反流物的 pH 值减少对高敏感性食管黏膜的刺激。鉴于长期口服组胺 H_2 受体拮抗剂易产生药物耐受并降低疗效，主张在夜间睡眠前间断或按需使用。

（3）联用神经因子调节剂：利用其抑制一过性食管下括约肌松弛以减少胃食管反流发生频率，或降低咳嗽中枢的敏感性，以及非特异性镇咳作用。神经因子调节剂巴氯芬和加巴喷丁可用于难治性 GERC 的治疗。不过，神经因子调节剂治疗难治性 GERC 很少单独使用，多作为 PPIs 和促胃动力药联用治疗一部分。

我们根据上述治疗原则，建立了难治性 GERC 的三步阶梯治疗方案：第一步奥美拉唑剂量加倍并联合多潘立酮治疗 4 周，咳嗽减轻者继续用上述药物治疗直至症状消失；无效者进入治疗的第二步，即在保持第一步治疗的基础上加用雷尼替丁治疗 4 周，症状改善者维持治疗至咳嗽明显减轻或消失；仍无效者进入治疗的第三步，即停用雷尼替丁和多潘立酮，奥美拉唑减量和联用巴氯芬治疗 8 周，有效者继续治疗至症状消失，无效者停药（图 7-1）。103 例患者的临床研究显示三步治疗的有效率分别为 28.1%、12.6% 和 36.9%，总有效率为 77.6%。

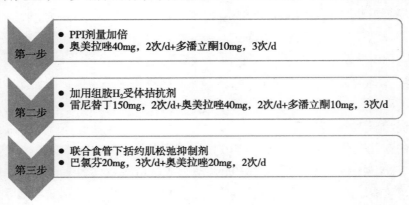

图 7-1　难治性 GERC 的三步阶梯治疗方案

（四）手术治疗

抗反流手术通过人工重建阻断胃食管反流的机械屏障以达到治疗顽固性或难治性GERC的目的。常用的抗反流手术为经腹腔镜胃黏膜折叠术，有效率85%左右。不过，术后疗效随时间下降，咳嗽缓解率可从术后6个月的83%降至2年后的74%和5年后的71%。鉴于其有创性，在反流和咳嗽因果关系未明确时也无法保证手术效果，临床上应用受到限制。近年来陆续报道的消化内镜下食管下括约肌射频消融加固、缝合、硅胶注射或经口无切口胃底折叠术具有近期疗效好、操作简单、创伤更小、安全性高和并发症少等优点，有可能是前景良好的手术治疗方法。但其远期效果尚有待进一步明确，能否成为普遍应用的治疗措施尚需积累更多的临床经验。

（邱忠民　徐镶怀）

参 考 文 献

1. 中华医学会呼吸病学分会哮喘学组. 咳嗽的诊断与治疗指南（2015）. 中华结核和呼吸杂志，2016，39（5）：323-354.

2. Kahrilas PJ，Altman KW，Chang AB，et al. Chronic cough due to gastroesophageal reflux in adults：CHEST Guideline and Expert Panel Report. Chest，2016，150：1341-1360.

3. 余莉，魏为利，吕寒静，等. 慢性咳嗽病因变迁的回顾性分析. 中华结核和呼吸杂志，2009，32：414-417.

4. Lai K，Chen R，Lin J，et al. A prospective，multicenter survey on causes of chronic cough in China. Chest，2013，143：613-620.

5. 赖克方，陈如冲，林玲，等. 不同病因慢性咳嗽临床特征的诊断价值. 中华结核和呼吸杂志，2009，32：418-421.

6. Xu X，Yang Z，Chen Q，et al. Comparison of clinical characteristics of chronic cough due to non-acid and acid gastroesophageal reflux. Clin Respir J，2015，9：196-202.

7. 中华医学会耳鼻咽喉头颈外科学分会咽喉学组. 咽喉反流性疾病诊断与治疗专家共识（2015 年）. 中华耳鼻咽喉头颈外科杂志，2016，51：324-326.

8. 陈强，徐镶怀，余莉，等. 症状相关概率在胃食管反流性咳嗽诊断中的应用价值. 中华结核和呼吸杂志，2013，36：746-750.

9. 徐镶怀，余莉，陈强，等. 胃食管反流性咳嗽患者的食管功能及意义. 中华结核和呼吸杂志，2016，39：850-855.

10. Blondeau K，Dupont LJ，Mertens V，et al. Improved diagnosis of gastro-esophageal reflux in patients with unexplained chronic cough. Aliment. Pharmacol Ther，2007，25：723-732.

11. Gawron AJ，Hirano I. Advances in diagnostic testing for gastroesophageal reflux disease. World J Gastroenterol，2010，16：750-756.

12. Samuels TL，Johnston N. Pepsin as a marker of extra esophageal reflux. Ann Otol Rhinol Laryngol，2010，119：203-208.

13. Parameswaran K，Anvari M，Efthimiadis A，et al. Lipid-laden macrophages in induced sputum are a marker

of oropharyngeal reflux and possible gastric aspiration. Eur Respir J, 2000, 16: 1119-1122.

14. Xu X, Chen Q, Liang S, et al. Comparison of gastroesophageal reflux disease questionnaire and multi-channel intraluminal impedance-pH monitoring in identifying patients with chronic cough responsive to anti-reflux therapy. Chest, 2014, 145: 1264-1270.

15. Shaheen NJ, Crockett SD, Bright SD, et al. Randomised clinical trial: high-dose acid suppression for chronic cough-a double-blind, placebo-controlled study. Aliment Pharmacol Ther, 2011, 33: 225-234.

16. Faruqi S, Molyneux ID, Fathi H, et al. Chronic cough and esomeprazole: a double-blind placebo-controlled parallel study. Respirology, 2011, 16: 1150-1156.

17. Kahrilas PJ, Howden CW, Hughes N, et al. Response of chronic cough to acid-suppressive therapy in patients with gastroesophageal reflux disease. Chest, 2013, 143: 605-612.

18. Xu X, Chen Q, Liang S, et al. Successful resolution of refractory chronic cough induced by gastroesophageal reflux with treatment of baclofen. Cough, 2012, 8: 8.

19. Lv HJ, Qiu ZM. Refractory chronic cough due to gastroesophageal reflux: Definition, mechanism and management. World J Methodol, 2015, 5: 149-156.

20. Xu XH, Yang ZM, Chen Q, et al. Therapeutic efficacy of baclofen in refractory gastroesophageal reflux-induced chronic cough. World J Gastroenterol, 2013, 19: 4386-4392.

21. Xu X, Lv H, Yu L, et al. A stepwise protocol for the treatment of refractory gastroesophageal reflux-induced chronic cough. J Thorac Dis, 2016, 8: 178-185.

第三节 咳嗽变异性哮喘

一、病例报道

患者，女，39岁，因"咳嗽6个月余"于2017年8月15日前来呼吸科门诊就诊。患者6个多月前出现阵发性咳嗽，干咳为主，接触冷空气易诱发。夜间咳嗽明显，常于清晨5～6点咳醒，咳嗽剧烈时偶伴胸闷，但无喘息、气促，无反酸、嗳气，无胸痛、咯血等症状。曾于外院拟气管支气管炎予抗感染、止咳等治疗，症状无明显缓解。既往史：过敏性鼻炎5年，平素间有鼻痒、打喷嚏、鼻塞等症状。家族史无特殊。查体：双肺呼吸音清，未闻及干、湿啰音。遂于门诊完善相关检查。胸部正位片未见异常。血常规：WBC 7.0×10^9/L，Eos% 10.7%；呼出气一氧化氮（FENO）139ppb。诱导痰细胞学分类：Eos% 23.75%。肺通气＋支气管激发试验：肺通气功能正常，支气管激发试验阳性（累计吸入乙酰甲胆碱0.178mg，FEV_1下降26.72%）。初步诊断考虑为：①咳嗽变异性哮喘；②过敏性鼻炎。给予布地奈德＋福莫特罗干粉吸入剂、布地奈德鼻喷鼻剂吸入，并予以口服激素（5天）、孟鲁司特治疗。1个月后患者于门诊复诊，咳嗽症状明显缓解，复查FeNO下降至57ppb，诱导痰Eos%下降至8.5%，咳嗽变异性哮喘诊断明确，继续予以布地奈德＋福莫特罗干粉吸入剂治疗，后续随访患者咳嗽症状基本消失（该病例由广州呼吸健康研究院提供）。

二、概述

咳嗽变异性哮喘（cough variant asthma，CVA）是指以慢性咳嗽为主要或唯一临床表现，没有明显喘息、气促等症状的一种特殊类型哮喘，具有气道嗜酸性粒细胞为主的气道炎症特征和气道高反应性。CVA 最早由 Glause 于 1972 年提出，认为存在一组咳嗽为主要表现的哮喘患者，最早将其定义为"变异性哮喘（variant asthma）"，随后 McFadden、Corrao 等学者相继进行报道，我国对 CVA 的研究主要从 20 世纪 80 年代开始。

CVA 为慢性咳嗽最常见的基础病因之一，表现为反复发作的顽固性咳嗽，往往容易造成误诊、漏诊。CVA 同时也是非典型哮喘中最常见的类型，患病率明显高于其他非典型哮喘（如胸闷变异性哮喘、运动性哮喘和隐匿性哮喘等），相当部分患者经过一段时间后可发展为典型哮喘。随着研究的不断开展与深入，ACCP（美国胸科医师学会）咳嗽指南及哮喘全球防治创议（GINA）陆续颁布，使得对 CVA 重视程度逐渐提高。我国则在 2005 年由中华医学会呼吸病学分会制定了首部《咳嗽的诊断与治疗草案》，在 2016 年颁布了基于循证医学的咳嗽诊断与治疗指南的更新版，对 CVA 的诊治做了详尽介绍。在 2016 年更新的《中国哮喘防治指南》中，也将 CVA 作为非典型哮喘的主要代表做了细致描述。伴随相关指南颁布与推广，广大医师对其认知程度得以提高。

三、流行病学

对于典型支气管哮喘而言，国内外已有较系统流行病学研究。但是针对社区人群 CVA 患病率的流行病调查十分有限。国内一项多中心的大型流行病学调查研究，共调查 31 省 43 个城市儿童 432 500 名（0～15 岁），发现 CVA 患者 785 例（总患病率为 0.18%），占全部哮喘患者的 8.4%。

近年国内外多项研究发现，CVA 是成人慢性咳嗽最常见的病因之一，比例从 10%～50% 不等。Irwin 报道 CVA 占慢性咳嗽病因比例的 24%。日本的调查发现 CVA 占成人慢性咳嗽病因的 36%，广州呼吸疾病研究所的研究显示 CVA 占成人慢性咳嗽病因的 14%～27.9%。在近年进行的全国多中心慢性咳嗽病因调查显示，CVA 为国人慢性咳嗽最常见之病因，占近三分之一，且南北差异并不大。儿童患者中，随年龄增长 CVA 发病率占慢性咳嗽病因比例有所增加，约占 25%～45% 不等，另一项全国多中心病因调查亦显示学龄期儿童中，慢性咳嗽最常见的病因也为 CVA。2006 年美国胸科医师学会的咳嗽诊治指南即提出，对慢性咳嗽进行经验性的治疗时，应按常见病因如上气道咳嗽综合征、哮喘（主要是咳嗽变异性哮喘）、非哮喘性嗜酸粒细胞性支气管炎、胃食管反流性咳嗽的先后顺序予以考虑。我国 2015 版咳嗽指南亦提出将支气管激发试验作为慢性咳嗽的一线检查，原因就是因为 CVA 在慢性咳嗽病因谱中的重要地位。

四、病因

CVA 的病因还不十分清楚，目前认为与典型哮喘类似，同时受遗传因素和环境因素的双重影响。

（一）遗传因素

哮喘是一种多基因遗传病。哮喘患者亲属患病率高于群体患病率，患者病情越重其亲属患病率也越高。在一个家系中，患病人数越多，其亲属发病率越高。研究表明，个人或家族的过敏史是罹患 CVA 的危险因素之一。包括过敏性哮喘在内许多特应性疾病证实与 HLA 系统的某些抗原有关。

（二）环境与理化因素

环境与理化因素包括各种过敏原和物理变化，如花粉、尘螨、呼吸道病毒感染、化学刺激物、烟雾及冷空气刺激或运动等，通过引起气道炎症、气道平滑肌收缩等途径刺激咳嗽发作。

五、发病机制

CVA 的发病机制与典型哮喘类似，与气道高反应性、神经机制、多种细胞参与的气道慢性炎症和 IgE 介导的变态反应有关。研究报道在气道嗜酸性粒细胞水平、可溶性炎症介质（如 IL5、IL8、TNF-α、ECP）及 FENO 等方面，CVA 水平与典型哮喘相当或接近。

之所以 CVA 仅出现咳嗽而无明显喘息，其原因还没有完全清楚。目前认为主要原因为：① CVA 咳嗽敏感性相对较高。Dicpinigaitis 等的研究显示，CVA 患者咳嗽敏感性比典型哮喘患者明显增高，即使行吸入激素治疗的 CVA 患者也存在明显增高的咳嗽反射。另有研究通过支气管活检行免疫组化显示，CVA 患者 P 物质能神经密度显著高于典型哮喘，这将介导咳嗽敏感性的增高。② CVA 气道反应性较典型哮喘低。CVA 患者虽然也存在轻、中度气道反应性增高，也会出现气道重塑，但较典型哮喘程度轻，所以相当部分 CVA 患者的肺通气功能甚至小气道功能可以在正常范围内。③ CVA 喘鸣阈值较哮喘高，因此与典型哮喘比较，其需更大程度的气道狭窄才能产生喘鸣。目前认为咳嗽反射敏感性与气道反应性是两种独立存在而又相互关联的反射类型。咳嗽受体主要分布在大气道，炎症介质的化学刺激和支气管平滑肌收缩致气道机械性变形的物理刺激，均可作用于大气道的咳嗽受体，患者表现以咳嗽为主，且由于气管软骨环的支撑以及平滑肌相对比例较少，气道痉挛相对不突出。相反，在相对缺乏咳嗽受体的小气道产生病变，主要症状多为喘息。

六、临床表现

CVA 主要表现为刺激性咳嗽。其特点是具有反复发作性及时间节律性（如下述），通常咳嗽比较剧烈，常有明显的诱发因素。

（一）主要表现和临床经过

CVA 导致的咳嗽具有典型哮喘的一些特点，即反复发作性、季节性和时间节律性。具体而言，患者通常有反复发作的咳嗽史，多于天气转变（尤其是春秋季）发病。夜间或清晨出现咳嗽或加重是 CVA 的特征，其出现概率明显高于其他慢性咳嗽病因，可作为经验性诊治的重要提示线索。CVA 患者咳嗽多为比较剧烈的刺激性咳嗽、干咳或咳少量白痰。较严重的病例，在剧烈咳嗽时可有伴有呼吸不畅、胸闷、呼吸困难甚至不典型的喘息。其临床经过与哮喘类似，部分患者经过一段时间的发作后逐渐缓解，在缓解期可无明显症状。但遇到诱发因素又有可能再发作。如果没有得到及时、有效的治疗，相当部分患者经过一段时间后发展为典型的哮喘。

（二）伴随症状和病史

幼儿期有反复咳嗽史、伴有过敏性疾病（如过敏性鼻炎、湿疹等）和过敏性疾病家族史均是 CVA 的易患因素。也有不少 CVA 的患者合并有上气道咳嗽综合征，是临床上最常见的双重病因致慢性咳嗽的类型。

（三）常见的诱发因素

常见的诱发因素为气候改变、上呼吸道感染、吸入冷空气、接触刺激性气味或过敏原及剧烈运动后等。

（四）对治疗的反应

一般的止咳化痰药和抗生素治疗无明显效果，而支气管舒张剂或 / 和糖皮质激素治疗则有明显的效果。既往我国和日本的咳嗽指南曾将支气管舒张剂治疗有效作为 CVA 的诊断标准之一。但近年有研究指出，约有 30% 患者对单纯支气管舒张剂的治疗效果欠佳，需要联用 ICS 或其他抗哮喘药物方可取得更好疗效。

七、辅助检查

（一）血常规

发作时，部分患者可见外周血嗜酸性粒细胞增高。并发感染时可有白细胞总数增加，中性粒细胞比例增高。

（二）血清 IgE

血清中总 IgE 抗体水平的定量检测，可判定机体对过敏性疾病的易感性。但除变态反应疾病以外，种族、性别、年龄、寄生虫感染、季节等因素都对血清总 IgE 有影响，因此血清总 IgE 检测只能做协助诊断或鉴别诊断。血清特异性 IgE 检查可以作为对某种特异性抗原致敏状态的诊断方法，作为诊断过敏原的辅助检查。

（三）皮肤点刺试验

皮肤点刺试验用于评估患者的过敏状态和相应的变应原，作为 CVA 或哮喘诊断的辅助检查，与血清特异性 IgE 的符合率达 80%～90%。

（四）诱导痰检查

通过诱导痰检查可对痰液的细胞分类及液相成分进行分析，是气道炎症的重要评估工具，具有简便、无创的优点。大部分典型哮喘患者诱导痰中可检出嗜酸性粒细胞比例增高，CVA 患者诱导痰嗜酸性粒细胞也常见增多。但要注意，临床上亦有相当部分典型哮喘和 CVA 患者的痰嗜酸性粒细胞比例在正常范围内，而中性粒细胞比例正高或正常。有研究根据痰的炎症细胞分类对气道炎症类型进行划分（嗜酸性粒细胞哮喘、中性粒细胞哮喘、寡细胞哮喘和混合细胞哮喘），用于判断气道炎症类型、程度及治疗反应，指导临床治疗。有报道显示，结合诱导痰检测来指导哮喘的临床治疗要优于单纯依靠症状及肺功能指标。另外，诱导痰嗜酸性粒细胞较高者发展为典型哮喘的概率也会增高。

（五）呼出气一氧化氮检测

呼出气一氧化氮检测是近年新发展的无创气道炎症检测手段。炎症状况下，气道上皮及炎症细胞的一氧化氮合酶氧化作用增强，一氧化氮生成增加。尽管一氧化氮在哮喘中作用机制尚未完全明确，但是大量研究结果显示，未经过治疗或未控制的哮喘 FeNO 增加；FeNO 与痰嗜酸性粒细胞比例呈中等程度以上的相关。因此 ATS、ERS 及 GINA 均就 FeNO 作出相关描述及推荐，认为 FeNO 可以辅助哮喘的诊断与鉴别诊断、评估炎症类型与水平、判断对 ICS 的治疗反应等作用。ATS 中制定的成人 FeNO 正常参考值为 5~25ppb，如大于 50ppb 认为哮喘或嗜酸粒细胞性气道炎症可能性很大。我国咳嗽指南根据研究也指出，如 FeNO 大于 32ppb，提示存在激素敏感相关慢性咳嗽（EB 或 CVA）可能。

对于非嗜酸性粒细胞优势性哮喘而言，由于其 FeNO 值通常不高，故诊断价值有限。研究陆续发现许多疾病状况下（例如上气道疾病、支气管扩张和 COPD 等）FeNO 亦存在不同程度增高。而且 FeNO 检测受多种因素影响，吸烟、饮酒、进食、运动、病毒感染和肺功能测定等会使其增高或降低。因此对于唯一的 FeNO 检测值应审慎评估。我国咳嗽指南亦指出，FeNO 对提示嗜酸性粒细胞相关慢性咳嗽有帮助，但不可将其作为病因的确诊依据。

（六）气道反应性检测

气道反应性增高是支气管哮喘的基本特征。CVA 患者同样具有可变性的气流受限，并通过动态的肺功能测定而获得证实。其中，支气管激发试验主要适用于基础肺通气功能相对正常（FEV_1>70% 正常预计值）者；支气管舒张剂试验主要适用于肺通气功能已经有下降（FEV_1<60%~70% 正常预计值）者；而 PEF 测定主要用于家庭动态监测。由于 CVA 多数肺通气功能未受影响，因此，支气管激发试验是最常用的诊断方法。

1. 支气管激发试验　目前常用的组胺或乙酰甲胆碱吸入支气管激发试验属于筛查性的试验，其敏感性高，但特异性相对较低。换而言之，如果阴性的结果基本可以排除 CVA，但仅有阳性结果不能肯定 CVA 的诊断。最终的结果判断还需要结合患者临床特征、操作过程、近期用药情况等综合分析，最后通过治疗的反应论证诊断。

关于假阳性的问题，也就是说，支气管激发试验阳性，但平喘治疗无效和动态随访最终不符合哮喘的诊断，可能因素包括：①无症状的气道高反应性者。患者确实存在气道高反应性，但咳嗽与气道高反应性无关，而是另有原因。这种可能性在极轻度气道高反应性者比较常见，而气道高反应性越严重，其确诊哮喘的价值就越大。②技术操作的误差。肺功能检查有严格的操作程序和标准，如果最大用力呼气曲线的测定没有达到标准、重复检查的误差大（>5%）、检查过程中吸气不充分或剧烈咳嗽导致用力呼气的不连续等。③其他因素的可能。许多其他疾病也可出现气道高反应性，比如变应性鼻炎、支气管扩张、急性呼吸道病毒感染、过敏性肺泡炎及结节病等。要注意结合临床甄别。

关于假阴性的问题，通常严格规范的组胺或乙酰甲胆碱支气管激发试验阴性，可以排除哮喘的可能性。导致假阴性的可能因素有：①近期用药的影响。支气管舒张剂、口服和吸入激素、抗组胺药物等对气道高反应性测定有明显的影响，需要严格掌握检查前停药时间。②技术操作的误差。吸入激发剂不充分是最主要的导致假阴性的技术性因素。其他的影响因素与假阳性的因素相同。

2．支气管舒张剂试验　常规的支气管舒张剂试验是吸入快速起效的支气管舒张剂（如沙丁胺醇），对比肺功能的变化。目前以 FEV_1 增加≥12%，绝对值增加≥200ml 为阳性标准，是判断存在可逆气道受限的重要指标。采用此标准存在特异性和敏感性都不高的问题。如果以 FEV_1 增加≥15%，绝对值增加≥400ml 为阳性标准，阳性基本上可以确定哮喘的诊断，但敏感性明显降低。动态检测肺功能的变化是另外一种判断方法，例如症状缓解期与发作期肺功能的变化，进行 1～2 周的强化平喘治疗前后肺功能的变化（判断标准同上）。此法的敏感性明显增加，如果阴性基本上可以排除哮喘存在的可能性。

评估支气管舒张剂试验的结果还要注意一些技术上的问题，最常见的问题是检查的先决条件把握不准。此试验检测的前提条件是：患者处于发作期、基础肺功能存在阻塞性通气功能障碍且 FEV_1<70% 的正常预计值、检查前停用短效支气管舒张剂 12 小时以上和长效支气管舒张剂 24 小时以上。

3．最高呼气流量（PEF）监测　PEF 监测是一种简易的肺功能动态监测方法，可通过日变异率或周变异率监测进行。近年 GINA 指南推荐使用平均日变异率作为判定指标，即成人阳性判断标准为平均日内变异率（监测 1～2 周的平均日变异率）>10%，儿童平均日内变异率（监测 1～2 周的平均日变异率）需 >13%，则提示存在可逆的气道阻塞。峰流速监测的优点为使用简便，价格低廉，不需借助大型或昂贵仪器，可以将气道阻塞与症状进行相关性判断。缺点是受到仪器的准确性和操作方法等因素的影响，敏感性和特异性相对较低。近期一项大型调查显示，国内哮喘患者目前使用峰流速仪的比例不到 5%，尚待进一步推广。除了辅助诊断以外，定时监测 PEF 有助于了解病情昼夜变化情况，评价病情轻重。如连续观察中，PEF 变异率显著增加或 PEF 有进行性下降趋势，提示近期内可能有急性发作或病情加重的潜在危险。

（七）胸部 X 线检查

胸部 X 线检查多无异常，主要用于鉴别诊断和评估并发症。

八、诊断

2015 版中国的《咳嗽的诊断与治疗指南》提出，CVA 诊断标准需要满足下列 3 个条件：①慢性咳嗽，常伴明显的夜间刺激性咳嗽；②支气管激发试验阳性，或支气管舒张剂试验阳性，或平均 PEF 日变异率 >10%；③抗哮喘药物治疗有效。

国内支气管哮喘防治指南（2016 版）中 CVA 诊断标准与上述类似。欧洲呼吸学会咳嗽诊治指南及美国胸科医师学会咳嗽指南中没有提出 CVA 具体诊断标准，但均强调气道反应性增高不一定就是 CVA，只有经过特异性治疗后咳嗽缓解才能诊断 CVA。

九、鉴别诊断

（一）慢性支气管炎

慢性支气管炎患者多为中老年，病史较长，以长期咳嗽伴有咳痰为特征；发作与缓解的交替过程不明显；肺部常有湿啰音；支气管扩张药的平喘效果不如哮喘明显。必要时可做支气管舒张试验或糖皮质激素诊断性治疗，观察治疗前后 FEV_1 和 PEF 变化。

（二）嗜酸粒细胞性支气管炎

嗜酸粒细胞性支气管炎同样以咳嗽为唯一或主要的临床表现，其诱导痰检查嗜酸性粒细胞比例超过 2.5%，FeNO 值可增高，与 CVA 容易混淆。但嗜酸粒细胞性支气管炎患者肺通气功能正常，气道高反应性测定阴性，PEF 日间变异率正常。支气管扩张剂治疗无效。

（三）肺癌

肺癌多为中老年患者，通常咳嗽症状持续，常无诱因，可有咯血等症状。胸部影像学检查是重要的鉴别诊断方法。

（四）气管肿瘤

气管狭窄可出现喘鸣或类似哮喘样呼吸困难，常伴咯血，肺部可闻及哮鸣音。肺功能检查为中央气道阻塞表现，支气管镜或气管影像学可见中央气道狭窄，活检发现癌细胞可确诊。

（五）支气管肺结核

支气管肺结核发病无季节性，结核中毒症状不明显。X 线检查可有纹理增粗、斑片影或无异常。肺功能检查无可逆性气流受限表现。支气管扩张剂无效，激素治疗可加重病情。纤维支气管镜检查发现支气管黏膜或黏膜下层结核病灶或刷检涂片及培养出分枝杆菌为确诊依据。

（六）弥漫性泛细支气管炎

弥漫性泛细支气管炎咳嗽明显且较多脓痰；活动后气促明显，无季节性发作性特点；多有鼻窦炎；典型影像学为小叶中心性结节；肺功能多呈阻塞性通气障碍；治疗以大环内酯类抗生素为主。

十、治疗

CVA 治疗原则与典型哮喘相同。需要注意，治疗的效果是论证诊断的重要步骤，需要随访观察治疗的反应。研究显示，ICS 联合支气管舒张剂治疗比单用 ICS 或支气管舒张剂治疗能更快速和有效地缓解咳嗽症状，多部指南均推荐首选使用吸入糖皮质激素和支气管舒张剂（β_2 受体激动剂）的复方制剂，少部分症状较重的患者初始治疗时可予以短期口服糖皮质激素治疗。尽管最佳的治疗疗程目前有待进一步研究，通常建议治疗达到完全控制并维持 3 个月以上，然后逐渐降低治疗强度。一般而言，多数患者对治疗有非常好的反应，可以根据临床情况调整为按需治疗（GINA 的第一级治疗），但亦有部分患者症状反复，需要长期维持治疗。

如经过规范治疗无效者，需注意是否存在诊断错误，比如支气管激发试验假阳性或其他疾病的可能（如早期的嗜酸性肉芽肿性多血管炎），或存在一些影响疗效的因素（持续变应原暴露、吸入方法未掌握），抑或是否存在引起慢性咳嗽的多重病因（如合并上气道咳嗽综合征和胃食管反流性咳嗽等）。对于采用 ICS 和支气管舒张剂治疗效果欠佳的难治性

CVA 咳嗽，排除误诊、依从性差和其他病因后，可根据 GINA 指南予以升级治疗。如增加 ICS/LABA 剂量，加用白三烯受体拮抗剂或环缓释茶碱等。

十一、预后

CVA 患者若未经积极治疗，大约 30%～40% 的患者会逐渐发展为典型哮喘，儿童比例更高。发展为典型哮喘的危险因素包括长病程、变应征（合并过敏性湿疹或过敏性鼻炎）、诱导痰嗜酸性粒细胞增高和重度气道高反应性等。对于具有高危因素的患者，长期吸入糖皮质激素具有积极的预防作用。如经过早期干预、积极治疗，CVA 患者一般可获完全控制，正常地工作和生活。

（陈如冲　陈荣昌）

参 考 文 献

1. Glauser FL. Variant asthma. Ann Allergy，1972，30：457-459.

2. McFadden ER. Exertional dyspnea and cough as preludes to acute attacks of bronchial asthma. N Engl J Med，1975，292：555-559.

3. Corrao WM，Braman SS，Irwin RS. Chronic cough as the sole presenting manifestation of bronchial asthma. N Engl J Med，1979，300：633-637.

4. 张宇光. 以咳嗽为主要症状的哮喘病人的诊断. 中华结核和呼吸杂志，1986，9：321.

5. 黄少丹，钟南山. 咳嗽变异性哮喘患者的慢性气道炎症异性特点. 中华结核和呼吸杂志，1997，20：283-286.

6. 钟南山，刘又宁. 呼吸病学. 北京：人民卫生出版社，2012.

7. Dicpinigaitis PV. Chronic cough due to asthma: ACCP evidence-based clinical practice guidelines. Chest，2006，129：75S-79S.

8. 中华医学会呼吸病学分会哮喘学组. 咳嗽的诊断与治疗指南（草案）. 中华结核和呼吸杂志，2005，28：738-744.

9. 中华医学会呼吸病学分会哮喘学组. 咳嗽的诊断与治疗指南（2015 版）. 中华结核和呼吸杂志，2016，39：323-339.

10. 中华医学会呼吸病学分会哮喘学组. 支气管哮喘防治指南（2016 版）. 中华结核和呼吸杂志，2016，39：675-697.

11. Lai K，Chen R，Lin J，et al. A prospective，multicenter survey on causes of chronic cough in China. Chest，2013，143：613-20.

12. 中国儿童慢性咳嗽病因构成比研究协作组. 中国儿童慢性咳嗽病因构成比多中心研究. 中华儿科杂志，2012，50：83-92.

13. Takeo N，Yoshihiro N，Teruaki N，et al. Characteristics of Patients with Chronic Cough who Developed Classic Asthma during the Course of Cough Variant Asthma：A Longitudinal Study. Respiration，2005，72：606-611.

14. Shirahata K，Fujimoto K，Arioka H，et al. Prevalence and clinical features of cough variant asthma in a general internal medicine outpatient clinic in Japan. Respirology，2005，10：354-358.

15. 李馨，余莉，魏为利，等. 支气管扩张剂治疗有效和无效咳嗽变异性哮喘的比较研究. 同济大学学报医学版，2011，32：95-100.

16. Yoo Y，Koh YY，Kang H，et al. Sputum eosinophil counts and eosinophil cationic protein levels in cough-variant asthma and in classic asthma，and their relationships to airway hypersensitivity or maximal airway response to methacholine. Allergy，2004，59：1055-1062.

17. Fujimura M，Ogawa H，Nishizawa Y，et al. Comparison of atopic cough with cough variant asthma: is atopic cough a precursor of asthma？ Thorax，2003，58：14-18.

18. Dicpinigaitis PV，Dobkin JB. Effect of zafirlukast on cough reflex sensitivity in asthmatics. J Asthma，1999，36：265-270.

19. Kang H，Koh YY，Yoo Y，et al. Maximal airway response to methacholine in cough-variant asthma: comparison with classic asthma and its relationship to peak expiratory flow variability. Chest，2005，128：3881-3887.

20. Mochizuki H，Arakawa H，Tokuyama K，et al. Bronchial sensitivity and bronchial reactivity in children with cough variant asthma. Chest，2005，128：2427-2434.

21. BeghèB，Spanevello A，Fabbri LM，et al. Eosinophilia in asthma: The easy way is not always the best. The Lancet Respiratory Medicine，2015，3：260-261.

22. Song WJ，Kim HJ，Shim JS，et al. Diagnostic accuracy of fractional exhaled nitric oxide measurement in predicting cough-variant asthma and eosinophilic bronchitis in adults with chronic cough: A systematic review and meta-analysis. J Allergy Clin Immunol，2017，pii：S0091-6749（17）30006-4.

23. Yi F，Chen R，Luo W，et al. Validity of Fractional Exhaled Nitric Oxide in Diagnosis of Corticosteroid-Responsive Cough. Chest，2016，149（4）：1042-1051.

24. Spector SL，Tan RA. Effectiveness of montelukast in the treatment of cough variant asthma. Ann Allergy Asthma Immunol，2004，93：232-236.

25. Morice AH，Fontana GA，Belvisi MG，et al. ERS guidelines on the assessment of cough. Eur Respir，2007，29：1256-1276.

26. The Japanese Respiratory Society. Concept and use of the guidelines. The committee for The Japanese Respiratory Society guidelines for management of cough. Respirology，2006，11：135S-136S.

27. Morice AH，Fontana GA，Sovijarvi AR，et al. The diagnosis and management of chronic cough. Eur Respir. 2004，24：481-492.

28. 中华医学会儿科学分会呼吸学组. 儿童支气管哮喘防治常规（2016 版）. 中华儿科杂志，2016，54：167-181.

29. 2017 GINA Report.Global strategy for asthma management and prevention.［2018-10-12］http：//ginasthma.org/gina-reports/

30. Zhong NS，Chen RC，Yang MO，et al. Is asymptomatic bronchial hyperresponsiveness an indication of

potential asthma？ Chest，1992，102：1104-1109.

31. Kim CK，Kimw JT，Kang H，et al. Sputum eosinophilia in cough-variant asthma as a predictor of the subsequent development of classic asthma. Clin Exp Allergy，2003，33：1409-1414.

32. Fujimura M，Nishizawa Y，Nishitsuji M，et al. Predictors for typical asthma onset from cough variant asthma. J Asthma，2005，42：107-111.

33. Takemura M，Niimi A，Matsumoto H，et al. Atopic features of cough variant asthma and classic asthma with wheezing. Clin Exp Allergy，2007，37（12）：1833-1839.

第四节　上气道咳嗽综合征

一、病例报道

患儿，男，4 岁，持续咳嗽近 3 个月余。阵发性呈刺激性干咳。出生后特应性皮炎迁延至今、食物过敏、反复咳嗽，近期喷嚏、鼻痒症状逐渐加重，尚未因鼻部症状就诊耳鼻喉科。咳嗽之初就诊中医儿科，口服多种中药，咳嗽反复不愈。随后儿童医院门诊多次予静脉和口服抗生素及止咳化痰药，疗效不佳。儿科医师推荐就诊耳鼻喉科。查体：鼻腔黏膜苍白、水肿，鼻甲肿大。血特异性 IgE 检测显示屋尘螨（+++）、鼻分泌物细胞检测 Eos 90%、呼出气一氧化氮（FeNO）62ppb、肺通气功能检查正常。诊断：上气道咳嗽综合征（UACS）、过敏性鼻炎、特应性皮炎和食物过敏。治疗方案：温生理盐水洗鼻 2 次 /d，糠酸莫米松 1 喷 / 次，1 次 /d，孟鲁司特钠每次 4mg，1 次 /d，氯雷他定糖浆每次 5ml，1 次 /d。1 周后鼻部症状及咳嗽症状开始缓解，2 周后咳嗽偶有发生，停用氯雷他定糖浆，孟鲁司特钠持续口服 3 个月。鼻部治疗持续中。特应性皮炎，嘱用清水洗浴，皮肤涂用保湿乳液。禁食已知过敏食物（该病例由中国人民解放军东部战区总医院提供）。

二、概述

上气道咳嗽综合征（upper airway cough syndrome，UACS）顾名思义是耳鼻咽喉等上气道各种疾病引起的慢性咳嗽，是由慢性咳嗽、上气道典型临床表现和基础病共同构成的综合征。UACS 约占慢性咳嗽的 1/3，是慢性咳嗽主要的病因之一。

三、定义的演变

以往将鼻部疾病引起的慢性咳嗽称之为鼻后滴流综合征（PNDS）。之所以采用 PNDS 这个诊断术语，是因为急或慢性鼻炎和鼻 - 鼻窦炎，可有较多分泌物产生并流向鼻后部和咽喉部，引起局部炎症性和刺激性反应，故命名之。由于 PNDS 涉及多种基础疾病，而各种上气道基础病常无特异性的临床症状和体征。伴有慢性咳嗽的鼻部疾病患者常无明显的鼻后滴流感。确诊为鼻部疾病的患者绝大多数并无慢性咳嗽。除了鼻部疾病之外，儿童腺样体、扁桃体、咽喉部特别是喉部疾病也常与慢性咳嗽有关联。而上气道疾病的性质与严重程度也与慢性咳嗽关系不确定。因此有些专家不用 PNDS 这一诊断术语，而直接采用"鼻炎 / 鼻 - 鼻窦炎"来描述鼻部疾病引起的咳嗽，但这一定义似乎太狭隘了，忽略了上气道其他疾病。由于目前尚不明确鼻部疾病引起的咳嗽发生机制是分泌物鼻后滴流所致还是局部炎症直接刺激咳嗽感受器所致。2006 年，美国胸科医师学会（ACCP）咳嗽指南委员会在第 2 版美国咳嗽诊治指南时，提出采用"上气道咳嗽综合征"（UACS）这一新的诊断术语取代 PNDS，UACS 涵盖了所有与咳嗽有关的上呼吸道疾病，但缺点是诊断标准更难以把握。

四、流行病学

据国外文献统计，成人慢性咳嗽前三位的病因分别是鼻后滴流综合征（41%）、咳嗽变异性哮喘（24%）和胃食管反流性咳嗽（21%）。在以咳嗽为主诉的门诊患者中，上呼吸道疾病占 20%～40%，该数据在一些以人口健康普查为依据的研究中也得到了证实。一个纵向、以人口为基础的长期随访研究显示，鼻炎是 5 年内发生慢性咳嗽的独立危险因素之一（RR=1.7）。UACS 已经成为与普通感冒相关性咳嗽最主要的病因。广州呼吸疾病研究所研究资料显示，位于前四位的慢性咳嗽病因分别是嗜酸粒细胞性支气管炎（22%）、PNDS（17%）、咳嗽变异性哮喘（14%）、胃食管反流性咳嗽（12%）和变应性咳嗽（12%）。可见无论是国内还是国外，上气道咳嗽综合征都是引起慢性咳嗽最常见的原因之一。2012 年中国儿童慢性咳嗽病因构成比多中心研究结果显示，列前 3 位的分别为咳嗽变异性哮喘（41.95%）、UACS（24.71%）和呼吸道感染和感染后咳嗽（21.73%）。

五、病因

UACS 的基础疾病包括鼻部、咽喉部和喉咽部的疾病。患者可以同时伴有上气道多种疾病如鼻炎和鼻 - 鼻窦炎，也可能伴有全身多系统疾病如鼻 - 鼻窦炎伴支气管扩张。在排除其他可引起慢性咳嗽的呼吸系统和其他系统病因之后，应积极地与耳鼻咽喉头颈外科医师沟通，尽早确诊，以便积极治疗。上气道疾病的诊治方法请参阅国内外各种共识和指南。

UACS 的病因可分为 3 类。①鼻源性：常年性过敏性鼻炎（持续性）约 90% 为螨虫过敏。季节性过敏性鼻炎（间歇性）以花粉过敏为主。对非过敏性鼻炎的分类至今看法不一，其中非过敏性鼻炎伴嗜酸性粒细胞增多综合征（eosinophilic nonallergic rhinitis，NARES）、感染性鼻炎、理化因素诱发的鼻炎、职业性鼻炎等与慢性咳嗽有一定关系。一般而言，除过敏性鼻炎之外，其余类型的鼻炎均可归入非过敏性鼻炎的范畴，约占鼻炎患者的 20%～50%。其他与咳嗽有关的鼻部疾病还有急性鼻 - 鼻窦炎、慢性鼻 - 鼻窦炎、鼻息肉病和儿童腺样体肥大等。感冒（急性上呼吸道感染）是成人和儿童引起咳嗽最常见的原因。②咽喉源性：UACS 常与咽喉部的疾病有关，如急性慢性咽炎、咽部异感症、咽喉反流病（laryngopharyngeal refulx disease，LPRD）、急慢性喉炎、会咽炎、咽喉部新生物、咽喉及食管气管异物、慢性扁桃体炎等。③其他：外耳道异物有时也可能成为反复咳嗽的原因。室内室外空气及环境严重污染、阻塞性睡眠呼吸暂停低通气综合征（obstructive sleep apnea-hypopnea syndrome，OSAHS）、胃食管反流性疾病（GERD）也是 UACS 的重要原因。许多患者可同时具有多种病因如 OSAHS 常合并 GERD。

六、病理生理学机制

咳嗽是位于喉咽部和下呼吸道黏膜表面的咳嗽受体受到各种刺激（如物理、化学）后，将信息传导至大脑而引发的症状，也是人体正常防御性反应的一部分。UACS 引起咳嗽的机制目前尚不清楚。相关的研究主要有以下几类：

（一）鼻后滴流学说

鼻后滴流学说指咽喉呼吸道受到鼻腔和鼻窦分泌物直接或间接的理化刺激，通过兴奋咽喉部或者下气道的咳嗽感受器，经中枢传入神经将信息传导至大脑咳嗽中枢，而引发的咳嗽症状。但一组随访了 108 例持续性鼻炎或鼻 - 鼻窦炎并伴有鼻后滴流患者的研究显示，其中仅 21% 有咳嗽症状，在这些患者除外支气管扩张、哮喘或结节病等明确可引起咳嗽的病因后，仅 8% 的患者同时有鼻后滴流和咳嗽表现。由此学者们对鼻后滴流学说产生了质疑。

（二）气道炎症学说

研究显示，不伴哮喘的慢性咳嗽患者上下气道黏膜中有大量炎症细胞，黏膜持续性炎症可使得咳嗽感受器暴露及兴奋阈值降低，咳嗽反射比正常人更敏感。炎症也可使气管平滑肌痉挛，小气道收缩直接刺激黏膜中末梢咳嗽感受器，引起咳嗽。Niimi 等提出，UACS 患者可有气道重塑，包括黏膜下基底层的增厚、血管增多增厚及杯状细胞增生等，并指出气道结构的变化及重塑现象是长期气道炎症的结果。

（三）感觉神经敏感性增高学说

有研究报道，在 UACS 患者诱导痰上清液中神经源性炎症介质水平升高，由此推测 UACS 致咳嗽的机制可能是黏膜释放组胺等炎症介质，组胺激活鼻感觉神经和三叉神经的分支鼻睫神经，信号通过迷走神经上达咳嗽中枢，通过鼻 - 肺反射和鼻 - 心肺反射引起咳嗽。20 世纪 90 年代，Bucca 等提出了喉部高反应性（larynxhyper-responsiveness，LHR）的概念，LHR 也可称为喉部激惹（irritable larynx），组胺激发试验可表现为声门吸气中断并内收，吸气气流量下降，肺功能检查最大吸气中点流量下降（maximum mid-inspiratory airflow rate，MIF50）。Bucca 等研究结果显示，大部分慢性咳嗽患者均存在 LHR，而在 UACS 患者中 LHR 的发生率高达 76%。并将其解释为因咽喉部敏感性增加。Morice 等提出咳嗽高敏综合征（cough hypersensitivity syndrome，CHS）概念，随后 Millqvist 又提出了感受器高反应性（sensory hyper-reactivity，SHR）的概念。慢性咳嗽患者气道感受器神经元反应性增高，这种高敏感性使得低剂量的刺激便可引起咳嗽的发生。有报道证实，花粉过敏性鼻炎患者咳嗽反射的敏感性增高，尤其在花粉季节更为明显，而且在这些患者中，咳嗽敏感性与过敏性鼻炎症状的严重程度呈正相关，给予鼻用激素治疗后咳嗽敏感性降低。

（四）鼻功能异常学说

上气道与下气道解剖上具有相通性和连贯性。上气道疾病、鼻部解剖结构异常、OSAHS 等所导致的严重鼻塞，需要张口呼吸，使得鼻黏膜过滤、加温、加湿、灭菌等功能减退甚至消失，未经处理的空气直接吸入咽喉、会厌、声门、气道，刺激咳嗽反射，若伴随吸烟、空气污染等因素则更加重了上述损伤过程。

七、临床表现

（一）症状

除咳嗽、咳痰外，可有鼻塞、鼻腔分泌物增加。患者常感觉有黏液附着在咽后壁，有分泌物从鼻咽部流到咽喉部，因为喉咽部异物感或咽痒而频繁清嗓。患者同时伴有基础病的临床表现过敏性鼻炎可表现为鼻痒、喷嚏、水样涕及眼痒等。慢性鼻鼻 - 鼻窦炎常有鼻塞和脓涕等症状，也可伴有面部疼痛 / 肿胀感和嗅觉异常等 但这些临床表现并不具有特异性，其他病因引起咳嗽的患者也常有这些表现。

（二）体征

患者典型体征为咽部黏膜充血，咽后壁淋巴滤泡增生（鹅卵石样改变），有黏性分泌物附着，儿童尤为明显，甚至可以看到脓样分泌物来自鼻咽部。患者同时伴有基础病的体征，变应性鼻炎的鼻黏膜主要表现为苍白或水肿，鼻道及鼻腔底可见清涕或黏涕，非过敏性鼻炎的鼻黏膜多表现为肥厚或充血样改变。慢性鼻 - 鼻窦炎前鼻镜检查可见中鼻道脓样分泌物，慢性鼻 - 鼻窦炎伴息肉的患者可见鼻腔内息肉生长。咽喉部疾病可有各自特征性体征如新生物、声带水肿和息肉等。

（三）辅助检查

咳嗽具有季节性，提示与接触各类花粉有关；持续性多与螨虫、蟑螂、真菌等气传性过敏原有关，变应原检查有助于诊断。慢性鼻 - 鼻窦炎涉及多种类型，如病毒性、细菌性、真菌性和过敏性鼻 - 鼻窦炎，部分合并鼻息肉。怀疑鼻 - 鼻窦炎时，首选 CT 检查，影像学检查征象为鼻窦黏膜增厚、鼻窦内液平面及鼻腔鼻窦息肉等。咽喉部疾病应做纤维喉镜检查。少数 UACS 患者并无典型的上呼吸道症状或体征，但对第一代抗组胺剂和减充血剂的治疗有效，Irwin 等认为这是隐匿性 UACS 所致。笔者认为单凭治疗反应来诊断 UACS 依据不足。因为 AC、EB 等可能亦有类似的反应。

八、诊断

UACS 的诊断思路：患者有慢性咳嗽病史、排除下气道及其他系统的致病原因、伴有典型的上气道疾病的临床表现和体征、实验室检查支持上气道疾病的存在和性质，在经过综合评估后做出诊断。在没有任何上气道表现的患者如果经试验性治疗有效可考虑为 UACS。中国《咳嗽的诊断与治疗指南》提出的 PNDS/UACS 诊断标准如下：①发作性或持续性咳嗽，以白天咳嗽为主，入睡后较少咳嗽；②鼻后滴流和 / 或咽后壁黏液附着感；③有鼻炎、鼻 - 鼻窦炎、鼻息肉或慢性咽喉炎等病史；④检查发现咽后壁有黏液附着、鹅卵石样外观；⑤经针对性治疗后咳嗽缓解。UACS 的基础病因涉及耳鼻咽喉多区域，因范围广诊断应致力于仔细寻找病因。有些患者可同时伴有多种上气道的疾病和原因，例如慢性咽炎伴有吸烟史、工作和居住环境理化污染，咽喉部疾病伴有咽喉反流性疾病（laryngopharyngeal reflux disease，LPRD）、服用可引起慢性咳嗽的药物等，全面和仔细寻找病因，对该病的诊断和鉴别诊断有帮助。

当今对疾病的诊断已经立体化并逐渐走向精准，必要的辅助检查有助于及早诊断和更精准的治疗。鼻内镜检查、上气道相应的影像学检查（如慢性鼻 - 鼻窦炎伴有鼻息肉与咳嗽的关系更为密切）、纤维喉镜检查、上下气道炎症评估（如上下气道分泌物细胞学、NO 激发试验等）等各种技术均已普及和标准化。对疾病诊断性检查如过敏原体内体外试验等。如患者经以上检查均未发现典型的阳性结果，咳嗽可能属于"特发性（idiopathic）"，即没有与 UACS 有任何相关的表现和病理体征。有学者认为这种现象在全部咳嗽患者中的比例可高达 31%，其中一部分患者与精神因素有关。对慢性咳嗽久治难愈的患者应更加全面地了解病史，从多学科的角度寻找病因。随着基础和临床研究的进展，对上呼吸道疾病和下呼吸道疾病在病因、病理生理学、诊断和治疗之间的关系已有更深入的了解，为咳嗽的临床诊断和治疗提供了良好的科学依据。

九、治疗

UACS 治疗方案选择取决于基础疾病的诊断，应与 ENT 医师共同制订具有针对性的个体化治疗方法。方案包括：

1. 避免接触可引发上气道疾病的病因。

2. 抗炎症、止咳　①温生理盐水鼻腔冲洗 1～2 次 /d。②一代抗组胺药如氯苯那敏，有更好的止咳作用。如用于过敏性鼻炎建议使用第二代抗组胺药物如开瑞坦、地氯雷他定等，因为第二代抗组胺药物不通过血脑屏障，可减轻嗜睡、头昏及反应迟缓等中枢神经的副作用。③ICS 雾化吸入，如普米克令舒 1mg，1～2 次 /d。④白三烯受体拮抗剂，例如顺尔宁，1 次 /d。⑤与止咳药物联合应用至咳嗽完全控制。这些治疗方法的选择依据和效果还需要临床研究和验证。

3. 基础病的治疗　基础病的治疗方法可参考由各专业委员会制定的临床纲要、共识及指南。

4. 对高度怀疑但不能确诊有上气道病因时，可采用第一代抗组胺药，如氯苯那敏联合盐酸伪麻黄碱做试验性 / 经验性（empiric therapy）治疗。第一代抗组胺剂能通过血脑屏障，与脑细胞的组胺受体结合，抑制组胺对中枢系统的兴奋作用，因此具有一定的中枢镇咳作用。这种试验性 / 经验性治疗，即便咳嗽缓解也不能完全确定 UACS 的诊断。因为咳嗽抗组胺剂也有可能直接影响外周组胺水平，从而减少组胺对咳嗽受体的刺激作用，与 UACS 是否存在的关系并不确定。具体治疗方案请参阅中国《咳嗽的诊断和治疗指南》

（王秋萍）

参 考 文 献

1. 中华医学会呼吸病学分会哮喘学组. 咳嗽的诊断和治疗指南. 中华结核和呼吸杂志，2016，39（5）：323-340.

2. Pratter MR. Chronic upper airway cough syndrome secondary to rhinosinus diseases（previously referred to as postnasal drip syndrome）: ACCP evidence-based clinical practice guidelines. Chest，2006，129（1 Suppl）: 63S-71S.

3. Morice AH，Fontana GA，Sovijarvi AR，et al. The diagnosis and management of chronic cough. Eur Respir J，2004，24（3）: 481-492.

4. Guerra S，Sherrill DL，Baldacci S，et al. Rhinitis is an independent risk factor for developing cough apart from colds among adults. Allergy，2005，60（3）: 343-349.

5. 中国儿童慢性咳嗽病因构成比研究协作组. 中国儿童慢性咳嗽病因构成比多中心研究. 中华儿科杂志，2012，50（2）: 83-92.

6. Sandhu GS，Kuchai R. The larynx in cough. Cough，2013，9（1）: 16.

7. Iyer VN，Lim KG. Chronic cough: an update. Mayo Clin Proc，2013，88（10）: 1115-1126.

8. Sandhu GS，Kuchai R. The larynx in cough. Cough，2013，9（1）: 16.

9. Morice AH，Fontana GA，Sovijarvi AR，et al. The diagnosis and management of chronic cough. Eur Respir J，2004，24（3）: 481-492.

10. Plevkova J，Song WJ. Chronic cough in subjects with upper airway diseases-analysis of mechanisms and clinical applications. Asia PacAllergy，2013，3（2）: 127-135.

11. Cai C. Unmasking nonasthmatic eosinophilic bronchitis as an important cause of chronic cough. Med J Chin PLA，2014，39（5）: 365-368.

12. Pratter MR. Chronic upper airway cough syndrome secondary to rhinosinus diseases（previously referred to as postnasal drip syndrome）: ACCP evidence-based clinical practice guidelines. Chest，2006，129（1 Suppl）: 63S-71S.

13. Pecova R，Vrlik M，Tatar M. Cough sensitivity in allergic rhinitis. J Physiol Pharmacol，2005，56（Suppl 4）: 171-178.

14. Fokkens WJ，Lund VJ，Mullol J，et al. European position paper on rhinosinusitis and nasal polyps 2012. Rhinol Suppl，2012，（23）: 1-298.

15. 蔡闯. 非哮喘性嗜酸性粒细胞支气管炎: 慢性咳嗽的重要病因. 解放军医学杂志，2014，39（5）: 365-368.

16. Brozek JL，Bousquet J，Beana-Cagnani CE，et al. Allergic Rhinitis and its Impact on Asthma（ARIA）guidelines: 2010 revision. J Allergy Clin Immunol，2010，126（3）: 466-476.

17. Iyer VN，Lim KG. Chronic cough: an update. Mayo Clin Proc，2013，88（10）: 1115-1126.

第五节 变应性咳嗽

一、病例报道

患者，女，25 岁，学生。主诉反复咳嗽 5 年。5 年来经常刺激性干咳，多为白天咳嗽，偶有夜间咳嗽。自觉咽部痒感，遇油烟、冷空气、灰尘时咳嗽，讲话多时也有咳嗽。常在夏秋季节咳嗽加重，就诊于县级医院诊断为支气管炎，口服红霉素、青霉素等抗菌药物均无效，口服止咳药物也无好转。曾在市级院呼吸科就诊，拍胸部 X 线片未见异常，肺通气功能正常，血清支原体抗体阴性，呼气一氧化氮（FeNO）测定 30ppb。用布地纳德/福莫特罗 4.5/160μg 吸入 1 个月，咳嗽未见明显好转，复查 FeNO 25ppb。改用孟鲁司特 10mg，1 次/d，口服 1 个月，咳嗽也未见好转。口服氯雷他定咳嗽症状有好转，但是停药后咳嗽又复发。一年前咳嗽症状加重来院就诊，肺 CT 和肺功能检查均正常。外周血嗜酸性粒细胞 12.1%，嗜酸性粒细胞计数 $0.82×10^9$/L，诱导痰嗜酸性粒细胞 2.0%，血清总 IgE 2199IU/L，过敏原皮肤点刺螨阳性，蒿草阳性。血清螨特异性 IgE 27.1IU/L，4 级。蒿草特异性 IgE 6.99IU/L，3 级。诊断：过敏性咳嗽。给予甲泼尼龙 8mg，1 次/d，口服 4 天；4mg，1 次/d，口服 3 天，咳嗽明显好转停用。改用盐酸西替利嗪 10mg，1 次/d，口服 1 周，并给予屋尘螨变应原制剂脱敏治疗，1 年后咳嗽症状无复发，维持脱敏治疗 3 年停药（该病例由中国医科大学附属第一医院提供）。

这一慢性咳嗽病例诊治过程曲折，曾经考虑支气管炎、支气管哮喘等诊断，治疗效果均不佳。最终诊断变应性咳嗽，采用针对性治疗后咳嗽好转。这一病例带给我们思考：变应性咳嗽是何种疾病？如何诊治？

二、概述

变应性咳嗽是由 Fujimura 等于 1992 年首次提出并且定义的一种疾病诊断，是慢性咳嗽的常见病因。在 2013 年我国慢性咳嗽病因的流行病学调查中占 13.2%，是第 4 位的慢性咳嗽病因。我国 2005 年的咳嗽指南对变应性咳嗽给出了定义，2015 年咳嗽指南修订为：临床上某些慢性咳嗽患者，具有特应质，痰嗜酸性粒细胞正常，无气道高反应性，糖皮质激素及抗组胺药物治疗有效，将此类咳嗽称为变应性咳嗽。我国所定义的变应性咳嗽与日本学者的定义区别在于除外嗜酸粒细胞性支气管炎这一部分。

随着一些因接触真菌所致的变应性咳嗽病例的发现，2002 年日本学者 Fujimura 等也第一次报告了因反复接触担子菌门真菌（basidiomycetous，BM）而对其过敏导致诱导痰中嗜酸性粒细胞增多的慢性咳嗽病例。2011 年，真菌相关性慢性咳嗽以一个新的慢性咳嗽概念被介绍于众，其定义为诱导痰有担子真菌定植的、可被抗真菌药物治疗的慢性咳嗽。真菌致敏的慢性咳嗽（fungal allergic chronic cough，FACC）目前可分为三种类型：①单纯担子菌定植者；②对担子菌过敏者真菌过敏性咳嗽（allergic fungal cough，AFC）；③担子菌定植和/或对担子菌过敏，并除外其他类慢性咳嗽，如咳嗽变异性哮喘、变应性咳嗽、上气道咳嗽综合征和胃食管反流性咳嗽。

三、病因及机制

变应性咳嗽病因目前仍未明确，推测可能一方面与环境暴露刺激或吸入变应原如螨虫、蘑菇芽胞（真菌）等致使咳嗽反射敏感性增加有关；另一方面显示非嗜酸粒细胞性气道炎症，如中性粒细胞可能参与变应性咳嗽的发病。

在变应性咳嗽病理机制方面，目前有研究表明 MHC-Ⅱ类分子 HLA-DR 等位基因与变态反应发生相关，其与蘑菇孢子变应原间不同的相互作用来调节变态反应，从而导致咳嗽反射敏感性上调。人类气道神经末梢受体（快速适应性受体和 C 纤维）与慢性咳嗽病理生理有关。研究显示，变应性咳嗽患者中心气道黏膜活检可见大量嗜酸性粒细胞浸润，但是能反映外周气道细胞浸润特点的支气管肺泡灌洗液中却未查到嗜酸性粒细胞，这与嗜酸粒细胞性支气管炎的外周气道嗜酸性粒细胞浸润显著不同。另有研究显示，变应性咳嗽患者外周血中（与正常对照组相比）有一个显著转向 Th2 表现型，但比哮喘患者偏转程度低。

四、临床表现

变应性咳嗽在临床上常表现为慢性刺激性干咳，多为阵发性，咳嗽在白天或夜间，油烟、灰尘、冷空气、讲话等容易诱发咳嗽，常伴有咽喉发痒。

辅助检查：①外周血中嗜酸性粒细胞比例 ≥6% 或者绝对值计数 ≥$0.4×10^9$/L，血清总 IgE 水平升高（≥200U/ml）或特异性 IgE 水平升高，血清吸入性变应原检测中特异性花粉抗体阳性；②诱导痰嗜酸性粒细胞 <2.5%；③皮肤变应原点刺试验阳性；④肺功能：肺通气功能未见异常（FEV_1 值 ≥80% 预期值，FVC 值 ≥80% 预期值，FEV_1/FVC>70%），支气管舒张试验阴性（吸入 400mg 沙丁胺醇后 20 分钟 FEV_1 值增加 ≤10%），支气管激发试验阴性（使 FEV_1 下降 20% 所需吸入乙酰甲胆碱或组胺的累计剂量 PD_{20}-FEV_1 或浓度 PC_{20}-FEV_1 ≥10mg/ml 为正常）；⑤咳嗽反射敏感性升高：辣椒素激发试验浓度 ≤3.9μmol/L；⑥呼出气一氧化氮水平（FeNO）：有文献报道变应性咳嗽患者 FeNO 值显著低于咳嗽变异性哮喘患者；⑦胸部 X 线未见异常。

五、诊断

变应性咳嗽诊断标准如下：

1. 慢性咳嗽，多为刺激性干咳。

2. 肺通气功能正常，支气管激发试验阴性。

3. 诱导痰嗜酸性粒细胞不增高。

4. 具有下述指征之一者　①有过敏性疾病史；②变应原皮试阳性；③血清总 IgE 或者特异性 IgE 升高。

5. 糖皮质激素或抗组胺药物治疗有效。

2009 年我国咳嗽指南已明确提出，我国所定义的变应性咳嗽并不包括嗜酸粒细胞性支气管炎，这与日本学者对变应性咳嗽的定义有所不同。变应性咳嗽与嗜酸粒细胞性支气管炎的主要鉴别点为诱导痰嗜酸性粒细胞不增高，肺泡灌洗液嗜酸性粒细胞亦不增高。

六、鉴别诊断

变应性咳嗽主要根据以下特征与几种疾病相鉴别（表 7-2）：

表 7-2 变应性咳嗽、嗜酸粒细胞性支气管炎、咳嗽变异性哮喘和典型哮喘的主要特征及区别

特征	变应性咳嗽	嗜酸粒细胞性支气管炎	咳嗽变异性哮喘	典型哮喘
变应性	常见	同普通人	常见	常见
可逆性气流受限	−	−	+	+
气道高反应性	−	−	+	+
咳嗽敏感性增加	+	+	−～+	−～+
对支气管扩张剂的反应	−	−	+	+
对皮质类固醇	+	+	+	+
对 H_1 拮抗剂反应	+	不知	±	±
发展至典型哮喘	极少	10%	30%	已是
痰液嗜酸性粒细胞数增加反应	通常	总是	通常	通常
黏膜下嗜酸性粒细胞数	增多	总是	增多	增多
支气管肺泡灌洗液嗜酸性粒细胞数	−	增多	增多	增多
支气管平滑肌细胞增生	不知	不是	不是	增厚
基底膜	不知	增厚	增厚	增厚
杯状细胞超长增生	不知	不知	+	+
血管增生	不知	不知	+	+

七、治疗

变应性咳嗽对抗组胺药物治疗有一定效果,可加用吸入或短期(3～7 天)口服糖皮质激素。初期可短期(3～5 天)口服糖皮质激素(2C 推荐),吸入性糖皮质激素治疗需在 4 周以上。有研究表明,甲磺司特,一种 Th2 细胞因子拮抗剂治疗变应性咳嗽可能有效。在我国有不少关于中医中药治疗或中西医联合治疗变应性咳嗽的研究,但缺少循证医学证据,目前仍没有统一的共识。由担子菌芽胞抗原所致的变应性咳嗽可以口服低剂量抗真菌药,如伊曲康唑(50～100mg/d)2 周,可有效改善患者的咳嗽症状。

(李 娟 孔灵菲)

参 考 文 献

1. Fujimura M, Sakamoto S, Matsuda T. Bronchodilator-resistive cough in atopic patients: bronchial reversibility and hyperresponsiveness. Intern Med, 1992, 31: 447-452.

2. 中华医学会呼吸病学分会哮喘学组. 咳嗽的诊断与治疗指南(草案). 中华结核和呼吸杂志, 2005, 28: 738-744.

3. 中华医学会呼吸病学分会哮喘学组. 咳嗽的诊断与治疗指南(2015). 中华结核和呼吸杂志, 2016, 39 (5): 323-354.

4. Lai K, Chen R, Lin J. A prospective, multicenter survey on causes of chronic cough in China. Chest, 2013, 143(03): 613-620.

第七章

5. Suzuki K, Tanaka H, Sahara H, et al. HLA class II DPBl, DQAl, DQBI, and DRBI Genotypic associations with occupational allergic cough to Bunashimeji mushroom. Tissue Antigens, 2005, 65: 459-466.

6. 刘春丽, 陈如冲, 罗炜. 变应性咳嗽的临床特征与气道炎症特点. 广东医学, 2013, 34(6): 853-856.

7. Shirai T, Suzuki K, Inui N, et al. Thl/Th2 profile in peripheral blood in atopic cough and asthma. Clin Exp Allergy, 2003, 33: 84-89.

8. Fujimura M, Ohkura N, Abo M, et al. Exhaled nitric oxide Levels in patients with atopic cough and cough variant asthma. Respirology, 2008, 13: 359-364.

9. Brightling CE, Symon FA, Birring SS, et al. Comparison of airway immunopathology of eosinophilic bronchitis and asthma. Thorax, 2003, 58: 528-532.

10. Committee for the Japanese Respiratory Society Guidelines for Management of Cough, Kohno S, Ishida T, et al. The Japanese Respiratory Society guidelines for management of cough. Respirology, 2006, 11(suppl 4): S135-186.

11. Nlimi A. Geography and cough aetiology. Pulm Pharmacol Ther, 2007, 20: 383-387.

12. Takanobu Shioya, Masahiro Satake, Manabu Kagaya, et al. Antitussive Effects of the H1-Receptor Antagonist Epinastine in Patients with Atopic Cough(Eosinophilic Bronchitis). Arzneim Forsch Drug Res, 2004, 54(4): 207-212.

13. Ishiura Y, Fujimura M, Yamamoto H, et al. Effect of an orally active Th2 cytokine inhibitor suplatast tosilate on"atopic cough"tosilate. Arzneimittelforschung, 2008, 58: 297-302.

14. Ardizzoia A, Fujimura M, Tofuku Y. Treatment of atopic cough caused by Basidiomycetes antigen with low dose itraconazole. Lung, 2004, 182: 1-8.

15. Ogawa H, Fujimura M, Tofuku Y. Isolated chronic cough with sputum eosinophilia caused by Humicola fuscoatra antigen: The importance of environmental survey for fungus as an etiologic agent. J Asthma, 2002, 39: 331-336.

16. Birring SS. New concepts in the management of chronic cough. Pulm Pharmacol Ther, 2011, 24: 334-338.

17. Birring SS. Controversies in the evaluation and management of chronic cough. Concise clinical review. Am J Respir Crit Care Med, 2011, 183: 708-715.

18. Ogawa H, Fujimura M, Takeuchi Y, et al. Efficacy of itraconazole in the treatment of patients with chronic cough whose sputa yield basidiomycetous fungi-Fungus-associated chronic cough(FACC). J Asthma, 2009, 46: 407-412.

19. Haruhiko Ogawa, Masaki Fujimura, Noriyuki Ohkura, et al. Atopic cough and fungal allergy. J Thorac Dis, 2014, 6(S7): S689-698.

第六节　慢性咳嗽的病因诊断程序

一、概述

临床上通常将以咳嗽为唯一症状或主要症状、时间超过 8 周、胸部 X 线检查无明显异常者称为不明原因慢性咳嗽，简称慢性咳嗽。慢性咳嗽是内科门诊患者最常见的病症，与典型支气管哮喘、肺部感染、肺纤维化和支气管肺癌等疾病不同，由于缺乏典型的相关症状、胸部 X 线片检查无异常，一些临床医师简单地给患者戴上"支气管炎或慢性支气管炎"的帽子，给予止咳祛痰药或反复使用多种抗生素治疗均无效果。我们进行的流行病学调查显示，72% 的慢性咳嗽患者被诊断为"支气管炎、慢性支气管炎或慢性咽喉炎"。实际上，慢性咳嗽的常见病因为嗜酸粒细胞性支气管炎、鼻后滴流综合征、咳嗽变异性哮喘和胃食管反流性咳嗽等，这些病因占了慢性咳嗽病因的 70%～95%，而慢性支气管炎仅占 4%。另一方面，一些患者由于诊断不明，长期得不到有效的治疗，反复进行胸部 X 线片、CT 等各种无意义的检查，不仅给患者的工作生活乃至心理带来极大的困扰，也导致医疗资源的严重浪费，增加了患者的经济负担。

慢性咳嗽的病因既非"支气管炎"那样简单，亦非毫无规律可循。只要掌握正确的诊断方法，按照慢性咳嗽病因诊断程序，实际上大部分患者可以获得明确的病因诊断，根据病因进行特异性治疗能够取得良好的治疗效果。最早在 20 世纪 80 年代初期由美国提出了慢性咳嗽解剖学诊断程序，迄今已 30 余年，随后各国学者根据慢性咳嗽的临床研究，相继建立了一些改良的慢性咳嗽病因诊断程序。

二、Irwin 慢性咳嗽解剖学诊断程序

咳嗽感受器不仅存在于咽喉、气管、支气管等呼吸系统部位，食管、鼻窦、外耳道、胸膜、心包等部位亦有咳嗽感受器的分布。因此，上述系统或部位的病变均有可能产生咳嗽症状。基于不同位置的咳嗽感受器和传入神经受到刺激均可引起咳嗽，Irwin 等于 1981 年提出了一个慢性咳嗽的解剖学诊断程序，主要内容包括：①病史和查体，不仅要注意呼吸系统的情况，还要注意消化系统、耳鼻咽喉系统的病史询问和查体；②胸部 X 线片检查；③肺通气功能和气道激发试验；④鼻窦 X 线片、鼻咽镜检查；⑤支气管纤维镜检查；⑥针对病因进行治疗，治疗有效后明确诊断。1990 年对此方案进行修正，增加 24 小时食管 pH 值测定。Irwin 诊断方案建立以来，在慢性咳嗽的诊断中发挥了重要作用。

三、ACCP 慢性咳嗽病因诊断程序

总结美国胸科医师学会（ACCP）慢性咳嗽诊断程序（图 7-2），主要包含以下内容：

1. 对于咳嗽患者，首先要进行病史回顾和体格检查。尽管咳嗽的时相及特征临床诊断价值不大，但是病史回顾对于明确患者是否服用血管紧张素转换酶抑制剂（ACEI）类药物、是否吸烟、是否存在危及生命或全身性疾病等甚为重要。对于吸烟的慢性咳嗽患者，应劝说并帮助患者戒烟。服用 ACEI 类药物的咳嗽患者，应该停药或者用其他药物替代治疗。

2. 对于慢性咳嗽患者，可针对最常见的病因（如上呼吸道咳嗽综合征（UACS）、哮喘、非哮喘性嗜酸粒细胞性支气管炎（NAEB）和胃食管反流性疾病（GERD）直接进行系统的经验治疗。经验治疗应先从使用第一代 A/D 制剂开始。A/D 治疗后，UACS 一般在 1～2 周内咳嗽可有明确的改善，但咳嗽显著缓解或完全消失则可能需要数周，有时长达数个月。慢

性咳嗽通常并非单一病因所致，有必要进行序贯与叠加治疗。

3. 若针对 UACS 治疗后咳嗽依然存在者，下一步应考虑哮喘的可能。排除 UACS、哮喘或治疗无效时，下一步应进行规范的诱导痰细胞分类以明确 NAEB 的可能，如果没有条件施行诱导痰细胞分类确诊 NAEB 时，应考虑使用糖皮质激素进行经验性治疗。

4. 对于大部分疑诊哮喘的咳嗽患者，在口服糖皮质激素治疗前，最好应先进行支气管激发试验，如果试验阳性，可考虑 ICS、吸入 β_2 受体激动剂或者口服白三烯拮抗剂的联合治疗。对于部分疑诊哮喘的咳嗽患者，可谨慎使用口服糖皮质激素行经验性治疗，治疗无效再考虑其他病因的可能。

5. 若针对 UACS、哮喘或 NAEB 治疗无效或部分缓解者，下一步应考虑行针对 GERD 的治疗。

6. 如果经恰当、完整的试验性治疗后仍不能明确咳嗽病因时，诊断为不明原因咳嗽。

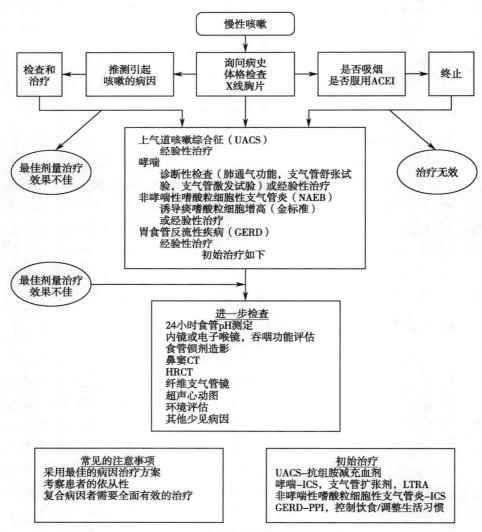

图 7-2 ACCP 慢性咳嗽病因诊断程序

四、ERS慢性咳嗽病因诊断程序

欧洲呼吸学会（ERS）于2004年制定了《慢性咳嗽诊断与治疗指南》。欧洲咳嗽指南提出，咳嗽病因诊断的原则既要考虑费用问题，又要考虑效率问题。采用"全部检查，再行治疗"是一种诊治费用最为昂贵的诊断模式，但也是一种诊治时间最短的方式。反过来，采用经验性序贯治疗是一种诊治费用最少，但也是一种诊治时间最长的方式。因此，慢性咳嗽的诊断必须平衡时间和费用两个方面。将实验检查和经验治疗相结合应是一种比较理想的模式（图7-3）。

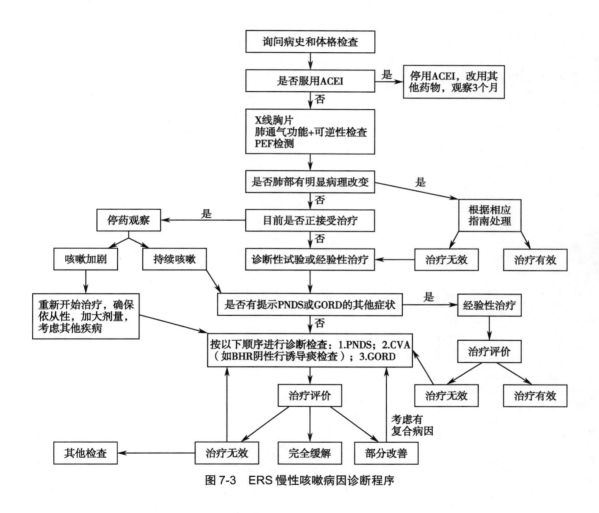

图7-3　ERS慢性咳嗽病因诊断程序

五、国内慢性咳嗽病因诊断程序

国内研究表明，NAEB是慢性咳嗽的重要原因，诱导痰细胞分类检查是诊断NAEB的关键指标。Irwin诊断方案没有诱导痰检查项目，采用该方案必然使这部分患者漏诊。另外，Irwin的诊断方案仅用文字叙述，并非严格意义上的诊断程序，实际应用不是很方便。

在 Irwin 诊断方案中，各项检查的顺序没有明确。对慢性咳嗽患者进行大包围的检查，必然导致医疗资源的浪费，不太符合国内的经济状况。2006 年 ACCP 的咳嗽诊治指南过于强调经验指南，提出首先针对 UACS 的经验指南方案。这个方案并不适合国内的实际情况，国内的病因分布与美国有所不同，UACS 所占慢性咳嗽比例没有美国那么高。因此我们结合 Irwin 诊断方案和国内临床特点，重新制定了一个慢性咳嗽的病因诊断程序（图 7-4）。主要思路如下：①重视病史，包括耳鼻喉、消化系统病史、职业接触史及用药史的询问。②根据病史选择有关检查，检查由简单到复杂。③先考虑常见病，后考虑少见病。慢性咳嗽患者应首先考虑 UACS、CVA、NAEB、GERC、变应性咳嗽（AC）等常见病因的可能。支气管镜检查仅对一些少见慢性咳嗽病因具有诊断价值。④诊断和治疗两者应同步或顺序进行。如检查条件不具备时，根据临床特征进行诊断性治疗，并根据治疗反应确定咳嗽病因，治疗无

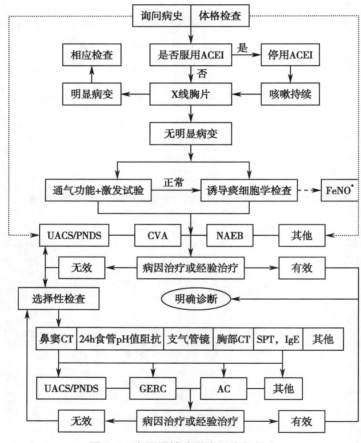

图 7-4　中国慢性咳嗽病因诊断程序

① ACEI：血管紧张素转换酶抑制剂；UACS：上气道咳嗽综合征；PNDS：鼻后滴流综合征；CVA：咳嗽变异性哮喘；NAEB：非哮喘性嗜酸粒细胞性支气管炎；纤支镜：纤维支气管镜；SPT：过敏原皮试；IgE：免疫球蛋白 E；GERC：胃食管反流性咳嗽；AC：变应性咳嗽；②对于经济条件受限或普通基层医院的患者，可根据病史和咳嗽相关症状，进行经验性治疗。如果经验治疗无效，则应及时到有条件的医院进行检查诊断，以免延误病情

*：不可作确诊依据，但可以作为嗜酸粒细胞性炎症相关咳嗽的参考指标

效时再选择有关检查。如有典型的鼻炎、鼻窦炎症状或鼻后滴流症状、体征，可先按 UACS 进行治疗。如有典型胃食管反流相关症状或进食后咳嗽，则先按 GERC 进行治疗。⑤治疗有效是明确病因诊断的前提。治疗部分有效但未完全缓解，应评估影响疗效的因素和是否存在其他慢性咳嗽的复合病因，如 UACS 合并 GERC、CVA 或 NAEB，GERC 合并 NAEB 或 CVA 等。⑥治疗无效时应评估是否诊断错误，治疗力度和时间是否足够，有无影响治疗疗效的因素，如职业或环境暴露因素。

通过仔细询问病史和体格检查能缩小咳嗽的诊断范围，提供病因诊断线索，甚至得出初步诊断并进行经验性治疗，或根据病史提供的线索选择有关检查，从而能更快明确病因诊断。

1. 询问病史　询问咳嗽的持续时间、时相、性质、音色，及其发作特征与诱发因素，了解咳痰液的数量、颜色、气味及性状等和有无吸烟史、职业或环境刺激暴露史、服用 ACEI 类药物或其他药物史等，对诊断咳嗽具有重要的诊断价值。有特殊职业接触史应注意职业性咳嗽的可能。咳嗽可按持续时间分为急性、亚急性或慢性咳嗽。急性咳嗽主要为普通感冒与急性气管 - 支气管炎，亚急性咳嗽最常见的病因为感染后咳嗽。咳嗽发生的时相亦有一定的诊断价值，夜间咳嗽为主的患者应首先考虑咳嗽变异性哮喘的诊断。痰量较多、咳脓性痰者应首先考虑呼吸道感染性疾病，刺激性干咳者多为非感染性疾病，如咳嗽变异性哮喘、嗜酸粒细胞性支气管炎和变应性咳嗽等。慢性支气管炎常咳白色黏液痰，并以冬、春季咳嗽为主。痰中带血或咯血者应考虑结核、支气管扩张和肺癌的可能。有过敏性疾病史和家族史者应注意排除过敏性鼻炎和支气管哮喘相关的咳嗽。伴随鼻塞、流涕、喷嚏、鼻后滴流感、咽后黏液附着感等，应首先考虑上气道咳嗽综合征（UACS）的可能。伴随反酸、嗳气、胸骨后烧灼感等症状或者餐后咳嗽加重应考虑胃食管反流性咳嗽（GERC）的诊断。

2. 体格检查　包括体型、鼻、咽、喉、气管、肺部等，双肺呼吸音及有无哮鸣音、湿啰音和爆裂音。肥胖体型者应注意睡眠呼吸暂停（OSA）或胃食管反流（GER）合并慢性咳嗽的可能。多数慢性咳嗽患者无异常体征。体格检查闻及呼气期哮鸣音时，提示哮喘。肺底闻及 Velcro 啰音，应考虑间质性肺疾病。如闻及吸气期哮鸣音，要警惕中心型肺癌或支气管结核。此外，也应注意有无心界扩大、期前收缩和器质性杂音等心脏体征。

3. 影像学检查　胸部 X 线片是慢性咳嗽患者的常规检查。胸部 X 线片有明显病变者，可根据病变的形态、性质选择进一步检查。胸部 X 线片无明显病变者，如有吸烟、环境刺激物或服用血管紧张素转化酶抑制剂，则戒烟、脱离刺激物的接触或停药观察 4 周。若咳嗽仍未缓解或无上述诱发因素，则进入下一步诊断程序。胸部 X 线片如有可疑病变时，可进一步进行 CT 检查。胸部 CT 检查有助于发现纵隔前后肺部病变、肺内小结节、气管壁增厚、气管管壁钙化、气管狭窄、纵隔淋巴结肿大等，对于一些胸部 X 线检查不易发现的病变，一些少见的慢性咳嗽病因如支气管结石、复发性多软骨炎和支气管异物等具有重要诊断价值。高分辨率 CT 有助于诊断早期间质性肺疾病和非典型支气管扩张。怀疑鼻窦炎时，首选鼻窦 CT 检查。

4．检测肺通气功能＋支气管激发试验或舒张试验　对慢性咳嗽的病因诊断具有重要价值，推荐作为常规检测项目。通气功能和支气管激发试验是诊断 CVA 的关键方法。无条件行支气管激发试验的医院也可监测 PEF 变异率，PEF 平均变异率 >10% 则支持 CVA 的诊断。

5．诱导痰细胞学检查　其为慢性咳嗽病因诊断和气道炎症最重要的一种无创检查方法，安全性和耐受性较好。诱导痰嗜酸性粒细胞增高是诊断嗜酸粒细胞性支气管炎（EB）的主要指标，亦可用于 CVA 的辅助诊断。诱导痰检测有助于指导 ICS 应用，使慢性咳嗽患者获益。建议采用单一浓度的高渗盐水进行超声雾化，但应尽量避免在 48 小时内对患者行多次诱导痰检查。

6．FeNO 水平检查　是近年来开展的一项无创气道炎症检查技术，FeNO 增高（成人>50ppb，儿童 >35ppb）提示嗜酸粒细胞性炎症或激素敏感性咳嗽可能性大。但 FeNO 筛查慢性咳嗽相关嗜酸粒细胞性炎症敏感性不高，大约 30% 的嗜酸性粒细胞增高的患者 FeNO 水平正常。

7．病史存在鼻后滴流或频繁清喉时，可先按 PNDS 治疗，联合使用第一代 H_1 受体阻断剂和鼻减充血剂。对变应性鼻炎可加用鼻腔吸入糖皮质激素。治疗 1～2 周症状无改善者，可行鼻窦 CT 或鼻咽镜检查。如有慢性鼻窦炎，加用抗生素治疗，必要时应进行鼻窦引流和冲洗。

8．如上述检查无异常，或患者伴有反流相关症状，可考虑进行 24 小时食管 pH 值监测。无条件进行 pH 值监测，高度怀疑者可进行经验性治疗。

9．怀疑变应性咳嗽者，可行变应原皮试、血清 IgE 和咳嗽敏感性检测。

10．通过上述检查仍不能确诊，或试验治疗仍继续咳嗽者，应考虑做高分辨率 CT、纤维支气管镜和心血管系统检查，以除外支气管扩张、支气管结核及充血性心功能不全等疾病。

11．经相应治疗后咳嗽缓解，病因诊断方能确立，另外部分患者可同时存在多种病因。如果患者治疗后，咳嗽症状部分缓解，应考虑是否合并其他病因。

（赖克方　周健萌）

参 考 文 献

1. 赖克方，陈如冲，刘春丽，等. 不明原因慢性咳嗽的病因分布及诊断程序的建立. 中华结核和呼吸杂志，2006，29：96-99.

2. Irwin RS, Curley FJ, French CL. Chronic cough: the spectrum and frequency of causes, key components of the diagnostic evaluation, and outcome of specific therapy. Am Rev Respir Dis, 1990, 141: 640-647.

3. Poe RH, Harder RV, Israel RH, et al. Chronic persistent cough: experience in diagnosis and outcome using an anatomic diagnostic protocol. Chest, 1989, 95: 723-728.

4. Irwin RS, Madison JM. The diagnosis and treatment of cough. N Engl J Med, 2000, 343: 1715-1721.

5. Smyrnios NA, Irwin RS, Curley FJ. Chronic cough with a history of excessive sputum production: the spectrum and frequency of causes, key components of the diagnostic evaluation, and outcome of specific

therapy. Chest, 1995, 108: 991-997.

6. Curley FJ, Irwin RS, Pratter MR, et al. Cough and the common cold. Am Rev Respir Dis, 1988, 138: 305-311.

7. Mello CJ, Irwin RS, Curley FJ. Predictive values of the character, timing, and complications of chronic cough in diagnosing its cause. Arch Intern Med, 1996, 156: 997-1003.

8. Gibson GR. Enalapril-induced cough. Arch Intern Med, 1989, 149: 2701-2703.

9. Palombini BC, Villanova CA, Araujo E, et al. A pathogenic triad in chronic cough: asthma, postnasal drip syndrome, and gastroesophageal reflux disease. Chest, 1999, 116: 279-284.

10. Lin L, Poh KL, Lim TK. Empirical treatment of chronic cough: a cost-effectiveness analysis. Proc AMIA Symp, 2001, 383-387.

11. Wongtim S, Mogmeud S, Limthongkul S, et al. The role of the methacholine inhalation challenge in adult patients presenting with chronic cough. Asian Pac J Allergy Immunol, 1997, 15: 9-14.

12. Dicpinigaitis PV, Dobkin JB, Reichel J. Antitussive effect of the leukotriene receptor antagonist zafirlukast in subjects with cough-variant asthma. J Asthma, 2002, 39: 291-297.

13. Ayik SO, Basoglu OK, Erdinc M, et al. Eosinophilic bronchitis as a cause of chronic cough. Respir Med, 2003, 97: 695-701.

14. Gibson PG, Hargreave FE, Girgis-Gabardo A, et al. Chronic cough with eosinophilic bronchitis: examination for variable airflow obstruction and response to corticosteroid. Clin Exp Allergy, 1995, 25: 127-132.

15. Brightling CE, Ward R, Goh KL, et al. Eosinophilic bronchitis is an important cause of chronic cough. Am J Respir Crit Care Med, 1999, 160: 406-410.

16. Gibson PG, Dolovich J, Denburg J, et al. Chronic cough: eosinophilic bronchitis without asthma. Lancet, 1989, 1: 1346-1348.

17. Gibson PG, Fujimura M, Niimi A. Eosinophilic bronchitis: clinical manifestations and implications for treatment. Thorax, 2002, 57: 178-182.

18. Irwin RS, Zawacki JK. Accurately diagnosing and successfully treating chronic cough due to gastroesophageal reflux disease can be difficult. Am J Gastroenterol, 1999, 94: 3095-3098.

19. Kiljander TO. The role of proton pump inhibitors in the management of gastroesophageal reflux disease-related asthma and chronic cough. Am J Med, 2003, 115: 65S-71S.

20. Ours TM, Kavuru MS, Schilz RJ, et al. A prospective evaluation of esophageal testing and a double-blind, randomized study of omeprazole in a diagnostic and therapeutic algorithm for chronic cough. Am J Gastroenterol, 1999, 94: 3131-3138.

21. Pratter MR. Chronic upper airway cough syndrome secondary to rhinosinus diseases (previously referred to as postnasal drip syndrome): ACCP evidence-based clinical practice guidelines. Chest, 2006, 129: 63S-71S.

22. Dicpinigaitis PV. Chronic cough due to asthma: ACCP evidence-based clinical practice guidelines. Chest, 2006, 129: 75S-79S.

23. Irwin RS. Chronic cough due to gastroesophageal reflux disease: ACCP evidence-based clinical practice

第
七
章

guidelines. Chest，2006，129：80S-94S.

24. Pratter MR. Cough and the common cold：ACCP evidence based clinical practice guidelines. Chest，2006，129：72S-74S.

25. Braman SS. Chronic cough due to acute bronchitis：ACCP evidence-based clinical practice guidelines. Chest，2006，129：95S-103S.

26. Rosen MJ. Chronic cough due to bronchiectasis：ACCP evidence-based clinical practice guidelines. Chest，2006，129：122S-131S.

27. Morice AH，Fontana GA，Sovijarvi AR，et al. The diagnosis and management of chronic cough. Eur Respir J，2004，24：481-492.

28. 马洪明，朱礼星，赖克方，等. 不明原因慢性咳嗽的诊断探讨. 中华内科杂志，2003，26：675-678.

29. 杨忠民，邱忠民，吕寒静. 咳嗽病因的前瞻性研究. 大学学报（医学版），2005，26：62-64.

30. 王志虹，林江涛，李勇，等. 慢性咳嗽的病因诊断及治疗效果中国医学科学院学报，2007，29：665-668.

31. 中华医学会呼吸病学分会哮喘学组. 咳嗽的诊断与治疗指南（草案）. 中华结核和呼吸杂志，2005，28：738-744.

32. Lai K，Chen R，Lin J，et al. A prospective，multicenter survey on causes of chronic cough in China. Chest，2013，143：613-620.

33. 刘国梁，林江涛. "不明原因"慢性咳嗽的病因构成和临床特征分析. 中华结核和呼吸杂志，2009，32（6）：422-425.

34. 曹国强，程晓明，戴晓天，等. 重庆地区慢性咳嗽病因的多中心研究. 中国呼吸与危重监护杂志，2009，8（6）：565-568.

35. 司淑一，彭秋凤，时旭，等. 沈阳及周边地区慢性咳嗽的病因构成和临床特征分析. 中华结核和呼吸杂志，2010，33：862-863.

36. Lai K，Pan J，Chen R，et al. Epidemiology of cough in relation to China. Cough，2013，9（18）.

37. 张永明，林江涛. 呼出气一氧化氮测定在慢性咳嗽诊治中的应用价值初探. 中华结核和呼吸杂志，2011，34：504-508.

38. Westerhof GA，Korevaar DA，Amelink M，et al. Biomarkers to identify sputum eosinophilia in different adult asthma phenotypes. Respiratory，2015，46：688-696.

39. Adalberto P，Vicenta F，Ignacio C，et al. Gastro-oesophageal reflux，eosinophilic airway inflammation and chronic cough. Respirology，2011，16：994-999.

40. Kowal K，Bodzenta-Lukaszyk A，Zukowski S，et al. Exhaled nitric oxide in evaluation of young adults with chronic cough. Asthma，2009，46：692-698.

41. 席寅，赖克方，陈如冲，等. 咳嗽变异性哮喘的临床特征及其与典型哮喘的关系. 中华哮喘杂志（电子版），2011，05：150-155.

42. 赖克方，陈如冲，林玲，等. 不同病因慢性咳嗽临床特征的诊断价值. 中华结核和呼吸杂志，2009，32：418-421.

43. 于兴梅，朱海艳，郝创利，等. 不同病因儿童慢性咳嗽气道高反应的特征. 中华结核和呼吸杂志，2015，

38：55-58.

44. Nakade Y，Fujimura M，Ohkura N，et al. Reversibility of the pulmonary function based on the partial flow-volume curve predicts the efficacy of bronchodilator therapy for treating chronic cough. Internal Medicine，2013，52：2017-2023.

45. Nair P，Hargreave FE. Measuring bronchitis in airway diseases：clinical implementation and application：Airway hyperresponsiveness in asthma：its measurement and clinical significance. Chest，2010，138：38S-43S.

46. 罗炜，王慧，陈如冲，等. 单一浓度法与梯度浓度法高渗盐水雾化诱导痰的成功率与安全性比较. 广东医学，2010，31：3193-3195.

47. Yi F，Chen R，Luo W，et al. Validity of Fractional Exhaled Nitric Oxide in Diagnosis of Corticosteroid-Responsive Cough. Chest，2016，149：1042-1051.

48. Soter S，Barta I，Antus B，et al. Predicting sputum eosinophilia in exacerbations of COPD using exhaled nitric oxide. Inflammation，2013，36：1178-1185.

第七节　慢性咳嗽的经验性治疗

一、概述

慢性咳嗽是指以咳嗽为唯一或主要症状，持续 8 周以上且胸部影像学未见明显异常者，在不吸烟的成年人群中发病率高达 10%～40%。长期持续咳嗽不仅损害身体脏器功能，还对患者的心理和社会功能造成负面影响，降低生活质量。如何及时有效地控制咳嗽症状，解除患者疾病痛苦是呼吸内科医师常要面对的困难问题。在明确病因的基础上给予针对性治疗，是提高慢性咳嗽治疗成功率的关键措施，也构成了慢性咳嗽诊治流程的基础。但经验性治疗作为慢性咳嗽诊治的补充手段，近年来也受到重视，在国内外颁布的咳嗽诊治指南中也占有一席之地。

二、现有咳嗽诊治流程的意义及问题

（一）现有诊治流程的意义

现有的咳嗽诊治流程是病因导向的，其重要意义在于明确引起慢性咳嗽的病因，然后进行针对性治疗以控制咳嗽症状。自 1981 年 Irwin 提出慢性咳嗽的解剖学诊治流程以来，经引入 24 小时食管 pH 监测和诱导痰细胞分析等检查技术先后改良，流程不断完善，提高了胃食管反流性咳嗽的诊断敏感性，增加了嗜酸粒细胞性支气管炎的识别能力，拓宽了病因诊断范围，已成为各国慢性咳嗽诊治指南的精髓和基石。病因导向治疗能减少诊治盲目性，治愈率可达 84%～98%，大大改善患者预后。

（二）现有诊治流程的种类及优缺点

1. "先全面检查，再针对性治疗（test all，then treat）"　即针对慢性咳嗽的各种病因进行

全面的辅助检查，如肺通气功能、支气管舒张或激发试验、诱导痰细胞分析、呼出气一氧化氮检测、鼻旁窦 X 线片、血 IgE 检测或皮肤过敏原点刺试验、多通道食管阻抗 -pH 监测、纤维支气管镜和胸部 CT 等，结合病史建立可能的病因诊断，并经相应治疗进行证实。优点是能迅速明确病因，诊治时间较短，但费用较昂贵。

2."边检查，边治疗（test and treat step by step）" 即根据病史、症状和体征对某一提示病因或可能性最大的病因先进行辅助检查，建立疑似诊断，然后通过观察治疗反应确立或排除该病因。然后，再依次对其他病因进行检查治疗，直至所有病因明确并控制咳嗽。这一流程费用相对较少，但如对可能的初始病因判断错误，需完成随后的所有诊疗步骤才能建立诊断，则不仅不能节约费用，还要花更长时间才能控制咳嗽。

（三）病因导向治疗流程存在的问题

1. 明确病因需要一定的诊断设备，在基层医院或条件不具备的医院难以做到。

2. 较多辅助检查增加医疗费用，加重患者经济负担。

3. 部分有创辅助检查会带来一定痛苦，如 MII-pH 监测等部分患者无法耐受完成检查，而支气管激发试验尽管风险极低，但仍存在禁忌证。

4. 完成辅助检查需要时间，可能延缓初始治疗和延长诊治周期。

5. 检查结果阳性也仅能建立疑似诊断，无法预测其后的针对性治疗一定有效。如支气管激发试验阳性仅表明气道反应性增高，并不能确诊是咳嗽变异性哮喘，还需针对性治疗成功方能确诊。

三、经验性治疗的价值和重要性

经验性治疗是指在无明确病因诊断依据时，根据病情和可能的病因给予相应治疗措施，通过治疗反应来确立或排除诊断，以尽快控制咳嗽症状和治疗疾病。经验性治疗有一定盲目性，疗效往往不如病因导向治疗，所以不是一线的治疗手段。然而，在客观条件有限或患者拒绝检查等场合，经验性治疗可作为病因导向治疗的替代措施。

（一）经验性治疗的基础

经验性治疗并非无的放矢，仍要以病因和针对性治疗为基础，尽量避免单纯药物镇咳。如上所述，慢性咳嗽的常见病因现已比较清楚。虽然国内外常见病因的排序有所不同，如西方国家第一位为上气道咳嗽综合征，国内则以咳嗽变异性哮喘最重要，地区之间病因构成也有差别，但在多数情况下咳嗽病因是可预计的。其次，慢性咳嗽的常见疾病均有相应的有效治疗措施，如抗组胺药 / 减充血剂治疗上气道咳嗽综合征、支气管扩张剂和糖皮质激素治疗咳嗽变异性哮喘、糖皮质激素治疗嗜酸粒细胞性支气管炎和质子泵抑制剂治疗胃食管反流性咳嗽等。这些条件为经验性治疗的实施和取得疗效奠定了基础。

（二）经验性治疗的优点

1. 流程简便，仅需做血常规和胸部 X 线片等常规检查，因而简单方便，便于在基层医院或技术设备条件不足的医疗机构中使用。

2. 无需大量辅助检查，节省医疗费用，适合身体或经济条件各异的多层次人群。

3. 缩短就诊到初始治疗时间，能快速缓解症状，减少有创检查的痛苦，提高患者依从性。

4. 经验性治疗有效有助于确诊病因。即使治疗无效，也可排除一些病因，缩小随后病因诊断所需的辅助检查选择范围。

四、常见病因的经验性治疗

（一）咳嗽变异性哮喘

咳嗽变异性哮喘以慢性干咳为主，运动时或夜间咳嗽明显，夜间常咳醒，不伴有喘息或呼吸困难，体检肺部无哮鸣音，肺通气功能和支气管舒张试验可正常。气道高反应性是最重要的诊断标准之一，包括支气管扩张剂在内的抗哮喘治疗有效是确诊依据。如临床怀疑而无法行气道反应性检查证实时，经验性治疗有助于明确诊断和控制咳嗽。首先口服或吸入支气管扩张剂 1 周，如有效继续维持。必要时可联合吸入糖皮质激素治疗。若无法吸入激素或吸入激素加重咳嗽时，可先短程口服激素，如泼尼松（10～30）mg/d×6d。待咳嗽控制后，改为吸入激素或联合长效 β_2 受体激动剂的标准治疗维持。

（二）上气道咳嗽综合征

上气道咳嗽综合征患者常有慢性鼻炎和鼻窦炎病史。典型症状除慢性咳嗽外，还有鼻后滴流感或清喉动作。体检见咽后壁黏膜充血、水肿、肥厚，淋巴滤泡增生呈"鹅卵石"样改变，可附黏液性或脓性分泌物。有慢性鼻窦炎者，鼻旁窦 X 线片可见鼻旁窦黏膜模糊、增厚 >6mm 和鼻旁窦腔液平。因临床表现缺乏特异性，没有确诊的辅助检查手段，经验性治疗对上气道咳嗽综合征具有诊断和治疗双重价值。抗组胺药/减充血剂是一线治疗药物，尤其主张使用第一代抗组胺制剂，其具有的抗胆碱和中枢镇静作用可能提高治疗效果。口服一般数天至 1 周起效。如为变应性鼻炎者可鼻内吸入激素和服用第二代抗组胺药；伴有脓涕脓痰者，应加用合适抗生素。

（三）嗜酸粒细胞性支气管炎

嗜酸粒细胞性支气管炎临床表现和咳嗽变异性哮喘相似，诱导痰中嗜酸性粒细胞增多（≥2.5%），但缺乏气道高反应性，支气管扩张剂治疗无效，仅对糖皮质激素治疗起反应。当临床表现提示嗜酸粒细胞性支气管炎而又无法进行诱导痰细胞分析检查时，可试用糖皮质激素治疗。标准治疗方案为吸入糖皮质激素。但起效慢，一般需吸入 2 周以上咳嗽才能改善，最大疗效可能要几个月才能达到。故在经验性治疗时，主张先短程口服激素，待咳嗽减轻后再改为吸入维持治疗。剂量和疗程同咳嗽变异性哮喘。如口服激素无效，基本可排除诊断。

（四）变应性咳嗽

变应性咳嗽多为刺激性干咳，肺通气功能正常，支气管舒张和激发试验阴性，诱导痰中嗜酸粒细胞不增高，但患者为特应征（atopy）体质。具备过敏性疾病史或过敏物质接触史、变应原皮试阳性和血清总 IgE 或特异性 IgE 增高至少一项者，就要考虑变应性咳嗽的可能。经验性治疗常给予短期糖皮质激素口服，咳嗽控制后给予吸入糖皮质激素维持；或选择口服第二代抗组胺药治疗。

（五）胃食管反流性咳嗽

胃食管反流性咳嗽除慢性咳嗽外，可伴或不伴反酸、烧心、声嘶和胸骨后疼痛等典型反流症状。上消化道钡餐示钡剂反流，或胃镜检查见食管炎是胃食管反流确诊依据之一，但由于阳性率低，并非推荐的首选检查手段。多通道食管阻抗-pH 监测最敏感也最有价值，显示异常酸或非酸反流并与咳嗽相关时，对确诊很有帮助。缺乏上述检查或无法进行检查时，可考虑经验性治疗。事实上，鉴于多通道食管阻抗-pH 监测尚未普及，有一定痛苦，如何合理解释检查结果尚未取得共识，监测结果阳性也不能预测抗反流治疗能缓解咳嗽，经验性治疗是目前推荐的首选诊断和治疗方法。预先用胃食管反流性疾病问卷 GerdQ 评估筛选患者，对评分≥8 者给予经验性抗反流治疗，可明显提高治疗的成功率。除戒烟、酒和减肥等调整生活方式外，大剂量质子泵抑制剂是最有效的抑酸药物治疗。可口服奥美拉唑 20～40mg，每天两次餐前 30 分钟至 1 小时口服，或使用同等效价的其他质子泵抑制剂。部分患者还需辅以促胃动力药。起效时间因人而异，用药至少 4 周才能判断效果，有效者疗程 3 个月以上。从我们的经验来看，绝大多数患者治疗 1～2 周起效，超过 4 周才见效者很少。不过，药物治疗无效并不能完全排除胃食管反流性咳嗽。

五、经验性治疗的策略

（一）临床线索导向策略

根据病史和临床表现，推测慢性咳嗽的可能病因，并给予针对性治疗。多数慢性咳嗽患者常伴有提示病因的其他症状或体征，可作为选择经验性治疗措施的依据。如有慢性鼻炎或鼻窦炎者首先考虑上气道咳嗽综合征，夜间有咳醒者应想到咳嗽变异性哮喘等。国内赖克方教授基于临床表现线索将慢性咳嗽患者疑诊为上气道咳嗽综合征、激素敏感性咳嗽（包括咳嗽变异性哮喘、嗜酸粒细胞性支气管炎和变应性咳嗽）和胃食管反流性咳嗽，分别给予相应的初始经验性治疗 2 周，有效者切换为标准疗法，无效者顺序分步针对其他常见病因进行治疗，结果显示第一步治疗成功率高达 62.5%，总有效率为 81.2%。

基于疑似病因的经验性治疗取得成功的可能性较大，但也有局限性。如鼻后滴流感或清喉动作并非上气道咳嗽综合征所特有，也见于胃食管反流性咳嗽伴随的反流性咽喉炎；部分患者缺如对病因诊断有参考价值的其他症状或体征。如 20% 的上气道咳嗽综合征可无鼻后滴流感和清喉动作，75% 的胃食管反流性咳嗽可不表现典型的反酸、烧心和胸骨后疼痛。或虽有慢性鼻炎或反流性食管炎病史及临床表现，但不是慢性咳嗽的病因。

（二）常见病因导向策略

针对慢性咳嗽的常见病因，进行全面覆盖性的经验性治疗。在综合考虑病因分布频率、治疗方法特异性、起效时间和疗程等因素后，确定经验性病因治疗的先后顺序。一般优先考虑最常见、治疗措施简单及见效快的疾病，最后考虑相对少见、疗程长和起效慢的病因。如可先从上气道咳嗽综合征和咳嗽变异性哮喘着手，然后考虑治嗜酸粒细胞性支气管炎和胃食管反流性咳嗽，以保证首次治疗的成功率，尽可能缩短疗程。

我们针对上海地区慢性咳嗽病因分布特点，提出"病因导向，分步治疗"的干预策略，首次设计了经验性三步疗法治疗慢性咳嗽的方案，通过程序化阶梯性治疗方法，分步骤覆盖治疗慢性咳嗽的主要病因，以达到治疗疾病和消除咳嗽的目的。治疗第一步口服复方甲氧那明胶囊 2 粒，每天 3 次 ×1 周，治疗上气道咳嗽综合征、支气管扩张剂敏感的咳嗽变异性哮喘和变应性咳嗽，有效者继续维持。无效者进入治疗的第二步，即第 2 周泼尼松 25mg，上午 8 点顿服 ×1 周，症状缓解者第二周随即改为吸入布地奈德干粉 300mg，每天 2 次，主要针对支气管扩张剂抵抗的咳嗽变异性哮喘、嗜酸粒细胞性支气管炎和对抗组胺药无反应的变应性咳嗽。上述两步治疗均无效者在第 3 周进入治疗的第三步，目标为胃食管反流性咳嗽，联合使用质子泵抑制剂奥美拉唑 40mg 餐前 30 分钟口服，每天 2 次和促胃动力药多潘立酮 10mg，每天 3 次（图 7-5）。有效者治疗 3 个月以上或至咳嗽消失，4 周无效者则停药。当第一或第二步治疗有效，但维持治疗 4 周咳嗽虽缓解但仍不能消失者，叠加后一步的治疗。临床研究显示经验性三步疗法能使 88.2%～91.7% 患者的咳嗽消失，能取得和病因导向慢性咳嗽诊治流程相近的疗效。相当部分患者并不需要完成疗法的所有三步就能有效缓解咳嗽。

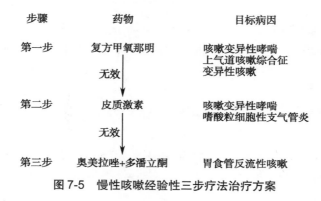

图 7-5　慢性咳嗽经验性三步疗法治疗方案

（三）诊断流程和经验性治疗相结合策略

应用慢性咳嗽诊断流程时，如缺乏病因诊断的部分辅助检查，可用经验性治疗弥补。如经支气管激发试验和诱导痰细胞分析检查排除咳嗽变异性哮喘和嗜酸粒细胞性支气管炎后，即使缺乏食管 24 小时 pH 值监测，也可经抗反流治疗大致明确胃食管反流性咳嗽是否存在。

六、经验性治疗的注意事项

经验性治疗的主要不足是即使治疗有效，也难以确诊慢性咳嗽的病因，尤其在针对两个或以上疾病联合用药治疗时更是如此。治疗目标侧重于常见病因，也易忽视其他少见病因。此外，治疗方案、选择药物种类、药物剂量和疗程尚有待完善和统一。因此，要达到治疗目标，避免过度依赖经验性治疗可能存在的误诊或延误病情风险，使用时应注意下列问题：①根据医院条件和患者经济状况选择相应治疗策略和治疗方案，力求经济有效；②药物剂量要足，避免剂量不足疗效差产生误判；③治疗时间前移。在排除感染后咳嗽后，可从亚急性咳嗽开始治疗，不必拘泥于慢性咳嗽的病程定义；④密切随访，根据治疗反应随时调整治疗措施。口服糖皮质激素时，注意其副作用，特别是可能的潜在感染恶化和扩散。

经验性治疗的疗程和随访时间也要限定在一定范围。针对上气道咳嗽综合征、咳嗽变异性哮喘和嗜酸粒细胞性支气管炎时，一般先试验性治疗1周，而怀疑胃食管反流性咳嗽者则先治疗2～4周。治疗有效者，续用相应病因的标准疗法，无效则改用针对其他病因的治疗。如给予不同病因的经验性治疗总疗程已达4～5周，仍无法缓解咳嗽症状，应及时行相关辅助检查明确病因或转诊到有条件的医院进一步诊治，避免漏诊早期的恶性肿瘤和其他肺部器质性疾病。

总之，经验性治疗是一种简单而有价值的慢性咳嗽治疗方法，可避免繁琐的辅助检查，节省医疗资源，合理使用可取得接近于病因导向治疗的疗效，方便在基层医院使用。经验性治疗作为一种替代和补充措施，可以和病因导向治疗有机结合，以取长补短，发挥各自的优势。但是，经验性治疗不宜滥用。当疗效不理想或病情恶化时，应及时寻求明确病因诊断。

（余　莉　邱忠民）

参 考 文 献

1. Pratter MR，Brightling CE，Boulet LP，et al. An empiric integrative approach to the management of cough：ACCP evidence-based clinical practice guidelines. Chest，2006，129：222s-231s.

2. 中华医学会呼吸病学分会哮喘学组. 咳嗽的诊断与治疗指南（2015）. 中华结核和呼吸杂志，2016，39：323-354.

3. Lin L，Poh KL，Lim TK. Empirical treatment of chronic cough--a cost-effectiveness analysis. Proc AMIA Symp，2001，8（1）：383-387.

4. 黄漾，魏为利，邱忠民. 慢性咳嗽的经验性治疗. 中华全科医师杂志，2009，8：112-114.

5. Chummun D，LüH，Qiu Z. Empiric treatment of chronic cough in adults. Allergy Asthma Proc，2011，32：193-197.

6. Palombini BC，Villanova CA，Araujo E，et al. A pathogenic triad in chronic cough：asthma，postnasal drip syndrome，and gastroesophageal reflux disease. Chest，1999，116：279-284.

7. Yu L，Qiu ZH，Wei WL，et al. Discrepancy between presumptive and definite causes of chronic cough. Chin Med J，2011，124：4138-4143.

8. Kahrilas PJ，Altman KW，Chang AB，et al. Chronic cough due to gastroesophageal reflux in adults：CHEST Guideline and Expert Panel Report. Chest，2016，150：1341-1360.

9. Xu X，Chen Q，Liang S，et al. Comparison of gastroesophageal reflux disease questionnaire and multi-channel intraluminal impedance-pH monitoring in identifying patients with chronic cough responsive to anti-reflux therapy. Chest，2014，145：1264-1270.

10. Deng HY，Luo W，Zhang M，et al. Initial empirical treatment based on clinical feature of chronic cough. Clin Respir J，2016，10：622-630.

11. Yu L，Qiu Z，LüH，et al. Clinical benefit of a sequential three-step empiric therapy in the management of chronic cough. Respirology，2008，13：353-358.

12. Wei W，Yu L，Wang Y，et al. Efficacy and safety of the modified sequential three-step Empirical therapy in the treatment of chronic cough. Respirology，2010，15：830-836.

第八章
慢性咳嗽次常见疾病

第一节 慢性支气管炎

一、概述

慢性支气管炎（chronic bronchitis）是指气管、支气管黏膜及其周围组织的慢性非特异性炎症。临床上以咳嗽、咳痰或伴有喘息为主要症状，每年发病持续 3 个月或更长时间，连续 2 年或以上，并排除具有咳嗽、咳痰、喘息症状的其他疾病，可诊断为慢性支气管炎。部分慢性支气管炎患者伴有气流受限，或者经过若干年疾病反复发作、发展，出现气流受限，则诊断为慢性阻塞性肺疾病（COPD）。与 COPD 有关的慢性支气管炎，是指伴有气流受限的慢性支气管炎。

二、流行病学

成年人群慢性支气管炎的患病率为 3.4%～22%。发病年龄多介于 44～65 岁之间，其中 65 岁以上患者所占比例为 24.3%，18～44 岁患者所占比例高达 31.2%。慢性支气管炎患者年咳嗽、咳痰时间大于 3 个月且连续 2 年或以上，可见慢性支气管炎是慢性咳嗽中不可忽视的一个病因组成。

慢性支气管炎患病率的性别差异尚不明确。许多研究发现，男性慢性支气管炎的患病率要高于女性。但 2013 年美国肺脏协会研究则显示，女性慢性支气管炎的患病率是男性的两倍。女性慢性支气管炎患病率高于男性的原因可能与性激素的影响、症状报告时的性别差异及诊断时的性别偏见等相关。

依据不同的慢性支气管炎定义进行诊断，会得到不同的患病率，亦可能造成漏诊。此外，有研究表明，多数慢性支气管炎患者并不认为自己患有呼吸道疾病，提示在接诊存在慢性支气管炎风险的患者时，需要具有较高的问诊技巧。社区流行病学调查显示，慢性支气管炎是常见的呼吸道疾病，然而专科门诊就诊的慢性咳嗽患者中，诊断为慢性支气管炎的只占少数。造成这种差异的原因可能与目前慢性支气管炎缺乏客观的诊断标准有关，因此在流行病学调查时易将许多其他病因引起的慢性咳嗽误诊为慢性支气管炎。因此建立统一的慢性支气管炎诊断标准刻不容缓。

三、病因与发病机制

本病的病因尚不完全清楚,可能是多种环境因素与机体自身因素长期相互作用的结果。

(一)吸烟

吸烟为本病发病的主要因素。吸烟人群慢性支气管炎的患病率是不吸烟人群的 2～8 倍。35～59 岁烟民中,至少 1/3 有慢性支气管炎,且患病率随年龄而增长。

烟草中含焦油、尼古丁和氰氢酸等化学物质,可损伤气道上皮细胞,使纤毛运动减弱,气道净化能力下降,从而促使支气管黏液腺和杯状细胞增生肥大,黏液分泌增多,刺激副交感神经而使支气管平滑肌收缩,气道阻力增加,氧自由基产生增多,进而诱导中性粒细胞释放蛋白酶,破坏肺弹力纤维,诱发肺气肿形成等。

(二)职业粉尘和化学物质

接触烟雾、变应原、工业废气及室内空气污染等职业粉尘、生物质燃料及化学物质浓度过高或时间过长时,均可能促进慢性支气管炎发病。相关研究表明,显著的废气和烟雾暴露,都可导致人们慢性咳嗽和咳痰症状的发生。既往研究证实,木材、动物粪便、作物秸秆等生物燃料燃烧烟雾的暴露,是 COPD 发生的一个重要危险因素,而使用生物燃料做饭的农村妇女则是高危人群。

(三)空气污染

大气中的有害气体如二氧化硫、二氧化氮、氯气等可损伤气道黏膜上皮,使纤毛清除功能下降,黏液分泌增加,为细菌感染增加条件。空气污染,包括臭氧水平升高和室外细颗粒物空气污染(尤其是 PM2.5)是慢性支气管炎症状恶化和病情急性加重的危险因素。

(四)感染因素

病毒、支原体、细菌等感染是慢性支气管炎发生发展的重要原因之一。病毒感染以流感病毒、鼻病毒、腺病毒和呼吸道合胞病毒为常见。细菌感染常继发于病毒感染,常见病原体为肺炎链球菌、流感嗜血杆菌、卡他莫拉菌和葡萄球菌等。这些感染因素同样造成气管、支气管黏膜的损伤和慢性炎症。

(五)遗传因素

慢性支气管炎的发生,应该是患者的易感因素与其暴露的环境的共同作用所致。而最近的数据已显示出其可能存在的遗传倾向。丹麦一项基于人群的研究结果显示,慢性支气管炎具有一定的家族聚集性,在女性中尤其如此。此外,荷兰的一项全基因组关联分析显示,慢性黏痰分泌过多与患者 3 号染色体上的单核苷酸多态性(SNP)密切相关。另有研究发现,与吸烟的对照者相比较,患有慢性支气管炎的 COPD 患者的染色体 11p15.5 处存在新的全基因组位点。因此,随着对 COPD 遗传学了解的加深,人们或许能够阐明基因 - 环境因素的相互影响,在慢性支气管炎发展过程中所起的作用。

(六)其他因素

免疫功能紊乱、气道高反应性和年龄增大等机体因素和气候等环境因素均与慢性支气管炎的发生和发展有关。最近,有越来越多的数据将 COPD 慢性支气管炎表型与患者的上呼吸道症状联系了起来。有研究表明,在年轻的成年人群中,过敏性鼻炎患者发生慢性支气管炎的可能性显著增高。此外,有研究显示,过敏性鼻炎或过敏性上呼吸道症状与患者的慢性咳嗽和咳痰症状独立相关。而且与无过敏的患者相比,过敏患者急性加重发作频率更高。另有研究显示,与不伴慢性支气管炎的 COPD 者相比较,那些伴有慢性支气管炎的患者,更易出现鼻部和眼部过敏性症状及病情急性加重。

四、病理

慢性支气管炎的病理改变主要在支气管的黏液腺体组织,表现为黏液腺的肥大和增生,分泌旺盛并有大量黏液潴留。各级支气管壁均有多种炎症细胞浸润,以中性粒细胞、淋巴细胞为主。急性发作期可见到大量中性粒细胞,严重者为化脓性炎症,黏膜充血、水肿;杯状细胞和黏液腺肥大和增生、分泌旺盛,大量黏液潴留;病情继续发展,炎症由支气管壁向其周围组织扩散,黏膜下层平滑肌束可断裂萎缩,黏膜下和支气管周围纤维组织增生支气管壁的损伤—修复过程反复发生,进而引起支气管重构,胶原含量增加,瘢痕形成。进一步发展成阻塞性肺气肿时候见肺泡腔扩大,肺泡弹性纤维断裂。

五、临床表现

(一)症状

缓慢起病,病程长,反复急性发作而病情加重。主要症状为咳嗽、咳痰,或伴有喘息。急性加重系指咳嗽、咳痰、喘息等症状突然加重。急性加重的主要原因是呼吸道感染,病原体可以是病毒、细菌、支原体和衣原体等。

1. 咳嗽　一般晨间咳嗽为主,睡眠时有阵咳或排痰。

2. 咳痰　一般为白色黏液和浆液泡沫性,偶可带血。清晨排痰较多,起床后或体位变动可刺激排痰。

3. 喘息或气急　喘息明显者常称为喘息性支气管炎,部分可能合伴支气管哮喘。若伴肺气肿时可表现为劳动或活动后气急。

(二)体征

早期多无异常体征。急性发作期可在背部或双肺底听到干、湿啰音,咳嗽后可减少或消失。如合并哮喘可闻及广泛哮鸣音并伴呼气期延长。

六、实验室和其他辅助检查

(一)影像学检查

早期可无异常。反复发作引起支气管壁增厚,细支气管或肺泡间质炎症细胞浸润或纤维化,表现为肺纹理增粗、紊乱,呈网状或条索状、斑点状阴影,以双下肺野明显。X 线检查通常阴性且无特异性,对本病的诊断意义不大。CT 尤其是高分辨率 CT(HRCT)能比较敏感地发现支气管异常,可显示为支气管管壁增厚和 / 或并不同程度小叶中心型肺气肿,更重要的是明确除外其他肺部疾病如支气管扩张、肺结核、肺尘埃沉着病(尘肺)和慢性肺脓肿等肺部疾病。

（二）肺功能检查

肺功能检查早期无异常。如有小气道阻塞时，最大呼气流速 - 容量曲线在 75% 和 50% 肺容量时，流量明显降低。当使用支气管扩张剂后第一秒用力呼气容积（FEV_1）占用力肺活量（FVC）的比值（FEV_1/FVC）<0.70 提示已经发展为 COPD。

（三）血液检查

细菌感染时偶可出现白细胞总数和 / 或中性粒细胞增高。

（四）痰液检查

痰液检查可培养出致病菌。涂片可发现革兰氏阳性菌或革兰氏阴性菌，或大量破坏的白细胞和已破坏的杯状细胞。

七、诊断

如上所述，本病是临床疾病，临床诊断标准：①临床上以咳嗽、咳痰为主要症状或有喘息，每年发病持续 3 个月，并连续 2 年或以上；②排除具有上述症状的其他心肺疾病。影像学检查为支气管管壁增厚和 / 或并不同程度小叶中心型肺气肿。

八、鉴别诊断

（一）咳嗽变异性哮喘

咳嗽变异性哮喘（CVA）是慢性咳嗽最常见的病因，主要表现为刺激性干咳，通常咳嗽比较剧烈，夜间及凌晨咳嗽为其重要特征。感冒、灰尘、油烟和冷空气等容易诱发咳嗽。CVA 的诊断标准：①慢性咳嗽，常伴有明显的夜间刺激性咳嗽；②支气管激发试验阳性，或 PEF 平均变异率>10%、或支气管舒张试验阳性；③抗哮喘治疗有效。

（二）嗜酸粒细胞性支气管炎

嗜酸粒细胞性支气管炎（EB）是慢性咳嗽的常见原因。EB 以气道嗜酸性粒细胞浸润为特征，痰嗜酸性粒细胞增高，但气道炎症范围较局限，平滑肌内肥大细胞浸润密度低于哮喘患者，其炎症程度和氧化应激水平均不同程度低于 CVA 患者。诊断标准：①慢性咳嗽，多为刺激性干咳，或伴少量黏痰；②胸部 X 线片正常；③肺通气功能正常，无气道高反应性，呼气峰流速变异率正常；④诱导痰细胞学检查嗜酸性粒细胞比例≥2.5%；⑤排除其他嗜酸性粒细胞增多性疾病；⑥口服或吸入糖皮质激素有效。

（三）气管 - 支气管结核

国内气管 - 支气管结核在慢性咳嗽中并不罕见，多数合并肺结核，有不少患者仅表现为单纯支气管结核，其主要症状为慢性咳嗽，可伴有低热、盗汗、消瘦等结核中毒症状，部分患者咳嗽是其唯一的临床表现，胸部 X 线片无明显异常改变，临床上容易漏诊和误诊。痰涂片找抗酸杆菌及支气管镜检查有助于确诊。CT 检查可以间接提示诊断。

（四）支气管肺癌

咳嗽常为中心型肺癌的早期症状和常见症状，发生率为 25%～86% 不等，多数有长期吸烟史，顽固性刺激性咳嗽或过去有咳嗽史，近期咳嗽性质发生改变，常有痰中带血。有时表现为反复同一部位的阻塞性肺炎，经抗菌药物治疗未能完全消退。痰脱落细胞学、胸部CT及纤维支气管镜等检查可明确诊断。肺癌手术后咳嗽是临床的常见问题，机制不清。

（五）特发性肺纤维化

临床经过缓慢，开始仅有咳嗽、咳痰，偶有气短。仔细听诊在双肺部下后侧可闻爆裂音（Velcro 啰音）。血气分析示动脉血氧分压降低，而二氧化碳分压可不升高。HRCT 检查有助于诊断。

（六）支气管扩张

由于慢性炎症引起气道壁破坏，导致不可逆性支气管扩张和管腔变形，主要病变部位为亚段支气管，典型临床表现为慢性咳嗽、大量咳脓痰及间断性咯血。典型病史者诊断并不困难，无典型病史的轻度支气管扩张症则容易误诊。胸部 X 线片常见肺野纹理粗乱或呈卷发状。HRCT 检查有助诊断。

（七）其他引起慢性咳嗽的疾病

慢性咽炎、鼻后滴流综合征、胃食管反流、某些心血管疾病（如二尖瓣狭窄）等均具有各自的特点。

九、治疗

（一）急性加重期的治疗

1. 控制感染　多依据患者所在地常见病原菌经验性地选用抗生素，一般口服，病情严重时静脉给药。如左氧氟沙星 0.4g，每天 1 次；罗红霉素 0.3g，每天 2 次；阿莫西林 2～4g/d，分 2～4 次口服；头孢呋辛 1.0g/d，分 2 次口服；复方磺胺甲噁唑（SMZ-co），每次 2 片，每天 2 次。如果能培养出致病菌，可按药物敏感试验选用抗生素。亚洲地区的研究结果表明，慢性支气管炎急性发作患者多为流感嗜血杆菌、卡他莫拉菌、肺炎球菌、肺炎克雷伯菌、铜绿假单胞菌和不动杆菌感染，应对当地细菌耐药情况进行流行病学调查并指导抗生素选择。莫西沙星、左氧氟沙星，因其广谱抗菌活性且药物相关不良事件少，已成为慢性支气管炎急性发作时的主要治疗药物。

2. 镇咳祛痰

（1）镇咳药：干咳患者可使用镇咳药物，镇咳药物主要包括中枢性、周围性和双重作用的镇咳药物。

中枢性镇咳药通过抑制延髓咳嗽中枢达到止咳效果，适用于各种原因引起的剧烈干咳。其作用强而迅速，对痰多黏稠者不适用。常用的有可待因（甲基吗啡）、喷托维林、吗啡和右美沙芬等。可待因镇咳作用强而迅速，只适用于各种原因所致的干性咳嗽，对痰黏稠者不适用。吗啡，镇咳疗效非常显著，但使痰液难以咳出，并抑制呼吸中枢，极易成瘾。右美沙芬作用强度与可待因相当，但不抑制呼吸，无成瘾性及耐药性。

周围性镇咳药物有二氯丙嗪、地布酸钠和苯佐那酯等。目前常用的是复方甘草片，其含阿片和甘草流浸膏，口服后部分残留在咽部黏膜上而减弱对咽黏膜的刺激从而缓解咳嗽。

用法，口服或含服，1～2 片 / 次，每天 3～4 次。不良反应，连续服用可出现排钾潴钠和轻度水肿。

双重作用镇咳药有苯丙哌林和磷酸苯哌丙烷，临床目前较少使用。

（2）祛痰药：祛痰药能使痰液稀释、黏稠度降低，易于咳出，或能加速呼吸道黏膜纤毛运动，促进痰液排出的药物。按作用机制可分为 3 类：恶心性和刺激性祛痰药、黏液溶解剂和黏液调节剂。

恶心性和刺激性祛痰药，如氯化铵、碘化钾和棕铵合剂等。口服后刺激胃黏膜迷走神经纤维产生冲动传入中枢，引起轻度恶心，从而反射性地促进呼吸道腺体分泌物增加，使痰液稀释，易于咳出。黏液溶解剂，如乙酰半胱氨酸可分解痰液的黏液成分，使痰液液化而易于咳出。黏液调节剂，如溴己新、氨溴索、桃金娘油和羧甲司坦，作用于支气管的黏液产生细胞，促进其分泌黏滞性低的分泌物，使痰变稀，易于咳出。

其他祛痰药，如罗氟司特（roflumilast），是一种选择性磷酸二酯酶抑制剂，主要通过改善、增强黏液纤毛清除能力，使黏液形成气道上皮细胞下降，从而减少痰液形成。目前已在一些欧美国家批准使用。需要注意的是，罗氟司特可增加精神方面的不良反应，对伴有抑郁史、精神病史的患者用药时应慎重考虑。中草药也具有很好地镇咳祛痰作用，如枇杷止咳露、苏黄止咳胶囊等。

（二）缓解期治疗

1. 戒烟，避免吸入有害气体和其他有害颗粒。
2. 增强体质，预防感冒。
3. 反复呼吸道感染者可试用免疫调节剂或中医中药，如流感疫苗、肺炎疫苗、卡介菌多糖核酸和胸腺肽等，部分患者或可见效。

十、预后

常规治疗后，患者症状可控制，不影响工作、学习。部分患者可发展成 COPD 甚至肺源性心脏病。

（孙德俊）

参 考 文 献

1. 葛均波，徐永健. 内科学. 8 版. 北京：人民卫生出版社，2013.
2. （美）Goldman L. 西氏内科学. 22 版. 王贤才译. 西安：世界图书出版西安有限公司，2009.
3. Kim V，Criner GJ. Chronic Bronchitis and Chronic Obstructive Pulmonary Disease. Am J Respir Crit Care Med，2013，187（3）：228-237.
4. Meteran H，Thomsen SF，Harmsen L，et al. Risk of chronic bronchitis in twin pairs discordant for smoking. Lung，2012，190（5）：557-561.
5. Aryal S，Diaz-Guzman E，Mannino DM. Influence of sex on chronic obstructive pulmonary disease risk and treatment outcomes. Int J Chron Obstruct Pulmon Dis，2014，14（9）：1145-1154.

6. Holm M，Kim JL，Lillienberg L，et al. Incidence and prevalence of chronic bronchitis: impact of smoking and welding. The RHINE study. Int J Tuberc Lung Dis，2012，16（4）：553-557.

7. Ye Q，Huang K，Ding Y，et al. Cigarette smoking contributes to idiopathic pulmonary fibrosis associated with emphysema. Chin Med J（Engl），2014，127（3）：469-474.

8. Nieminen P，Panychev D，Lyalyushkin S，et al. Environmental exposure as an independent risk factor of chronic bronchitis in northwest Russia. Int J Circumpolar Health，2013，（2）：72.

9. Chhabra SK，Chhabra P，Rajpal S，et al. Ambient air pollution and chronic respiratory morbidity in Delhi. Arch Environ Health，2001，56（1）：58-64.

10. Jain V，Dey S，Chowdhury S. Ambient PM2.5 exposure and premature mortality burden in the holy city Varanasi，India. Environ Pollut，2017，226（1）：182-189.

11. Ishak A，Everard ML. Persistent and Recurrent Bacterial Bronchitis—A Paradigm Shift in Our Understanding of Chronic Respiratory Disease. Front Pediatr，2017，5（19）：1-9.

12. Meteran H，Backer V，Kyvik KO，et al. Thomsen SF2 Heredity of chronic bronchitis: a registry-based twin study. Respir Med，2014，108（9）：1321-1326.

13. Lee JH，Cho MH，Hersh CP，et al. Genetic susceptibility for chronic bronchitis in chronic obstructive pulmonary disease. Respir Res，2014，15（1）：113.

14. Jedrychowski W. A consideration of risk factors and development of chronic bronchitis in a five-year follow-up study of an industrial population. J Epidemiol Community Health，1979，33（3）：210-214.

15. Kim V，Criner GJ. The chronic bronchitis phenotype in chronic obstructive pulmonary disease: features and implications. Curr Opin Pulm Med，2015，21（2）：133-141.

16. Accordini S，Corsico AG，Calciano L，et al. The impact of asthma，chronic bronchitis and allergic rhinitis on all-cause hospitalizations and limitations in daily activities: a population-based observational study. BMC Pulm Med，2015，15：10.

17. Miravitlles M，Soler-Cataluña JJ，Calle M，et al. Spanish guidelines for management of chronic obstructive pulmonary disease（GesEPOC）2017. Pharmacological Treatment of Stable Phase. Arch Bronconeumol，2017，53（6）：324-335.

18. Kim V，Criner GJ. Chronic bronchitis and chronic obstructive pulmonary disease. Am J Respir Crit Care Med，2013，187（3）：228-237.

19. 刘士远，陈起航. 胸部影像诊断必读. 北京：人民军医出版社，2007.

20. 中华医学会呼吸病学分会哮喘学组. 咳嗽的诊断与治疗指南（2015）. 中华结核和呼吸杂志，2016，39（5）：323-354.

21. Garnock-Jones KP. Roflumilast: A Review in COPD. Drugs，2015，75（14）：1645-1656.

22. Martinez FJ，Calverley PM，Goehring UM，et al. Effect of roflumilast on exacerbations in patients with severe chronic obstructive pulmonary disease uncontrolled by combination therapy（REACT）: a multicentre randomised controlled trial. Lancet，2015，385（9971）：857-866.

第二节 **迁延性细菌性支气管炎**

一、概述

咳嗽是儿童呼吸系统疾病最常见的症状之一。根据病程的长短，儿童咳嗽分为急性咳嗽（病程在 2 周以内）、迁延性咳嗽（病程在 2～4 周）和慢性咳嗽（病程超过 4 周）。儿童慢性咳嗽的定义与成人不同（成人病程大于 8 周定义为慢性咳嗽），引起的病因与成人也不尽相同，且随不同年龄段而有所变化。慢性咳嗽可以分为特异性咳嗽（specific cough）和非特异性咳嗽（non-specific cough），前者指咳嗽伴有能够提示特异性病因的其他症状或体征，即咳嗽是这些诊断明确的疾病症状之一；后者则指咳嗽为主要或唯一表现，胸部 X 线片未见明显异常的慢性咳嗽。慢性咳嗽病因的临床诊断是一个过程，"非特异"表明找不到咳嗽可归属的疾病，而这种"找不到"很可能是暂时的。特异性咳嗽的鉴别诊断过程往往在非特异性咳嗽之中，而非特异性咳嗽中必然混杂有不典型的特异性咳嗽。中国儿童慢性咳嗽的前 3 位病因是咳嗽变异性哮喘、上气道咳嗽综合征和呼吸道感染后咳嗽，以干性咳嗽为主；而国外报道小年龄组湿性咳嗽病因以迁延性细菌性支气管炎（protract persistent bacterial bronchitis，PBB）为主，Chang AB 等报道的 346 例儿童慢性咳嗽的多中心研究发现，迁延性细菌性支气管炎为儿童慢性咳嗽最常见病因，然而国内对迁延性细菌性支气管炎相关报道较少，本节将详细介绍迁延性细菌性支气管炎疾病。

二、流行病学

儿童慢性咳嗽的发病率逐年升高，由于国外严格抗生素使用、被误诊为普通感冒或支气管哮喘，直到 Marchant JM 首次对迁延性细菌性支气管炎报道，发现迁延性细菌性支气管炎是儿童慢性咳嗽常见原因，随后 Kompare M 等亦发现迁延性细菌性支气管炎是幼年男性儿童慢性咳嗽的一种原因。国外研究发现约 40%～50% 儿童患有迁延性细菌性支气管炎，平均年龄 3 岁左右，以男性患儿居多；国内尚缺乏 PBB 的流行病学研究。PBB 引起的持续的咳嗽影响患儿睡眠、运动耐受力及其高发病率，造成一定家庭及社会负担，才渐渐引起家长和儿科医师重视。

三、发病机制

Vanessa Craven 等发现迁延性细菌性支气管炎是幼年儿童慢性咳嗽常见原因，感染累及支气管，急性炎症、黏膜水肿、上皮细胞坏死、黏液分泌增多，由细菌感染产生生物被膜可增强细菌黏附力、汲取营养物质促进自身生长、繁殖及减弱抗生素渗透、阻止机体免疫系统清除细菌，产生免疫逃逸从而减弱抗生素作用；纤毛减少或缺失、病毒感染后纤毛功能恢复的延迟导致黏膜纤毛清除能力减弱；或气道畸形、免疫功能紊乱、神经肌肉疾病等机制导致支气管内膜持续的感染，是该病的病理基础。

四、临床表现

（一）症状

迁延性细菌性支气管炎以湿性（有痰）咳嗽>4周为主要特征，且咳嗽常为持续性，可因咳嗽剧烈引起气短，咳嗽时相分布以昼夜均咳、无规律（64%）为特点，晨起、夜间及活动后较少。此外，国内报道约90%左右患儿同时伴喘息，少数有喉鸣（4%），国外报道约60%～80%患儿有喘息，部分可有喉鸣音。不伴有发热，少有疲乏。

（二）体征

一般生命体征平稳，肺部听诊可闻及湿啰音，部分伴哮鸣音。

五、辅助检查

（一）外周血检查

1. 血常规及C-反应蛋白 采集的指血通过自动化血液分析仪检测白细胞、淋巴细胞、中性粒细胞及C-反应蛋白等，发现白细胞基本正常，中性粒细胞比例偏高，C-反应蛋白正常。

2. 体液免疫 对外周血免疫球蛋白A、G、M水平通过全自动生物化学分析仪的免疫比浊法检测。IgA、IgG（G1、G2、G3、G4）和IgM均在正常范围内。

3. 淋巴细胞亚群 通过FACS Calibur流式细胞仪进行检测，发现除了CD56 & CD16（NK细胞）明显升高外，其余在正常范围，改部分NK细胞升高患儿一般同时合并病毒感染，尤其以腺病毒（HAdV）为主。

（二）纤维支气管镜检查

1. 纤维支气管镜下表现 依据小儿气管支气管软化症临床表现及纤维支气管镜诊断研究中标准评估，以管腔黏膜充血水肿，伴稀薄分泌物、黏稠分泌物、条索状分泌物或黏痰栓为主；约74%患儿合并气道畸形（不同程度的支气管软化、气管软化、支气管-管软化）。

2. 支气管肺泡灌洗液（BALF）的细胞分类 将灌洗液用试管离心后分离的细胞制成涂片，用瑞氏-姬姆萨染色液进行染色，然后油镜下计数400个细胞作分类。BALF中性粒细胞升高标准为中心粒细胞百分比>3%。有研究发现中性粒细胞比例升高，巨噬细胞比例下降。

3. 支气管肺泡灌洗液（BALF）的细菌培养 革兰氏阴性杆菌菌落数 $>10^5$ cfu/ml，革兰氏阳性球菌计数 $>10^4$ cfu/ml 则定义为阳性，检出细菌主要为流感嗜血杆菌（H. influenzae）和肺炎链球菌（M. catarrhalis）。

4. 支气管肺泡灌洗液（BALF）的病毒PCR 主要以腺病毒（human adenovirus，HAdV）为主，少数可见呼吸道合胞病毒（respiratory syncytial virus，RSV）和人偏肺病毒（human metapneumovirus，HMPV）等。

5. 支气管肺泡灌洗液（BALF）的固有免疫成分和细胞因子人β-防御素2（human b-defensin-2，hBD2）与甘露糖结合凝集素（mannose-binding lectin，MBL）免疫水平明显升高，而表面活性蛋白A（surfactant protein-A，SP-A）无明显变化；白介素8（interleukin 8，IL-8）、基质金属蛋白酶9（active matrix metalloproteinase 9，MMP-9）和Toll样受体2（TLR-2）、Toll

样受体4(TLR-4)mRNA浓度明显升高。

（三）影像学检查

1. 胸部X线片　基本正常，有文献报道47%可见支气管壁增厚，我国文献报道37例（51.35%）PBB患儿行胸部X线检查示主要为肺纹理增深、模糊及小斑片状模糊影。

2. 胸部高分辨CT　我国文献报道15例（80%）PBB患儿行胸部CT检查示主要为两肺纹理增深、模糊及点状影；国外报道可见支气管壁增厚和疑似支气管扩张。

六、诊断

诊断主要根据临床症状结合支气管镜检查结果及对抗感染治疗的反应性确定。目前诊断标准还不完全统一。

迁延性细菌性支气管炎以湿性咳嗽>4周、支气管肺泡灌洗液细菌培养阳性和抗生素治疗有效为特征。

澳大利亚2006年在 *Cough in Children: Definitions and Clinical Evaluation* 一文中对迁延性细菌性支气管炎做出定义：①慢性湿性咳嗽>3周；②抗生素治疗两周有效；③排除其他原因引起的慢性咳嗽。

我国迁延性细菌性支气管炎的临床特征和诊断线索：①湿性（有痰）咳嗽持续>4周；②胸部高分辨CT片可见支气管壁增厚和疑似支气管扩张，但很少有肺过度充气，这有别于哮喘和细支气管炎；③抗菌药物治疗2周以上咳嗽可明显好转；④支气管肺泡灌洗液检查中性粒细胞升高和/或细菌培养阳性；⑤除外其他原因引起的慢性咳嗽。

排除标准：①近两周内患儿曾有急性肺部感染；② BALF中MP-DNA-PCR>10^4copies/ml；③重度的气道软化；④胸部X线和/或胸部CT斑片状影及絮状影等异常；⑤除外其他原因引起的慢性咳嗽；⑥有基础性疾病如免疫缺陷病、神经肌肉疾病和先天性心脏病。

七、鉴别诊断

（一）哮喘高危儿

年龄小于3岁患儿，既往有反复喘息史4次或4次以上，根据哮喘预测指数（asthma predictive index，API）符合一项主要标准或两项次要标准，考虑为哮喘高危儿，但哮喘高危儿BALF中性粒细胞无升高和培养阴性，抗生素治疗无效，需与PBB患儿鉴别。

（二）支气管扩张

患者典型症状为慢性咳嗽、咳大量脓痰和反复咯血，部分患者（1/3）可有杵状指（趾），体检肺部听诊有固定性、持久不变的湿啰音，X线检查示肺纹理增多、增粗，排列紊乱，其中可见到卷发状阴影，并发感染出现小液平，CT典型表现为"轨道征"或"戒指征"或"葡萄征"，需与PBB相鉴别。

（三）气道畸形

患儿存在气道畸形时，可能出现反复咳嗽和喘息，通过胸部CT和纤维支气管镜可明确诊断，病程迁延时间较长时可能混合细菌感染，不易与合并气道畸形的PBB患儿相鉴别，但 BALF 中中性粒细胞升高不明显,抗生素治疗效果不明显为主要鉴别要点。

(四)肺炎支原体感染的毛细支气管炎

小年龄组 MP 感染可以引起毛细支气管炎,临床以喘息和咳嗽为主要表现,但潜伏期长,起病缓慢,病情相对较轻,胸部 X 线片以间质性改变为主,且病程一般持续较长,但临床上可以检测到 MP 抗原和抗体,应注意与 PBB 相鉴别。

八、治疗

迁延性细菌性支气管炎治疗首选阿莫西林克拉维酸钾,推荐治疗剂量为每次 22.5mg/kg,每天两次,治疗疗程为 2 周,依据 VCD 评分评估约 48%～51% 患儿的咳嗽症状基本完全缓解,但也有报道约 13% 患儿抗生素疗程需要 6 周甚至更长时间或需要冬季预防性应用抗生素。

九、预后及展望

迁延性细菌性支气管炎是儿童慢性咳嗽病因之一,治疗首选阿莫西林克拉维酸钾,治疗疗程为 2 周,咳嗽症状基本完全缓解,预后良好。但也有报道部分患儿疗程需要更长时间,可能与部分患儿合并气道畸形影响咳嗽反射,细菌感染产生生物被膜可减弱抗生素渗透从而减弱抗生素作用,及气道、黏膜纤毛清除分泌物能力障碍、免疫功能缺陷有关,导致反复或持续细菌感染的中性粒细胞气道炎症加重气道损伤,可发展为慢性化脓性肺疾病(chronic suppurative lung disease,CSLD)或支气管扩张。

(郝创利)

参 考 文 献

1. 袁壮. 要重视儿童慢性咳嗽的诊断和治疗. 国际儿科学杂志,2006,33:1-2.
2. Gibson PG, Chang AB, Glasgow NJ, et al. CICADA: Cough in children and adults: diagnosis and assessment. Australian cough guidelines summary statement. Med J Aust,2010,192:265-271.
3. Marchant JM, Masters IB, Taylor SM, et al. Evaluation and outcome of young children with chronic cough. Chest,2006,129:1132-1141.
4. 赖克方,陈如冲,林玲,等. 不同病因慢性咳嗽临床特征的诊断价值. 中华结核和呼吸杂志,2009,32:418-421.
5. 中国儿童慢性咳嗽病因构成比研究协作组. 中国儿童慢性咳嗽病因构成比多中心研究. 中华儿科杂志,2012,50:83-92.
6. Shields MD, Bush A, Everard ML, et al. BTS guidelines: Recommendations for the assessment and management of cough in children. Thorax,2008,63:iii1-iii15.
7. Irwin RS. Diagnosis and management of cough executive summary: ACCP evidence based clinical practice guidelines. Chest,2006,129:1S-23S.
8. Chang AB, Robertson CF, Van Asperen PP, et al. A multicenter study on chronic cough in children: burden and etiologies based on a standardized management pathway. Chest,2012,142:943-950.

9. Craven V, Everard ML. Protracted bacterial bronchitis: reinventing an old disease. Archives of Disease In Childhood, 2013, 98 (1): 72-76.

10. Wurzel DF, Marchant JM, Yerkovich ST, et al. Prospective characterization of protracted bacterial bronchitis in children. Chest, 2014, 145 (6): 1271-1278.

11. Kompare M, Weinberger M. Protracted bacterial bronchitis in young children: association with airway malacia. J Pediatr, 2012, 160 (1): 88-92.

12. Marchant JM, Gibson PG, Grissell TV, et al. Prospective assessment of protracted bacterial bronchitis: airway inflammation and innate immune activation. Pediatric Pulmonology, 2008, 43 (11): 1092-1099.

13. Chang AB, Yerkovich ST, Gibson PG, et al. Pulmonary innate immunity in children with protracted bacterial bronchitis. J Pediatr, 2012, 161 (4): 621-625.

14. Douros K, Alexopoulou E, Nicopoulou A, et al. Bronchoscopic and high-resolution CT scan findings in children with chronic wet cough. Chest, 2011, 140: 317-323.

15. Marchant J, Masters IB, Champion A, et al. Randomised controlled trial of amoxycillin clavulanate in children with chronic wet cough. Thorax, 2012, 67 (8): 689-693.

16. Donnelly D, Critchlow A, Everard ML. Outcomes in children treated for persistent bacterial bronchitis. Thorax, 2007, 62: 80e4.

17. Chang AB, Redding GJ, Everard ML. Chronic wet cough: Protracted bronchitis, chronic suppurative lung disease and bronchiectasis. Pediatric Pulmonology, 2008, 43: 519-531.

18. Wang Y, Hao C, Chi FF, et al. Clinical characteristics of protracted bacterial bronchitis in Chinese infants. Scientific Reports, 2015, 5.

第三节　支气管扩张

一、概述

　　支气管扩张是慢性气道炎症性疾病。最近研究表明，在德国支气管扩张的患病率约为 67/100 000；在 2013 年，英国男性支气管扩张的患病率已达 566.1/100 000，女性则达 485.5/100 000。在韩国支气管扩张的患病率高达 9.1%（即 9100/100 000），且随年龄增加而升高。据问卷调查，我国支气管扩张的患病率可能达 1%（即 1000/100 000）。因此，支气管扩张的发病率远高于罕见病的阈值。支气管扩张明显地降低了患者的生活质量，慢性咳嗽是支气管扩张最常见的症状之一，反复气道感染与炎症容易触发急性加重，给家庭和社会造成较大负担。

二、定义

　　支气管扩张指支气管的病理性、不可逆性扩张。其影像学的诊断标准请参见本节第七部分。在正常情况下，气道存在宿主防御系统，包括纤毛的定向及有效摆动、黏液分泌、气道上皮屏障、细胞免疫和黏膜免疫等。在病因的作用下，气道微环境发生改变，气道感染与炎症反复出现，结果气道结构被持续破坏、支气管腔增大，最终恶性循环不断进展。

三、病因与发病机制

支气管扩张是异质性疾病，常见病因包括感染后（肺结核、麻疹、百日咳和肺炎）、免疫功能缺陷、慢性阻塞性肺疾病和哮喘（表 8-1）。经全面检查后仍未找到已知病因，则可认为是特发性支气管扩张。需注意，特发性并非没有病因，而仅是未能识别出病因，若在条件或者技术允许的情况下进行更仔细、全面的检查，部分的"特发性"支气管扩张可能存在某些病因（例如细胞免疫功能缺陷）。

不同国家和地区报道过支气管扩张的病因，主要为特发性、感染后、免疫功能缺陷，但特发性支气管扩张可能占接近 50%。成人与儿童病因谱可能存在差异，例如免疫功能缺陷更常见于儿童支气管扩张患者；农村与城市的支气管扩张病因谱也可能存在显著差异，比如农村地区中感染后所占比例可能更大。识别出支气管扩张的病因非常重要，部分病因可能通过针对性治疗从而使得症状显著缓解、预后改善。

表 8-1　支气管扩张常见的病因谱

获得性	先天性
感染后（肺炎、结核 / 支气管结核、百日咳、麻疹）	原发性纤毛不动综合征
胃食管反流	原发性免疫功能缺陷
误吸	软骨缺乏症
结缔组织疾病	Mounier-Kuhn 综合征
中毒	马方综合征
获得性免疫功能缺陷（例如艾滋病）	支气管肺发育不良
支气管异物	
变应性支气管肺曲霉病	
曲菌球	
恶性肿瘤	
气道阻塞	
抗糜蛋白酶缺乏症	
黄甲综合征	
Young 综合征	
慢性阻塞性肺疾病	
哮喘	
支气管哮喘	

目前支气管扩张的确切发病机制仍未明确。根据"恶性循环"学说，在各自原发、继发病因的作用下，气道出现反复的感染及炎症反应；被激活的中性粒细胞释放大量的弹性蛋白酶，其继续活化中性粒细胞与巨噬细胞释放的金属基质蛋白酶，破坏气道的基质从而引起不可逆的病理性扩张。动物模型提示，实行铜绿假单胞菌灌注及支气管结扎数天后即可

以观察到典型的支气管扩张病理性改变,说明气道感染及引流不畅能够联合诱发支气管扩张。但是支气管扩张的病因众多,该研究仅能模仿铜绿假单胞菌感染后肺炎迁延不愈,其他病因(特别是免疫缺陷)如何导致支气管扩张的发生仍有待进一步研究。

造成支气管扩张患者咳嗽的原因仍不甚明确,咳嗽敏感性增高、气道炎症和黏液高分泌均是重要因素。支气管扩张患者的咳嗽敏感性较正常人显著增高,且与疾病严重程度密切相关;女性患者、影像学评分较高、支气管扩张严重指数较高者的咳嗽敏感性更高。莱切斯特咳嗽问卷由英国 Birring 教授研发、衡量咳嗽对生活质量影响的重要评分问卷,在基于中国文化背景下广州支气管扩张研究团队验证了简化中文版莱切斯特咳嗽问卷对支气管扩张患者的评估价值;其简便易懂、具有较高的内在一致性、反应性。咳嗽高敏感性可能是干预支气管扩张患者咳嗽的重要靶点。

四、临床表现与诊断

(一)症状

在原发性、继发性病因的作用下,反复的气道感染与炎症可导致黏液高分泌,咳嗽反应性增高,故慢性咳嗽、咳痰为常见的症状,少部分患者因肺功能损害而出现气促或因气道炎症/机械牵张导致咯血。支气管扩张还可引起持续的系统性炎症,其表现为全身乏力、体重下降、发热等。部分患者平时几乎没有咳痰,临床上一般称作"干性支气管扩张",事实上部分的"干性支气管扩张"患者可单纯表现为咯血。个别患者的症状较轻,临床上可表现为无症状性支气管扩张,其往往于体格检查时发现。

慢性咳嗽是支气管扩张最常见的症状,多数患者表现为湿性咳嗽(伴咳痰),少部分患者只有干咳。咳嗽与痰液高分泌、排出有密切关联,患者多在排痰时间(部分患者的时间点较固定)的咳嗽频率增加,以中、下肺支气管扩张明显的患者在午间或夜间于平躺后为适应痰液排出而咳嗽频率一过性地增加。24 小时痰量较多的支气管扩张患者在 1 天内咳嗽频率的变异程度不甚显著。支气管扩张患者的咳嗽频率与程度的个体差异同样显著,部分患者只于排痰时间咳嗽,部分主诉痰液黏稠、难以清除时咳嗽频率也会增加,部分患者的咳嗽频率不依赖于排痰时间。从季节差异的角度分析,不少患者在较寒冷的季节(特别是冬季)排痰增多,从而咳嗽频率增加。

(二)体征

支气管扩张患者的体征通常为非特异,典型体征包括杵状指(趾)、发绀等,听诊可闻及吸气相的湿啰音,较少见的体征还包括右位心、黄甲综合征等。

(三)急性加重

目前仍无关于支气管扩张临床稳定期的定义,综合笔者的临床实践及文献报道,支气管扩张的临床稳定期可定义为:至少 4 周呼吸道症状在正常日间症状变异范围以内。支气管扩张的急性加重可被定义为 24 小时或更长时间里出现至少 3 种如下症状的显著恶化/加重:咳嗽频率增加、痰量/痰脓性增加、新发气促或气促加重、喘息、体温 >38℃、新发咯血或咯血加重、疲乏、活动耐力下降、肺部浸润影增加。

五、鉴别诊断

（一）慢性支气管炎

慢性咳嗽、咳痰，咳嗽多于冬季加重，但一般无咯血、发热、杵状指（趾）等表现，且多有慢性接触有毒气体（如香烟烟雾、生物燃料废气）等病史，X 线片或 CT 提示肺纹理增粗。

（二）肺脓肿

肺脓肿多为急性起病过程，伴有畏寒、发热、咳大量脓痰，但多于咳大量脓痰后症状明显缓解，抗生素治疗多有效，X 线片或 CT 提示肺部阴影，可伴有液平。

（三）肺结核

肺结核慢性起病，主要症状为慢性咳嗽、咳痰、咯血，典型的毒血症状包括体重下降、盗汗、午后潮热，肺部病变主要见于肺尖或上肺，X 线片或 CT 提示上肺斑片状浸润影，部分患者可伴空洞形成、纤维化和胸膜粘连等。

（四）肺囊肿

肺囊肿多于获得性肺部感染后出现发热、咳嗽、咳大量脓痰等症状，X 线片或 CT 提示双肺多发性圆形阴影，壁多较薄，但一般病变部位较少对周围组织进行浸润。

（五）肺癌

肺癌可变现为慢性咳嗽、咳痰、咯血，部分患者出现杵状指（趾）、体重下降甚至恶病质，X 线片或 CT 提示占位性病变，阻塞段 / 叶支气管开口后可引起阻塞性肺炎，但肺部阴影多数在抗感染治疗后无消退。

六、合并症

支气管扩张引起的慢性气道炎症可以导致肺炎、肺脓肿，甚至脓胸、脓气胸。部分支气管扩张患者出现气流不可逆受限后往往合并慢性阻塞性肺疾病，慢性缺氧可加重右心负荷，引起肺动脉高压甚至右心衰竭，最终导致慢性肺源性心脏病。因此，干预支气管扩张应该越早越好，以减少合并肺炎、慢性肺源性心脏病等的风险。

七、检查手段

（一）影像学

既往支气管扩张的诊断主要通过胸部 X 线成像术及支气管碘油造影术，但空间分辨率低、患者耐受性差及操作风险较大的缺陷限制了这些手段（特别是后者）的广泛应用。随着胸部 CT（特别是高分辨率 CT，层厚≤2mm）的发展及广泛应用，CT 成为"金标准"。参照英国支气管扩张诊治指南，根据胸部高分辨率 CT 表现，符合以下标准中至少一条可确诊支气管扩张：①支气管直径大于伴行支气管动脉的直径；②沿支气管走行方向，管径无逐渐缩小趋势甚至逐渐膨大；③距离胸膜 1cm 仍可见支气管。需明确，在不同体位所获取的 CT 图像可能存在一定的伪影，某些正常人支气管壁可能增厚；对仅有个别肺段的支气管壁增厚，临床医师应慎重下"支气管扩张"的诊断。

　　尽管胸部高分辨率 CT 为确诊支气管扩张的主要工具，目前我国广大偏远地区的众多医疗机构尚未配备高分辨率 CT 扫描仪，故对 CT 扫描层厚作硬性规定可能造成漏诊。对基层医疗机构，在 CT 扫描仪配备较有限的条件下，可使用常规 CT（层厚为 5mm、7mm 和 10mm）协助诊断，不过这对判断支气管扩张的严重程度及较轻微、外周肺段的支气管扩张有一定的漏诊风险。

　　支气管扩张是气道感染、炎症反复作用的病理学改变，其多为渐进性过程，即从柱状扩张发展为囊柱状、囊状扩张（图 8-1）。多数患者表现为支气管壁增厚，不过其也可见于慢性阻塞性肺疾病、哮喘患者甚至正常人。支气管扩张的程度取决于肺叶的感染状况、病程等因素，但是不同个体的差异甚大，甚至是同一患者的不同肺叶受累程度可能相差甚远。一些患者的同一个肺叶可同时存在柱状、囊柱状、囊状支气管扩张，某些肺叶可能仅有柱状扩张或者尚未被累及。此外，支气管扩张往往伴有其他影像学特征，包括黏液栓塞（图 8-2）、炎症渗出、通气不均、结节、空洞（图 8-3）、肺气肿 / 肺大疱（图 8-4）、支气管腔狭窄、肺不张、毁损肺（图 8-5）、内脏转位（图 8-6）、胸膜增厚等。某些征象有助于判断病因，并指导治疗。除评价支气管扩张的性质，影像学专家及临床医师需注意评价：①支气管扩张受累的肺叶 / 段及分布特征；②大 / 小气道支气管扩张；③支气管扩张的伴随影像学征象。

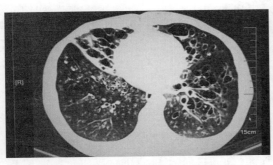

图 8-1　胸部 CT 下不同形态的支气管扩张
（图片来源：广州呼吸健康研究院）

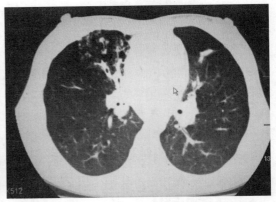

图 8-2　支气管扩张伴外周气道黏液栓塞
（图片来源：广州呼吸健康研究院）

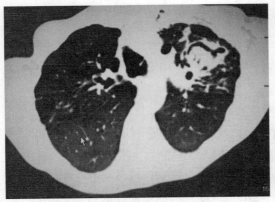

图 8-3　支气管扩张伴巨大空洞（曲菌球）
（图片来源：广州呼吸健康研究院）

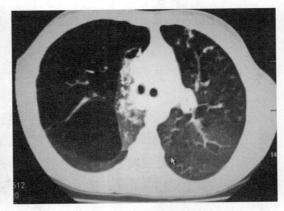

图 8-4　支气管扩张合并多发性肺大疱
（图片来源：广州呼吸健康研究院）

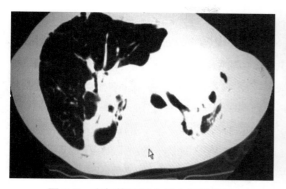

图 8-5　支气管扩张合并左肺毁损肺
（图片来源：广州呼吸健康研究院）

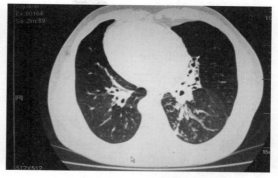

图 8-6　Kartagener 综合征
（图片来源：广州呼吸健康研究院）

（二）肺功能

肺功能检查是衡量支气管扩张疾病严重程度的重要指标，常用的肺功能检查手段包括用力肺活量测定、慢肺活量测定、弥散功能测定、残气功能测定、支气管激发／舒张试验、气道阻力测试和运动心肺功能测定等。通气功能障碍在支气管扩张患者中常见。广州地区支气管扩张研究发现，限制性、阻塞性、混合型通气功能障碍分别占 14.8%、23.2% 和 28.2%，肺通气功能正常或大致正常的患者占 35.2%。病程更长、分离出铜绿假单胞菌、胸部 CT 评分更高的患者通气功能更差。弥散功能下降大约见于 20% 的患者。此外，即便在疾病早期或者严重程度较轻的支气管扩张患者也可以出现肺部通气不均、气道阻力增高，这些指标的异常程度均与支气管扩张的严重程度密切相关。部分支气管扩张患者还出现运动耐量下降，其更常见于气促较显著、疾病严重程度较高的患者。此外，部分的支气管扩张患者合并哮喘，气道反应性增高或者可逆性显著较为常见。在没有合并哮喘的患者中，气道可逆性也可出现，尽管吸入支气管舒张剂后肺功能改善值并不一定与支气管扩张严重程度本身有直接的相关性。

（三）支气管镜

胸部影像学一般难以直接观察支气管腔内病变的情况。更重要的是，其无法对支气管黏膜进行取材。纤维支气管镜具有直观（可观察支气管黏膜是否充血、有新生物、支气管开口是否狭窄等）、操作简便的优点，更重要的是其可以协助临床医师进行支气管黏膜刷检、活检、采集支气管肺泡灌洗液，故在临床上可以提供较为宝贵的组织标本。经纤维支气管镜（带保护性装置）采集痰液仍被认为是受污染程度较低的下呼吸道标本。

（四）痰培养与药敏试验

细菌感染在支气管扩张患者中常见，部分机会致病菌（特别是铜绿假单胞菌）对预后的不良影响较大。临床医师需关注机会致病菌定植的患者，嘱患者定期随访、考虑气道感染清除治疗。除外了解支气管扩张患者的病程，检测结果为急性加重时合理选用敏感的抗生素提供重要的指导价值。指南建议对支气管扩张患者定期随访，原则上在一年内至少相隔 3 个月行痰培养与药敏试验。

（五）咳嗽敏感性测定

判断咳嗽敏感性有多种方法，最简便的是使用致咳嗽激发剂（辣椒素、柠檬酸和异硫氰酸丙酯）的吸入激发试验，其采用引起咳嗽至少 5 次对应的激发剂浓度（C5）作为主要观察终点，C5 的数值越低则咳嗽敏感性越高。但在部分研究中，C5 与 24 小时咳嗽频率监测计数无相关，后者可能在反映咳嗽敏感性上意义更大。

（六）呼出气一氧化氮浓度测定

对于没有合并哮喘的支气管扩张患者，其临床诊断价值有限，除外原发性纤毛不动综合征患者呼出气一氧化氮浓度往往较正常人降低，目前尚未观察到呼出气一氧化氮浓度有助于鉴别其余病因或者不同疾病严重程度的支气管扩张。然而，哮喘合并支气管扩张患者呼出气一氧化氮浓度可较其他病因所致的支气管扩张显著增高。

八、支气管扩张的严重程度评估

传统的支气管扩张严重程度仅局限于影像学病变程度。目前有两种评分系统：Bhalla 评分和改良 Reiff 评分。前者包括对支气管扩张的程度、受累肺叶数目、通气不均、肺不张等方面综合评价，但其照搬囊性纤维化的诊断经验，评价内容的复杂性不利于医师快速评分。改良 Reiff 评分仅需判断支气管扩张的程度及受累肺叶（视左舌叶为一个独立的肺叶，单个肺叶评分：0 分为无支气管扩张，1 分为仅有柱状扩张，2 分为受累最重的为囊柱状扩张，3 分为囊状扩张；6 个肺叶的总分为 18 分，得分越高提示影像学严重程度越高）。

影像学评估系统并不一定与其他评价指标（特别是肺功能、急性加重频率）相关，铜绿假单胞菌定植、急性加重次数、住院次数等因素也影响患者急性加重的风险，西班牙学者 Martinez-Garcia 及英国学者 Chalmers 分别提出利用 FACED 评分（Forced expiratory volume in 1s % predicted, Age, presence of Chronic colonisation by pseudomonas aeruginosa, radiological Extension, and Dyspnoea,）及支气管扩张严重程度指数（bronchiectasis severity index, BSI）来综合评价支气管扩张严重程度，其纳入的临床指标差异不大，但对每个指标赋予的权重各有不同。BSI 对预测支气管扩张患者急性加重、住院及死亡风险更有价值。欧洲学者根据合并症种类及数目，提出了 BACI 等新的指标，为了从不同侧面预测患者的预后，指导随访、治疗。

九、治疗

支气管扩张是慢性气道疾病，属于结构性肺疾病。治疗原则为缓解和控制症状、预防和治疗合并症、减少急性加重与住院率，降低死亡率。

（一）药物

治疗支气管扩张的药物手段较有限，主要分为化痰药、支气管舒张剂、抗菌药物、抗炎药物和免疫调节剂等。目前尚无标准或最合适的方案，临床医师应根据患者的具体情况、个人意愿与经济能力，选择最佳方案。

对咳嗽频繁、咳大量黄脓痰者可增加化痰药物剂量，联合物理治疗协助排痰；合并气道高反应性，可予吸入性皮质激素联合长效支气管舒张剂规律治疗；咯血者应在明确咯血的性质（量、颜色、时间）后予止血药物治疗，量多者行纤维支气管镜或支气管动脉造影以明确出血的具体部位，并确定后续治疗。

1. 抗菌药物　抗菌药物显著降低气道的细菌负荷、减轻气道炎症，但频繁使用会增加耐药风险，英国支气管扩张指南不推荐常规对稳定期支气管扩张患者予抗菌药物治疗。临床医师应根据最近一次的痰培养与药敏试验结果，选用敏感的抗菌药物。例如铜绿假单胞菌定植者，首先考虑环丙沙星、左氧氟沙星等氟喹诺酮类，或碳青霉烯联合内酰胺酶抑制剂。对病情较重、全身状况较差的患者，建议静脉用药。对于机会致病菌（特别是铜绿假单胞菌）定植、频繁急性加重（每年至少 3 次）者，可考虑抗菌药物（如环丙沙星、丁胺卡那和妥布霉素）长期吸入（如用药一个月后停药一个月，如此反复至少半年），以提高肺部的药物浓度并减轻全身不良反应。

2. 化痰药　化痰药可破坏痰液黏蛋白的二硫键，降低痰液的黏度、促进纤毛摆动、减轻气道氧化应激负担。临床上可选择氨溴索、羧甲司坦、厄多司坦、N- 乙酰半胱氨酸、舍雷肽酶等。对痰量多且脓性较高者予以静脉用药。雾化吸入治疗的有效性与安全性尚待临床研究验证。

3. 支气管舒张剂　临床上常用药包括短效制剂（沙丁胺醇和异丙托溴铵等）和长效制剂（福莫特罗、沙美特罗和噻托溴铵等）。其对支气管扩张的疗效不甚明确，建议合并慢性气流受限者规律吸入治疗。

4. 大环内酯类　频繁加重（1 年至少 2 次加重）与铜绿假单胞菌定植的患者可规律使用（至少半年），但长期使用会增加细菌（特别是铜绿假单胞菌）的耐药风险。对于不满足以上条件者是否合适使用，临床尚无共识。鉴于大环内酯类的药理作用具有一定的浓度和剂量依赖性，建议支气管扩张的长期维持治疗使用低剂量，其目的为破坏细菌生物膜形成，调节免疫功能。

5. 免疫调节剂　一般推荐反复出现气道感染、急性加重者使用。不同药物的剂量、用法各异，因此需根据药物的种类、作用机制及既往支气管扩张急性加重的频率选择。

6. 其他药物　指南不推荐常规吸入性皮质激素联合长效支气管舒张剂，但其可能使得合并气道高反应性或哮喘患者获益。茶碱及抗炎药物（如磷脂酶 E4 抑制剂）抑制气道炎症，但其有效性与安全性尚待研究。

（二）物理治疗手段

支气管扩张的特征之一是黏液高分泌，缓解黏液堵塞有助于清理气道，减轻气道炎症负担。物理治疗能降低痰的黏度，促进纤毛摆动及黏液清除。胸部物理治疗包括多种手段，包括用力呼吸、体位引流、拍背和呼气末正压等。治疗时间应个体化，充分考虑到患者的偏好及舒适度。多种物理治疗手段交替或联合使用可能更有利于排痰，促排痰装置（如 Acapella、肺笛和高频振荡排痰仪）已上市，但有效性仍待临床研究证实。

（三）手术治疗

传统理念认为手术治疗仅限于出现危及生命的大咯血、经内科治疗仍无效的单个肺叶 /

段支气管扩张患者。胸外科微创手术的快速发展使得手术切除病变肺叶 / 段的适应证不断放宽。并非所有患者都合适进行手术治疗，多个肺叶支气管扩张、肺功能损害特别严重者不建议进行手术治疗。

（四）鼻窦炎的治疗

不少支气管扩张患者合并慢性鼻窦炎。对伴有慢性鼻窦炎的支气管扩张患者，临床医师应根据鼻窦炎的严重程度制订个体化治疗方案，包括规律使用生理盐水洗鼻、鼻吸入皮质激素和促纤毛运动药物等。

（五）疗效评价与跟踪随访

对支气管扩张患者的评估不应仅限于单次的门诊或住院部的访视。临床医师应定期复查，注意症状的改善程度、肺功能及痰培养结果。规范治疗后症状有所改善且支气管扩张急性加重频率减少，则可维持或适当降阶治疗。

患者与医师对支气管扩张的理解往往不一，患者的依从性取决于自身的心理状况、医患沟通的有效性、治疗的效果。既往研究表明，支气管扩张患者的依从性总体上不尽如人意，医务人员应落实对患者教育和管理，包括支气管扩张的背景知识宣教、严重程度评价、治疗选择及管理目标和定期复查的重要性。

（关伟杰）

参 考 文 献

1. European Commission. Policy: rare diseases-what are they？［2018-10-12］http：//ec.europa.eu/health/rare_diseases/policy/index_en.htm

2. Ringshausen FC，de Roux A，Diel R，et al. Bronchiectasis in Germany：a population-based estimation of disease prevalence. Eur Respir J，2015，46：1805-1807.

3. Quint JK，Millett ERC，Joshi M，et al. Changes in the incidence，prevalence and mortality of bronchiectasis in the UK from 2004 to 2013：a population-based cohort study. Eur Respir J，2016，47：186-193.

4. Kwak HJ，Moon JY，Choi YW，et al. High prevalence of bronchiectasis in adults：analysis of CT findings in a health screening program. Tohoku J Exp Med，2010，222：237-242.

5. 周玉民，王辰，姚婉贞，等. 我国 7 省市地区 40 岁及以上居民支气管扩张症的患病情况及危险因素调查. 中华内科杂志，2013，52：379-382.

6. Pasteur MC，Bilton D，Hill AT，et al. British Thoracic Society Guideline for non-CF bronchiectasis. Thorax，2010，65 Suppl1：i1-58.

7. Lonni S，Chalmers JD，Goeminne PC，et al. Etiology of non-cystic fibrosis bronchiectasis in adults and its correlation to disease severity. Ann Am Thorac Soc，2015，12：1764-1770.

8. Gao YH，Guan WJ，Liu SX，et al. Aetiology of bronchiectasis in adults：A systematic literature review. Respirology，2016，21：1376-1383.

9. Torrego A，Haque RA，Nguyen LT，et al. Capsaicin cough sensitivity in bronchiectasis. Thorax，2006，61：706-709.

10. Guan WJ，Gao YH，Xu G，et al. Capsaicin cough sensitivity and the association with clinical parameters in bronchiectasis. Plos One，2014，9：e113057.

11. Gao YH，Guan WJ，Xu G，et al. Validation of the Mandarin-Chinese version of Leicester Cough Questionnaire in bronchiectasis. Int J Tubercul Lung Dis，2014，18：1431-1437.

12. Gao YH，Guan WJ，Xu G，et al. The role of viral infection in pulmonary exacerbations of bronchiectasis in adults：A prospective study. Chest，2015，147：1635-1643.

13. Guan WJ，Gao YH，Xu G，et al. Sputum matrix metalloproteinase-8 and-9 and tissue inhibitor of metalloproteinase-1 in bronchiectasis：Clinical correlates and prognostic implications. Respirology，2015，20：1073-1081.

14. Guan WJ，Gao YH，Xu G，et al. Characterization of lung function impairment in adults with bronchiectasis. Plos One，2014，9：e113373.

15. Guan WJ，Gao YH，Xu G，et al. Six-minute walk test in Chinese adults with stable bronchiectasis：Association with clinical indices and determinants. Curr Med Res Opin，2015，31：843-852.

16. Guan WJ，Gao YH，Xu G，et al. Impulse oscillometry in adults with bronchiectasis. Ann Am Thorac Soc，2015，12：657-665.

17. Guan WJ，Yuan JJ，Gao YH，et al. Maximal mid-expiratory flow is a surrogate marker of lung clearance index for assessment of adults with bronchiectasis. Sci Rep，2016，6：28467.

18. Davies G，Wells AU，Doffman S，et al. The effect of Pseudomonas aeruginosa on pulmonary function in patients with bronchiectasis. Eur Respir J，2006，28：974-979.

19. Chen FJ，Liao H，Huang XY，et al. Importance of fractional exhaled nitric oxide in diagnosis of bronchiectasis accompanied with bronchial asthma. J Thorac Dis，2016，8：992-999.

20. Park J，Kim S，Lee YJ，et al. Factors associated with radiologic progression of non-cystic fibrosis bronchiectasis during long-term follow-up. Respirology，2016，21：1049-1054.

21. Pasteur MC，Helliwell SM，Houghton SJ，et al. An investigation in causative factors in patients with bronchiectasis. Am J Respir Crit Care Med，2000，162：1277-1284.

22. Martínez-García MÁ，de Gracia J，Vendrell Relat M，et al. Multidimensional approach to non-cystic fibrosis bronchiectasis：the FACED score. Eur Respir J，2014，43：1357-1367.

23. Chalmers JD，Goeminne P，Aliberti S，et al. The bronchiectasis severity index：An international derivation and validation study. Am J Respir Crit Care Med，2014，189：576-585.

24. McDonnell MJ，Aliberti S，Goeminne PC，et al. Multidimensional severity assessment in bronchiectasis：an analysis of seven European cohorts. Thorax，2016，71（12）：1110-1118.

25. McDonnell MJ，Aliberti S，Goeminne PC，et al. Comorbidities and the risk of mortality in patients with bronchiectasis：an international multicentre cohort study. Lancet Respir Med，2016，4：969-979.

26. Guilemany JM，Angrill J，Alobid I，et al. United airways：the impact of chronic rhinosinusitis and nasal polyps in bronchiectasis patient's quality of life. Allergy，2009，64：1524-1529.

27. Guilemany JM，Angrill J，Alobid I，et al. United airways again：high prevalence of rhinosinusitis and nasal

polyps in bronchiectasis. Allergy，2009，64：790-797.

28. McCullough A，Thomas ET，Ryan C，et al. Interventions for enhancing adherence to treatment in adults with bronchiectasis. Cochrane Database Syst Rev，2015，11：CD011023.

29. McCullough AR，Tunney MM，Stuart Elborn J，et al. Predictors of adherence to treatment in bronchiectasis. Respir Med，2015，109：838-845.

第四节　气管支气管结核

一、概述

气管支气管结核（tracheobronchial tuberculosis，TBTB）是指发生在气管支气管的黏膜、黏膜下层、平滑肌、软骨及外膜的结核病，是结核病的特殊临床类型。TBTB 与支气管结核（bronchial tuberculosis，BTB）及以往的支气管内膜结核（endobronchial tuberculosis，EBTB）基本属于同一概念。TBTB 属于下呼吸道结核，容易导致气管及支气管黏膜溃疡、坏死、纤维化及管腔狭窄，甚至引起气道软骨环的破坏而造成气管支气管闭锁、阻塞性肺炎、肺不张等。TBTB 起病多缓慢，典型临床表现为慢性刺激性咳嗽，咳嗽多剧烈且难以控制，易被误诊为咳嗽变异性哮喘、上气道咳嗽综合征等，有时以反复喘息为主要或唯一表现，极易被误诊为支气管哮喘。

二、流行病学

近年来，由于全球结核病的发病率逐渐上升，同时支气管镜在临床应用得到普及和应用，TBTB 有明显增多趋势。国外有学者报道活动性肺结核患者 10%～40% 合并 TBTB，其中结核菌阳性患者为 60%～70%，结核菌阴性患者为 25%～30%，另外 5%～10% 患者肺内未发现结核病灶而单纯侵犯气管、支气管。我国尚缺乏 TBTB 大规模流行病学调查资料，笔者对 162 例初治肺结核患者进行支气管镜检查，确诊 TBTB 62 例，TBTB 在初治肺结核人群中发病率为 38.07%，男女比为 1∶1.21。

TBTB 是慢性咳嗽的少见病因，但是也有报道胸部 X 线片正常的 56 例慢性咳嗽患者中检出 16 例（占 28.57%），值得注意。

三、发病机制

TBTB 大部分继发于肺结核，也可单发。成人 TBTB 最常见的感染途径是肺结核局部病灶或空洞内的结核分枝杆菌直接侵入支气管黏膜，或经黏膜腺管口侵入支气管壁。还见于血源性感染及淋巴道播散，极少数继发于支气管淋巴结核。

气管支气管黏膜感染结核杆菌后，早期出现局部黏膜红肿并浅表溃疡，不经治疗可发展为深溃疡，进一步深入损坏气道弹力纤维层和肌层，甚至软骨。同时，可形成结核性肉芽肿，支气管管壁肉芽组织增生后可突出进入支气管腔内。随着病程发展，可从支气管黏膜充血水肿到溃疡、息肉样增生、瘢痕狭窄，此过程反复发生，直至出现明显咳嗽、喘息等症状。

四、临床表现

（一）症状

1. 全身中毒症状　活动性 TBTB 患者常伴有发热、盗汗、消瘦等结核中毒症状。非活动性 TBTB 无全身症状。

2. 呼吸系统症状　TBTB 起病多缓慢，呼吸道症状多样，临床表现缺乏特异性。主要临床表现为慢性刺激性咳嗽，咳嗽常剧烈且难以控制，可伴有咳痰，多为白色黏液泡沫痰，不易咳出。咯血常反复出现，量多少不定，大咯血少见。值得注意的是，TBTB 患者约 19.7%～25% 因 TBTB 引起气道阻塞，从而出现呼吸困难。10%～15% 的患者可出现喘息，有时甚至以反复喘息为主要或唯一表现，常被误诊为支气管哮喘。TBTB 引起广泛哮鸣音的机制尚不完全清楚，可能与下列因素有关：①结核菌毒素及其代谢产物，可能导致细胞因子和炎症介质释放；②机体对结核菌体蛋白过敏，结核菌被杀灭时释放菌体蛋白使机体过敏所致；③ TBTB 病变广泛，使气管广泛受累，从而造成广泛哮鸣音；④一少部分患者系 TBTB 与哮喘并存。少部分患者症状轻微或无任何不适，多数因患肺结核等进行辅助检查而发现。

（二）体征

TBTB 患者体征因本身疾病及肺结核严重程度、病变范围而异，病变轻微可以没有任何体征。患者存在单侧支气管狭窄时可出现局限性哮鸣音，如果存在两侧支气管受累，则会出现两肺哮鸣音。支气管狭窄严重出现肺不张，可出现气管向患侧偏移，患侧胸廓塌陷、触觉语颤减弱、叩诊浊音等。

五、影像学

TBTB 大多数情况影像学仅表现为一般肺结核改变，误诊率及漏诊率较高。普通胸部 X 线片表现缺少特异性，单纯性 TBTB 早期病变以充血、水肿为主时，胸部 X 线片可无明显异常，易漏诊和误诊；TBTB 合并肺结核时，胸部 X 线片异常改变为肺斑片状浸润影；TBTB 合并气道狭窄时，可表现为阻塞性肺炎、肺不张或局限性肺气肿等。高分辨率 CT 对气管-支气管病变的部位、范围、合并气道狭窄与否、狭窄程度及狭窄原因等诊断均有帮助。值得注意的是，单纯性 TBTB 早期胸部 CT 也可无明显异常。胸部 CT 检查不仅为临床诊断是否需要进行支气管镜检查做出评估，还可为确诊后制订气道内介入治疗方案提供重要参考。

六、细菌学检查

结核分枝杆菌检查阳性是诊断结核病的"金标准"。目前临床上多采用涂片法、集菌法检测抗酸杆菌，有条件的单位应进行罗氏培养或快速培养、鉴定培养、培养物 DNA 测序及药物敏感试验等，排除非结核分枝杆菌病，以确诊为结核分枝杆菌感染及结核分枝杆菌对抗结核药物是否具有耐药性。

对疑诊为 TBTB 的患者应进行痰抗酸杆菌检查。如果肺部有病灶，痰、支气管刷片或支气管灌洗液等检出结核分枝杆菌可确诊活动性肺结核，但不能区分是肺结核还是 TBTB；如果肺部无结核病灶，结核分枝杆菌检查阳性常提示 TBTB 可能性极大，但尚需进一步支气管镜检查确诊。

七、支气管镜

支气管镜检查是诊断 TBTB 必不可少的确诊手段。经支气管镜直接观察，留取相关刷片或冲洗液等标本进行结核分枝杆菌相关检查，获取活检组织标本进行组织病理学等检查，以确定及完善 TBTB 的诊断。根据 TBTB 的发展进程、严重程度和类型等，可表现为气管、支气管黏膜充血、水肿、肥厚、糜烂、溃疡、坏死、肉芽肿、瘢痕、管腔狭窄、管腔闭塞、管壁软化及支气管淋巴结瘘等。

八、病理学

结核病的基本病理改变是炎症渗出、增生和干酪样坏死。结核病病理改变取决于结核杆菌的数量、毒力、机体抵抗力与对结核杆菌的过敏反应，常破坏与修复同时进行，故上述三种病理变化多同时存在，也可以某一种变化为主，且可以相互转化。经支气管镜可取得气管、支气管病变组织标本，发现类上皮细胞、朗汉斯巨细胞、干酪性坏死等有助于结核病的诊断。病变组织抗酸染色发现抗酸杆菌支持 TBTB 的诊断。

九、结核菌素试验

结核菌素试验广泛应用于检出结核分枝杆菌的感染，而非检出结核病。结核菌素试验对儿童、青少年和结核病诊断有参考意义。结核分枝杆菌感染后需 4～8 周才能建立充分的变态反应，在此之前，结核菌素试验可呈阴性。结核菌素试验阳性不能确定机体是否存在结核分枝杆菌感染，当呈现强阳性时表示机体处于超敏状态，发病风险高，可作为临床诊断结核病的参考指征。由于许多国家和地区广泛推行卡介苗接种，结核菌素试验不能区分是结核分枝杆菌的自然感染还是卡介苗接种的免疫反应。γ- 干扰素释放实验用于判断结核菌感染的特异性明显高于结核菌素试验，并且不受卡介苗接种的影响，这对于结核的诊断和预防是非常有意义的。

十、诊断思路

对原因不明的慢性刺激性咳嗽、咳痰、咯血及喘鸣等症状就诊者，尤其是中青年女性，应警惕 TBTB；肺结核患者治疗过程出现刺激性咳嗽、喘息等临床表现，以及阻塞性肺炎或支气管狭窄影像学改变，而不能用原肺部病变解释者，应高度怀疑 TBTB 存在；对高度怀疑 TBTB 患者，应先行痰菌及胸部影像学等检查进行大致判断，并尽早实施支气管镜检查，结合支气管镜检查寻找微生物学或病理学确诊依据。

TBTB 临床表现常不典型,常易误诊,需要提高医务人员对 TBTB 的认识,及时发现临床中可能存在的 TBTB 线索,才能及时做出 TBTB 的正确诊断。

十一、诊断标准

TBTB 缺乏统一规范的临床诊断标准,使得临床医师在实际工作中难以把握,给最后的判断和确诊带来很大的困难。唐神结于 2009 年提出的 TBTB 的临床诊断标准已为国内学者接受:①支气管镜下可见肯定的支气管病变;②经抗结核治疗有效;③支气管镜刷检抗酸分枝杆菌阳性或支气管肺泡灌洗液检出抗酸分枝杆菌;④痰涂片抗酸分枝杆菌阳性或培养结核分枝杆菌生长;⑤支气管活检组织病理证实为 TBTB。具备①＋②＋③或④,或符合①＋⑤者即可确诊。

十二、鉴别诊断

TBTB 的临床表现及影像学表现缺乏特异性,尤其是肺内病变较少或无病灶的 TBTB,容易误诊和漏诊。当以咳嗽为主要或唯一表现时,需与感染后咳嗽、咳嗽变异性哮喘、上气道咳嗽综合征、嗜酸粒细胞性支气管炎、变应性咳嗽等引起咳嗽的常见疾病相鉴别,此外尚需与下列疾病相鉴别:

(一) 支气管哮喘

以喘息为主要表现的 TBTB 在临床上常被误诊为支气管哮喘,尤其是青中年女性患者,需注意鉴别诊断。支气管哮喘表现为发作性喘息、胸闷及咳嗽症状,多在夜间及凌晨加重;听诊两肺哮鸣音分布广泛;肺功能检查提示可逆性气流受限;吸入支气管扩张剂后哮鸣音大多很快消失。TBTB 的喘息常为慢性,无明显规律,听诊哮鸣音多局限性,可发生在呼气相,也可出现在吸气相;吸入支气管扩张剂效果不佳;多合并肺部结核病变及结核中毒症状,支气管镜检查刷检、冲洗标本发现结核分枝杆菌或活检组织病理学显示结核病理改变。

(二) 支气管扩张

支气管扩张是由于支气管及其周围肺组织慢性化脓性炎症和纤维化,使支气管壁的肌肉和弹性组织破坏,导致支气管变形及持久扩张。典型的症状有慢性咳嗽、咳大量脓痰和反复咯血。主要致病因素为支气管感染、阻塞和牵拉,部分有先天遗传因素。影像学对诊断具有决定性价值,胸部高分辨率 CT 扫描可表现为柱状、囊状或混合型支气管扩张。TBTB 及肺结核可继发支气管扩张症,有时与非结核原因引起的支气管扩张症鉴别较困难。非结核性支气管扩张症多具有年幼时曾患麻疹、百日咳及肺炎等病史,双下肺支气管扩张多发,结核病相关检查如痰菌检查等阴性。结核性支气管扩张症多有明显肺结核病史,双肺上叶后段及下叶背段多发,支气管镜检查对 TBTB 引起的支气管扩张症诊断有一定价值。

(三) 慢性阻塞性肺疾病

慢性阻塞性肺疾病多发生在老年患者,咳嗽、咳痰、喘息多每年冬春季易发生,痰液多为白色黏痰，感染时可呈脓性，一般不伴咯血。查体多有肺气肿体征，两肺可闻及散在干湿性啰音，痰找抗酸杆菌阴性。需要注意的是，慢性阻塞性肺疾病患者突然出现咳嗽性状的改变或出现刺激性咳嗽；或咳嗽进行性加重超过 2 周，但胸闷、气急症状未出现进行性加重，抗炎效果不佳；或出现一侧局限性干啰音等，应考虑可能合并 TBTB，条件允许可行支气管镜检查明确是否合并 TBTB。

（四）气管支气管真菌感染

气管支气管真菌感染多发生于体弱多病者，多有长期使用抗生素或抗菌药物、免疫抑制剂史，经支气管镜获取的活体组织、保护性刷检及冲洗液标本真菌及结核分枝杆菌检查有助于鉴别诊断。

十三、治疗

TBTB 的治疗原则与肺结核相同，对于痰菌阳性的初治 TBTB 患者，要早期、联合、规律、全程、适量的抗结核治疗。针对临床活动期 TBTB，以尽快杀灭结核分枝杆菌为重点，避免结核分枝杆菌产生耐药性，预防或减轻病变段气道遗留下器质性的狭窄、闭塞及软化等改变。

根据 TBTB 分为初治、复治及耐药病例情况，选择有效的抗结核化学治疗方案进行全身抗结核药物化学治疗，具体参见《肺结核诊断和治疗指南（2001）》和《耐药结核病化学治疗指南（2015）》。初治病例抗结核化学治疗总疗程要求不少于 12 个月。复治、耐药病例选择复治、耐药化疗方案，疗程较初治方案延长，MDR-TB、XDR-TB 要求至少 24 个月，甚至更长。

在抗结核药物全身化学治疗的基础上，根据 TBTB 不同类型和分期，选择不同的介入治疗方法，如经支气管镜气道内给药、冷冻术、球囊扩张术、热消融疗法（激光、高频电刀、氩气刀及微波等）、气道内支架置入术等措施，可以提高疗效，减少并发症和后遗症。

（颜孙舜　戴元荣）

参 考 文 献

1. 唐神结. 临床结核病学. 北京：人民卫生出版社，2011.
2. 中华医学会呼吸病学分会哮喘学组. 咳嗽的诊断与治疗指南（2015）. 中华结核和呼吸杂志，201，39（5）：323-354.
3. 戴元荣. 肺功能检查在气道疾病中的临床应用. 北京：人民卫生出版社，2013.
4. Rosen MJ. Chronic Cough Due to Tuberculosis and Other Infections: ACCP Evidence-Based Clinical Practice Guidelines. Chest，2006，129（1）：197S-201S.
5. 田江华，戴元荣，颜孙舜，等. 经支气管镜局部药物灌注治疗气管支气管结核的临床研究. 中国防痨杂志，2014，36（6）：494-497.
6. 张军，刘琳，李广琴. 纤维支气管镜在老年慢性阻塞性肺疾病合并单纯性 TBTB 诊断中的应用. 南京医科大学学报自然科学版，2010，（2）：277-278.

7. 何剑，戴元荣，林洁. 酷似哮喘的支气管内膜结核 3 例分析. 临床医学，2004，24（10）：13-14.

8. 中国防痨协会. 耐药结核病化学治疗指南（2015）. 中国防痨杂志，2015，37（5）：421-469.

9. Wen Ting Siow, Pyng Lee. Tracheobronchial tuberculosis: a clinical review. J Thorac Dis, 2016, 8（12）: 3797-3802.

10. 袁玉如，梁斌苗，朱辉，等. TBTB 患者的气道高反应性. 中华结核和呼吸杂志，2006，29（9）：600-602.

11. 王瑞丽，戴元荣，何剑波，等. 肺癌合并支气管结核二例. 中国防痨杂志，2013，25（3）：214-216.

12. 黎萍，颜孙舜，吴立琴，等. 支气管镜下酷似肺癌的肉芽增殖型气管支气管结核临床分析. 温州医科大学学报，2014，44（7）：521-523.

13. 唐神结，肖和平，胡海俐，等. TBTB278 例临床特征及诊断标准和分型的探讨. 中华临床医师杂志：电子版，2009，3（1）：20-24.

14. 中华医学会结核病学分会《中华结核和呼吸杂志》编辑委员会. 气管支气管结核诊断和治疗指南（试行）. 中华结核和呼吸杂志，2012，35（8）：581-584.

15. 张继华，古利明，潘琼兰，等. 慢性咳嗽经纤支镜诊断支气管内膜结核 16 例. 临床肺科杂志，2008，13（1）：91.

第五节　肺部肿瘤

一、概述

对肺部肿瘤来说，咳嗽是最常见的症状。根据其生物特性，肺部肿瘤分为良性和恶性肿瘤。肺部恶性肿瘤，最常见，以原发性支气管肺癌为主，其次为肺转移性癌。肺部良性肿瘤，较少见，其中以错构瘤为主。本文将重点介绍原发性支气管肺癌与咳嗽的相关内容。

原发性支气管肺癌，简称肺癌，是指源于支气管黏膜上皮的恶性肿瘤。根据生长部位，可分为中央型和周围型肺癌，中央型肺癌生长在叶、段支气管开口以上，周围型肺癌位于段以下支气管。根据组织学分型，肺癌主要分为鳞癌、腺癌、大细胞癌和小细胞癌等。

肺癌是一种以烟草工业为病因的独特疾病，90% 以上的肺癌是由于主动吸烟或被动吸"二手"烟所致，而吸烟者常有慢性咳嗽的表现。氡气是 ^{226}Ra 的衰变产物，具有放射性，是肺癌发病的第二大原因。职业暴露（如石棉、乙醚等）、肿瘤家族史等系其他可能的危险因素。

二、咳嗽机制

（一）直接刺激

生长于气道上的肿瘤可牵拉、收缩气道，刺激机械敏感性咳嗽感受器，通过有髓鞘的Aδ纤维，经迷走神经传导，形成咳嗽反射；或局部炎症介质刺激化学敏感性咳嗽感受器，如无髓鞘的 C 纤维，通过反射通路引起咳嗽。由于咳嗽感受器分布在气道上，与周围型肺癌相比，中央型更容易出现咳嗽。

（二）继发阻塞性肺炎

中央气道的肿瘤组织生长后常可阻塞气道，分泌物引流不畅继发各类病原体感染，常导致阻塞性肺炎发生。咳嗽可以是阻塞性肺炎的主要表现，细菌感染时常伴有咳黏液脓性痰，可伴发热、胸痛、呼吸困难。

（三）神经源性炎症

肺神经内分泌肿瘤都有表达神经肽类物质的能力，肿瘤细胞释放神经肽作用于 C 纤维，可引起气道神经源性炎症。此外，肺癌细胞对多种神经肽的敏感性增高。Hennig 等发现部分肿瘤细胞上 SP 受体呈高表达状态，可能肺癌细胞上也存在过度表达的 SP 受体。神经肽与受体结合后可产生神经源性炎症，引起咳嗽。实验证明，多种神经肽的拮抗剂能抑制肺癌细胞的生长。目前认为，神经肽可作为细胞的潜在生长因子，参与肿瘤细胞的增殖和分化。

（四）抗肿瘤治疗相关副作用

早期肺癌患者经肺叶切除术后，手术残端炎症反应，刺激气道黏膜，可引起平滑肌痉挛，诱发咳嗽反射。晚期肺癌患者经化学或放射治疗后，造成气道黏膜损伤，使气道反应性增高，导致咳嗽或咳嗽次数增加。如放射性肺炎，系放射性治疗导致肺组织损伤，早期出现渗出性炎症，晚期为纤维化改变。

三、临床表现

（一）咳嗽

咳嗽是肺癌最常见的自诉症状，在疾病初期症状轻微且不典型，容易被忽略。咳嗽常为中央型肺癌的早期症状，周围型肺癌的早期较少咳嗽。因为肿瘤在较大的支气管内生长，很大程度上是一种异物性作用，引起向体外排出的反射性运动，产生刺激性干咳或伴有少量黏液痰。当肿瘤引起支气管管腔狭窄时，咳嗽进行性加重，多为持续性，且呈高调金属音，是一种特征性的阻塞性咳嗽。肺泡癌也可出现剧烈咳嗽，但往往伴有大量黏液痰。

尽管咳嗽是肺癌最常见的症状，但是慢性咳嗽患者中仅有 2% 是由肺癌引起。在 Hyde 的报道中，74% 的肺癌患者有咳嗽症状，其中 99% 为吸烟者；而且，很多肺癌患者有潜在的慢性阻塞性肺疾病（COPD），也常有慢性咳嗽的表现。所以如果吸烟者出现咳嗽性质的改变，或 COPD 患者的症状急性加重且药物治疗无效，需高度怀疑肺癌的可能，应该立即进行胸部 X 线或 CT 检查。

（二）其他症状

LeRoux 报道，57% 的肺癌患者有咯血症状，典型表现为痰中带血或血痰。咯血不一定暗示病情的恶化，常与中央型肿瘤，或空洞形成，或局部侵犯血管有关。但当肿瘤侵犯主要肺动脉时，所致大咯血可立即致命。胸痛在早期阶段也很常见，一般不由肺部肿瘤引起，常与胸壁的牵连或肿瘤侵入相邻的神经纤维有关。呼吸困难是肺癌的另一个常见症状，阻塞性肿瘤、淋巴管炎扩散、或中枢损伤引起大量痰栓均可引起呼吸困难。其他症状还包括声嘶、食欲不振、体重下降等。

四、辅助检查

（一）痰细胞学检查

痰细胞学检查是目前诊断肺癌简单方便的无创性诊断方法之一。对起源于较大支气管的中央型肺癌，特别是伴有血痰者，痰中找到癌细胞的概率较高。标本取材要求，最好是晨起留取，先漱口洗脱口咽分泌物，再诱发深咳获得深部痰；为避免细胞自溶性坏死，标本要及时送检，时间限定在 2 小时，最好 1 小时内为好。一般最好连续查 3 次，其阳性率可达60%。痰液基细胞学检查（thin-cytologic test，TCT）对于诊断早期和疑似肺癌病例，明显优于常规痰脱落细胞学检查。

（二）影像学检查

影像学检查是诊断肺癌的首要方法，包括胸部 X 线、CT、MRI 和支气管造影术等。对于慢性咳嗽患者，首先可选择胸部 X 线检查有无肿块、肺不张、支气管扩张等器质性病变。CT 可显示薄层横断面结构图像，避免病变与正常组织互相重叠，可发现一般 X 线检查隐蔽区的早期肺癌，尤其对中央型肺癌的诊断有重要价值。CT 密度分辨率高，可清楚显示肺野中直径 <1cm 的肿块阴影，亦可发现一般胸部 X 线片容易漏诊的较早期周围型肺癌。影像学上，中央型肺癌表现为肺门肿大或伴相应肺叶肺不张、肺炎征象；周围型肺癌可发现肺野外周区域出现单个或多个结节影，伴分叶、边缘有毛刺，病变坏死时伴有空洞、液平面。对于发生于气道腔内，且较小病变组织，影像学检查常未能发现异常。

（三）电子支气管镜检查

电子支气管镜检查是常规支气管镜检查，主要用于早期中央型肺癌的筛查和早诊，可直视下观察气道黏膜，必要时进行刷检和活检获取组织进行病理诊断，阳性率为 60%～80%。窄谱成像（narrow band imaging，NBI）及自体荧光支气管镜（autofluorescence bronchoscopy，AFB）能够发现早期的浸润前恶变，光学相干断层扫描（optical coherence tomography，OCT）及共聚焦显微技术（confocal microscopy，CM）可以从细胞水平评估病变；作为纵隔镜及 CT 引导下肺穿刺活检（computed tomography guided transthoracic needle aspiration，CT-TTNA）的替代手段，气管内超声（endobronchical ultrasound，EBUS）及电磁导航技术（electromagnetic navigation bronchoscopy，ENB）更安全。有吸烟史的慢性咳嗽患者，经过抗感染等治疗后咳嗽未缓解，即使胸部 X 线片结果正常，亦需进行支气管镜检查。

（四）经皮穿刺肺活检

经皮穿刺肺活检主要适用于怀疑为肺癌，支气管镜检查为阴性，且有手术禁忌证的患者。B 超引导下经皮肺穿刺活检，对靠近或紧贴胸膜的肺部肿瘤诊断迅速，安全高效；X 线透视或 CT 定位下操作，不仅能看清肿瘤结构和部位，还能看见穿刺针头，其主要并发症为气胸、少量咯血和空气栓塞等。

五、诊断

肺癌的诊断方法是多学科的，涉及范围广泛，包括临床症状、影像学诊断、内镜诊断、剖胸探查、病理诊断、肿瘤标志物和基因检测等。但病理检查结果是肺癌确诊的金标准。

既往有慢性咳嗽而近来咳嗽性质改变，或 COPD 患者的症状急性加重且药物治疗无效，应该高度警惕肺癌可能。尤其，对于并不与发热或上呼吸道感染相关的咳嗽，或者持续时间超过 1 周的咳嗽，应该立即进行胸部 X 线或者 CT 检查。如果患者有吸烟史、石棉及其他致癌剂接触史、肺癌家族史、其他部位肿瘤史等，肺癌的可能性更大。

六、鉴别诊断

（一）肺结核

肺结核是最容易与肺癌相混淆或共存的肺部疾病。肺结核球易与周围型肺癌相混淆，肺门淋巴结结核易与中央型肺癌相混淆，急性粟粒性肺结核应与弥漫性细支气管肺泡癌相鉴别。两者均以咳嗽、咯血为主要表现，但结核患者年龄较轻，有发热、盗汗等全身中毒症状，影像学出现于结核好发部位（如肺上叶尖后段和下叶背段），痰细胞学检查、痰查结核杆菌均可鉴别诊断。应该注意的是，肺结核与肺癌共存的可能，其原因是肺结核与肺癌均可导致机体免疫功能下降或出现机体免疫功能下降的前提下，两种病可能先后或同时发生过。原有肺结核病灶经抗结核治疗后已稳定，而形态或性质发生改变者，要想到瘢痕癌的可能。对于临床上难以鉴别的病变，应行支气管镜检查、穿刺活检，甚至开胸探查。

（二）肺炎

约有 1/4 的肺癌早期以肺炎的形式出现。对起病缓慢，症状轻微，抗感染治疗效果不佳或反复发生在同一部位的肺炎，应当高度警惕肺癌可能。因为中央型肺癌肿瘤组织生长过大、阻塞气道，导致气道内分泌物引流不畅，常继发细菌感染而出现阻塞性肺炎。炎性假瘤，系肺部慢性炎症机化，形成边缘不整的团块，常伴胸膜增厚，但病灶长期无明显变化，应该与周围型肺癌相鉴别。

（三）良性肿瘤

良性肿瘤常见的有肺错构瘤、支气管肺囊肿、巨大淋巴结增生、硬化性血管瘤、肺纤维瘤、肺脂肪瘤等。这些良性病变在影像检查上各有特点，若与肺部恶性肿瘤不易区别是，应该考虑活检或手术切除。

七、治疗

（一）常规治疗

针对肿瘤的治疗，是缓解肺癌相关咳嗽的最佳方案。治疗肺癌的几种常用手段是手术治疗、放射治疗、化学治疗、靶向治疗及介入治疗等。根据病变范围，这些手段可以单独或联合应用。Ⅰ期、Ⅱ期和部分经过选择的ⅢA期的非小细胞性肺癌（non-small cell lung carcinoma，NSCLC），常规选择手术切除肿瘤组织；假如咳嗽是由早期肺部癌变组织引起的，术后咳嗽可得到明显缓解。关于放射治疗、化学治疗能否改善晚期 NSCLC 的生活质量，一项研究显示，从主观评价的角度，大部分患者的咳嗽得到控制（表 8-2 和表 8-3）。对于小细胞肺癌，70%～80% 的患者咳嗽缓解。当发现气道病变时，可采用支气管镜下介入治疗（如冷热治疗、支架等），可迅速解除或缓解因肿瘤阻塞中央气道而导致的呼吸困难；但咳嗽症状较难缓解，甚至可能加重。

表 8-2　非小细胞肺癌放射治疗后呼吸系统症状缓解率

来源	剂量	咳嗽(%)	咯血(%)	呼吸困难(%)
Langendijk（2001）	根治剂量 60Gy	31	83	37
Langendijk（2000）	姑息性放疗剂量	49	79	3
Femandez（1996）	大剂量分割 17Gy	48	95	46
Plataniotis（2002）	大剂量分割 17Gy	24	60	5
Bhatt（2000）	大剂量分割 17Gy	68	77	42

表 8-3　非小细胞肺癌化学治疗后呼吸系统症状缓解率

来源	疗法	咳嗽(%)	咯血(%)	呼吸困难(%)
Fernandez（1989）	顺铂 / 长春地辛 + 丝裂霉素或异磷酰胺	45	91	78
Cullen（1993）	丝裂霉素 / 异磷酰胺、顺铂	70	92	46
Thatcher（1995）	吉西他滨	44	63	26
Jassem（2002）	吉西他滨 / 顺铂	44	75	36

（二）镇咳治疗

1. 镇咳药　阿片类是治疗肺癌咳嗽的最有效的药物，其中双氢可待因和吗啡最常见。其他镇咳药物，如愈创甘油醚、右美沙芬、苯佐那酯和左羟丙哌嗪，也被用于肺癌相关咳嗽的治疗，并有一定疗效。

2006 年美国胸科医师学会的《咳嗽的诊断与治疗指南》指出，推荐使用中枢性镇咳药治疗肺癌咳嗽。吗啡类药物属于成瘾性中枢性镇咳药，有呼吸抑制和成瘾性等副作用，因此限制了其长时间应用。可待因、右美沙芬是无成瘾性中枢性镇咳药，作用可更加广泛。

2. 其他药物　雾化吸入利多卡因也一直被用于抑制肺癌咳嗽，其起始剂量是通过雾化器每 4～6 小时吸入 2% 的利多卡因 5ml，必要时剂量还可以增加；但是一般单次剂量不应大于 15ml，否则可能因气道黏膜吸收入血而导致癫痫发作。由于吸入利多卡因会造成口咽部麻醉，应当注意避免患者误吸。

皮质激素也可用于治疗咳嗽，特别是与潜在的细支气管炎、放射性肺损伤或者淋巴管转移相关的咳嗽。

吸入色甘酸钠能抑制无髓鞘 C 纤维兴奋的传入，从而有助于控制肺癌有关的咳嗽。其机制是肿瘤可能通过释放的缓激肽和肿瘤直接刺激 C 纤维引起咳嗽。

八、结语

咳嗽是肺癌的常见表现。对有肺癌危险因素的咳嗽患者，应提高对肺癌诊断的警惕性。很多肺癌患者尽管经过了有效的抗肿瘤及镇咳治疗，但仍然有持续性咳嗽；因此，对其他可

第八章

能引起咳嗽的原因（如鼻涕倒流、胃食管反流、支气管痉挛）的评估和治疗也非常重要。而且如果咳嗽有益于排痰，切不可盲目镇咳治疗。只有针对潜在病因的治疗，咳嗽的治疗效果最好。

（刘晶晶　胡成平）

参 考 文 献

1. Kvale PA. Chronic cough due to lung tumors: ACCP evidence-based clinical practice guidelines. Chest，2006，129：147-153.

2. Mazzone SR. An overview of the sensory receptors regulating cough. Cough，2005，1：2.

3. Uno T，Aruga T，Isobe K. et al. Radiation bronchitis in lung cancer patient treated with stereotactic radiation therapy. Radiat Med，2003，21：228-231.

4. Union for International Cancer Control（UICC）. eds. TNM supplement: a commentary on uniform use.4th ed. Oxford: Wiley Blackwell，2010.

5. Temel JS，Greer JA，Muzikansky A，et al. Early palliative care for patients with metastatic non-small-cell lung cancer. N Engl J Med，2010，363：733-742.

6. Lee PC，Nasar A，Port JL，et al. Long-term survival after lobectomy for non-small cell lung cancer by video-assisted thoracic surgery versus thoracotomy. Ann Thorac Surg，2013，96：951-961.

7. Seco J，Panahandeh HR，Westover K，et al. Treatment of non-small call lung cancer patients with proton beam-based stereotactic body radiotherapy: dosimetric comparison with photon plans highlights importance of range uncertainty. Int J Radiat Oncol Biol Phys，2012，83：354-361.

8. Numico G，Russi E，Merlano M. Best supportive care in non-small cell lung cancer: is there a role for radiotherapy and chemotherapy？ Lung Cancer，2001，32：213-226.

9. Langendijk JA，Aaronson NK，de Jong JM，et al. Prospective study on quality of life before and after radical radiotherapy in non-small-cell lung cancer. J Clin Oncol，2001，19：2123-2133.

10. langendijk JA，ten Velde GP，Aaronson NK，et al. Quality of life after palliative radiotherapy in non-small cell lung cancer: a prospectivestudy. Int J Radiat Oncol Biol Phys，2000，4：149-155.

11. Macbeth FR，Bolger JJ，Hopwood P，et al. Randomized trial of palliative two-fraction versus more intensive 13-fraction radiotherapy for patients with inoperable non-small cell lung cancer and good performance status. Clin Oncol（R Coll Radiol），1996，8：167-175.

12. Jassem J，Krzakowski M，Roszkowski K，et al. A phase Ⅱ study of gemcitabine plus cisplatinum patients with advanced non-small cell lung cancer: clinical outcomes and quality of life. Lung Cancer，2002，35：73-79.

13. Fernandez C，Rosell R，Abad-Esteve A，et al. Quality of life during chemotherapy in non-small cell lung cancer patients. Acta Oncol，1989，28：29-33.

14. Cullen MH. The MIC regimen in non-small cell lung cancer. Lung Cancer Suppl，1993，12：81-98.

15. Thatcher N，Anderson H，Betticher DC，et al. Symptomatic benefit from gemcitabine and other

chemotherapy in advanced non-small cell lung cancer: changes in performanced status and tumoui-re-lated symptoms. Anticancer，1995，6：39-48.

16. Homsi J，Walsh D，Nelson KA，et al. A phase Ⅱ study of hydrocodone for cough in advanced canc-er. Am J Hosp Palliat Care，2002，19：49-56.

17. 刘春丽，赖克方，钟南山. 气道神经源性炎症与慢性咳嗽的发病机制. 国外医学. 呼吸系统分册，2004，24（4）：237-239.

18. 邓伟吾. 咳嗽的发生机制与临床. 内科理论与实践，2006，1（1）：50-53.

19. 赖克方，陈如冲，刘春丽，等. 不明原因慢性咳嗽的病因分布及诊断程序的建立. 中华结核和呼吸杂志，2006，29（2）：96-99.

20. 中华医学会呼吸病学分会哮喘学组. 咳嗽的诊断与治疗指南（2009）. 中华结核和呼吸杂志，2009，32（6）：407-413.

21. 赖克方，陈如冲，林玲，等. 不同病因慢性咳嗽的咳嗽特征及伴随症状的诊断价值. 中华结核和呼吸杂志，2009，32（6）：418-421.

第六节　胸外科术后咳嗽

一、概述

胸外科术后患者经常出现咳嗽，甚至顽固性咳嗽。根据时间及可能机制，可分为：

1. 术后亚急性咳嗽　下床活动后出现，不超过2周的咳嗽。胸部X线照片结果稳定，且没有鼻后滴流综合征（PNDS）、哮喘证据。

2. 术后顽固性咳嗽　术后顽固性咳嗽的定义是术后超过2周干咳，但胸部X线照片结果稳定，且没有PNDS、哮喘、或血管紧张素转化酶抑制剂的证据。术后顽固性咳嗽又分为亚慢性咳嗽及慢性咳嗽，术后1年内的咳嗽为亚慢性咳嗽，术后咳嗽超过1年的为慢性咳嗽。

二、流行病学

术后亚急性咳嗽发生率为25%～55%，其中最重要的原因是气管插管这种侵入性操作，占19%～50%，而喉罩麻醉只有3%～4%患者发生术后亚急性咳嗽。术后顽固性咳嗽发生率为8%～75%，Sarna报道25%肺癌患者术后有>5年的咳嗽。Sawabata N等分析了240例肺切除术后咳嗽，27%患者出现术后顽固性咳嗽，18%患者GER术后加重，50%患者存在亚慢性咳嗽，其中67%有胃食管反流症状，术后咳嗽持续时间37～358天，中位数是178天。但只有18%的患者存在慢性咳嗽，其中30%有胃食管反流症状。

三、发病机制

胸外科术后咳嗽的机制推测是手术过程中损伤肺C纤维，导致控制咳嗽的传入神经改变，经常发生咳嗽，但是很少研究证实这些推测或阐明机制。

与呼吸内科慢性咳嗽不同点在于胸外科术后顽固性咳嗽的原因主要与外科手术过程有关。胸外科手术主要的操作过程如下三个方面与术后咳嗽有关：①气管插管全麻操作；②肺切除；③纵隔区域淋巴结清扫。

（一）气管插管全麻操作

气管插管是一种侵入性操作，有 19%～50% 的患者术后咳嗽，原因可能与插管尺寸选择不当、操作手法不娴熟、困难插管、插管后麻醉不稳定致呛咳及气道内或气囊压力过大等，致使气道黏膜受损、环杓关节脱位，以及喉神经麻痹和声门区受压水肿有关。

（二）肺切除

肺切除术后咳嗽大约 25%，肺切除术后咳嗽主要的原因考虑是肺 C 纤维的切断、肺叶切除术中牵拉、术后残肺膨胀牵拉、支气管悬挂、膈肌抬高、单侧肺容量的丧失、剩余肺畸形，均可以引起咳嗽，其中膈肌抬高、单侧肺容量的丧失可引起胃食管反流症状，例如出现亚临床性胃酸从胃反流到食管，从而引起咳嗽。术后胃食管反流症状与咳嗽呈正相关，同样 Sawabata N 等研究证实胃食管反流促进了术后顽固性咳嗽，且术后 1 年的胃食管反流及顽固性咳嗽同步发生率大于超过 1 年的发生率。推断术后顽固性咳嗽可能是切断迷走神经后咳嗽敏感性升高及迷走神经切断后胃食管功能紊乱引起。Shure D 等报道了 6 例支气管内缝线引起术后顽固性咳嗽，在处理缝线后咳嗽治愈，提示在肺袖状切除的患者顽固性咳嗽诊治时需要考虑是否因为缝线作为异物引起顽固性咳嗽。

（三）纵隔区域淋巴结清扫

胸外科手术中隆突下淋巴结经常会被清扫或取样，在此过程中，不可避免的切断或损伤进入所有肺叶的迷走神经分支。因此淋巴结清扫可能是胸外科术后咳嗽的一个原因，作为气管支气管束的一部分，肺 C 纤维经常在切断迷走神经时遭受损伤。淋巴结清扫被认为是促进切断迷走神经后咳嗽的一个重要因素。

快速适应性肺部牵张感受器就位于隆突下和主支气管周围，摘除隆突下淋巴结之后留下空腔被认为是顽固性咳嗽的一个重要原因。由于空腔形成，使得这些感受器暴露在外，人体的活动造成的机械性牵拉和术后胸腔积液都能刺激到这些感受器，然后通过有髓鞘的 Aδ 纤维传导，能将这些机械性和化学性刺激经迷走神经传入脑干，然后由迷走神经内的运动纤维传出，形成咳嗽反射。

（四）术后疼痛及咳嗽

术后切口周围疼痛及咳嗽是胸外科手术后最常见的两大并发症，且经常结伴出现，例如气管插管引起的咽喉痛与咳嗽、切口疼痛与咳嗽及术后保护性体位与咳嗽，其原因源于咳嗽的路径与疼痛的产生路径类似，C 纤维的神经肽的释放和中枢致敏作用促进了呼吸道刺激所引起的术后呼吸道症状。

气管插管麻醉等机械性创伤、淋巴结清扫后感受器外露及肺迷走神经切断的应激引起的咳嗽主要发生在术后 2 周内。而术后顽固性咳嗽目前考虑是去神经支配后慢性反应，而去迷走神经支配最重要的就是引起胃食管反流，术后膈肌上升或肺容积的丢失本身可以促进 GER 症状，例如亚临床的胃酸从胃反流至食管。当然 24 小时食管 pH 监测是金标准，目前还没有进行术后食管 pH 监测，但从咳嗽与 GER 发生的线性关系可以推断 GER 促进术后顽固性咳嗽。质子泵及胃肠动力药物治疗效果良好也从侧面证实 GER 在顽固性咳嗽中的作用。Sawabata N 等研究单因素分析显示，肺癌、淋巴结清扫和 GER 症状是术后顽固性咳嗽的高风险因子，多因素分析显示 GER 症状是独立风险因子。术后顽固性咳嗽中慢性咳嗽发生率要低于亚慢性咳嗽，推断原因在于肺 C 纤维的愈合，或者迷走神经切除导致咳嗽敏感性降低，以及胃食管功能恢复所引起。

这些不同的机制是作者将术后咳嗽分为术后亚急性咳嗽、术后顽固性咳嗽的原因，不同的机制也将引导不同的治疗计划。

四、临床表现

胸外科术后咳嗽可帮助清理呼吸道，预防术后肺部并发症。但是术后亚急性咳嗽是无法控制的刺激性咳嗽，可伴少量稀痰，有时与体位相关，无规律性，有时伴有声音沙哑。

术后顽固性咳嗽多以干咳为主，夜间较多，有时伴口苦、口干。

五、诊断及治疗

胸外科患者首先需要在术前排除呼吸内科常见的慢性咳嗽，例如哮喘、鼻后滴流综合征、胃食管反流等，并进行系统治疗，这类患者术后出现顽固性咳嗽可能与术前的慢性咳嗽原因相关，其治疗类似呼吸内科的慢性咳嗽，在此不进行展开讨论。胸外科手术患者中最多的肺癌患者，其中大病灶、中央型肿物、肿瘤部分位于支气管内更有可能引起肺部症状，会引起顽固性咳嗽。这种源于支气管内刺激、肺实质浸润或梗阻后肺炎的术后顽固性咳嗽与肿瘤发生发展有关，在此也不进行展开讨论。

术后咳嗽需要结合症状、咳嗽特点等进行诊断。不同的诊断获得不同的治疗方案。治疗术后顽固性咳嗽需要对切断迷走神经后咳嗽敏感性升高及迷走神经切断后胃食管功能紊乱进行干预才能取得较好的效果。当然能够预防是很重要的。

（一）气管插管全麻操作的优化

为了减少插管引起的咳嗽的发生，国内外有较多的方法，全身麻醉术前静脉注射地塞米松或利多卡因、氯胺酮漱口、插管上涂抹利多卡因或盐酸丁卡因胶浆、倍他米松或氢化可的松雾化、盐酸苄达明、丙酸氟替卡松和利多卡因雾化吸入、1% 丁卡因混合地塞米松 5mg 在声门区表面进行喷雾麻醉等。其目的就是在咽喉部黏膜急性炎症初期，增强血管的紧张性，减轻充血，降低毛细血管的通透性，从而减轻咽喉部黏膜炎症渗出和水肿、抑制白细胞浸润及吞噬反应，减少局部组织释放各种炎症介质，降低气道的敏感性。

静脉用利多卡因可以明显减少全麻插管术后呼吸道症状的发生率。利多卡因可能通过减少脑干或气道神经元释放神经肽，从而抑制气道 C 纤维的兴奋而起作用。虽然利多卡因的半衰期只有 2 小时，但插管前予利多卡因预防呼吸道症状的效力却在术后 24 小时一直存在，其原因可能是源于咳嗽的路径与疼痛的产生路径类似，通过预先提高伤害性感觉器的阈值而得到减轻。利多卡因可以通过减少C纤维的神经肽的释放和减弱中枢致敏作用来减轻插管或导管对呼吸道刺激所引起的术后呼吸道症状。避免气管插管引起术后咳嗽的措施国外主要有：2%利多卡因涂于气管囊套、4%利多卡因雾化吸入、1～1.5mg/kg静脉注射利多卡因、4%利多卡因凝胶涂在气管插管外。

为了减少气管插管本身引起的咳嗽，广州医科大学附属第一医院进行了非插管麻醉进行胸外科手术，利用喉罩、静脉麻醉等减少气道损伤来降低术后咳嗽。使用喉罩麻醉后的咳嗽发生率是3%，明显低于气管插管麻醉后咳嗽发生率。

（二）纵隔区域淋巴结清扫感受器暴露的处理

针对摘除隆突下淋巴结之后留下空腔及感受器暴露受刺激，罗清泉等对60例肺癌患者术中使用前纵隔脂肪填塞上纵隔淋巴结清扫术后遗留之残腔，能有效减少术后顽固性咳嗽的发生，显著提高肺癌患者术后的生存质量，其方法是用纵隔脂肪或明胶海绵填塞清扫上纵隔淋巴结遗留之残腔。其机制推测可能是填塞清扫上纵隔淋巴结遗留之残腔，使胸腔积液和机械性牵拉无法刺激感受器，故减少了咳嗽的发生。

（三）术后顽固性咳嗽病因是胃食管反流的处理

鉴于术后顽固性咳嗽可能主要的病因是胃食管反流，用质子泵抑制剂兰索拉唑（30mg/d）+胃肠动力药莫沙比利（15mg/d×3次）被报道结果良好，虽然不能完全消除术后咳嗽，但是可以明显降低术后咳嗽程度。

（四）肺癌术后顽固性咳嗽的处理

对于肺癌术后顽固性咳嗽，Miyamoto等用甲磺司特治疗（400mg/d），一个月治疗有效率达84.2%。甲磺司特是被广泛用于日本的哮喘控制药物，抑制了2型T辅助细胞因子（Th2）在支气管哮喘动物模型中的生产，已经为成人和儿科患者开展了20多年的过敏性鼻炎和过敏性皮炎治疗，安全性良好，具有抑制中性粒细胞数量增加的能力，抑制炎性细胞因子IL-6和MCP-1水平。其打破了恶性肺损伤的恶性循环，临床上治疗高氧肺损伤和肺纤维化等高氧化应激相关疾病。其治疗术后顽固性咳嗽的机制不明。

（五）康复治疗

术后咳嗽目前临床治疗主要在于药物治疗，往往忽视康复治疗，康复治疗可以减少神经损伤后炎症间质、疼痛、迷走神经切断或损伤的急性炎症。但是目前经验较少。

胸外科术后咳嗽一直困扰着很多术后患者，严重影响其生活质量，但是查询国内外文献发现近十多年来并没有相关的论著发布，说明并没有受到国内外医师重视，因此更没有开展大规模的随机研究，导致机制研究及诊治严重滞后，希望更多学者能进行系统的研究。术后咳嗽与机械损伤、炎症间质、疼痛、迷走神经切断或损伤的急性炎症、神经损伤的后续反应（早期插管、手术及神经损伤早期、神经损伤后续反应）相关，对于术后顽固性咳嗽，针对胃食管反流及抑制高氧化应激的药物甲磺司特可能是一种目前很好的选择。

（邱　源）

参 考 文 献

1. Sawabata N，Maeda H，Takeda S，et al. Persistent cough following pulmonary resection：observational and empiric study of possible causes. Ann Thorac Surg，2005，79（1）：289-293.

2. Sarna L，Evangelista L，Tashkin D，et al. Impact of respiratory symptoms and pulmonary function on quality of life of lung-term survivors of non-small cell lung cancer. Chest，2004，125：439-445.

3. Irwin RS，Cyrely FJ，French CL. Chronic cough：the spectrum and frequency of causes，key components of the diagnostic evaluation and outcomes of specific therapy. Am Rev Rerspir Dis，1990，141：640-647.

4. van Esch BF，Stegeman I，Smit AL. Comparison of laryngeal mask airway vs tracheal intubation：a systematic review on airway complications. J Clin Anesth，2017，36：142-150.

5. 蒋奕红，谭毅. 插管全麻术后喉部并发症的原因探析. 临床和实验医学杂志，2009，1：51-53.

6. Miyamoto H，Sakao Y，Sakuraba M，et al. Usefulness of suplatast tosilate for chronic following lung cancer surgery. Gen Thorac Cardiovasc Surg，2009，57（9）：463-466.

7. Shure D. Endobronchial suture. A foreign body causing chronic cough. Chest，1991，100（5）：1193-1196.

8. 黄佳，罗清泉，赵晓菁，等. 右肺癌系统性清扫淋巴结术后顽固性咳嗽防治方法的探讨. 中国肺癌杂志，2010，10：975-979.

9. Fukuharaa K，Nakashimaa T，Abeb M，et al. Suplatast tosilate protects the lung against hyperoxic lung injury by scavenging hydroxyl radicals. Free Radical Biology and Medicine，2017，106：1-9.

第七节　职业性咳嗽

一、概述

职业性咳嗽是指一类由接触职业性有害因素引起的咳嗽，常为职业性肺部疾病的一种临床表现。常见的职业性肺部疾病包括职业性哮喘、职业性 COPD、肺尘埃沉着病（尘肺）、职业性变态反应性肺泡炎、职业性肺部肿瘤和重金属病等。此外职业性鼻炎（职业性上气道咳嗽综合征）、职业性胃食管反流等疾病的症状亦可表现为咳嗽。很多引起咳嗽的原因都可能与职业因素有关，某些职业性肺病可有长达数年的潜伏期。因此对咳嗽患者进行病因评估时，均应考虑可能存在的职业性因素。不但要详细询问现在的职业暴露史，还应详细询问既往的职业暴露史。没有充分认识到职业因素在咳嗽病因中的作用可能会造成误诊、误治，甚至产生严重后果。

职业性咳嗽分类和定义如下：

职业性咳嗽的分类和其他原因造成的咳嗽类似，都可以分为三大类：①职业相关性急性咳嗽；②职业相关性亚急性咳嗽；③职业相关性慢性咳嗽（work-related chronic cough，WRCC），其中 WRCC 最为多见。

根据基础疾病，WRCC 分为职业性慢性咳嗽（occupational chronic cough，OCC）和职业

加重性慢性咳嗽（work-exacerbated chronic cough，WECC）。OCC 是指在工作场所存在的、持续超过 8 周、与工作相关的疾病，刺激因素包括工作场所的致敏物（过敏性职业性慢性咳嗽）、刺激物（刺激性诱发的过敏性职业性慢性咳嗽）或微生物污染的化学物质或粉尘（超敏性肺炎）。WECC 是因工作环境导致先前存在的疾病加重，咳嗽作为唯一或主要表现。强调工作场所暴露导致病情恶化，咳嗽由特定工作环境引起，而疾病本身并非由工作环境引起（图 8-7）。

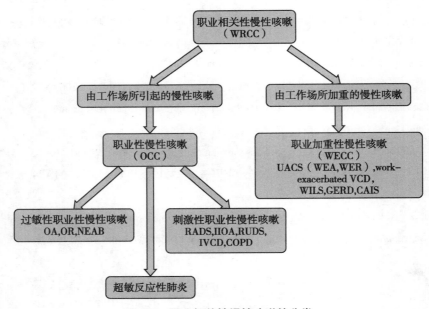

图 8-7　职业相关性慢性咳嗽的分类

CAIS：咳嗽和气道刺激综合征；COPD：慢性阻塞性肺疾病；ERD：胃食管反流疾病；HP：超敏反应性肺炎；IIOA：刺激性哮喘；NAEB：非哮喘性嗜酸粒细胞性支气管炎；OA：过敏性职业性哮喘；OR：过敏性职业性鼻炎；RADS：反应性气道功能障碍综合征；RUDS：被动上呼吸道功能障碍综合征；UACS：上呼吸道咳嗽综合征；VCD：声带功能障碍；WEA：职业加重性哮喘；WER：职业加重性鼻炎；WILS：职业相关的喉易激综合征；work-exacerbated VCD：职业加重的声带功能障碍；IVCD：刺激性声带功能障碍

二、病因

职业性肺病涉及范围广泛，几乎所有的非职业性呼吸道疾病都可以找到相对应的职业性病因。主要病因有以下几方面：

（一）职业性致敏物

接触工作环境中相关物质引起过敏性气道炎症可导致职业性哮喘，是慢性职业性肺病最常见病因。目前职业性致敏物大约有 300 种，并且随着合成技术和工农业生产的快速发展而日渐增多。这些物质包括大分子量的抗原物，如动植物和微生物蛋白、多肽、多糖、糖蛋白等，此类物质常见的有谷尘、木尘、面粉、动物皮毛及排泄物等；小分子量的化学物质，多为半抗原或单纯的刺激物。我国已制定的职业性哮喘诊断标准规定的职业性致喘物为异氰酸酯类、苯酐类、多胺固化剂、铂复合盐和剑麻等。

（二）生产性粉尘

在职业活动中长期吸入生产性粉尘并在肺内潴留可引起以弥漫性肺组织纤维化为主的尘肺病。多见于矿山开采、建筑材料、钢铁冶炼、机械加工、道路修筑和水电建设等行业。常见工种有矿山采掘、隧道挖掘、岩石开采、石料粉碎加工、翻砂、清砂、喷砂除锈、玻璃和陶瓷配料、电焊、炭黑生产、石棉加工、粉尘运输等。粉尘对机体的作用与其物理和化学的特性、防护措施、接触者易感性、沉积部位和剂量等因素有关。目前，确认能引起尘肺的粉尘有矽尘（游离二氧化硅）、矽酸盐尘（如石棉尘、云母尘和滑石尘等）、炭粉尘（如煤尘、炭黑尘、石墨尘、活性炭尘等）、金属尘（如铍尘、铝尘等）。无机粉尘多具有致纤维化性，其中矽尘是生物学活性最强，对人体危害最严重的粉尘。

（三）刺激性气体

常见刺激性气体有氯气、氮氧化物、光气、氨、臭氧、二氧化硫、双光气、甲醛、硫酸二甲酯、氯化氢、氟化氢、溴化氢和甲基甲酰胺等。刺激性气体对呼吸系统的损伤程度与其接触毒物的时间、种类、性质、浓度、侵入呼吸道的深度、在水中的溶解度及作用部位有关。一般而言，水溶性大的化学物，如氯气、氨气、二氧化硫等对上呼吸道迅速产生刺激作用；水溶性较小的化学物，如光气、二氧化氮等，对下呼吸道及肺泡的作用较明显。

（四）职业性致癌物

在工作环境中长期接触致癌因素，经过较长潜伏期后可产生某种特定肺部肿瘤，包括化学性、物理性和生物性职业致癌因素，其中最常见者为化学因素。目前已知对职业人群具有致肺部肿瘤作用的物质有石棉、砷、煤焦油类物质、氯甲醚类、铬和放射性物质等。

（五）其他

教师在嗓音工作超过一定的时间和强度后，在受凉、香烟、喝酒、粉尘或有害气体刺激等因素作用下，可使机体抵抗力下降，引起咽喉部黏膜发生炎症而引起咳嗽。有关数据表明，咽喉炎是教师群体中最常见的职业病之一，约占这个群体的1/3左右。

三、流行病学

在许多欧美研究中，慢性咳嗽在普通人群中的患病率约9%～33%，多数由吸烟引起，职业相关慢性咳嗽的流行病学和实验研究很少。但在职业性呼吸疾病如哮喘和COPD等的调查问卷中，咳嗽作为一种职业相关症状位列其中。调查显示，人群中职业相关的慢性咳嗽大致在4%～18%。那些由于世贸中心坍塌而暴露在灰尘中的消防队员和幸存者，8%会发生慢性咳嗽。农业工作和抽烟对于慢性咳嗽具有协同作用，农药暴露与呼吸道症状（咳嗽、喘息、痰、呼吸困难和胸闷）、肺功能障碍、哮喘和慢性支气管炎的流行率相关。技师、维修工作、清洁和建筑等服务行业相关的呼吸道症状发生率上升，尤其表现为新发的慢性咳嗽和慢性咳痰症状明显增加。职业暴露于蒸汽、气体、灰尘和烟雾等与慢性咳嗽之间存在正相关，女性更加明显。

与慢性咳嗽发作相关的工作有：①矿工；②水泥和玻璃瓶生产；③建筑工人；④农场工

人；⑤蘑菇厂；⑥木材加工；⑦牙科技术员；⑧消防员；⑨面粉厂；⑩机械加工与修理；⑪调味品厂；⑫温室大棚；⑬清洁工；⑭畜牧场等。

与职业性慢性咳嗽相关的物质有：①甲基丙烯酸甲酯；②脂肪族聚胺类；③谷物和面粉；④香料；⑤世贸中心倒塌引起的灰尘；⑥蒸汽、气体、粉尘、烟雾等；⑦清洁用品；⑧二手烟等。

四、发病机制

职业性咳嗽的发生机制与非职业性肺病所引起的咳嗽基本相同，只是职业因素诱发疾病发生或加重临床表现。其发生与广泛的气道非特异性炎症、气道上皮完整性破坏、伴或不伴短暂气道高反应性有关。

咳嗽反应由气道炎症、机械变化及吸入化学和机械刺激物（通常来自上气道部位）引发。瞬态电位感受器辣椒素受体 1（TRPV1）是存在于感觉神经元上的辣椒素受体，与 TRPA1 在感觉神经元中共表达，在职业环境中可因丙烯醛、巴豆醛刺激诱发咳嗽反射。香烟烟雾或氧化剂及空气中其他刺激物诱发咳嗽中 TRPA1 通道起着重要作用。在 WRCC 中，环境刺激咳嗽受体通道开放，然后通过内源性刺激物，例如活性氧（ROS）等激发咳嗽产生。长时间刺激性暴露导致慢性咳嗽，在非职业性状况下，氧化应激、内源性刺激物和炎症反应导致慢性咳嗽持续存在。

（一）过敏性气道炎症

工作环境中的致敏物质刺激呼吸道，加重鼻炎、上气道咳嗽综合征和胃食管反流。上气道吸入化学溶剂导致黏膜损伤，激活与咳嗽有关的气道迷走神经传入纤维，主要为有髓鞘的快适应牵张感受器和无髓鞘的 C 纤维两类，其末梢感受器分布于呼吸道内外多个区域，如喉、气管、支气管、食管、膈肌和胸膜等处。研究显示，瞬时性感受器电位 Vanilloid-1 的表达增多亦与咳嗽有关。工作环境中化学致敏物主要刺激 IgE 介导的体液免疫，导致变应性鼻炎，通常继发变应性哮喘。多数咳嗽相关疾病如咳嗽变异性哮喘和非哮喘性嗜酸粒细胞性支气管炎（NAEB）等均与嗜酸粒细胞性炎症相关。但抗 IL-5 的临床试验结果表明，嗜酸性粒细胞活化与咳嗽相关性不强，临床上变应性咳嗽患者气道嗜酸性粒细胞也没有显著增高，因此气道炎症和咳嗽之间的关系尚需进一步研究。其他机制，如肥大细胞与超细胞相互作用亦引起了学者的关注。已有报道显示，在非哮喘性慢性咳嗽患者肺泡灌洗液中肥大细胞、嗜酸性粒细胞、中性粒细胞、淋巴细胞、IL-8、TNF-α 和组胺均有不同程度增加。慢性咳嗽患者气道炎症反应和结构重塑之间的相互作用可能是慢性咳嗽长期持续的主要原因。两者相互作用在传入水平增加咳嗽反射，例如增加组胺或前列腺素、P 物质、降钙素基因相关肽（calcitonin gene related peptide，CGRP）和降低 pH 或氯化物水平，而咳嗽本身亦可以诱导重塑。

气道炎症通过增加快适应牵张感受器细胞的机械敏感性或在气道中切换成快适应牵张感受器神经元合成的神经肽（速激肽和降钙素基因相关肽），抑或通过刺激对辣椒素分子敏感的瞬时感受器的激活来影响咳嗽反应（TRPV1）。存在于气道中并由 TRPV1 末端释放的神经肽产生的神经源性炎症具有诱导咳嗽作用，其在加重其他刺激引起的咳嗽方面也起着明显的作用。气道炎症可能刺激 TRPV1 活化，研究显示该受体由不同的刺激（包括花生四烯酸和白三烯 B_4 的脂氧代谢物）激活，缓激肽还通过多种细胞内机制使 TRPV1 敏感。另有研究显示，瞬时受体电位通道（TRP）中的单核苷酸多态性（single nucleotide polymorphisms，SNP）与哮喘患者的咳嗽相关，并可能增加在工作场所刺激性暴露的受试者的咳嗽敏感性。此外，气道炎症引起的另一种作用可能是通过分泌过多的黏液来刺激咳嗽，表现为杯状细胞增生。

（二）非特异性气道炎症

一般认为粉尘被吸入后，巨噬细胞吞噬粉尘，吞噬细胞成为尘细胞，由于粉尘的毒性作用，在酶的参与下，细胞本身消化死亡，细胞内的粉尘又游离出来为又一巨噬细胞吞噬，继而又死亡，如此循环往复，导致大量巨噬细胞死亡，并释放出多种细胞因子，如肿瘤坏死因子、成纤维细胞生长因子、白细胞介素（IL-1、IL-6）和表皮细胞因子等，引起气道非特异性炎症并最终形成肺组织纤维化。粉尘粒径大小、粉尘的浓度、粉尘的形态和表面活性等与尘肺发生有关，只有粉尘粒径 $<5\mu m$ 的呼吸性粉尘才能进入肺泡起生物学作用，也只有吸入的粉尘达到一定浓度才能发病。粉尘浓度与疾病发生有明确的量效关系。

（三）理化因素直接损伤

气体对呼吸道和眼有强烈刺激和腐蚀作用，吸入后产生以呼吸系统损伤为主的中毒表现，可破坏细胞膜完整性、通透性及肺泡壁的气 - 血屏障，使大量浆液渗透至组织。短期接触高浓度刺激性气体，可引起严重急性中毒，而长期接触低浓度则可造成慢性损伤。

五、病理

职业性肺病的病理学表现因病而异。职业性哮喘气道的病理改变和非职业性哮喘的病理改变相同，表现为嗜酸性粒细胞、肥大细胞、肺巨噬细胞、淋巴细胞与中性粒细胞等炎症细胞的不同程度的肺浸润，黏膜下组织水肿，微血管渗漏增加，黏膜下分泌腺增生，平滑肌痉挛，纤毛上皮损伤和脱落。若哮喘长期反复发作，即可发生气道重构。尘肺主要的病理改变可归纳为巨细胞型肺泡炎、粉尘性肉芽肿和肺纤维化 3 种。巨细胞型肺泡炎是机体吸入粉尘后的早期反应，由多形核白细胞、多核异物巨细胞、淋巴细胞、浆细胞、嗜酸性粒细胞及嗜碱性粒细胞构成。继之形成粉尘性肉芽肿，它是以尘细胞为主，与淋巴细胞、多形核白细胞等炎症细胞共同构成的。肺纤维化为最后环节。矽结节是矽肺的特征性病理变化。石棉肺可见胸膜增厚和胸膜斑及铁反应阳性的石棉小体。慢性铍尘病可见弥漫性肺和肺门淋巴结肉芽肿反应，组织学上与结节病相同。刺激性气体中毒患者可出现支气管炎、肺炎和肺水肿等病理改变。

六、临床表现

职业性肺病的临床表现与相对应的非职业性肺病基本相同。职业性哮喘患者咳嗽是最常见的症状，可单独存在，即咳嗽变异性哮喘，亦可伴有喘鸣、气促、呼吸困难，在脱离工作环境后症状可缓解。尘肺的临床表现与尘肺病变程度及是否有合并症有关。最常见的症状有咳嗽、咳痰、胸闷、胸痛、气短、心悸，亦可有咯血、乏力等。单纯Ⅰ期尘肺患者常无明显症状。Ⅲ期患者常有明显的呼吸困难，端坐呼吸等。慢性铍尘病的症状在暴露后数月至十数年才缓缓出现，但往往在手术、妊娠或肺部感染后急性恶化。急性刺激性气体中毒通常先出现咳嗽等上呼吸道症状及眼刺激症状，经过几小时至 3 天不等的潜伏期后症状突然重现，很快加重，严重者可发生化学性支气管肺炎、肺水肿，表现为剧烈咳嗽、咳白色或粉红色泡沫痰、呼吸困难、发绀等，这些患者可因肺水肿或并发急性呼吸窘迫症等发生猝死。一些氮氧化物中毒患者可出现迟发性阻塞性毛细支气管炎，表现为急性中毒或肺水肿消退后 2 周左右，突然发生咳嗽、胸闷、进行性呼吸困难，发绀明显。长期吸入低浓度刺激性气体可引起慢性鼻炎、支气管炎、细支气管炎、肺气肿和肺纤维化等疾病而长期存在咳嗽症状。在无尘肺的煤矿工人中 50.5% 存在慢性咳嗽咳痰，其中 14.75% 咳嗽为其唯一症状。在有尘肺的工人中，这一症状更加明显。从事畜牧业人群中慢性咳嗽的发生率为 24.8%，其中 52.2% 的人主诉在工作环境中出现急性刺激性干咳。

职业性肺病的体征与病变的严重程度及是否存在并发症有关。轻症或缓解期患者可无阳性体征，病情进展两肺可闻干啰音和散在湿啰音，出现肺水肿时两肺弥漫性湿啰音。呼吸频率≥25 次 /min、心率≥110 次 /min、奇脉≥25mmHg、发绀、反常呼吸常出现在严重患者中。慢性职业性肺病可有肺气肿体征。典型职业性哮喘患者呼气延长和双肺哮鸣音。职业性肺部肿瘤患者可有浅表淋巴结肿大、肺不张、胸腔积液等体征。二氧化硫中毒患者可见眼结合膜充血水肿，鼻中隔软骨部黏膜小块发白的灼伤。

七、辅助检查

根据每一种职业性肺病辅助检查侧重不同，肺功能是职业性哮喘的必要检查，影像学和肺活检是尘肺的确诊依据，支气管镜在了解刺激性气体对呼吸道的损伤中具有不可替代的作用。

（一）血液检查

伴发感染时中性粒细胞增多，慢性患者可出现贫血。变应性职业性肺病发作期出现血液嗜酸性粒细胞增多，亦有少量患者表现为中性粒细胞增多，缓解期正常。血清特异性抗体检测可用来检测针对工作环境中的致敏物，但低分子量致敏物仅产生少量抗体，影响检测效果。

（二）痰液检查

伴发感染时中性粒细胞增多，变应性原因者可出现嗜酸性粒细胞增高。诱导痰检查为职业性哮喘提供了良好的依据。

（三）影像学检查

职业性哮喘在非发作期肺部影像学正常，发作期可见肺充气征。尘肺影像学表现多样，可见肺纹理增强或肺纹理模糊，或可有局部或散在的小点状或点片状或片状阴影，两肺满布粟粒状阴影，肺团块影，病情严重者可见肺泡性肺水肿表现。气体刺激者胸部 X 线为肺纹理增强、肺间质水肿、弥漫性肺间质纤维化表现等。铝尘肺的早期阶段可以通过高分辨率 CT（high resolution CT，HRCT）来检测并发现。

（四）肺功能检查

早期常无明显异常，后期有阻塞性或伴有限制性通气功能障碍。表现为肺总量、最大通气量、时间肺活量、第 1 秒用力呼气量、第 1 秒用力呼气量 / 时间肺活量、最大呼气流量 - 容量曲线在 50% 和 25% 肺容量时流量下降，闭合容积、残气量、功能残气量、残气 / 肺总量增加。职业性粉尘性肺病多有弥散功能障碍，表现为肺一氧化碳弥散量明显下降。

峰流速仪是检测肺功能的简便仪器。患者可定期进行峰流速监测了解肺功能变化，或在使用支气管扩张剂前后检测峰流速了解药物疗效。

（五）其他

皮肤过敏原检测、血气分析、支气管肺泡灌洗、纤维支气管镜或经皮肺活检均对诊断有帮助。

八、诊断

由于没有单一的确诊手段，因此诊断依据包括多方面因素。根据确切的职业史，结合劳动卫生与流行病学调查及实验室资料，进行综合分析，排除其他原因引起的肺部疾病后，方可诊断。

WRCC 患者诊断的主要难点是将 OCC 与 WECC 区分开来。基于目前的科学证据和临床专业知识，已经制定了一个共识的诊断流程（图 8-8）

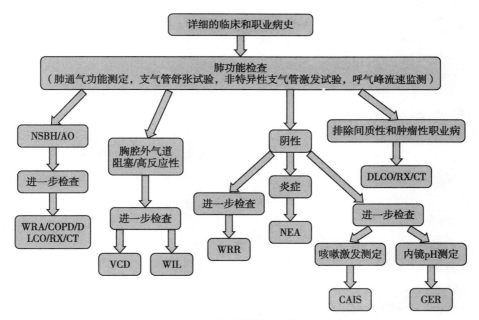

图 8-8　职业相关性慢性咳嗽的诊断流程

AO：气道阻塞；CAIS：咳嗽和气道刺激综合征；COPD：慢性阻塞性肺疾病；GERD：胃食管反流病；NAEB：非哮喘性嗜酸粒细胞性支气管炎；NSBH：非特异性支气管高反应性；VCD：声带功能障碍；WILS：职业相关的喉易激综合征；WRA：职业相关性哮喘；WRR：职业相关性鼻炎

　　诊断第一步包括详细的职业病史及体格检查。职业史应在症状发作时询问在工作场所的直接和间接暴露情况。然而，研究表明，咳嗽和相关症状的临床特征和发生时间对于鉴定病原学机制具有较低的预测价值。

　　WRCC采集病史的关键问题：①咳嗽持续时间（>8周或更多），职业暴露开始和症状发作之间的时间（即潜伏期）；②咳嗽和工作之间的时间关系（即假期或周末和休息日的改善，暴露于特定物质或任务的加剧）；③任何意外高水平暴露于工作中刺激物的历史；④可能导致或促成慢性咳嗽的预先存在的情况（即吸烟、特应性疾病、胃食管反流性疾病、鼻窦炎及用血管紧张素转换酶抑制剂治疗等）；⑤其他可能表明慢性咳嗽的潜在原因。

　　体格检查是为了进一步了解可能导致或加重咳嗽的表现（例如喘鸣、鼻腔鼻涕、鼻后滴流或咽后壁黏膜呈鹅卵石样改变）。

（一）职业史

　　确切完整的职业史是诊断关键。首先证实职业性肺病是咳嗽的原因。在远离工作环境如周末或假期时咳嗽症状减轻；而重新回到工作环境时，症状再发或恶化；当完全变换工作环境后，部分职业性疾病如职业性哮喘可痊愈，由此客观证实咳嗽和工作环境之间的关系。职业性哮喘中确切的职业史是指：①工作中接触职业致喘物；②从事该项工作前无哮喘病；③从事该项工作后出现发作性或可逆性哮喘症状；④有可靠证据，证明哮喘发作与其职业密切相关，即接触后出现哮喘，而节假日症状改善或消失，再接触后可复发；⑤速发型变态反应介质阻滞剂、抗组胺药及肾上腺糖皮质激素均有预防及治疗效果；⑥作业工龄一般在半年以上。没有相关的职业史不能诊断为职业性哮喘。特异性实验室指标异常包括：①职业型（现场）支气管激发试验阳性；②室内变应原支气管激发试验阳性；③抗原特异性IgE抗体检查阳性；④变应原皮肤试验（皮内、点刺或划痕法）重复阳性。

（二）临床表现

　　注意观察患者症状，进行详细的体格检查。如在相应的工作环境中出现眼或上呼吸道症状，刺激性干咳，伴或不伴有少量白黏痰等症状。在脱离工作环境后减轻或消失。虽然纽约消防员在应聘前均进行了医学评估，并定期进行检查以排除哮喘患者，但世贸中心倒塌产生的碱性灰尘仍在消防员中产生了"世贸中心性咳嗽综合征"，在暴露24小时后还出现了迟发型气道反应性增高。这些危害可能较长时间内都有存在。

（三）辅助检查

　　通过患者自己记录呼气峰流速或肺量计参数详情表与工作情况相参比，在工作日和间休日时均需记录，最好有10天以上的非工作状态。进行气道反应性检查（支气管激发或支气管舒张试验）有助于诊断职业性哮喘。技术质量合格的X射线后前位胸片或病理组织切片有助于确诊尘肺患者。胸部CT、纤维支气管镜检、经皮肺活检等技术的应用有助于诊断职业性肺部肿瘤。

（四）治疗效果

　　对于少数诊断不明确的病例，可进行诊断性治疗。如经验性地避免与一些环境物质接触,在特殊环境中预先使用抗过敏药物后症状明显减轻或消失,亦可增加诊断依据。

九、鉴别诊断

每种职业性肺病均需与相对应的非职业性肺病进行鉴别,职业史是鉴别的关键。如职业性哮喘需与非职业性哮喘和工作相关恶化型哮喘鉴别,尘肺病与粟粒性肺结核、肺含铁血黄素沉着症、肺血吸虫病、肺泡癌、结节病、肺泡微结石症及结缔组织病鉴别,职业性支气管炎与慢性支气管炎鉴别,职业性肺癌与非职业性肺癌鉴别,重金属病与间质性肺炎鉴别,外源性过敏性肺泡炎和石棉沉着症与特发性肺纤维化鉴别等等。

十、治疗

职业性咳嗽确诊后,应对患者采取综合性措施,包括脱离职业暴露、更换工作环境,避免接触致敏物、粉尘及刺激性气体等。如果病因是过敏性职业性哮喘,有证据表明,消除暴露比减少暴露可以更好地控制症状。而超敏反应性肺炎或刺激性相关疾病(例如喉易激综合征,声带功能失调)患者,减少暴露是完全消除暴露的适当替代方法。加强营养和妥善的康复锻炼,以增强体质。预防呼吸道感染和并发症的发生。使用药物改善临床症状,控制病情进展、提高患者寿命、提高患者生活质量。矽肺患者可以应用克矽平治疗。实验证明它在矽尘破坏巨噬细胞过程中起保护作用,具有阻止或延缓矽肺进展的作用,对Ⅰ、Ⅱ期矽肺有一定疗效,Ⅲ期矽肺疗效则不明显。肺结核是矽肺最常见和最重要的并发症,此时需正规抗结核治疗。煤工尘肺常不需治疗,亦无特殊治疗方法。尘肺病理为肺组织弥漫性纤维化,其肺功能下降,对尘肺合并结核球、其他肺组织纤维化轻者,可考虑手术切除结核球。近年来,不少医疗单位开展肺灌洗术,肺灌洗适合于近期大量接触粉尘且矽肺Ⅰ期以下患者,不适合矽肺Ⅱ期及有严重合并症患者。刺激性气体中毒患者应迅速脱离中毒现场,保温静卧休息,加强护理,保持呼吸道通畅,积极防治肺水肿。必要时可行气管切开,正压给氧。早期、短程、足量应用肾上腺糖皮质激素可以阻断肺水肿所致进一步的病理生理发展,以达到减轻肺部和全身损害的目的,故为抢救中主要治疗措施之一。早期诊断早期治疗职业性哮喘预后良好,但尘肺患者在脱离工作环境后病情仍可进展,故关键在于预防。严重肺病患者可考虑肺移植手术。

十一、预防

职业性咳嗽许多病因明确,完全可以预防。工作环境标准化控制是减少疾病的最根本原因。以尘肺为例,预防的关键是控制生产场所的粉尘浓度在国家规定的标准以内,加强卫生监督,开展职业卫生教育,提高防尘工作认识,定期健康监护,确保工人身体健康。就业前的体检亦是预防的重要内容,不准有粉尘作业禁忌证的人从事粉尘作业。

(何耀为　陈莉延)

参 考 文 献

1. 葛均波，徐永健. 内科学. 8 版. 北京：人民卫生出版社，2013.

2. Susan MT. Cough: Occupational and Environmental Considerations-ACCP Evidence-Based Clinical Practice Guidelines. Chest，2006，129：186-196.

3. Barber CM，Fishwick D. Chronic cough occupational considerations. Chron Respir Dis，2005，211-221.

4. Karjalainen A，Kurppa K，Martikainen R，et al. Work is related to a substantial portion of adult-onset asthma incidence in the Finnish population. Am J Respir Crit Care Med，2001，164：565-568.

5. David AG，Dennis N，Anke W，et al. Chronic cough due to occupational factors. J Occup Med Toxicol，2006，1：3.

6. Kern J，Mustajbegovic J，Schachter EN，et al. Respiratory findings in farm workers. J Occup Environ Med，2001，43：905-913.

7. Prezant DJ，Weiden M，Banauch GI，et al. Cough and bronchial responsiveness in firefighters at the World Trade Center site. N Engl J Med，2002，347：806-815.

8. Brooks. Occupational，environmental，and irritant-induced Cough. Otolaryngol Clin North Am，2010，43（1）：85-96.

9. Tarlo SM. Workplace irritant exposures: do they produce true occupational asthma？ Ann Allergy Asthma Immunol，2003，90：19-23.

10. Simon SA，Liedtke W. How irritating: the role of TRPA1 in sensing cigarette smoke and aerogenic oxidants in the airways. J Clin Invest，2008，118：2383-2386.

11. Andre E，Gatti R，Trevisani M，et al. Transient receptor potential ankyrin receptor 1 is a novel target for pro-tussive agents. Br J Pharmacol，2009，158：1621-1628.

12. Moscato G，Pala G，Barnig C，et al. EAACI consensus statement for investigation of workrelated asthma in non-specialized centres. Allergy，2012，67：491-501.

13. Mirabelli MC，London SJ，Charles LE，et al. Occupation and three-year incidence of respiratory symptoms and lung function decline: the ARIC Study. Respir Res，2012，13：24.

14. Smit LA，Kogevinas M，Anto JM，et al. Transient receptor potential genes，smoking，occupational exposures and cough in adults. Respir Res，2012，13：26.

15. Niimi A. Structural changes in the airways: cause or effect of chronic cough？ Pulm Pharmacol Ther，2011，24：328-333.

16. Moscato G，Pala G，Cullinan P. EAACI Position Paper on assessment of cough in the workplace. Allergy，2014，69：292-304.

17. Baur X，Sigsgaard T，Aasen TB，et al. ERS task force on the management of work-related asthma. Guidelines for the management of work-related asthma. Eur Respir J，2012，39：529-545.

18. Henneberger PK，Redlich CA，Callahan DB，et al. An official American thoracic society statement: work-exacerbated asthma. Am J Respir Crit Care Med，2011，184：368-378.

第八节　ACEI 和其他药物诱发的咳嗽

一、概述

慢性咳嗽是血管紧张素转换酶抑制剂（angiotensin converting enzyme inhibitors，ACEI）的一种常见副作用，典型者表现为干咳，伴有喉部瘙痒感。胸部 X 线片、支气管纤维镜等检查均无异常，停用药物后症状可消失。许多老年人因高血压服用 ACEI 类药物，如果忽略患者服用药物的病史，临床上极易误诊。除 ACEI 药物外，异丙酚、β 受体阻断剂等其他药物也能诱发咳嗽。本文主要阐述了国内外对血管紧张素转换酶抑制剂引起咳嗽的临床特点及发病机制，希望能够增强临床医师对这类疾病的认识。

二、发生率

ACEI 类药物根据与血管紧张素转换酶（ACE）活性部位 Zn^{2+} 结合的基团不同分为三大类，即巯基类（—SH）、羧基类（—COOH）及磷酸基类（POO—）（表 8-4）。不同基团与 Zn^{2+} 的亲和力及结合数目决定 ACEI 的作用强度和作用持续时间。一般来说，含羧基的 ACEI 比其他两类与 Zn^{2+} 结合牢固，故作用也更强、持久。

服用 ACEI 药物诱发咳嗽的发生率为 5%～35%。慢性咳嗽病因分析研究显示，ACEI 诱发的咳嗽占慢性咳嗽的 1%～3%。不同地区 ACEI 诱发咳嗽的发生率也不同。欧洲等西方国家平均发生率为 10%，韩国报道为 40%～53%，印度报道为 29.2%，中国香港地区研究报道为 40%～50%，以相同方法在新西兰白种人进行的研究为 18%。可以发现亚洲人群服用 ACEI 后咳嗽的发生率高于西方国家。长效 ACEI 诱发的咳嗽发生率可能更高，但国内文献报道长效的贝那普利引起咳嗽的发生率低于短效的卡托普利，前者认为这与 ACEI 作用时间长有关，后者则考虑药物的分子结构和代谢途径可能是咳嗽发生率差异的原因。亦有研究报道，应用 ACEI 治疗发现充血性心力衰竭患者比高血压患者更易诱发咳嗽，女性患者多于男性，且以非抽烟者、黑种人和亚裔多见。

表 8-4　常见 ACEI 类药物的名称和种类

种类	常见药物
巯基类	卡托普利
羧基类	依那普利、雷米普利、培哚普利、贝那普利
磷酸基类	福辛普利

三、发病机制

ACEI 诱发咳嗽的机制，目前主要认为与神经肽和遗传易感性有关。

（一）神经肽积聚

缓激肽和 P 物质在上呼吸道和肺内的积聚可能是 ACEI 诱发咳嗽的主要原因。部分缓激肽和 P 物质需经过血管紧张素转换酶（ACE）降解，ACEI 抑制了血管紧张素 I 向血管紧张素 II 的转化，也减少了缓激肽和 P 物质的降解。缓激肽和 P 物质在上呼吸道和肺内积累可以从以下几方面引起咳嗽：

1. 刺激肺内 C- 纤维感受器 咳嗽的发生主要与两种咳嗽传入神经感受器有关：有髓鞘的 Aδ 纤维快适应牵张感受器和无髓鞘的 C 纤维感受器。有髓鞘的 Aδ 纤维快适应牵张感受器主要对机械刺激敏感，无髓鞘的 C 纤维感受器主要对化学刺激高度敏感，缓激肽、神经肽、组胺、前列腺素类、腺苷和乳酸等均能刺激 C 纤维感受器。缓激肽、P 物质亦可以通过引起组织间隙水肿，气道上皮细胞间隙增大，刺激有髓鞘的 Aδ 纤维神经末梢导致咳嗽。

2. 前列腺素生成增加 缓激肽可以刺激磷脂酶 A_2 生成，通过激活花生四烯酸通路，前列腺素合成增加。其中的前列腺素 E_2 亦可以刺激肺部的 J 感受器，通过无髓鞘的 C 型纤维将冲动传入中枢，引起支气管强烈的收缩而出现干咳。

3. 血栓素 A_2 合成增加 缓激肽可以通过刺激磷脂酶 A_2 生成，使血栓素 A_2 的合成增加，增多的血栓素 A_2 可促使支气管收缩，产生咳嗽。

4. 咳嗽敏感性增高 ACEI 性咳嗽患者咳嗽敏感性增高，停用药物后咳嗽敏感性下降。这可能与局部缓激肽积累导致神经肽等激活和组胺的释放有关。在支气管和肺组织内累积的缓激肽作用下，支气管黏膜下的感觉神经 C 纤维将神经冲动传至中枢，同时可通过局部的轴突反射机制，使相连的 C 纤维末梢兴奋并释放感觉神经肽 - 速激肽，包括 P 物质和神经肽 A（neurokinin A，NKA）等。SP 和 NKA 兴奋速激肽的 NK-1 受体和 NK-2 受体使气道黏膜充血肿胀、炎症细胞浸润、黏液分泌增加、气道平滑肌收缩、肥大细胞脱粒以及激肽、组胺、氮氧化物和花生四烯酸通路上的产物等释放。

（二）遗传易感性

由于不是所有服用 ACEI 类药物的患者出现干咳，因此许多研究者认为 ACEI 引起的咳嗽具有遗传易感性。

1. 缓激肽受体基因的多态性 缓激肽受体可分为 $β_1$ 受体和 $β_2$ 受体。ACEI 的疗效可能是通过激活缓激肽 $β_1$ 受体，使心脏内皮细胞释放 NO 产生治疗作用。缓激肽 $β_1$ 受体的基因多态性与 ACEI 的疗效有关。而缓激肽 $β_2$ 受体的基因多态性则是 ACEI 诱发咳嗽的遗传基础。缓激肽 $β_2$ 受体基因位于 14q32.1-q32.2。缓激肽 $β_2$ 受体启动子的转录活性与 ACEI 引起咳嗽的发生率有关。其转录活性的增高可能诱发 ACEI 相关性咳嗽。缓激肽 $β_2$ 受体基因转录起始点上游（启动子区）58bp 处存在一个 T/C 多态性（-58T/C）。Mukae 等发现 ACEI 诱发咳嗽的患者出现 TT 基因型和 T 等位基因的频率高于没有咳嗽的人群，并且这一差异在女性中尤为显著。因此部分研究者认为缓激肽 $β_2$ 受体基因的多态性可能与 ACEI 引起的咳嗽有关。

2. *ACE* 基因 I/D 的多态性 *ACE* 基因的染色体位于 17q23，其中位于第 16 个内含子中

的片段存在插入 / 缺失（I/D）多态性。这一片段长约 287bp，含有这一片段的基因称为插入型等位基因（insertion，I），不含这一片段的基因则称为缺失型等位基因（deletion，D）。因此 ACE 基因型分为三种：II、ID、DD，并且 D 等位基因的出现常伴随有 ACE 活性的增加。研究发现服用 ACEI 的咳嗽患者血清 ACE 水平显著低于不咳嗽者，*ACE* 基因 II 型的老年原发性高血压患者服用 ACEI 后易出现咳嗽，ACE 水平在 *ACE* 基因型 DD 型、ID 型、II 型依次降低。由于 ACE 活性越低，缓激肽在支气管和肺内累积越多，因此服用 ACEI 后更易诱发咳嗽。研究发现，*ACE* 基因 I/D 的多态性与 ACEI 所致咳嗽的关系与种族、年龄相关。在东亚人种中，两者相关性强，而在白种人中，两者相关性相对较弱。老年人（>60 岁）中两者相关性强，而中青年（<60 岁）两者相关性较弱。

3. 肥大细胞糜蛋白酶的基因多态性　除了 ACEI 引起的咳嗽，其副作用还有皮疹，目前认为肥大细胞糜蛋白酶的基因多态性与湿疹有关，即在 5' 侧翼序列区存在一个 G3255A 多态性。但肥大细胞糜蛋白酶还可以催化血管紧张素 I 向血管紧张素 II 的转化，并且引起真皮层、支气管和肺泡有炎症细胞浸润，因此也有研究者认为肥大细胞糜蛋白酶的基因多态性可能与 ACEI 引起的咳嗽有关。

4. *ABO* 基因的多态性　*ABO* 基因位点定位于人类 9 号染色体上，该基因有 A、B、O 3 个等位基因。研究证实，*ACE* 基因启动子区存在的单核苷酸多态性位点 rs495828 和外显子区的单核苷酸多态性位点 rs8176746 与 ACE 活性相关。Mas S 等则发现 *ABO* 基因多态性与 ACEI 所致咳嗽有关。

5. 神经肽受体基因的多态性　神经肽受体可分为 NK1 受体、NK2 受体和 NK3 受体。*NK2* 受体基因位于 10q11-q21，其中位于第 3 个外显子中的片段存在 Gly/Glu 等位基因的多态性。研究发现，神经肽受体基因的 Gly/Glu 多态性可能与 ACEI 引起的咳嗽有关，含 Gly 等位基因的数量与发生咳嗽的频率存在负相关。

四、临床特点

ACEI 引起的咳嗽典型症状以阵发性、持续性干咳为主，多在临睡前、平卧位、夜间出现，闻及油烟等刺激性气味易诱发，常伴有不同程度的咽部症状，如咽喉发痒、咽干及咽部异物感，少数患者伴有不同程度白黏痰。一般不伴有呼吸困难。ACEI 引起的咳嗽常与剂量无关，咳嗽发生的时间与用药时间不定，咳嗽既可发生在首次服药后的数小时之内，也可在初次治疗后数个星期甚至数月才发作。通常在服用药物 1 周左右出现，1 周内以前 3 天咳嗽发生率最高，最迟可在用药后 3 年因上呼吸道感染而诱发，上呼吸道感染治疗后咳嗽仍存在，停药后好转。停用药物后咳嗽通常在 1～4 周内缓解，多数患者在停药后 3 天左右咳嗽消失，少数人咳嗽可能迁延 3 个月。但如果重新服药，咳嗽可能会重新出现甚至加重。有研究报道有过 ACEI 致咳嗽史的患者，再次用药出现咳嗽的平均时间为 19 天。

患者胸部 X 线片、血常规、痰培养、诱导痰等检查均无异常。大多数研究认为 ACEI 不影响哮喘患者的肺功能，仅有少数哮喘患者服用该药时更易诱发咳嗽。

五、诊断

目前没有统一的诊断标准，但主要从以下几方面考虑：①服用 ACEI 类药物史；②服用 ACEI 类药物后出现咳嗽或原有咳嗽症状的加重，并且多在 1 周左右出现；③停药 4 周内咳嗽消失或明显减轻；④重复给药可复发；⑤需排除其他疾病引起的慢性咳嗽。

由于专科医师不了解其他专科用药，或病史询问不仔细，ACEI 引起的咳嗽极易误诊。因此这类咳嗽需与慢性咳嗽的常见病因相鉴别，如嗜酸粒细胞性支气管炎、咳嗽变异性哮喘、上呼吸道咳嗽综合征（鼻后滴流综合征）、胃食管反流性咳嗽和慢性支气管炎等。停药后症状消失有助于鉴别诊断。

六、治疗

症状较轻的患者，可继续观察，轻微的咳嗽有可能消失或减轻，有些患者可通过其他药物来减轻症状。很多小型研究对众多药物的疗效进行了分析评估（表 8-5）。在随机、双盲、安慰剂对照的实验中，能够减少 ACEI 诱发咳嗽的药物包括吸入性色甘酸钠、茶碱、舒林酸、吲哚美辛、硫酸亚铁，以及钙通道拮抗剂氨氯地平、硝苯地平和血栓素受体拮抗剂吡考他胺。在一些开放非对照的研究中，抑制 ACEI 诱发咳嗽的药物包括 γ- 氨基丁酸激动剂巴氯芬、血栓素合成酶抑制剂奥扎格雷、外周性镇咳药诺斯卡品及高剂量（500mg/d）阿司匹林。国内亦尝试用中药来治疗 ACEI 引起的咳嗽。

治疗 ACEI 诱发的咳嗽最有效的方法就是停用 ACEI 药物。对于必须使用这种药物治疗和停用 ACEI 治疗咳嗽即缓解的患者，亦可以尝试反复进行 ACEI 试验性治疗。一项随机、双盲、平行对照的实验表明，大约 30% ACEI 诱发咳嗽的患者经过两次的给药和撤药，在完成 1/3 的 ACEI 疗程后就不会发生咳嗽。部分患者还可尝试减少 ACEI 类药物的剂量，或换用短效制剂，但这仅在少数患者中有效。

此外，血管紧张素 II 受体拮抗剂（angiotensin II receptor blockers，ARB）的应用为依赖 ACEI 类药物治疗的咳嗽患者提供了新的治疗途径。理论上，血管紧张素 II 拮抗剂不会诱发咳嗽，因为它们的作用机制并不涉及 ACEI 引起的缓激肽和 P 物质组织水平的提高。有研究表明对于有 ACEI 引起咳嗽病史的患者，服用血管转换酶拮抗剂，咳嗽的发生率很低，与利尿剂氢氯噻嗪相近。

七、其他药物诱发的咳嗽

除了 ACEI，亦有其他药物诱发咳嗽的报道。芬太尼是临床上全麻诱导时常用的阿片类药物，但诱导时静注芬太尼可导致 2.7%～80% 患者咳嗽，这种咳嗽大多数是短暂、良性和自限性的，但有时可能是痉挛、暴发性、甚至危及生命。芬太尼诱发的咳嗽在婴幼儿及儿童更常见，在亚洲人群发生率高于欧洲。芬太尼诱发的咳嗽同时还与吸烟、注射剂量、注射速度存在关系。

免疫抑制剂麦考酚酸吗乙酯（MMF）常见的不良反应包括恶心、呕吐、腹泻和腹痛。但在 Elli Attilio 等的报告中，11.1%（5/45）的使用 MMF 的患者因为顽固性干咳停药。这些患者均为女性，在采用 MMF 治疗 36～84 天后出现干咳，而在停止使用 MMF 3～4 天后咳嗽缓解。咳嗽可能是 MMF 的潜在副作用。

除芬太尼、麦考酚酸吗乙酯外，呋喃妥因、异丙酚、来氟米特、辛伐他汀、γ- 干扰素及奥美拉唑等亦有引起咳嗽的个案报道。

表 8-5　药物疗效分析评估

治疗	研究者	患者人数	年龄	剂量	结果
色甘酸钠	Hargreaves	10	49～77	吸入 10mg，4 次/d，14 天	9 例缓解
茶碱	Cazolla 等	10	33～74	口服 8.5mg/kg，1 次/d，14 天	8 例咳嗽减少
舒林酸	McEwan 等	6	46～66	口服 200mg，1 次/d，7 天	咳嗽评分降低 37%
吲哚美辛	Fogari 等	33	42～65	口服 50mg，2 次/d，14 天	27% 咳嗽消失 69% 咳嗽明显减少
氨氯地平	Fogari 等	33	42～65	口服 5mg，1 次/d，14 天	6% 咳嗽消失 61% 咳嗽明显减少
硝苯地平	Fogari 等	33	42～65	口服 30mg，1 次/d，14 天	3% 咳嗽消失 51% 咳嗽明显减少
硫酸亚铁	Lee 等	19	59±12	口服 256mg，1 次/d，28 天	咳嗽评分降低 45%
吡考他胺	Malini 等	9	39～69	口服 600mg，2 次/d，14 天	8 例咳嗽明显减少或消失
巴氯芬	Dicpinigaitis	7	43～73	口服 5～10mg，3 次/d，28 天	咳嗽评分降低 64%
奥扎格雷	Umemura 等	10	60±11	口服 200mg，1 次/d，30～60 天	8 例咳嗽减少或消失
阿司匹林	Tenenbaum 等	14	63±11	口服 500mg，1 次/d，7 天	8 例咳嗽减少或消失
诺斯卡品	Mooraki A 等	21	53±2	口服 15mg，3 次/d，4～9 天	19 例咳嗽消失

（赖克方　彭　雯）

参 考 文 献

1. Israili ZH，Hall WD. Cough and angioneurotic edema associated with angiotensin-converting enzyme inhibitor therapy：a review of the literature and pathophysiology. Ann Intern Med，1992，117：234-242.

2. Ravid D，Lishner M，Lang R，et al. Angiotensin-converting enzyme inhibitors and cough：a prospective evaluation in hypertension and in congestive heart failure. Clin Pharmacol，1994，34：1116-1120.

3. Mello CJ，Irwin RS，Curley FJ. Predictive values of the character，timing，and complications of chronic cough in diagnosing its cause. Arch Intern Med，1996，156：997-1003.

4. Irwin RS，Curley FJ，French CL. Chronic cough：the spectrum and frequency of causes，key components of the diagnostic evaluation，and outline of specific therapy. Am Rev Respir Dis，1990，141：640-647.

5. Smyrnios NA，Irwin RS，Curley FJ. Chronic cough with a history of excessive sputum production：the spectrum and frequency of causes and key components of the diagnostic evaluation，and outcome of specific therapy.Chest，1995，108：991-997.

6. Overlack A. ACE inhibitor-induced cough and bronchospasm. Incidence，mechanisms and management. Drug Saf，1996，15：72-78.

7. Woo KS，Norris RM，Nicholls G，et al. Racial difference in incidence of cough with angiotensin-converting enzyme inhibitors（a tale of two cities）. Am J Cardiol，1995，75：967-968.

8. Singh NP，Uppal M，Anuradha S，et al. Angiotensin converting enzyme inhibitors and cough--a north Indian study. J Assoc Physicians India，1998，46：448-451.

9. Gibson GR. Enalapril-induced cough. Arch Intern Med，1989，149：2701-2703.

10. 冯长顺，王瑾，辛海莉，等. 血管紧张素转换酶抑制剂诱发的咳嗽临床分析. 解放军药学学报，2001，17：347-348.

11. Os I，Bratland B，Dahlof B，et al. Female preponderance for lisinopril-induced cough in hypertension. Am J Hypertens，1994，7：1012-1015.

12. Coulter DM，Edwards IR. Cough associated with captopril and enalapril. BMJ，1987，294：1521-1523.

13. McDowell SE，Coleman JJ，Ferner RE. Systematic review and meta-analysis of ethnic differences in risks of adverse reactions to drugs used in cardiovascular medicine. BMJ，2006，332：1177-1181.

14. Woo J，Chan TYK. A high incidence of cough associated with combination therapy of hypertension with isradipine and lisinopril in Chinese subjects. Br J Clin Pract，1991，45：178-180.

15. Woo KS，Nicholls MG. High prevalence of persistent cough with angiotensin converting enzyme inhibitors in Chinese. Br J Clin Pharmacol，1995，40：141-144.

16. Lee LY，Shuei Lin Y，Gu Q，et al. Functional morphology and physiological properties of bronchopulmonary C-fiber afferents. Anat Rec A Discov Mol Cell Evol Biol，2003，270：17-24.

17. Fuller RW，Dixon CMS，Cuss FMC，et al. Bradykinin-induced bronchoconstriction in human. Am Rev Respir Dis，1987，135：176-180.

18. Karlsson JA. The role of capsaicin-sensitive C-fibre afferent nerves in the cough reflex. Pulm Pharmacol，1996，9：315-321.

19. Fox AJ，Lalloo UG，Belvisi MG，et al. Bradykinin-evoked sensitization of airway sensory nerves：a mechanism for ACE-inhibitor cough. Nat Med，1996，2：814-817.

20. Berbin KE，Ball SG. Cough and angiotensin converting enzyme inhibition. Br Med J，1988，296：1279-1280.

21. Malini PL，Strocchi E，Zanardi M，et al. Thromboxane antagonism and cough induced by angiotensin-converting-enzyme inhibitor. Lancet，1997，350：15-18.

22. Morice AH，Lowry R，Brown MJ，et al. Angiotensin converting enzyme and the cough reflex. Lancet，1987，2：1116-1118.

23. O'Connell F，Thomas VE，Pride NB，et al. Capsaicin cough sensitivity decreases with successful treatment of chronic cough. Am J Respir Crit Care Med，1994，150：374-380.

24. Karlberg BE. Cough and inhibition of the renin-angiotensin system. J Hypertens Suppl，1993，3：S49-52.

25. 田炯，魏尔清. 速激肽受体拮抗剂研究近况. 国外医药，1997，18：3-8.

26. Mukae S，Aoki S，Itoh S，et al. Bradykinin B2 receptor gene polymorphism is associated with angiotensin-converting enzyme inhibitor-related cough. Hypertension，2000，36：27-131.

27. Ignjatovic T，Tan F，Brovkovych V，et al. Novel mode of action of angiotensin I converting enzyme inhibitors：direct activation of bradykinin B1 receptor. J Biol Chem，2002，277：16847-16852.

28. Umemura K，Nakashima M，Saruta T. Thromboxane A2 synthetase inhibition suppresses cough induced by angiotensin converting enzyme inhibitors. Life Sciences，1997，60：1583-1588.

29. 杨素敏，何权瀛，苗懿德. 血管紧张素转化酶抑制剂所致咳嗽与血管紧张素转化酶基因型相关性的研究. 中华结核和呼吸杂志，2003，26：203-205.

30. Mao XQ，Shirakawa T，Yoshikawa T，et al. Association between genetic variants of mast-cell chymase and eczema. Lancet，1996，348：581-583.

31. 吕筠，李立明. 血管紧张素转换酶抑制剂致干咳机制的研究进展. 药物不良反应杂志，2003，5：1-4.

32. 那开宪，余平. 106 例血管紧张素转换酶抑制剂致咳的临床分析. 世界急危重病医学杂志，2006，3：1168-1170.

33. Lacourciere Y，Brunner H，Irwin RS，et al. Effects of modulators of the renin-angiotensin-aldosterone system on cough. Losartan Cough Study Group. J Hypertens，1994，12：1387-1393.

34. Szmidt M，Minc P. Cough，bronchoconstriction and bronchial hyperreactivity in relation to treatment with angiotensin-converting enzyme. Pol Merkur Lekarski，1999，6：281-285.

35. Hargreaves MR，Benson MK. Inhaled sodium cromoglycate in angiotensin-converting enzyme inhibitor cough. Lancet，1995，345：13-16.

36. Cazolla M，Matera MG，Liccardi G，et al. Theophylline in the inhibition of angiotensin-converting enzyme inhibitor-induced cough. Respiration，1993，60：212-215.

37. McEwan JR，Choudry NB，Fuller RW. The effect of sulindac on the abnormal cough reflex associated with dry cough. J Pharmacol Exp Ther，1990，255：161-164.

38. Fogari R，Zoppi A，Mugellini A，et al. Effects of amlodipine，nifedipine GITS，and indomethacin on angiotensin-converting enzyme inhibitor-induced cough：a randomized，placebo-controlled，double-masked，crossover study. Curr Ther Res，1999，60：121-128.

39. Lee SC，Park SW，Kim DK，et al. Iron supplementation inhibits cough associated with ACE inhibitors. Hypertension，2001，38：166-170.

40. Dicpinigaitis PV. Use of baclofen to suppress cough induced by angiotensin-converting enzyme inhibitors. Ann Pharmacother，1996，30：1242-1245.

41. Tenenbaum A，Grossman E，Shemesh J，et al. Intermediate but not low doses of aspirin can suppress angiotensin-converting enzyme inhibitor-induced cough. Am J Hypertens，2000，13：776-782.

42. Pylypchuk GB. ACE inhibitor-versus angiotensin II blocker-induced cough and angioedema. Ann Pharmacother，1998，32：1060-1066.

43. Hernandez-Hernandez R，Sosa-Canache B，Velasco M，et al. Angiotensin II receptor antagonists role in arterial hypertension. J Hum Hypertens，2002，16：93S-99S.

44. 杨宝峰, 苏定冯. 药理学. 8 版. 北京: 人民卫生出版社, 2013.

45. Nishio K, Kashiki S, Tachibana H, et al. Angiotensin-converting enzyme and bradykinin gene polymorphisms and cough: A meta-analysis. World J Cardiol, 2011, 3: 329-336.

46. Li YF, Zhu XM, Liu F, et al. Angiotensin-converting enzyme (ACE) gene insertion/deletion polymorphism and ACE inhibitor-related cough: a meta-analysis. PLoS One, 2012, 7: e37396.

47. Chung CM, Wang RY, Chen JW, et al. A genome-wide association study identifies new loci for ACE activity: potential implications for response to ACE inhibitor. Pharmacogenomics J, 2010, 10: 537-544.

48. Mas S, Gasso P, Alvarez S, et al. Pharmacogenetic predictors of angiotensin-converting enzyme inhibitor-induced cough: the role of ACE, ABO, and BDKRB2 genes. Pharmacogenet Genomics, 2011, 21: 531-538.

49. Kim TB, Oh SY, Park HK, et al. Polymorphisms in the neurokinin-2 receptor gene are associated with angiotensin-converting enzyme inhibitor-induced cough. J Clin Pharm Ther, 2009, 34: 457-464.

50. Mosley JD, Shaffer CM, Van Driest SL, et al. A genome-wide association study identifies variants in KCNIP4 associated with ACE inhibitor-induced cough. Pharmacogenomics J, 2016, 16: 231-237.

51. Mooraki A, Jenabi A, Jabbari M, et al. Noscapine suppresses angiotensin converting enzyme inhibitors-induced cough. Nephrology (Carlton), 2005, 10: 348-350.

52. El Baissari MC, Taha SK, Siddik-Sayyid SM. Fentanyl-induced cough--pathophysiology and prevention. Middle East J Anaesthesiol, 2014, 22: 449-456.

53. Elli A Fau-Aroldi A, Aroldi A Fau-Montagnino G, Montagnino G Fau-Tarantino A, et al. Mycophenolate mofetil and cough. Transplantation, 1998, 66 (3): 409.

54. Isler M, Akhan G, Bardak Y, et al. Dry cough and optic neuritis: two rare complications of interferon alpha treatment in chronic viral hepatitis. Am J Gastroenterol, 2001, 96: 1303-1304.

55. Verma SK, Mishra AK, Jaiswal AK. Leflunomide-induced chronic cough in a rheumatoid arthritis patient with pulmonary tuberculosis. BMJ Case Rep, 2013, 2013 (feb01 1): 1243-1247.

56. Mendez JL, Nadrous HF, Hartman TE, et al. Chronic nitrofurantoin-induced lung disease. Mayo Clin Proc, 2005, 80: 1298-1302.

57. Psaila M, Fsadni P, Montefort S. Chronic cough as a complication of treatment with statins: a case report. Ther Adv Respir Dis, 2012, 6: 243-246.

58. Reiche I, Troger U, Martens-Lobenhoffer J, et al. Omeprazole-induced cough in a patient with gastroesophageal reflux disease. Eur J Gastroenterol Hepatol, 2010, 22: 880-882.

59. Thompson MC, Davies C. Coughing and bronchospasm with propofol. Anaesthesia, 1990, 45: 690-691.

60. Jain A. Propofol-induced violent coughing in a patient with Becker's muscular dystrophy. Indian J Pharmacol, 2011, 43: 476-477.

第九章
慢性咳嗽少见疾病

第一节 少见气管疾病

一、概述

咳嗽是呼吸系统最常见的症状,多见于气道和肺实质病变。气道疾病如支气管炎等在临床上容易诊断,而部分少见气道疾病也表现为长期的慢性咳嗽,但是临床上极容易误诊。本节旨在通过对部分少见气管疾病的概述,加强临床医师对该类疾病的重视。

二、骨化性气管支气管病

骨化性气管支气管病(tracheobronchopathia osteochondroplastica,TO)是一种病因未明、发生于气管、支气管黏膜的多发性软骨组织或骨组织结节样增生突出于管腔的良性病变。19世纪Rokitansky、Wilms分别报道了TO,此后TO在临床中才逐渐引起关注。近年来通过对TO的深入研究,发现其临床症状及体征缺乏特异性,而影像表现、纤维支气管镜检及病理活检等方面有特征性改变,因此越来越多的TO患者被确诊。

(一)流行病

TO多见于50岁以上中老年人,极少见于青年人和儿童。性别上男女无显著差异,国外研究者Chroneou曾报道该病患病率男性较女性偏高。TO发病率尚不清楚,国外文献报道尸检的TO检出率约为0.3%,纤维支气管镜的阳性率为(1/5000)~(1/125),国内外报道率均低,可能与对该病认识不足而漏诊或未报道有关。

(二)病因及机制

TO发病原因和发病机制尚未阐明,目前存在多种理论假说。Zack等认为在黏膜下层和固有层的弹力层中未分化的结缔组织细胞经过化生形成软骨细胞,从而导致钙质聚积和骨化作用的发生。Smid等认为黏膜下的未分化、多潜能胚胎细胞在化学或其他因素刺激或激素的影响下,转化成软骨和骨细胞,甚至骨髓细胞。Tajima等认为骨形成蛋白2(BMP2)可能在结节的形成过程中起了重要作用,并与转化生长因子β1(TGF-β1)协同促进了黏膜下结节的生长。

（三）临床表现

TO 通常无特征性的临床表现，多数病例是在死后尸检时确诊，极少一部分患者在外科手术时因气道狭窄致气管插管困难而发现。Lundgren 和 Stjernberg 报道一组（9 例）TO 患者的症状为咳嗽（78%）、反复气道感染（78%）、咳痰（67%）、活动后气促（56%）、血痰（44%）和声嘶（22%）等。

TO 常合并多种疾病。Jabbardarjani 等报道 10 例患者中有 2 例合并肺结核，2 例合并萎缩性鼻炎，3 例合并炭末沉着症。有的 TO 患者合并矽肺、支气管肺癌、非霍奇金淋巴瘤等。据报道，TO 与哮喘、萎缩性鼻炎、肺黏液表皮样癌、非典型分枝杆菌病、肢端肥大症和多发性肌炎有关，而与其他的气管支气管疾病如淀粉样变性病、复发性多软骨炎、气管支气管软化症、支气管乳头状瘤病、肉瘤样病或者气道的原发性肿瘤等无关。Yokoyama 等结合日本报道的相关文献总结 19% 恶性肿瘤患者合并 TO，且 11.1% 肺癌患者合并 TO，肺癌以腺癌多见。

（四）辅助检查

1. 胸部 CT　TO 呈现小的结节灶，普通 X 线检查一般无异常。CT 对钙化影较敏感，为 TO 重要的非侵入性诊断手段，尤其 3mm 以下薄层 CT 扫描，能发现突入气管内结节的钙化及黏膜下的钙化斑，甚至无钙化的结节。TO 典型的 CT 表现为气管、主支气管及叶支气管黏膜下多发钙化结节突向管腔，以前壁及侧壁多受累，气管膜部极少累及，临床上后壁受侵犯多考虑淀粉样病变、复发性多发软骨炎、支气管肉瘤病、乳头状瘤病和气管支气管软化症等（见文末彩图 9-1）。

2. 支气管镜　随着支气管镜的广泛开展，镜下典型 TO 检出率为 0.017%～0.7%，且 90% 的 TO 均通过支气管镜检查确诊。支气管镜下小气道的前壁及侧壁可见灰白色的疣状结节突向管腔，结节质地较硬，散在分布或相互融合。大气道内可见结节呈铺路石样改变，气道可部分累及甚至全程累及。极少数患者的外周气管黏膜下可见块状病灶，容易堵塞管腔导致肺不张。结节质地硬，需使用鳄齿钳夹取组织活检。组织学气管黏膜下可见上皮鳞状化生、软骨、骨组织、钙化及造血骨髓形成。TO 典型 CT 表现及良好预后使得一些作者认为支气管镜确诊 TO 是不必要的，但弥漫性气管壁增厚性疾病包括气道结核、淀粉样变、复发性多软骨炎和乳头状瘤等仅通过 CT 表现不易鉴别，必须通过支气管镜及组织病理活检才能鉴别确诊。

3. 肺功能　患者临床表现较轻，肺功能检查极不敏感，Lundgren 等报道 9 例 TO 患者，除 1 例未进行肺功能检查外，其余 8 例均表现为阻塞性通气功能障碍。患者流速 - 容积曲线示吸气相及呼气相曲线低平。

（五）鉴别诊断

TO 患者常缺乏典型的临床表现，对长期慢性咳嗽、反复呼吸道感染及声音嘶哑等鉴别诊断时，应考虑到 TO 的可能性。气管支气管壁弥漫性增厚，尤其伴管腔内结节状突起或气管内膜钙化须与气管内膜结核、淀粉样变、复发性多软骨炎和乳头状瘤等鉴别。

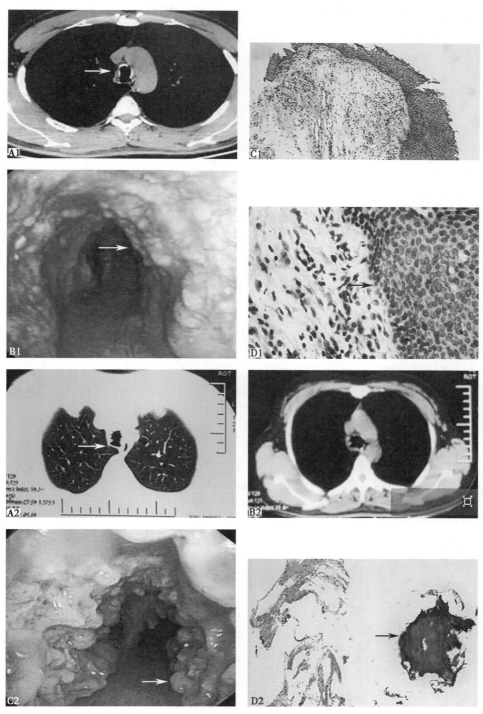

图 9-1　骨化性气管支气管病

A1、A2、B2：胸部 CT 表现

B1、C2：支气管镜下表现

C1、D1、D2：病理表现

（图片来源：山东大学附属省立医院）

1. 气管、支气管结核 其 CT 常表现为管腔狭窄，内壁光滑或呈波浪状改变，后期管壁僵硬伴或不伴点状或条索状钙化，可伴肺结核和肺门淋巴结肿大。支气管镜下早期表现为黏膜慢性炎，晚期黏膜溃疡或干酪样坏死，肉芽增殖和瘢痕狭窄。规律抗结核治疗有效。

2. 气管淀粉样变 其 CT 表现为局限或是弥漫性斑块或结节突向管腔，常累及气管膜部，最特征性的是活检组织刚果红染色阳性，常合并肝肾等实质性脏器淀粉样变。

3. 复发性多软骨炎 CT 示气管管壁弥漫性增厚伴管腔狭窄，软骨区钙化。临床表现除呼吸道症状外，需伴有鼻及耳廓软骨慢性炎、内耳功能受损、非侵蚀性炎性关节炎等，糖皮质激素或糖皮质激素联合免疫抑制剂能有效改变病情。

4. 气管乳头状瘤 CT 表现为非钙化的多发气管内结节。

（六）治疗

TO 是一种慢性良性病变，Mathlouthi A 等和 VanNierop 等报道的病例随访 15 年和 25 年，发现本病病情无恶化。治疗主要是针对气道炎症行抗炎等对症治疗。如果患者出现呼吸困难或气喘，吸入支气管舒张剂丙酸倍氯米松和布地奈德可有效缓解症状。若长期吸入支气管扩张剂，包括糖皮质激素，还可明显改善临床预后。只有少数气道严重狭窄或反复发生阻塞性肺炎的患者需采用放疗、激光气化、外科手术等方法清除病灶，其中经支气管镜激光气化治疗是目前疗效最确切的，但这些治疗的长期疗效尚有待评价。

综上所述，TO 为一种慢性良性病变，临床表现和实验室检查缺乏特异性，胸部 CT 表现为气管、支气管内多发性结节，临床上与结核、淀粉样变、复发性多软骨炎、乳头状瘤不易鉴别，极易误诊，需依靠纤维支气管镜取组织病理活检明确诊断。治疗主要对症治疗，气管狭窄较重时选择支气管镜介入或者气管切开等手术治疗，以提高患者生存质量。

三、气道异物

支气管异物是指患者在呛咳情况下误将外界物质如食物、塑料、金属等物质吸入支气管内。此病在儿童发病率较高，是儿童常见的意外急症，成人支气管异物多发生在中老年人，尤其是合并有脑梗死、脑出血等心脑血管疾病史的高龄老人。患者临床表现主要为咳嗽、喘息，长期阻塞管腔可出现发热、脓性痰液，影像学联合支气管镜可以明确病因。

（一）病因

小儿异物吸入较常见，其发病机制有小儿口腔后部牙齿发育不完全、吞咽相关的神经肌肉协调机制不好、气道保护欠佳、小儿喜欢把物品放入嘴中的习惯等。成人异物吸入多见于吃东西时说话、大笑和溺水等。一部分异物吸入见于合并脑梗死、脑出血等心脑血管疾病的老年人，其误吸风险大，发生误吸后，由于本身咽部肌群协调能力差，喉咽反射迟钝，异物吸入屡见不鲜。

（二）临床表现

儿童及成人支气管异物均以有机异物多见，以往多项研究已证实食物是异物的主要来源。当异物吸入气道内，可刺激呼吸道黏膜而出现呛咳，咳嗽往往是首发症状并且突然发作。异物在气道内可能随着呼吸运动移动而导致阵发性刺激性咳嗽，可伴有吸气性呼吸困难。儿童以急症形式表现，成年及老年人常表现为慢性过程，有的长达数十年之久。异物长时间滞留于管腔内，可以导致持续的慢性咳嗽和喘鸣。当异物肉芽肿堵塞管腔，可并发肺气肿、肺不张和阻塞性肺炎等。严重患者可出现发热、咳嗽和咳脓痰等症状。

（三）并发症

异物进入气道内可导致较多并发症。儿童常见并发症有肺气肿、纵隔摆动和肺炎。而成人常见并发症为阻塞性肺炎，比较少见的有支气管扩张、脓胸和支气管结石等。在临床中，误吸被误诊为肺炎、支气管炎、毛细支气管炎、肺癌和哮喘等时有发生，因此及时询问、直接或间接提供误吸病史，可大大减少并发症及死亡率。

（四）诊断

1. 病史　详细询问患者是否有误吸病史，对诊断小儿及成人支气管异物尤为重要，可及时行纤维支气管镜取异物。但对于不能说话的儿童或者不能提供明确误吸病史的成人来说，漏诊、误诊常可导致疾病迁延，甚至产生严重并发症，如支气管扩张、阻塞性肺炎和脓胸等。

2. 影像学　国外研究者 Sattar 等曾经对比研究了胸部 X 线片和胸部 CT 在诊断支气管异物的应用价值，发现两者的诊断准确率分别为 64.4%（29/45）和 93.3%（42/45），且胸部 X 线片诊断支气管异物的敏感性和特异性仅为 66.6% 和 50.0%。对于有机类异物，大多数情况下胸部 X 线片并不能显影，常提示正常肺部影像，胸部 CT 在支气管异物诊断方面有着举足轻重的作用。气管支气管异物常见肺部 CT 表现可分成直接征象和间接征象，其中直接征象表现为气道内类圆形、圆柱状或不规则形较高密度影，边界较清晰。如异物为实质性骨性异物，可呈现骨质样密度影。如异物长时间嵌顿或附着支气管腔，气管腔内可见钙化影。间接征象可显示为局限性支气管阻塞，其下方支气管充气或轻度扩张，阻塞性肺气肿及异物并发症。直接征象在诊断中具有重要意义。

3. 纤维支气管镜　纤维支气管镜检查是诊断支气管异物最主要也是最重要的手段。对有明确的异物吸入史的患者，可行纤维支气管镜检查。对长期慢性咳嗽、咳痰，抗炎、抗结核等治疗效果不佳的患者，没有显著异物吸入史，影像学检查无异常，而临床又高度怀疑异物吸入，纤维支气管镜检查是确诊的唯一方法。小儿及儿童多在全麻下用硬质支气管镜检查，而成人多在局麻下用纤维支气管镜检查。大多数情况下，吸入时间较短的异物大多能在支气管镜下被直接窥见。对于吸入时间较久的异物，纤维支气管镜下可见异物周围有肉芽组织增生，阻塞部位可见脓性分泌物，周围黏膜充血水肿，异物表面有坏死物，需仔细行管腔探查，小心处理异物，防止出血（见文末彩图 9-2）。

（五）鉴别诊断

1. 支气管哮喘　以发作性喘息为特征，发作时两肺布满哮鸣音，常有家庭或个人过敏史，症状经支气管扩张药等治疗或自行缓解。哮喘的气流受限是可逆的，其支气管舒张试验阳性。

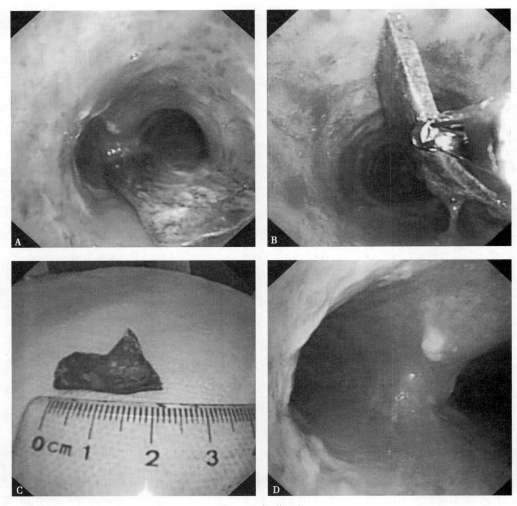

图 9-2　气道异物

气管末端见薄片状异物，随呼吸及咳嗽煽动，周围可见少许肉芽组织形成，异物证实为乒乓球碎片
（图片来源：山东大学附属省立医院）

2. 支气管炎及肺炎　支气管异物极易误诊为肺炎，但肺炎常有上呼吸道感染史及发热等症状，肺部常有粗细啰音，而无明显的单侧呼吸音减低。

（六）治疗

1. 支气管镜　支气管镜检查是诊断和取出支气管异物的主要手段，经纤维支气管镜取异物成功率极高。经硬质支气管镜取支气管异物仍然是标准治疗方法。纤维支气管镜在操作过程中需占据一定的气道空间，对健康成年人而言一般不会引起通气功能障碍，但对于儿童或气道狭窄者则可能影响其通气功能，甚至威胁生命安全。硬质支气管镜能保持气道通畅，并且在操作端有侧孔与呼吸机相连。因此，儿童支气管异物经常由硬质支气管镜取出。

2. 电灼术　高频电烧灼术在呼吸系统疾病，主要用于治疗良性及恶性气道狭窄及气道内良恶性肿物的切除，但一些支气管异物患者因异物存留时间长，肉芽组织增生明显，局部黏膜炎症、坏死、增生，增生肉芽包埋异物，如用活检钳强力拉扯，势必会增加大出血风险，对于骨性异物或者其他带有锋利棱角的异物，出血风险更大，热消融术（高频电刀、氩气刀）可融掉与异物粘连紧密的肉芽组织，同时还有止血功能，能降低大出血风险。

3. 外科手术　大多数支气管异物可经支气管镜取出，但一部分体积大、不规则的异物，多次经纤维支气管镜取出失败或者考虑肺部有恶性肿瘤的患者，可行外科开胸取异物。此外，对支气管异物所致的慢性肉芽肿、肺不张、肺部肿块，以及异物病史不明疑为支气管肺肿瘤者，应首先考虑开胸手术探查，既可去除异物，又可以除去支气管、肺及胸膜并发症病灶。

四、气管食管瘘

气管食管瘘（tracheoesophageal fistula，TEF）是指气管食管间形成异常的通道，多见于继发性病变，少数是由于先天性发育不良导致的。该病由于病因复杂，缺乏有效的治疗手段，临床死亡率一直居高不下。

（一）病因

1. 先天性气管食管瘘　先天性气管食管瘘往往是由于先天的胚胎发育异常，与食管闭锁相伴随。研究发现，在患有先天性 TEF 的婴幼儿中，大约有 17%～70% 合并有心脏和胃肠道等的发育异常。

2. 获得性气管食管瘘

（1）创伤性气管食管瘘：患者有颈胸部外伤史，症状往往出现在气管壁坏死后。

（2）医源性气管食管瘘：长期气管插管的患者，当呼吸气囊压力大于 30mmHg，长期高压力作用于黏膜，可显著减少黏膜毛细血管的血流量并导致气管坏死。此外，气管切开时，操作不当等也会导致 TEF。

（3）肿瘤性气管食管瘘：食管癌、肺癌、喉癌及其淋巴结转移患者，肿瘤本身导致气道结构破坏，诱发 TEF。此外，食管术后狭窄、放射治疗引起的组织坏死、食管支架压力过大及胃食管反流造成吻合口溃疡等也可导致 TEF。

（二）临床表现

该病主要临床症状为咳嗽、反复肺部感染，进流质饮食时发生呛咳（Ohno 征），其中 Ohno 征最具有特征性。但咯血也较常见，甚至是大咯血。对于临床中反复发生同一部位的感染、不明原因呛咳的患者需要排除气管支气管瘘的可能性。

（三）辅助检查

吸入性肺炎是常见的 X 线征象，表现为沿支气管分布的斑片状阴影，X 线食管造影具有重要的诊断价值。CT 或 MRI 较 X 线更敏感，但是无法确定瘘管的位置、形状、长短和直径。支气管镜和胃镜检查不仅可以明确诊断，而且可以明确瘘口位置、大小等基本情况，准确评估病变（见文末彩图 9-3）。病理检查可发现瘘管具有鳞状上皮或柱状上皮黏膜及黏膜下肌层。

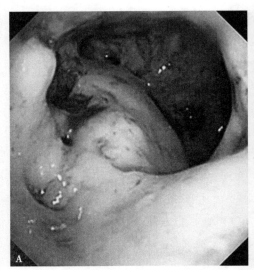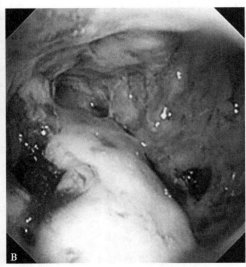

图 9-3　巨大气管纵隔瘘

A：支气管镜下巨大气管纵隔瘘，瘘口及周围覆盖大量坏死白苔；B：支气管镜下巨大气管纵隔瘘，左主支气管管腔狭窄
（图片来源：山东大学附属省立医院）

（四）诊断

患者有进食流质呛咳，反复肺部感染，甚至一部分患者有机械通气过程中出现不明原因的胃肠胀气病史。支气管造影或支气管镜或胃镜检查时发现具体的瘘口，就可以确诊本病，必要时可行活检确诊疾病。

（五）治疗

1. 外科手术　外科手术是治疗本病的主要方法，食管镜或者支气管镜下明确瘘口的大小及位置后，行相关修补手术治疗，包括有气管食管瘘切开分别修补术、食管后壁瓣修补气管缺损和食管双瓣修补气管缺损等。

2. 内镜及介入治疗　内镜及介入治疗是近几年新兴的治疗手段，具体治疗方法包括食管带膜支架植入术、内镜下电灼或 APC 烧灼、内镜下金属钛夹连续缝合术、经皮胃镜下胃造瘘术或空肠造瘘术。

五、气管支气管淀粉样变

淀粉样变性是蛋白质以异常的纤维组织形式沉积于细胞外组织而致的少见疾病。气管支气管淀粉样变（tracheobronchial amyloidosis）是以淀粉样的蛋白纤维在气管支气管黏膜下层异常沉积为病理基础的气道慢性疾病。按病因可分为原发性和继发性淀粉样变，原发性患者多病因不明确，继发性患者多患有多发性骨髓瘤、结缔组织疾病和恶性肿瘤等，此外，淀粉样变还可累及心血管系统、消化系统和泌尿系统等。

（一）病因及发病机制

淀粉样变可能是与机体免疫机制紊乱，尤其与浆细胞分泌异常球蛋白增加有关，蛋白的二级结构β片层构象发生改变使其对蛋白水解酶产生抵抗，导致淀粉样物质沉积，在气管支气管中，以单克隆免疫球蛋白轻链为主。

（二）临床表现

患者多缓慢起病，气道黏膜下弥漫性、结节性或瘤样改变。临床表现有咳嗽、喘鸣、咯血，甚至呼吸困难、低氧血症，气道狭窄可并发肺不张、阻塞性肺炎等。

（三）辅助检查

胸部X线片主要显示肺纹理增多，气管支气管管腔狭窄。CT显示病变主要以管壁增厚钙化为主，病变范围长，呈连续性及围管性增厚，管壁钙化以支气管明显，钙化呈块状或长条状，管腔明显狭窄。支气管镜是本病的最佳检测手段，镜下可见气管管腔普遍狭窄，黏膜充血，局灶型见支气管黏膜凹凸不平，多个或者单个大小不等的结节、隆起或息肉，光滑无蒂，两者黏膜表面均呈苍白色，触之易出血。病理活检则是诊断本病的金标准，组织切片嗜伊红染色在光学显微镜下可见无定形的均匀红染的淀粉样物质；刚果红染色为玫瑰红色，具有双折光性，在偏光显微镜下呈典型的黄绿色双折光。

（四）诊断

依据临床病史及影像学检查可作出初步诊断。支气管镜下弥漫性管腔狭窄，黏膜表面散在的结节样隆起，组织活检HE染色显示无定形的均匀红染的淀粉样物质，且刚果红染色为玫瑰红，具有双折光性。

（五）治疗

原发性气管支气管淀粉样变尚无有效的治疗方法，通常为抗感染、止咳化痰、止血和平喘对症治疗。而针对淀粉样物质沉淀，较为常用的治疗方法有：

1. 药物治疗　美法仑＋泼尼松、环磷酰胺、秋水仙碱和糖皮质激素等。
2. 局部治疗　支气管镜下激光、微波、氩气刀、射频或支架植入术。
3. 手术治疗　肺叶楔形切除术。

六、气管支气管软化症

气管支气管软化症（tracheobronchomalacia，TBM）是由于气管及支气管结构异常导致管腔缺乏应有的支撑力而塌陷的一种病理现象。临床上一般分为原发性和继发性。患者典型表现为顽固性咳嗽、反复喘息及肺部感染。加强对该病的认识，才能降低疾病发病率。

（一）病因及发病机制

原发性气管支气管软化症多见于婴幼儿，主要是由于先天性气管发育畸形、气管软骨发育不良所导致。继发性病变是由于各种原因导致发育正常的软骨组织发生退行性变，多见于长期气管插管患者、气管切开术、气道内呼吸气囊压力过高、复发性软骨炎、甲状腺肿瘤或囊肿、肿大淋巴结及气道慢性炎症等。其可能病理机制是气道软骨环或黏膜下血供长期受压，引起气道组织的缺血性无菌性坏死，从而使得管壁失去了正常的牵拉及支撑等。

（二）临床表现

临床表现往往与气道软化的面积有关。软化面积较小，患者可无明显异常；软化面积较大时，患者可出现大气道性呼吸困难，喘鸣，发绀，顽固性咳嗽甚至犬吠样咳嗽；气道严重软化导致管腔阻塞，因引流不畅可导致反复肺部感染及肺不张，甚至有夜间憋醒、窒息感等。查体：吸气相气道可暂时性扩张，患者体征不明显；呼气相，气道明显狭窄闭塞，大气道可闻及明显的呼气相高调哮鸣音，甚至明显的三凹征。

（三）辅助检查

1. 胸部平片　气管软化实验：①瓦片实验：嘱患者深吸气后立即关闭声门，强力屏气后迅速拍片。②米勒实验：嘱患者深呼气后关闭声门，再做吸气动作后迅速拍片，当管径直径前后相差 3.0mm 或以上者，可诊断该病。

2. CT　在呼气相气道狭窄达 50% 以上可诊断该病。立体三维重建可进一步明确该病病变情况。

3. 纤维支气管镜　目前内镜诊断是诊断及治疗该病的重要工具。一般将呼气相气道直径减少超过 50%，即可作出诊断。根据直径狭窄的程度，可对病情的严重程度进行分级：轻度狭窄（狭窄 1/2）、中度狭窄（狭窄 1/2～2/3）、重度狭窄（咳嗽时前后壁接触、管腔明细明显闭塞）。

（四）诊断

详细的询问病史及完整查体是诊断必不可少的，纤维支气管镜检查是诊断该病的金指标。镜下呼气相气道管径狭窄达 50% 以上，即可诊断气管支气管软化症。根据狭窄的严重程度给予分级，进一步评估患者基本情况，辅助治疗。

（五）治疗

该病治疗目的保持气道通畅，治疗方法因根据病变范围、严重程度进行选择。

1. 保守治疗　当气道软化较轻，患者无自觉明显症状，可定期观察，使用支气管扩张剂缓解等。

2. 机械通气　严重的气管支气管软化可以长期机械通气，持续气道正压通气是治疗的关键。

3. 气管支架　重度软化的患者，可行气管内支架。临床中常用的支架包括金属支架及硅酮支架，支架植入后可引起肉芽组织生成，严重时可诱发气道梗阻、气道穿孔甚至死亡，所以支架植入后要密切随访。目前生物支架正在研究中。

4. 手术治疗　开放性外科手术切除病变部位、气道壁膜性部位成形术是保持气道通畅的重要手段，旨在提高患者生存质量。

（姜淑娟）

参 考 文 献

1. Benayoun L, Druilhe A, Dombret MC, et al. Airway structural alterations selectively associated with severe asthma. Am J Respir Crit Care Med, 2003, 167: 1360-1368.

2. Silva PL, Passaro CP, Cagido VR, et al. Impact of lung remodeling on respiratory mechanics in a model of severe allergic inflammation. Respir Physiol Neurobiol, 2008, 160: 239-248.

3. Grainge CL，Lau LC，Ward JA，et al. Effect of bronchoconstriction on airway remodeling in asthma. N Engl J Med，2011，364：2006-2015.

4. Armatas AA，Pratsinis H，Mavrogonatou E，et al. The differential proliferative response of fetal and adult human skin fibroblasts to TGF-beta is retained when cultured in the presence of fibronectin or collagen. Biochim Biophys Acta，2014，1840：2635-2642.

5. Yang YC，Zhang N，Van Crombruggen K，et al. Transforming growth factor-beta1 in inflammatory airway disease：a key for understanding inflammation and remodeling. Allergy，2012，67：1193-1202.

6. Girodet PO，Ozier A，Bara I，et al. Airway remodeling in asthma：new mechanisms and potential for pharmacological intervention. Pharmacol Ther，2011，130：325-337.

7. Schuliga M，Javeed A，Harris T，et al. Transforming growth factor-beta-induced differentiation of airway smooth muscle cells is inhibited by fibroblast growth factor-2. Am J Respir Cell Mol Biol，2013，48：346-353.

8. Munger JS，Huang X，Kawakatsu H，et al. The integrin alpha v beta 6 binds and activates latent TGF beta 1：a mechanism for regulating pulmonary inflammation and fibrosis. Cell，1999，96：319-328.

9. Kucich U，Rosenbloom JC，Shen G，et al. TGF-beta1 stimulation of fibronectin transcription in cultured human lung fibroblasts requires active geranylgeranyl transferase I，phosphatidylcholine-specific phospholipase C，protein kinase C-delta，and p38，but not erk1/erk2. Arch Biochem Biophys，2000，374：313-324.

10. Moir LM，Burgess JK，Black JL. Transforming growth factor beta 1 increases fibronectin deposition through integrin receptor alpha 5 beta 1 on human airway smooth muscle. J Allergy Clin Immunol，2008，121：1034-1039.

11. Holmes A，Abraham DJ，Sa S，et al. CTGF and SMADs，maintenance of scleroderma phenotype is independent of SMAD signaling. J Biol Chem，2001，276：10594-10601.

12. Verrecchia F，Chu ML，Mauviel A. Identification of novel TGF-beta /Smad gene targets in dermal fibroblasts using a combined cDNA microarray/promoter transactivation approach. J Biol Chem，2001，276：17058-17062.

13. Sakai H，Nishizawa Y，Nishimura A，et al. Angiotensin II induced hyperresponsiveness of bronchial smooth muscle via an activation of p24/44 ERK in rats. Pflugers Arch，2010，460：645-655.

14. Sakai H，Nishimura A，Watanabe Y，et al. Involvement of Scr family kinase activation in angiotensin II-induced hyperresponsiveness of bronchial smooth muscle. Peptides，2010，31：2216-2221.

15. Li N，Cai P，Niu Y，et al. Inhibition of Angiotensin II-induced contraction of human airway smooth muscle cells by Angiotensin（1-7）via downregulation of the RhoA/ROCK2 signaling pathway. Int J Mol Med，2012，30：811-818.

16. Lin CH，Wang YH，Chen YW，et al. Transcriptional and posttranscriptional regulation of CXCL8/IL-8 gene expression induced by connective tissue growth factor. Immunol Res，2016，64：369-384.

17. Chen CY，Gherzi R，Ong SE，et al. AU binding proteins recruit the exosome to degrade ARE-containing

mRNAs. Cell，2001，107：451-464.

18. Gurgis FM，Yeung YT，Tang MX，et al. The p38-MK2-HuR pathway potentiates EGFRvIII-IL-1beta-driven IL-6 secretion in glioblastoma cells. Oncogene，2015，34：2934-2942.

19. Cherry J，Karschner V，Jones H，et al. HuR，an RNA-binding protein，involved in the control of cellular differentiation. In Vivo，2006，20：17-23.

20. Fan J，Ishmael FT，Fang X，et al. Chemokine transcripts as targets of the RNA-binding protein HuR in human airway epithelium. J Immunol，2011，186：2482-2494.

21. Zhang P，Cao M，Liu Y，et al. PDGF-induced airway smooth muscle proliferation is associated with Human antigen R activation and could be weakened by AMPK activation. Mol Biol Rep，2012，39：5819-5829.

22. Ihn H，Yamane K，Tamaki K. Increased phosphorylation and activation of mitogen-activated protein kinase p38 in scleroderma fibroblasts. J Invest Dermatol，2005，125：247-255.

23. Debeuf N，Haspeslagh E，van Helden M，et al. Mouse Models of Asthma. Curr Protoc Mouse Biol，2016，6：169-184.

24. Stampfli MR，Wiley RE，Neigh GS，et al. GM-CSF transgene expression in the airway allows aerosolized ovalbumin to induce allergic sensitization in mice. J Clin Invest，1998，102：1704-1714.

25. Tomlinson KL，Davies GC，Sutton DJ，et al. Neutralisation of interleukin-13 in mice prevents airway pathology caused by chronic exposure to house dust mite. Plos One，2010，5（10）.

26. Chen ZG，Zhang TT，Li HT，et al. Neutralization of TSLP inhibits airway remodeling in a murine model of allergic asthma induced by chronic exposure to house dust mite. Plos One，2013，8：e51268.

27. Bai D，Gao Q，Li C，et al. A conserved TGFbeta1/HuR feedback circuit regulates the fibrogenic response in fibroblasts. Cell Signal，2012，24：1426-1432.

28. Humbles AA，Lloyd CM，McMillan SJ，et al. A critical role for eosinophils in allergic airways remodeling. Science，2004，305：1776-1779.

29. Verrecchia F，Chu ML，Mauviel A. Identification of novel TGF-beta /Smad gene targets in dermal fibroblasts using a combined cDNA microarray/promoter transactivation approach. J Biol Chem，2001，276：17058-17062.

30. LeRoy EC，Trojanowska MI，Smith EA. Cytokines and human fibrosis. Eur Cytokine Netw，1990，1：215-219.

31. Doller A，Gauer S，Sobkowiak E，et al. Angiotensin II induces renal plasminogen activator inhibitor-1 and cyclooxygenase-2 expression post-transcriptionally via activation of the mRNA-stabilizing factor human-antigen R. Am J Pathol，2009，174：1252-1263.

32. Zhang J，Modi Y，Yarovinsky T，et al. Macrophage beta2 integrin-mediated，HuR-dependent stabilization of angiogenic factor-encoding mRNAs in inflammatory angiogenesis. Am J Pathol，2012，180：1751-1760.

33. Singh M，Martinez AR，Govindaraju S，et al. HuR inhibits apoptosis by amplifying Akt signaling through a positive feedback loop. J Cell Physiol，2013，228：182-189.

34. Wightman B，Ha I，Ruvkun G. Posttranscriptional regulation of the heterochronic gene lin-14 by lin-4

mediates temporal pattern formation in C. elegans. Cell, 1993, 75: 855-862.

35. Pullmann RJ, Juhaszova M, Lopez DSI, et al. Enhanced proliferation of cultured human vascular smooth muscle cells linked to increased function of RNA-binding protein HuR. J Biol Chem, 2005, 280: 22819-22826.

36. Rajasingh J, Bord E, Luedemann C, et al. IL-10-induced TNF-alpha mRNA destabilization is mediated via IL-10 suppression of p38 MAP kinase activation and inhibition of HuR expression. FASEB J, 2006, 20: 2112-2114.

37. Ghahary A, Tredget EE, Ghahary A, et al. Cell proliferating effect of latent transforming growth factor-beta1 is cell membrane dependent. Wound Repair Regen, 2002, 10: 328-335.

38. Hayashida T, Poncelet AC, Hubchak SC, et al. TGF-beta1 activates MAP kinase in human mesangial cells: a possible role in collagen expression. Kidney Int, 1999, 56: 1710-1720.

39. Hocevar BA, Brown TL, Howe PH. TGF-beta induces fibronectin synthesis through a c-Jun N-terminal kinase-dependent, Smad4-independent pathway. EMBO J, 1999, 18: 1345-1356.

40. Zhou W, Nie X. Afzelin attenuates asthma phenotypes by downregulation of GATA3 in a murine model of asthma. Mol Med Rep, 2015, 12: 71-76.

41. Barnes PJ. Corticosteroid resistance in patients with asthma and chronic obstructive pulmonary disease. J Allergy Clin Immunol, 2013, 131: 636-645.

42. Dong YC, Zhou GW, Bai C, et al. Removal of tracheobronchial foreign bodies in adults using a flexible bronchoscope: experience with200 cases in China. Intern Med, 2012, 51: 2515-2519.

43. 王睿荣, 王周勋, 魏亚芝, 等. 支气管镜诊治老年人支气管异物 3 例. 临床肺科杂志, 2012, 17: 176-177.

44. Ramos MB, Fernandez-Villar A, Rivo JE, et al. Extraction of airway foreign bodies in adults: experience from 1987-2008. Interact Cardiovasc Thorac Surg, 2009, 9: 402-405.

45. Chu H, Zhao L, Zhang Z, et al. Clinicalcharacteristics of amyloidosis with isolated respiratory system involvement: A review of 13 cases. Ann Thorac Med, 2012, 7: 243-249.

46. Truong MT, Kachnic LA, Grillone GA, et al. Long-term results of conformal radiotherapy for progressive airway amyloidosis. Int J Radiat Oncol Biol Phys, 2012, 83 (2): 734-739.

47. Ren S, Ren G. External beam radiation therapy is safe and effective in treating primary pulmonary amyloidosis. Respir Med, 2012, 106: 1063-1069.

48. Reece DE, Hegenbart U, Sanehorawala V, et al. Efficacy and safety of once-weekly and twice-weekly bortezomib in patients with relapsed systemic AL amyloidosis: results of a phase 1/2 study. Blood, 2011, 118: 865-873.

49. Nigrelli S, Curciarello G, Ballo P, et al. Effectiveness of Bortezomib in Cardiac AL Amyloidosis: A Report of Two Cases. Case Rep Med, 2014, 627474.

50. Maghsoudlou P, Ditchfield D, Klepacka DH, et al. Isolation of esophageal stem cells with potential for therapy. Pediatr SurgInt, 2014, 30 (12): 1249-1256.

51. Jacobs IJ, Que J. Genetic and cellular mechanisms of the formation of Esophageal Atresia and Tracheoesophageal Fistula. Dis Esophagus, 2013, 26(4): 356-358.

52. Goss AM, Tian Y, Tsukiyama T, et al. Wnt2/2b and beta-catenin signaling are necessary and sufficient to specify lung progenitors in the foregut. Dev Cell, 2009, 17(2): 290-298.

53. Li Y, Litingtung Y, Ten Dijke P, et al. Aberrant Bmp signaling and notochord delamination in the pathogenesis of esophageal atresia. Dev Dyn, 2007, 236(3): 746-754.

54. Que J, Choi M, Ziel JW, et al. Morphogenesis of the trachea and esophagus: current players and new roles for noggin and Bmps. Differentiation, 2006, 74(7): 422-437.

第二节　心理性咳嗽

一、病例报道

患者，女，44 岁，某市大型公司财务负责人。因"咳嗽 3 年"来我院咳嗽门诊就诊。患者 3 年前无明显诱因下出现阵发性咳嗽，为连声咳，干咳无痰，日、夜间均咳嗽，夜间可咳醒。灰尘、油烟和冷空气等易诱发咳嗽。其余无鼻痒、鼻塞、流涕和打喷嚏等鼻部症状，无鼻后滴流，无反酸、嗳气、烧心等反流症状，无胸闷、气促等症状。于外院及我院就诊，血常规、胸部 CT、FeNO、诱导痰嗜酸性粒细胞、食管 24 小时 pH 监测、肺功能、激发试验、血清总 IgE 等均未见明显异常，按照咳嗽指南经验性治疗咳嗽无明显缓解。我院心理科会诊，焦虑/抑郁问卷、明尼苏达多项人格测试等评分均阳性，追问患者自身及家庭情况，患者工作压力大，工作考核指标多，且离异后与现任丈夫关系较差，情绪低落，考虑心理性咳嗽。给予奥氮平、艾司西酞普兰等治疗后，第 3 天咳嗽明显改善，患者自诉咳嗽频率降低八成，按照急性期、维持期治疗 1 年后，目前已基本无咳嗽症状（该病例由广州呼吸健康研究院提供）。

二、概述

心理性咳嗽有时又称为习惯性咳嗽，各种文献关于习惯性咳嗽和心理性咳嗽诊断标准不一，但其临床表现常有相似之处，有些研究者将两者归为同一种疾病。在 2015 年 ACCP 指南中，建议用"躯体性咳嗽综合征"或"躯体性咳嗽"替代"心理性咳嗽"，用"抽搐性咳嗽"来替代"习惯性咳嗽"。为阅读方便，本文下面统称为心理性咳嗽。心理性咳嗽目前尚无统一的定义，主要表现为慢性咳嗽，可能与神经性痉挛、转换性障碍或假装咳嗽有关。本节所述心理性咳嗽是一种独立疾病，与痉挛性咳嗽和秽语多动综合征有所不同。

心理性咳嗽是非器质性疾病引起的慢性咳嗽，多见于儿童和青少年，患儿可能有上学恐惧症，或用咳嗽来吸引注意力。咳嗽增加患者就诊的频率或强度，在睡觉和注意力分散时症状消失。一些成人患者更多的出现精神、心理方面的异常，包括精神沮丧、异常的焦虑和抑郁等，且镇咳药、平喘药、激素治疗均不能抑制咳嗽。

三、患病率

心理性咳嗽主要见于小儿和青少年，无性别倾向。Riegel 等总结既往发表的文献，153 名患者中有 149 名年龄小于 18 岁。亦有研究发现持续时间超过 1 个月的不明原因的儿童慢性咳嗽有 3%～10% 为心理性咳嗽。国外文献报道儿童、青少年患者的心理诱因多为渴望被注意、逃避上学、校园人际关系不愉快等。Bathia 的研究显示 62.5% 的成人心理性咳嗽患者存在心理诱因，21.8% 患者对家庭关系表示不满，9.4% 与配偶存在争执，12.5% 为工作压力，18.8% 为社会压力。

四、发病机制

心理性咳嗽可能与情绪、行为有关。情绪和行为产生的影响与呼吸之间有着交互作用，一方面有意识或无意识的改变呼吸方式可以影响我们的身体健康；另一方面青少年情绪的影响可能是咳嗽的起因。因此，情绪能够影响呼吸系统。除了习惯性咳嗽外，还可以表现为多种形式，如声带功能障碍、通气过度和叹息样呼吸。心理性咳嗽通常可以赢得注意力甚至是周围人的同情。咳嗽的程度常随外界环境、伙伴和潜在的压力变化而改变。频繁的咳嗽可使患儿缺课，成为其不用参加运动或群体活动的理由，进而承受不适当的治疗如过量的止咳药物、支气管扩张剂、抗生素、全面或系统的吸入糖皮质激素治疗。文献报道儿童/青少年心理性咳嗽患者很少会伴随精神或心理性疾病，但成年患者合并精神/心理性疾病较为常见（80% 以上），包括躯体形式障碍、心理障碍、强迫症和抑郁症等。Bathia 对 32 例心理性咳嗽患者的心理诊断情况进行调查，60% 以上患者确诊为精神/心理性疾病（根据 ICD-10 标准），包括心境障碍（单向或沮丧）、焦虑抑郁综合征、广泛性焦虑障碍、强迫症、恐怖症、转换障碍、适应障碍与抑郁症。这可能由于成人面临更多的社会与家庭问题，因此成人心理性咳嗽与精神疾病的发生密切相关。

五、临床表现

心理性咳嗽儿童患者多于成人。典型的心理性咳嗽患儿一般无夜间咳嗽，并且咳嗽呈犬吠样或雁鸣样、刺激性干咳，常伴清喉音。咳嗽与进食、饮水均无关系，患儿对反复的咳嗽似乎并不在意。在睡觉和注意力分散时咳嗽消失。感染性咳嗽可以逐渐演变成为心理性咳嗽。按照慢性咳嗽的常见原因（如嗜酸粒细胞性支气管炎、咳嗽变异性哮喘、上呼吸道咳嗽综合征即过去称为鼻后滴流综合征、胃食管反流性咳嗽）进行治疗无效。体格检查、胸部 X 线片、肺功能甚至支气管纤维镜均可无异常。成人病例报道很少，同样具有雁鸣样咳嗽、夜间消失的特点，大部分患者还有情绪沮丧。不同的是，我们可以发现患者多为女性且有心理疾病，多数女性患者因咳嗽严重影响日常生活而求诊，发病前无呼吸道感染史，并且成人往往比儿童患者有更长的咳嗽病程。

除上述特点外，小儿和成人患者心理性咳嗽还具有其他临床表现，但其实用性还不明确（表 9-1）。

表 9-1　小儿和成人患者心理性咳嗽的其他临床特点

小儿	成人
1. 无性别差异	1. 年轻女性多见
2. 影响正常生活和社会行为	2. 单身或丧偶
3. 减少社会活动的频率和强度	3. 咳嗽影响日常生活
4. 常有一些疾病性获益（父母关心、不用上学等）	4. 咳嗽常有一些疾病性获益
5. 在父母、老师、医务人员面前咳嗽加重	5. 被关注时（如家人、医务人员面前）加重
6. 患儿对咳嗽不在意	6. 部分患者对咳嗽不在意
7. 害怕被遗弃和需要关注	7. 情感沮丧加重咳嗽
8. 咳嗽之前常有上呼吸道感染	8. 是家里同性别的兄弟姐妹中最小的一个
9. 患者诉喉咙痒，喜欢采取颏胸位	9. 父母管教严厉
10. 具有遗传疾病家族史	10. 具有心理或精神疾病
11. 伴随声带功能障碍	11. 出现性功能障碍
12. 恐学症	
13. 心理精神疾病少见	
14. 行为干涉疗法有效	

但应该注意的是，犬吠样、雁鸣样咳嗽并不是心理性咳嗽的特异性临床表现。其他小儿疾病如气管软化引起的咳嗽也可以有这些特点。成人是否具有这些特点对诊断并无帮助。成人多种疾病如慢性气管炎、胃食管反流等均无夜间咳嗽，支气管扩张、胃食管反流、鼻后滴流综合征等均可引起犬吠样和雁鸣样咳嗽。在小儿患者中，这些能引起类似咳嗽症状的疾病可能与心理性咳嗽共存。

六、辅助检查

胸部 X 线片、支气管纤维镜均无异常。肺功能检查 FEV_1、FVC 和 $FEF_{25\%\sim75\%}$ 正常。支气管激发试验阴性。流速容量环可能表现与声带功能障碍相似，流速容量环变得扁平，提示胸腔外气道阻塞。亦有研究运用一种客观记录咳嗽的仪器，记录疑似心理性咳嗽患者睡眠时咳嗽的情况，证明患者睡眠时较清醒状态下咳嗽明显减少。

七、诊断

在新版 ACCP 指南中，对心理性咳嗽和习惯性咳嗽的诊断有如下建议：①儿童或成人无论是否有夜间咳嗽或犬吠样或雁鸣样咳嗽，均不作为心理性咳嗽或习惯性咳嗽的诊断或排除诊断标准。②焦虑和/或抑郁情绪的存在不再作为心理性咳嗽的诊断标准，因为很多慢性难治性咳嗽的患者在没有得到有效治疗后，可能会出现心理症状的改变。③心理性咳嗽（躯体性咳嗽综合征）和习惯性咳嗽（抽搐性咳嗽）的诊断建议参考第 5 版《精神障碍与统计诊断手册（DSM-5）》，且治疗方面建议优先使用非药物治疗，并建议精神科或者心理科专科医师参与诊治。对于持续性的干咳，按照常见慢性咳嗽病因进行治疗无效，胸部 X 线片、支气管纤维镜等检查正常的患者都须考虑心理性咳嗽。以上的咳嗽特征及临床特点均具有参考作用。习惯性咳嗽和心理性咳嗽均是非器质性的排除性诊断。需要排除的疾病有上气道咳嗽综合征、咳嗽变异性哮喘、短时抽搐性障碍、慢性发音抽动障碍和抽动 - 秽语综合征等。需要注意的是，咳嗽除了引起生理上的痛苦外，亦会带来心理上的负面影响。目前尚不能区分某种精神表现是心理性咳嗽的症状还是咳嗽本身引起的精神表现。一些患有心理性咳嗽的儿童可能有精神疾病，最常见的是转换障碍（21.9%），其次是混合性焦虑与抑郁障碍（12.2%）。

八、鉴别诊断

一般来说，在确诊习惯性咳嗽和心理性咳嗽之前，应排除生理性或遗传性疾病诱发的咳嗽。但是对于小儿患者，排除所有的生理性疾病是很困难的，并且一些检查对小儿是有害的（如一些检查中需要全身麻醉）。甚至有一些研究者认为，儿童中部分的心理性咳嗽是误诊或治疗过度造成的医源性咳嗽。

（一）上呼吸道咳嗽综合征

上呼吸道咳嗽综合征（过去称为鼻后滴流综合征）有时可以表现为犬吠样、雁鸣样咳嗽。但上呼吸道咳嗽综合征常伴随鼻部的疾病，咽后壁有黏液附着，鹅卵石样的外观。鼻窦部 CT 常发现异常。经抗组胺药物、减充血剂等治疗可缓解。但应注意部分患者这两种疾病可能共存。

（二）咳嗽变异性哮喘

咳嗽变异性哮喘常表现为刺激性干咳，无明显喘息、气促等症状，少部分患者气道反应性呈阴性，此时难与心理性咳嗽相区别。诊断性治疗有助于两者的鉴别诊断。

（三）气管 - 支气管软化症

气管 - 支气管软化症的患者表现为犬吠样咳嗽，典型的心理性咳嗽也具有相似症状。支气管纤维镜是诊断的金标准，有助于两者的鉴别诊断。

（四）痉挛性咳嗽

痉挛性咳嗽具有突发、简短、间歇等特点，咳嗽可呈犬吠样。常见于抽动 - 秽语综合征、慢性发音抽动障碍。儿童、青少年多见。抽动 - 秽语综合征或其他痉挛性疾病易漏诊。因此，除非明确排除抽动 - 秽语综合征或与发音抽搐障碍相关的其他疾病，否则不能诊断习惯性咳嗽或心理性咳嗽。

（五）声带功能障碍

声带功能障碍（vocal cord dysfunction，VCD）是一种由于吸气时声带矛盾性内收而导致气道阻塞症状的非器质性呼吸系统疾病。尽管喘鸣是主要的临床表现，但仍有部分患者仅表现为慢性咳嗽，并且引起声带功能障碍的原因主要为心理方面，咳嗽因睡眠而缓解，因此需与心理性咳嗽相鉴别。发作时喉镜显示声带矛盾性运动是诊断声带功能障碍的金标准。

九、治疗

目前对于心理性咳嗽的治疗，主要以非药物治疗为主，包括暗示疗法、语言疗法和呼吸操锻炼等；非药物治疗效果欠佳时，可进行药物干预，主要以神经调节剂治疗为主，但神经调节药物需注意副作用及患者的配合。伴有焦虑等情绪改变的患者给予神经调节药物治疗时，会自觉患上精神疾病，从而加重心理负担或不愿配合治疗，需要加以心理疏导。目前心理性咳嗽的药物治疗，主要包括新型苯二氮䓬类药物，如奥氮平等；五羟色胺再摄取抑制剂，如艾司西酞普兰、帕罗西汀、盐酸舍曲林等；二环类抗抑郁药，如文拉法辛等。由于这些精神类药物存在一定的副作用，故而需请心理科或者精神科专科医师协助诊疗。由于心理性咳嗽的诊断缺乏准确性，有关治疗报道较少，一般小儿多见。如果咳嗽一旦控制，症状就可能完全缓解，暗示治疗是主要的治疗方法。此外，自我催眠、言语疗法、行为干涉等都能成功地帮助儿童抑制咳嗽，打破咳嗽刺激循环。对于因心理问题引起咳嗽的患者，治疗时应该考虑进行行为矫正、心理咨询和精神干预。

（赖克方　陈　哲）

参 考 文 献

1. Haydour Q, Alahdab F, Farah M, et al. Management and diagnosis of psychogenic cough, habit cough, and tic cough: a systematic review. Chest, 2014, 146(2): 355-372.

2. Vertigan AE, Murad MH, Pringsheim T, et al. Somatic Cough Syndrome (Previously Referred to as Psychogenic Cough) and Tic Cough (Previously Referred to as Habit Cough) in Adults and Children: CHEST Guideline and Expert Panel Report. Chest, 2015, 148(1): 24-31.

3. Bhatia MS, Chandra R, Vaid L. Psychogenic cough: a profile of 32 cases. Int J Psychiatry Med, 2002, 32(4): 353-360.

4. Ley R. An introduction to the psychophysiology of breathing. Appl Psychophysiol Biofeedback, 1994, 19: 95-96.

5. Riegel B, Warmouth JE, Middaugh SJ, et al. Psychogenic cough treated with biofeedback and psychotherapy: a review and case report. Am J Phys Med Rehab, 1995, 74: 155-158.

6. Holinger L, Sanders AD. Chronic cough in infants and children: an update. Laryngoscope, 1991, 101: 596-605.

7. Niggemann B. How to diagnose psychogenic and functional breathing disorders in children and adolescents. Pediatr Allergy Immunol, 2010, 21(6): 895-899.

8. Mastrovich J, Greenberger PA. Psychogenic cough in adults: a report of two cases and review of the literature. Allergy Asthma Proc, 2002, 23: 27-33.

9. Homnick DN, Pratt HD. Respiratory diseases with a psychosomatic component in adolescents. Adolesc Med State Art Rev, 2000, 11: 547-556.

10. Weinberg EG. "Honking": psychogenic cough tic in children. S Afr Med J, 1980, 57: 198-200.

11. Anbar RD, Hall HR. Childhood habit cough treated with self-hypnosis. J Pediatr, 2004, 144: 213-217.

12. Irwin R, Boulet L-P, Cloutier MM, et al. Managing cough as a defense mechanism and as a symptom. A consensus panel report of the American College of Chest Physicians. Chest, 1998, 114: S133-181.

13. French C，Irwin RS，Curley FJ，et al. Impact of chronic cough on quality of life. Arch Intern Med，1998，158：1657-1661.

14. French C，Irwin RS，Fletcher KE，et al. Evaluation of a cough-specific quality-of-life questionnaire. Chest，2002，121：1123-1131.

15. French C，Fletcher KE，Irwin，RS. Gender differences in health-related quality of life in patients complaining of chronic cough. Chest，2004，125：482-488.

16. Bhatia MS，Chandra R，Vaid L. Psychogenic cough: a profile of 32 cases. Int J Psychiatry Med，2002，32（4）：353-360.

17. Chang AB，Eastburn MM，Gaffney J，et al. Cough quality in children: a comparison of subjective vs. bronchoscopic findings. Respir Res，2005，6：3.

18. Powner J，Stewart IC，Connaughton JJ，et al. Nocturnal cough in patients with chronic bronchitis and emphysema. Am Rev Respir Dis，1984，130：999-1001.

19. Irwin R，Zawacki JK，Curley FJ，et al. Chronic cough as the sole presenting manifestation of gastroesophageal reflux. Am Rev Respir Dis，1989，140：294-300.

20. Mello C，Irwin RS，Curley FJ. The predictive values of the character，timing，and complications of chronic cough in diagnosing its cause. Arch Intern Med，1996，156：997-1003.

21. McGarvey LP，Warke TJ，McNiff C，et al. Psychogenic cough in a schoolboy: evaluation using an ambulatory cough recorder. Pediatr Pulmonol，2003，36：73-75.

22. Jankovic J. Tourette's syndrome. N Engl J Med，2001，345：1184-1192.

23. Wamboldt MZ，Wamboldt FS. Psychiatric Aspects of Respiratory Syndromes.// Taussig LM，Landau LI. Pediatric Respiratory Medicine. St. Louis，Mosby，Inc. 1999：1222-1234.

24. 戴元荣，朱元珏. 声带功能障碍研究进展. 国外医学呼吸系统分册，2004，24：174-175.

25. Cohlan SQ，Stone SM. The cough and the bed sheet. Pediatrics，1984，74：11-15.

26. Lokshin B，Weinberger M. The habit cough syndrome: a review. Am J Asthma Allergy Pediatr，1993，7：11-15.

27. Powell C，Brazier A. Psychological approaches to the management of respiratory symptoms in children and adolescents. Paediatr Respir Rev，2004，5：214-224.

第三节　抽动 - 秽语综合征

一、概述

痉挛性咳嗽是慢性咳嗽病因的鉴别诊断之一，尤其需要与心理性咳嗽相鉴别。具有突发、简短、间歇等特点，咳嗽可呈犬吠样或雁鸣样。精神紧张时加重，分散注意力时减轻，睡眠时消失。常见于抽动 - 秽语综合征（Tourette 综合征）、短暂性抽动障碍、慢性运动或发声抽动障碍等。其中以 Tourette 综合征较为常见。

Tourette 综合征是以进行性发展的多部位运动和发声抽动为特征的抽动障碍,部分患儿伴有模仿言语、模仿动作,或强迫、攻击、情绪障碍,以及注意力缺陷等行为障碍,起病于童年。其临床表现常类似于呼吸系统疾病,例如喘息、咳嗽和清喉等。

二、患病率

儿童和青少年易患 Tourette 综合征,患者痉挛发作的平均年龄为 5.6 岁,通常 10 岁表现最为严重,50% 的患者到 18 岁时不再发作。我国 Tourette 综合征患病率为 $(0.5\sim1.0)/10$ 万,男女比为 $(2\sim10):1$。成人 Tourette 综合征多由儿童迁延而来,成年后首发的 Tourette 综合征病例极少。

三、病因

Tourette 综合征病因不明,可能涉及多方面的因素。

(一)遗传因素

Tourette 综合征的患者部分有家族史。一项对 641 例 Tourette 综合征患者的研究发现,1/3 一级亲属有抽动病史,而 22 个被寄养的 Tourette 综合征患者,其亲属中未发现抽动病史。以往研究认为其是常染色体显性遗传病,然而目前认为其遗传方式更为复杂,可能是双系遗传模式或多基因遗传模式。目前发现 SLITRK1 基因和 HDC 基因可能与其发病相关。

(二)环境与精神因素

通常认为精神的压力可使症状加重,心理治疗可缓解症状。Leckman 等认为母亲的行为能影响儿童神经精神的发育。母亲吸烟、产前生活压力大、分娩使用产钳等是其危险因素。

(三)神经生化因素

皮质-基底节-丘脑皮层环结构和功能的异常与其抽动症状有密切联系。有研究者认为抽动障碍与多巴胺功能亢进有关。也有研究者认为其与 γ-氨基丁酸、内啡肽、去甲肾上腺系统异常有关。外伤、产伤等引起的脑部器质性病变、服用药物(如中枢兴奋剂和抗精神病药物)均可能引起神经生化异常,产生抽动障碍。

(四)感染与免疫因素

链球菌感染是导致 Tourette 综合征的潜在因素,还有一些研究也报道其他感染源如肺炎支原体、沙眼衣原体、伯氏疏螺旋体和人类免疫缺陷病毒等也可触发其发病及加重。感染因素所导致的免疫反应及部分学者提出的神经免疫缺陷机制可能参与其发病过程。

四、临床表现

Tourette 综合征引起的痉挛性咳嗽主要呈犬吠样、雁鸣样咳嗽伴清喉,常具有突发、简短、间歇、不自主或半自主性。精神紧张时加重,分散注意力时减轻,睡眠时消失。痉挛包括发音抽动障碍和运动肌肉痉挛。咳嗽多由发音抽动障碍引起,除上述的犬吠样、雁鸣样

第
九
章

咳嗽外，发音抽动障碍还可以表现为各种各样的声音，如吸气、打呼噜，或发出吱吱声、鸣鸣声、漏气声、吸吮声。但痉挛性咳嗽亦有可能由运动肌肉痉挛引起，因为运动肌肉痉挛也可以影响呼吸肌、喉、咽、鼻的肌肉。因此患者有可能伴有简单运动肌肉痉挛包括眨眼、点头、耸肩、扮鬼脸等。Tourette 综合征还常伴随一些神经性的行为，50%～70% 的患者伴有注意力缺陷，30%～60% 的患者具有强迫行为。

五、诊断

痉挛性疾病引起的咳嗽常常被误认为是其他疾病，例如心理性咳嗽、神经过敏、习惯或功能亢进。诊断为心理性咳嗽的儿童可能漏诊了 Tourette 综合征或其他痉挛性疾病。因此，除非明确排除 Tourette 综合征或与发音抽搐障碍相关的其他疾病，否则不能诊断习惯性咳嗽或心理性咳嗽。

中华医学会精神病学分会提出的 Tourette 综合征的诊断标准如下：

1. 不自主重复、快速、无目的的动作，涉及多组肌肉，抽动在 1 天内发作多次（或间歇性发作），可受意志控制达数分钟至数小时。

2. 病程中同时或先后出现 2 个或以上运动性抽动，加上 1 个或以上发声性抽动。

3. 数周至数个月内症状可有波动，间歇期连续 <2 个月，总病程超过 1 年。

4. 多数 18 岁前起病（2～21 岁）。

5. 临床表现不能用其他直接的生理效应（如服用兴奋剂）或其他疾病（Huntington 舞蹈病和病毒感染后脑炎等）解释。

六、鉴别诊断

痉挛性咳嗽可以表现为与心理性咳嗽相近的犬吠样、雁鸣样咳嗽，且睡眠时减轻或消失。注意其他的痉挛性、抽动性的症状如眼、斜颈、耸肩、扮鬼脸、重复言语、模仿言语、秽语等，有助于鉴别诊断。但应注意的是除了 Tourette 综合征等痉挛性疾病，下述情况下患者也可以表现为痉挛性咳嗽，如产前或围生期损伤、头部创伤感染、接触有毒物质、服用药物及遗传病等，Tourette 综合征只是其中的一部分。因此在诊断痉挛性咳嗽之前，应注意排除上述疾病。Tourette 综合征的患者能抑制痉挛，这点可以与其他运动功能亢进的疾病相区别，如舞蹈病及张力障碍等。

七、治疗

首选健康教育，药物治疗为主要治疗手段，还可以选择心理行为治疗和手术治疗。

治疗应注意是否有精神疾病的存在，因为多动症和强迫性神经失调可有类似症状，但比痉挛性疾病更加难以治愈，对于这些疾病应及时针对病因治疗。

（一）健康教育

对家长宣教抽动秽语综合征疾病知识，良好的日常生活行为、和谐的家庭环境对控制抽动秽语综合征的作用。许多儿童尤其是那些症状较轻的患者，不需要积极的治疗，告诫家长不要过分注意患儿的抽动症状，不必要求患儿的抽动短期内完全消失。适当减轻患儿的学习压力，应避免过度劳累，尽量使其处于轻松愉快的环境中，避免进食咖啡因、色素等。

（二）药物治疗

对于严重的抽动障碍儿童，早期应用合理的药物治疗是非常必要的。

1. 多巴胺受体拮抗剂和阻断剂　氟哌啶醇是最常使用的药物，85% 的患者可获得较好疗效。药物的选择取决于痉挛性损害的程度和药物的副作用。药物可以完全抑制痉挛，但药物治疗的目的是减少痉挛造成的损害而不导致明显的副作用。药物应该逐步增加剂量。多数患者无需终身用药，而是当症状减轻时，在青春期晚期或成年早期终止用药。硫必利的副作用比氟哌啶醇少，故用于轻症患者。一种具有神经镇静药的多巴胺受体阻断剂丁苯那嗪，能有效地控制 Tourette 综合征的痉挛，并且不引起迟发性痉挛。匹莫齐特对 Tourette 综合征的治疗作用略弱于氟哌啶醇，然而匹莫齐特副作用更小。利哌酮的疗效及副作用均与匹莫齐特类似。

在应用抗精神病类药物的同时，要警惕药物的副作用，例如急性张力障碍（角弓反张），帕金森病样症状（震颤、面具脸、肌肉强直、异常步态和流涎等），困倦乏力，认知迟钝，体重增加，男性乳腺发育，迟发性运动障碍等。因此治疗时应向神经病或精神病学的专家进行咨询。

2. 中枢性 α_2 肾上腺素能受体激动剂　可乐定、胍法辛是治疗轻至中度抽动的一线用药。可乐定副作用为镇静、口干、头痛、失眠，有降压作用并可引起心律失常，因此用药时应监测血压及心电图。胍法辛作用与可乐定相似，副作用相对较小。最近的一篇荟萃分析对可乐定及胍法辛的疗效与副作用进行系统评价，表明在患病儿童及青少年应用 α_2 肾上腺素能受体激动剂是获益的，推荐首选。

尼古丁贴片、肉毒毒素的局部注射及作用于 GABA 系统的药物如氯硝西泮、巴氯芬、托吡酯和左乙拉西坦等对于抽动症状的控制均有一定的治疗效果。

（三）心理治疗

心理治疗是综合治疗的重要环节，是防止疾病的复发和减少合并症的主要手段，包括习惯反向训练、正性强化、自我监督法、松弛训练和消极练习法等。

（四）手术治疗

经药物治疗无效且严重影响生活、工作的难治性病例，可针对额叶、边缘系统、丘脑和小脑等部位进行手术治疗，但效果多不满意。近年来脑深部电刺激是研究热点。虽然有不少文献报道了其成功和失败的脑靶点，但目前仍没有公认的最佳靶点。

八、预后

Tourette 综合征儿童期发病较多，病程较长，一些随访表明，症状多呈自限性，多数在青春后期症状明显减轻或完全缓解，少数可持续至成年。

（赖克方　詹文志）

参 考 文 献

1. Jankovic J. Tourette's syndrome. N Engl J Med, 2001, 345: 1184-1192.

2. Leckman J, Zhang H, Vitale A, et al. Course of tic severity in Tourette syndrome: the first two decades. Pediatrics, 1998, 102: 14-19.

3. Tan H, Büyükavci M, Arik A. Tourette's syndrome manifests as chronic persistent cough. Yonsei Med J, 2004, 45: 145-149.

4. Chouinard S, Ford B. Adult onset tic disorders. J Neurol Neurosurg Psychiatry, 2000, 68: 738-743.

5. KanoY, Ohta M, Nagai Y, et al. A family study of Tourette syndrome in Japan. Am J Med Genet, 2001, 105: 414.

6. 杨宏宇, 皇甫恩, 谭庆荣. 抽动秽语综合征的遗传学研究进展. 国外医学精神病学分册, 2001, 28: 238.

7. Leckman JF, Herman AE. Maternal behavior and developmental psychopathology. Biol Psychiatry, 2002, 51: 27.

8. Jankovic J, Beach J. Long-term effects of tetrabenazine in hyperkinetic movement disorders. Neurology, 1997, 48: 358-362.

9. Sallee FR, Nesbitt L, Jackson C, et al. Relative efficacy of haloperidol and pimozide in children and adolescents with Tourette's disorder. Am J Psychiatry, 1997, 154: 1057-1062.

10. Bruggeman R, van der LC, Buitelaar JK, et al. Risperione versus pimozide in Tourette's disorder: A comparative double-blind parallel-group study. J Clin Psychiatry, 2001, 62: 50-56.

11. 郑毅. 抽动障碍新观念及诊疗进展. 中国儿童保健杂志, 2006, 14: 111-112.

12. Yang C, Zhang L, Zhu P, et al. The prevalence of tic disorders for children in China. Medicine, 2016, 95 (30): e4354.

13. Jankovic J, Kurlan R. Tourette syndrome: Evolving concepts. Movement Disorders, 2011, 26(6): 1149-1156.

14. Hoekstra PJ, Dietrich A, Edwards MJ, et al. Environmental factors in Tourette syndrome. Neuroscience & Biobehavioral Reviews, 2013, 37(6): 1040-1049.

15. Ganos C. Tics and Tourette's: update on pathophysiology and tic control. Current Opinion in Neurology, 2016, 29(4): 513-518.

16. 中华医学会神经病学分会帕金森病及运动障碍学组. 图雷特综合征的诊断与治疗指南. 中华神经科杂志, 2009, 42(9): 635-638.

17. Pringsheim T, Marras C. Pimozide for tics in Tourette's syndrome. Cochrane Database of Systematic Reviews, 2009, (2).

18. Whittington C, Pennant M, Kendall T, et al. Practitioner Review: Treatments for Tourette syndrome in children and young people-a systematic review. J Child Psychol Psychiatry, 2016, 57(9): 988-1004.

19. Schrock LE, Mink JW, Woods DW, et al. Tourette syndrome deep brain stimulation: A review and updated recommendations. Movement Disorders, 2015, 30(4): 448-471.

第四节　心律失常诱发的慢性咳嗽

一、病例报道

患者，女，53 岁，主诉反复咳嗽 5 个月，加重 2 周，于 2008 年 12 月 28 日来诊。患者 5 个月前无明显诱因出现咳嗽，干咳少痰，刺激样单声咳，白天及夜间均有咳嗽，咳嗽于直立位转为平卧位时明显，偶有胸闷，入睡较困难，无心悸、咯血，曾于笔者门诊就诊，胸部 X 线片提示"双肺纹理增多"，予抗生素抗感染，抗过敏、地塞米松和氨茶碱静滴等治疗，症状无缓解，近 2 周症状加重，为求进一步诊治，再次于笔者医院就诊。既往有高血压病史，近期未使用 ACEI 及 ARB 类降压药。入院时查体，生命体征正常，双肺未闻及干湿性啰音，心率 90 次 /min，律齐，未闻及杂音。鉴于患者症状、体征及胸部影像学均无特异性，首先考虑慢性咳嗽病因，逐步完善血常规、诱导痰细胞学、肺通气功能与支气管激发试验、24 小时 pH 值监测等，结果提示诱导痰细胞分类：中性粒细胞 77%，嗜酸性粒细胞 0%，巨噬细胞 19%，淋巴细胞 4%，肺通气功能正常，组胺激发试验阴性；肺部 CT 提示"右肺下叶小结节影"，喉部 CT 未发现异常，心脏彩超无异常，24 小时食管 pH 值监测未见病理性胃食管反流。但心电图提示偶发室性期前收缩。24 小时动态心电图"窦性心律，偶发多源房性期前收缩，室性并行心律，ST-T 未见明显缺血性改变，心率变异性正常，全程见 7164 次提前出现的宽大或稍宽大的 QRS-T 波"。经心电监护发现，患者常于提早出现的室性波后紧接发生咳嗽，患者的室性期前收缩在体位变动后增加，与患者的咳嗽有相关性。初步考虑：期前收缩相关慢性咳嗽，经酒石酸美托洛尔 12.5mg，每天 2 次口服后，患者的室性期前收缩减少，咳嗽症状明显缓解。诊断明确。（该病例由广州呼吸健康研究院提供）

二、概述

期前收缩，又称早搏，包括房性期前收缩、室性期前收缩，是心血管内科的常见病，导致慢性咳嗽却非常罕见。Odeh M 等于 1996 年首次报道了一例房性期前收缩诱发的慢性咳嗽，提出心律失常亦为慢性咳嗽的少见病因，而后又有多位学者先后报道了期前收缩相关性咳嗽的个案。目前关于该病报道国内有 2 例，国外共有 7 例，广州呼吸疾病研究所也曾诊治过 4 例期前收缩相关慢性咳嗽病例。Sebastian 等发现约 5% 心律失常患者可伴慢性咳嗽，其中室性期前收缩相关性咳嗽的发生率大约在 1%。Stec 等研究得出约 5% 的室性期前收缩患者伴有不典型心律失常的症状，如干咳或者吞咽困难。该病患者年龄分布跨度大，以中老年人为主，男女均可发病，女性多见。

三、病因

正常人与各种心脏病患者均可发生期前收缩。房性期前收缩可见于 60% 正常人，在各种器质性心脏病如冠心病、肺心病、心肌病等患者中，发病明显增加，常可引发其他快速性心律失常。正常人发生室性期前收缩的概率随年龄的增长而增加，心肌炎、缺血、缺氧、麻醉和手术均可使心肌受到机械、电、化学等刺激而发生室性期前收缩，药物如洋地黄、奎尼丁、三环类抗抑郁药等及电解质紊乱、过量烟酒和咖啡亦能诱发室性期前收缩。

四、发病机制

房性期前收缩可引起血流动力学的改变，且主要与期前收缩的提前率有关，提前率越大，其每搏输出量越小。室性期前收缩亦可引起不同程度的血流动力学的改变，其取决于室性期前收缩是偶发还是频发，是发生于左室还是右室，是短联律间期还是长联律间期等。虽然房性期前收缩及室性期前收缩均可引起血流动力改变，但血流动力学的改变是否是期前收缩引发咳嗽的发病机制有待考究。期前收缩诱发咳嗽的机制目前尚未明确，很多理论仅在有创动物实验上得到验证。目前期前收缩引起咳嗽假说包括以下几点：①2004 年，Moore 通过动物实验证明室性期前收缩（premature ventricular complexes，PVC）可导致右心室流出道肺动脉血流量一过性增高，引起肺动脉扩张、刺激了迷走神经，但研究并未探讨 PVC 与咳嗽的关系。② Hasimir 等认为直接刺激心脏内迷走神经、肺动脉扩张刺激迷走神经，以及肺血流动力学改变后激活咳嗽受体等，亦未阐述其中机制。③Nimi 等认为室性期前收缩后，代偿性的心搏出量增加（即"波第效应"），肺动脉压增高，刺激迷走神经诱发咳嗽。④Stec S 等提出期前收缩可引起肺动脉干扩张，刺激右心室流出道及肺动脉上交感神经，从而激活咳嗽反射。⑤Tan 等发现若室性期前收缩发生于二尖瓣关闭过程中，反流的血液可激活肺静脉上副交感神经受体，诱发咳嗽。⑥Brandon N 推测由于膈神经解剖位置毗邻左心房，接近上肺静脉入口，对于易感人群，近膈神经处的房性期前收缩可诱发咳嗽反射。⑦Canning BJ 等认为 PAC 可能通过刺激肺外迷走神经传出 C 纤维及快反应受体，诱发加重咳嗽。

五、临床表现及辅助检查

患者的咳嗽以干咳为主，多呈单声咳，程度一般较轻，可频繁出现，可伴胸闷、心悸及气促，严重者致睡眠中断甚至晕厥。起病多无明显诱因，很多因素如胸骨上端后方冲击感（thump）、运动、饮茶、饮酒、讲话、劳累和失眠等均可诱发加重，无昼夜规律性，无季节性。查体心脏听诊可闻及期前收缩，与咳嗽几乎同时出现。12 导联心电图亦可观察到期前收缩与咳嗽相关，24 小时动态心电图检查示房性／室性期前收缩，同时监测到咳嗽常紧随期前收缩后出现。连续波多普勒超声心动图检查示肺动脉血流量一过性升高及肺动脉压升高。血常规、胸部 X 线片、肺通气功能及激发试验、24 小时食管 pH 值监测等检查多无异常。

六、诊断

患者咳嗽以干咳为主，伴有心悸、胸闷、胸骨后冲击感等症状。查体时发现期前收缩与咳嗽几乎同时出现均应考虑此诊断。必要时完善 24 小时动态心电图监测，同步记录咳嗽情况。如果发现期前收缩密切时段与咳嗽时段基本一致，可作出初步考虑。排除慢性咳嗽常见病因，抗心律失常治疗后咳嗽缓解或消失，可作出最后诊断。细致地体格检查对于临床诊断帮助很大，可减少患者不必要的花费及减轻患者的心理负担。

七、鉴别诊断

本症可以仅表现为咳嗽，首先应排除慢性咳嗽常见病因，如咳嗽变异性哮喘、上气道咳嗽综合征、嗜酸粒细胞性支气管炎和胃食管反流性咳嗽。结合患者症状和体征，同时应与心源性咳嗽、躯体咳嗽综合征、呼吸系统疾病合并甲亢、贫血、器质性心脏病及膈神经受压等疾病相鉴别，通过细心地临床观察，进一步的胸部 X 线片、肺功能、超声心动图和 24 小时动态心电图，必要时运动平板实验等检查及抗心律失常治疗帮助明确诊断。

八、治疗及预后

期前收缩相关慢性咳嗽的治疗目的主要是抗心律失常，避免不良事件。此类患者心律失常得到控制后咳嗽迅速缓解或消失。患者预后良好。

（一）一般治疗

对患者进行健康教育，尽量避免如吸烟、饮酒、咖啡等可诱发因素。

（二）个体化治疗

房性期前收缩相关咳嗽患者一般使用抗心律失常药物治疗；室性期前收缩相关咳嗽患者应进行危险分层，无结构性心脏病且症状轻微者，考虑药物抗心律失常治疗，症状明显如可引起咳嗽晕厥者建议使用导管消融治疗。

（赖克方　龚金如）

参 考 文 献

1. Odeh M，Oliven A. A man who coughed for 15 years before a doctor took his pulse. Lancet，1996，348（9024）：378.

2. Niimi A，Kihara Y，Sumita Y，et al. Cough reflex by ventricular premature contractions. Int Heart J，2005，46（5）：923-926.

3. Stec S，Dabrowska M，Zaborska B，et al. Premature ventricular complex-induced chronic cough and cough syncope. Eur Respir J，2007，30（2）：391-394.

4. Hasdemir C，Musayev O，Kehribar DY，et al. Chronic cough and tachycardia-induced cardiomyopathy in a patient with idiopathic frequent，monomorphic premature ventricular contractions. PACE，2013，36（5）：e156-158.

5. Brandon N. Premature atrial contraction as an etiology for cough. Chest，2008，133（3）：828.

6. 秦绳檬，毛军奇. 房性早搏长期误诊 1 例. 现代中西医结合杂志，1999，（03）：505.

7. 邱育，许国祥，宋德香，等. 房性期前收缩引发咳嗽 1 例报告. 上海医药，2012，（16）：31.

8. Stec SM，Grabczak EM，Bielicki P，et al. Diagnosis and management of premature ventricular complexes-associated chronic cough. Chest，2009，135（6）：1535-1541.

9. Stec S，Sikorska A，Zaborska B，et al. Benign symptomatic premature ventricular complexes：short-and long-term efficacy of antiarrhythmic drugs and radiofrequency ablation. Kardiologia Polska，2012，70（4）：351.

10. 葛均波. 内科学. 8 版. 北京：人民卫生出版社，2013.

11. 曹克将，陈明龙，江洪，等. 室性心律失常中国专家共识. 中国心脏起搏与心电生理杂志，2016，（04）：283-325.

12. 王庚勤，李世锋，井艳，等. 老年房性早搏患者桡动脉图积分面积测定. 郑州大学学报（医学版），2009，（02）：412-414.

13. 李中健. 室性早搏的血流动力学影响. 临床心电学杂志，2005，14（1）：8.

14. Moore JP，Hainsworth R，Drinkhill MJ. Pulmonary arterial distension and vagal afferent nerve activity in anaesthetized dogs. J Physiol，2004，555（Pt 3）：805-814.

15. Tan AY，Chen PS，Chen LS，et al. Autonomic nerves in pulmonary veins. Heart Rhythm，2007，4（3 Suppl）：S57-60.

16. Canning BJ，Mori N，Mazzone SB. Vagal afferent nerves regulating the cough reflex. Respir Physiol Neurobiol，2006，152（3）：223-242.

17. Irwin RS. Introduction to the diagnosis and management of cough：ACCP evidence-based clinical practice guidelines. Chest，2006，129（1 Suppl）：25s-27s.

18. 中华医学会呼吸病学分会哮喘学组. 咳嗽的诊断与治疗指南（2015）. 中华结核和呼吸杂志，2016，39（5）：323-354.

19. He XZ，Zhou SH，Wan XH，et al. The effect of early and intensive statin therapy on ventricular premature beat or non-sustained ventricular tachycardia in patients with acute coronary syndrome. Cardiol J，2010，17（4）：381-385.

第五节 复发性多软骨炎

一、病例报道

患者，男，54 岁，公务员，因"干咳 2 年"就诊。咳嗽剧烈时出现晕厥，可自行缓解，无咳痰、气促等症状。诊断为"肺部感染，慢性支气管炎"等，予抗感染、止咳治疗后无明显缓解。有吸烟史。体格检查无明显异常。实验室检查示炎症指标、常规生化等未见异常。痰培养、痰结核菌涂片等病原学检查阴性。诱导痰细胞学分类未见异常。肺通气功能检查、支气管激发试验、鼻窦 CT、24 小时食管 pH 值监测等未见异常。胸部 CT 提示：气管轻度钙化，肺实质未见异常。PET/CT：双侧耳廓、鼻软骨、喉软骨、双侧肋弓糖代谢增高，气管管壁小钙化，多考虑复发性多软骨炎，建议活检。左耳廓活检：软骨细胞变性、溶解，基质嗜酸性变，坏死，见中性粒细胞渗出，结合临床及组织改变符合软骨炎。诊断为：复发性多软骨炎（relapsing polychondritis，RP），予口服泼尼松 50mg/d 治疗，患者症状明显缓解，后激素逐渐减量。3个月、9个月后随诊复查PET/CT提示受累软骨糖代谢均较前减低，患者随诊至今（24个月）无复发。该患者以干咳为主诉达2年，按"肺部感染，慢性支气管炎"经常规抗感染、止咳治疗效果不理想，属于慢性咳嗽。按慢性咳嗽排除了常见病因，根据PET/CT的表现及耳廓活检结果，诊断为：复发性多软骨炎（该病例由广州呼吸健康研究院提供）。

RP是一种罕见的疾病，误诊率高，仅以慢性咳嗽为表现尚未有报道。慢性咳嗽患者，按照慢性咳嗽诊断流程对常见病因进行排查后，仍病因不明时，应扩大排查范围，若合并出现支气管钙化时，需排除累及气道的如RP等全身性疾病。而PET/CT对于RP的诊断具有重要的作用和价值，PET/CT能了解RP气道及其他的部位受累情况，评估疾病的严重程度，引导活检部位，但PET/CT在慢性咳嗽诊断过程中的应用及其性价比等需要进一步观察。

二、概述

复发性多软骨炎是一种累及全身软骨的自身免疫性结缔组织病，1923年由Jackson Wartenhorst首先描述。主要引起耳、鼻、呼吸道、眼、关节和心血管系统等软骨的反复炎症与破坏。临床表现与受累器官及出现先后明显相关，从间歇炎症发作到严重的心肺受累症状不等。

三、病因及发病机制

本病的病因及发病机制目前尚不清楚，研究提示和自身免疫反应有密切关系。软骨基质受外伤、炎症、过敏等因素的影响暴露出抗原性，导致机体对软骨局部或有共同基质成分的组织如葡萄膜、玻璃体、视神经内膜及神经束膜、主动脉中层和内层的结缔组织、心瓣膜、气管黏膜下基底膜、关节滑膜和肾小球及肾小管基底膜等组织的免疫反应。免疫组化和病理学研究发现，病变的软骨组织中可见沉淀的免疫球蛋白、补体及免疫复合物，患者的血清中可检测出Ⅱ、Ⅸ、Ⅺ型胶原抗体，造成软骨破坏。33%以上的RP患者可检测出抗软骨细胞抗体，其滴度与疾病程度呈正相关。另有文献报道，RP的发病可能与组织相容性抗原有关。此外，matrilin-1（一种软骨基质蛋白）、软骨的寡聚基质蛋白（cartilage oligomeric matrix protein，COMP）也可能参与RP的发病机制。

四、临床表现

RP常突发起病，侵犯耳廓及鼻软骨最常见，表现为耳廓软骨炎和鼻软骨炎，急性期表现为疼痛、红肿等特征，炎症可自行消退或经治疗后消退，经反复发作耳廓变得柔软下塌变形，鼻软骨局限性塌陷形成鞍鼻畸形。关节受累是RP第二个常见的临床特征，典型的表现为游走性、非对称性、非变形性关节炎，常累及腕关节、膝关节和掌指关节等。

呼吸道受累见于50%的RP患者，往往提示预后不佳，也是导致患者死亡的主要原因。咳嗽往往是呼吸道受累最早及最常见的症状，可表现为刺激性干咳，无明显诱因、昼夜规律及加重因素，偶有少量白色痰，合并感染时痰量可增多，甚至黄白痰。根据累及喉、气管、支气管的情况往往可不同程度合并声音嘶哑、气促、吸气性喘鸣等，严重者甚至窒息。根据对近年来广州呼吸疾病研究所确诊的 30 例 RP 患者的回顾性总结发现，有咳嗽表现的患者高达80%，气促、喘息、咳痰分别为 50%、20% 和 20%。此外，有 2 例患者单纯表现为慢性咳嗽。

RP 为全身系统性疾病，尚可累及皮肤、神经、心血管系统等，但首发症状往往与受累的器官及先后有明显的关系，炎症的表现程度也相差甚大。本单位曾诊断报道一例以慢性咳嗽为首发唯一症状的 RP 患者，因此深入了解 RP 的临床表现有助于提高对该疾病的早期诊断。

五、辅助检查

（一）C 反应蛋白及红细胞沉降率

急性活动期大多数患者有 C 反应蛋白（CRP）及红细胞沉降率（ESR）增速。

（二）血清学检查

血清学检查约 20%～25% 的患者免疫荧光抗核抗体阳性及类风湿因子阳性。少数患者梅毒血清学反应假阳性或狼疮细胞阳性。总补体、C3、C4 多正常，偶有升高。IgA、IgG 在急性期可暂时性增高。间接荧光免疫法显示抗软骨细胞抗体阳性及抗 II 型胶原抗体阳性对RP 的诊断可能有帮助。

（三）胸部 X 线片

胸部 X 线片多无明显表现，可显示有气管、支气管普遍性狭窄，肺不张、肺炎、程度不等的纤维化，可见心脏扩大，并以左心扩大为主。有时也能显示主动脉弓进行性扩大，升主动脉和降主动脉、气管钙化。

（四）胸部 CT

高分辨胸部 CT 可以很好地检测到气道内径和气管壁的变化，对于早期发现本病具有重要价值。其胸部 CT 表现典型表现包括：

1. 气管、支气管管壁增厚　以气管的前、侧壁增厚为主，多呈平缓性，而后壁的膜部多不受累，少部分呈环形增厚。气管的内、外轮廓比较光整。

2. 气管、支气管管腔狭窄　多与管壁增厚合并存在，小部分仅表现为管腔变形狭窄而无管壁增厚。

3. 大气道软骨区的钙化　进行性的气管软骨钙化是 RP 的一个特征性表现。而呼气相胸部 CT 可表现为气管支气管的功能异常、气道软化塌陷、空气潴留征，有助于复发性多软骨炎的诊断。此外，气道三维重建检查可以更加明确气道狭窄、增厚或塌陷的部位和病变程度，对复发性多软骨炎有重要诊断价值。

（五）肺功能检查

RP 患者呼吸道受累时行肺功能试验大多存在通气功能异常，其中以阻塞性通气功能障碍更为突出，同时流速容量环可以直观地显示特点，表现为 PEF 下降、呼气相平台期形成，而吸气相受影响程度小。另外，从 RP 患者的肺功能结果中也可以看到 MMEF 的明显下降，这在一定程度上证实了 RP 患者小气道功能也有病变存在。

（六）纤维支气管镜检查

纤维支气管镜检查可发现气管、支气管普遍狭窄，软骨环消失，黏膜增厚、充血水肿及坏死，内有肉芽肿样改变或黏膜苍白萎缩。同时也可观察到气道内径是否受呼吸时相的影响，对于诊断 RP 有一定意义。支气管镜下取活检，有助于与其他累及气道的疾病鉴别。但对一些严重的呼吸道受累的患者，选择支气管镜检查应慎重，以免患者在支气管镜检查时突发窒息。

（七）PET/CT

近年来，PET/CT 在 RP 的诊治中的作用被广为关注。作为一种相对较新的影像诊断工具，其能检测 RP 受累软骨的分布（见文末彩图 9-4），有助于 RP 特别是不典型 RP 的早期诊断，但其在引导病灶活检及监测治疗效果方面的作用，笔者认为需要进一步探讨。

（八）病理检查

RP 的病理特征为软骨溶解和软骨膜慢性炎性反应。在起病初期软骨膜和软骨内可见急性和慢性炎症细胞浸润，继之软骨基质内酸性黏多糖减少和消失，软骨基质变疏松，软骨细胞破坏，胞质丧失。病变进一步发展，软骨基质坏死、溶解、液化，伴软骨膜炎；或出现肉芽组织和单核细胞浸润，破坏的软骨被以淋巴细胞为主的炎症细胞所分隔。最终，残余的坏死软骨逐渐消失，原有的组织或器官塌陷或变形。

六、诊断

根据典型的临床表现和实验室检查在考虑到 RP 的可能时，可按 1976 年 McAdam 的诊断标准：①双耳软骨炎；②非侵蚀性多关节炎；③鼻软骨炎；④眼炎，包括结膜炎、角膜炎、巩膜炎、浅层巩膜炎及葡萄膜炎等；⑤喉和／或气管软骨炎；⑥耳蜗和／或前庭受损。具有上述标准 3 条或 3 条以上者可以确诊，无需组织病理证实亦可确诊。1979 年 Damiani 和 Levine 改良 McAdam 标准以期能早期发现 RP，只要有下述中任何 1 条即可诊断：①满足上述标准 3 项或更多者；②1 条以上 McAdam 表现加上组织病理证实；③病变累及 2 个或 2 个以上的解剖部位，对激素或氨苯砜治疗有效。

七、鉴别诊断

RP 累及气道，应与急性喉炎、反流性喉咽炎、急性气管炎、支气管哮喘、肺结核、慢性阻塞性肺疾病、支气管喉淀粉样变、气管 Wegner 肉芽肿、骨化性气管支气管病、气管肿瘤及气管异物相鉴别。

八、治疗

因为 RP 的发病率较少，目前尚未有标准的治疗指南，往往根据疾病受累的部位及疾病的活动程度经验性治疗。糖皮质激素目前是较为广泛使用的药物，具体疗程及用量大多是根据临床医师的经验，重症患者要求大剂量口服或静脉皮质激素。较长疗程皮质激素治疗往往是必需的，可减轻疾病严重程度，减少复发、病情反弹，然而，皮质激素对于疾病进

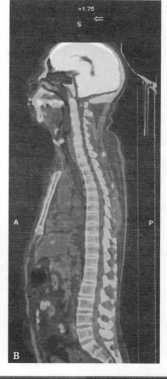

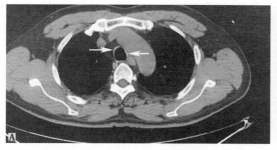

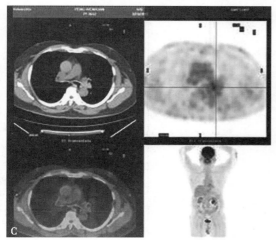
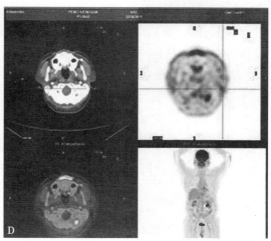

图 9-4　复发性多软骨炎的 CT 及 PET/CT 表现

患者，男，54 岁，反复干咳 2 年。A：胸部 CT 示轻度气管钙化；B：PET/CT 表现为鼻软骨、喉软骨等 FDG 摄取增高；C：PET/CT 左主支气管叶支气管分叉层面示支气管软骨 FDG 摄取增高；D：PET/CT 示左侧耳软骨、喉软骨 FDG 摄取增高

展和器官损害的预防作用尚不确切。对于确诊的患者，我们的经验往往根据患者的体重，初始皮质激素剂量为泼尼松龙 1～1.5mg/（kg·d），静脉使用 10～14 天患者症状改善后减量口服维持，每月减量 10mg，并以小剂量 5～10mg/d 维持 1 年以上。根据患者咳嗽等其他症状、严重程度等必要时使用阿斯美等止咳药物、免疫调节剂如匹多莫德，合并抗感染药物、

免疫抑制剂如硫唑嘌呤、甲氨蝶呤、环孢素等。咳嗽等呼吸道症状往往可以得到缓解，甚至消失，但气道狭窄明显时，气促、喘息往往只能一定程度的缓解。吸入糖皮质激素（inhaled corticosteroid，ICS），是否有助于减少口服皮质激素的应用及减轻咳嗽等气道症状，我们尚在观察中。

此外，根据部分专家的经验性意见，生物制剂，如 TNF 抑制剂，也被证实有一定的疗效。对于气管严重狭窄或软骨塌陷引起重度呼吸困难者，在药物治疗同时可考虑行气道切开，必要时用人工呼吸机辅助通气。气道支架置入技术也应用于气道局限性狭窄或塌陷的复发性多软骨炎患者。

九、预后

RP 是一种潜在致命性疾病，1986 年的研究显示 RP 患者 5 年和 10 年生存率分别是 74% 和 55%，由于药物和手术治疗的改进，其 8 年生存率提高到 94%。最常见的死因是呼吸道受累、感染和心血管并发症。其中呼吸道受累是 RP 病情严重的临床表现及主要死亡原因。

（汪金林）

参 考 文 献

1. Jaksch-Wartenhorst R. Polychondropathia. Wien Arch Inn Med，1923，6：93-100.

2. Trentham DE，Le CH. Relapsing polychondritis. Ann Intern Med，1998，129：114-122.

3. McAdam LP，O'Hanlan MA，Bluestone R，et al. Relapsing polychondritis: prospective study of 23 patients and a review of the literature. Medicine（Baltimore），1976，55：193-215.

4. Damiani JM，Levine HL. Relapsing polychondritis-report of ten cases. Laryngoscope，1979，89：929-946.

5. 中华医学会风湿病学分会. 复发性多软骨炎诊断和治疗指南. 中华风湿病学杂志，2011，15：481-483.

6. Kent PD，Miehet CJ Jr，Luthra HS. Relapsing polychondritis. Curr Opin Rheumatol，2004，16：56-61.

7. Ernst A，Rafeq S，Boiselle P，et al. Relapsing polychondritis and airway involvement. Chest，2009，135：1024-1030.

8. Lee KS，Ernst A，Trentham DE，et al. Relapsing polychondritis: prevalence of expiratory CT airway abnormalities. Radiology，2006，240：565-573.

9. Wang J，Li S，Zeng Y，et al. 18F-FDG PET/CT is a valuable tool for relapsing polychondritis diagnose and therapeutic response monitoring. Ann Nucl Med，2014，28：276-284.

10. Vitale A，Sota J，Rigante D，et al. Relapsing Polychondritis: an Update on Pathogenesis，Clinical Features，Diagnostic Tools，and Therapeutic Perspectives. Curr Rheumatol Rep，2016，18：3.

11. Cantarini L，Vitale A，Brizi MG，et al. Diagnosis and classification of relapsing polychondritis. J Autoimmun，2014，48-49：53-59.

12. Longo L，Greco A，Rea A，et al. Relapsing polychondritis: A clinical update. Autoimmun Rev，2016，15：539-543.

13. Mathian A，Miyara M，Cohen-Aubart F，et al. Relapsing polychondritis：A 2016 update on clinical features，diagnostic tools，treatment and biological drug use. Best Pract Res Clin Rheumatol，2016，30：316-333.

第六节 结 节 病

一、病例报道

患者，女，61 岁，反复干咳 10 个月，无发热、气促、喘息、反酸、嗳气等不适。曾在外院行胸部 CT 提示肺纹理增粗，行肺功能检查提示限制性通气功能障碍，支气管激发试验阴性，鼻窦 CT、24 小时胃食管 pH 监测、颈椎 MR 和过敏原检测均正常。最后外院诊断为"支气管炎"，抗生素和镇咳药治疗无效。入院后复查胸部 CT 提示肺纹理增粗；肺功能提示：①轻度限制性通气功能障碍；②弥散功能中度下降。进一步行支气管镜支气管和肺组织活检，结果提示支气管黏膜肉芽肿性病变，考虑结节病。患者经糖皮质醇激素治疗 1 个月后咳嗽完全消失（该病例由广州呼吸健康研究院提供）。

目前结节病引起的慢性咳嗽容易漏诊和忽视，本文将详细阐述结节病与慢性咳嗽的相关内容。

二、概述

结节病（sarcoidosis）是一种多系统受累的肉芽肿性疾病，可累及全身所有器官。肺和胸内淋巴结受累最为常见。目前病因未明。部分病例有自限性，大多预后良好。大约有30%～50% 结节病患者会出现咳嗽症状，以干咳为主，常伴有呼吸困难、气喘和胸痛。

三、病因和发病机制

病因尚未明确，与多种因素有关。结节病可能为一种多基因遗传病，其他与本病发生有关的可能还有环境、职业和感染因素。此外，免疫学因素可能与本病有很大相关性。结节病肉芽肿属于过敏反应性肉芽肿。结节病肉芽肿形成过程多认为属于细胞介导的Ⅳ型变态反应。

结节病常累及呼吸系统，导致出现呼吸道症状，干咳出现较多。目前认为结节病引起慢性咳嗽主要是由于病变累及肺实质，导致发生气道损害和气管黏膜肉芽肿性炎症，产生气流受限及气道高反应性。结节病肉芽肿主要沿着气道外淋巴管周围分布，即富有支气管血管束的部位，引起肉芽肿性气管炎。组织活检有肉芽肿性气管炎的结节病患者咳嗽症状出现概率是无肉芽肿性气管炎结节病患者的 2 倍。气道累及更进一步加重器质性病变的进程。在结节病病灶肉芽肿中和支气管肺泡灌洗液的免疫细胞（巨噬细胞、CD4$^+$ 和 CD8$^+$ T 淋巴细胞）中，检测到神经营养因子（神经生长因子、脑源性神经营养因子、神经营养蛋白 -3）高表达和高亲和力神经营养蛋白受体的转录（TrkA-C）。这暗示气道神经调节作为一个潜在机制会加强咳嗽反射，而之前普遍认为的淋巴结肿大导致的外源性压迫很可能不是咳嗽症

351

状的主要原因。不同研究中所得气道高反应性比例各有不同，但报道最多的大约为 20%，可能为一部分患者出现咳嗽症状的原因。

四、病理改变

（一）基本病理改变

特征性病理改变为边界清楚的、细胞间连接紧密的、无干酪样坏死的、上皮细胞性肉芽肿。

（二）累及肺的病理改变

结节与肺组织分界清楚、单个孤立于肺间隔内，或三五个、十几个成群分布于血管旁、支气管旁，互不融合。结局可为自行消散或者导致纤维化。银染色可见结节周围有大量网状纤维增生，在结节内最初嗜银纤维较少，以后逐渐增多，围绕每个细胞形成网状，并与结节周围嗜银纤维融合，最终整个结节被纤维化组织替代。晚期结节病以广泛肺纤维化为特征。

五、临床表现

通常结节病患者呼吸道症状一般比较轻，近半数的结节病患者无临床症状，约 1/3～1/2 的结节病患者临床上有呼吸困难、干咳和胸痛表现。大部分结节病患者就诊的主要原因为咳嗽。咳嗽以干咳多见，有部分患者表现为顽固性干咳，特别是胸部 CT 提示支气管血管束明显增粗者更多见。病变累及胸膜时出现胸痛，咳嗽时胸痛加重。气喘也是常见症状，因此很容易误诊为哮喘和 COPD。咯血偶然可以见到，多为痰中带血丝。结节病患者听诊往往无阳性发现，杵状指（趾）发生率小于 1%。

不典型胸内结节病患者可有低热、体重减轻、无力及盗汗等非特异性的临床症状。结节病可累及许多器官，可有各个系统受累的临床症状。

根据结节病临床表现，可以将结节病分为急性和慢性两种类型。有研究指出，有 90% 的结节病患者为急性类型。

六、影像学和实验室检查

（一）影像学

1. 胸部 X 线片　可以根据胸部 X 线片表现对结节病进行分期，不同时期可见双侧肺门淋巴结肿大和 / 或肺部网状、结节状或片状阴影；晚期可见肺纤维化影像。

2. 胸部 CT　胸内任何组织均可受累，因此 CT 表现最具多样性和多发性。肺门和纵隔淋巴结肿大：多组同时增大，两侧对称、大小一致、密度均匀、边界清晰、可有钙化，多累及双侧肺门淋巴结，可见蛋壳样钙化。肺组织浸润：可表现为粟粒型、大小结节型、斑片状等多种形态。部分病灶呈现游走性特点、变化多端。胸膜病变可表现为胸腔积液、胸膜增厚、胸膜钙化等。

部分结节病患者胸部 CT 仅仅表现为散在的树芽征或双肺纹理稍增粗，但临床表现为顽固性干咳。

3．氟代脱氧葡萄糖正电子发射计算机断层显像　氟代脱氧葡萄糖正电子发射计算机断层显像（^{18}F-FDG PET）检查费用及放射剂量较高，作为一种功能显像在结节病诊断及治疗中有一定的应用价值。

（二）实验室检查

1．支气管镜检查　支气管镜检查对本病诊断有重要作用，不仅可以观察有无气道内病变，而且可以进行支气管黏膜活检、支气管肺泡灌洗液检查、经支气管镜肺活检（TBLB）和经支气管镜淋巴结针吸（TBNA）。TBNA 和 EBUS-TBNA 对结节病的诊断阳性率最高。支气管镜下表现：有的病例可见支气管黏膜有弥漫性小结节，或呈铺路石样改变。

2．肺功能　与临床和胸部 X 线片改变的相关性差。结节患者中约 1/3～1/2 有肺功能障碍。主要表现为限制性通气功能障碍、弥散量降低及氧合障碍。但一氧化碳弥散率（DLco）的降低不如特发性肺间质纤维化明显。

3．支气管肺泡灌洗　支气管肺泡灌洗液（BALF）中淋巴细胞增加，CD4$^+$/CD8$^+$ 比值增加。当 BALF 中 CD4$^+$/CD8$^+$ >3.5 时，本病的确诊率为 76%，特异性达到 94%。

4．血液检查　活动期结节病的血清血管紧张素转化酶（serum angiotensin converting enzyme，SACE）增高。少数患者有高钙血症、高尿钙症。

5．^{67}Ga 核素扫描　可了解结节病病变的活动性和受累程度，并为活检部位提供依据。头颅 ^{67}Ga 核素扫描异常，呈现"熊猫脸（panda sign）"和"1 征（1 sign）"。

6．组织病理学检查　病理检查是诊断结节病的金标准。皮肤结节、浅表淋巴结及前斜角肌脂肪垫淋巴结均是活检常见部位。有创的检查包括纵隔镜和胸腔镜，以及开胸肺活检，其他可供活组织检查的组织还有肿大的腮腺、病变鼻黏膜和肝脏等。

七、诊断

结节病诊断基本依据：①临床表现多系统受累但多无症状或很轻；②病理学证实非干酪样坏死性肉芽肿改变；③除外其他肉芽肿性疾病。

由于结节病的诊断属于一种排他性诊断，因此不可能得到 100% 的肯定诊断。

八、鉴别诊断

结节病与肺结核的鉴别诊断最为困难，尤其是不典型的结核病与结节病的鉴别是临床遇到的一大难题。但毕竟是两种疾病，临床表现、影像学、病理学和实验室检查各有不同，可予鉴别。结核病的咳嗽常伴咳痰和咯血，呼吸困难及胸闷少见，累及胸膜时可有胸痛；而结节病以干咳多见，常伴有呼吸困难和胸闷，亦可累及胸膜有胸痛症状。

根据结节病不同的分期，所需鉴别的疾病不同。如肺门和纵隔淋巴结结核、肺癌、职业性尘肺、特发性肺间质纤维化（idiopathic pulmonary fibrosis，IPF/usual interstitia pneumonia，UIP）、胶原血管疾病肺间质浸润等，这些疾病临床上应分别与不同分期结节病鉴别，但都主要靠病理活检予以鉴别。

九、治疗

总体治疗原则是治疗结节病，同时对症处理咳嗽等症状。

药物治疗

1. 糖皮质激素及其他免疫抑制剂 是治疗本病的首选药物。总疗程至少1年。可采用静脉-口服序贯疗法，其最大的优点是可在短期内快速缓解病情，患者容易接受。首先根据患者的临床表现、累及的器官及病变的程度，选择静脉滴注，明显好转后，改为口服；停药时应逐渐减量直至完全停药，大多需要1～2年。许多口服激素效果欠佳的病例，改为静脉用药后疗效明显；个别病例减量过程中病灶再次增大，重新予激素静脉用药治疗时仍然有效。除糖皮质激素治疗外，还有氯喹或羟氯喹，适应于皮肤损害为主的结节病。细胞毒药物用于激素疗效不佳的患者，常用甲氨蝶呤、硫唑嘌呤等。酞胺哌啶酮适用于激素治疗无效的或多系统慢性结节病。己酮可可碱通过抑制TNF的产生，减少肉芽肿结节的形成，可改善患者临床症状和肺功能。英夫利昔为肿瘤坏死因子受体拮抗剂，用于难治性结节病，疗效好，但价格昂贵。酮康唑为抗真菌药物，有报道对高钙血症有效。

2. 对症处理 结节病引起的慢性咳嗽经过激素治疗后大部分能得到有效控制，但如果患者肺功能提示存在气道高反应性，可以适当给予雾化糖皮质激素、口服孟鲁司特及其他支气管舒张剂联合治疗，可获得满意的效果，必要时可适当予镇咳治疗。

（江霜霜 程璘令）

参 考 文 献

1. 钟南山，刘又宁. 呼吸病学. 2版. 北京：人民卫生出版社，2012.

2. Garner J，George PM，Renzoni E. Cough in interstitial lung disease. Pulmonary Pharmacology & Therapeutics，2015，35：122-128.

3. Celada LJ，Hawkins C，Drake WP. The Etiologic Role of Infectious Antigens in SarcoidosisPathogenesis. Clin Chest Med，2015，36（4）：561-568.

4. Judson MA. The Clinical Features of Sarcoidosis：A Comprehensive Review. Clin Rev Allergy Immunol，2015，49（1）：63-78.

5. 潘纪戍. CT与高分辨率CT在胸部结节病中的应用. 中华放射学杂志，2003，37（4）：295-298.

6. 马骏，朱晓华，孙希文，等. 结节病肺部改变的CT征象分析. 中华放射学杂志，2006，40（9）：923-928.

7. 张嵩，马卫霞，姜淑娟，等. 经纤维支气管镜检查在结节病诊断中的应用. 实用医学杂志，2011，27（1）：69-71.

8. Boros PW，Enright PL，Quanjer PH，et al. Impaired lung compliance and DLCO but no restrictive ventilatory defect in sarcoidosis. Eur Respir J，2010，36（6）：1315-1322.

9. 李多，吕平欣. 氟代脱氧葡萄糖正电子发射计算机断层显像在结节病诊断及治疗中的应用. 中华结核和呼吸杂志，2013，36（6）：447-450.

10. Wessendorf TE，Bonella F，Costabel U. Diagnosis of Sarcoidosis. Clin Rev Allergy Immunol，2015，49（1）：54-62.

第七节 间质性肺疾病

一、病例报道

病例 1：患者，男，58 岁，因"咳嗽 6 个月余"于 2015 年 7 月 8 日就诊于广州医科大学附属第一医院呼吸科，主要症状表现为阵发性干咳，活动后明显，无其他伴随症状。门诊行胸部 X 线片提示双肺间质性病变，入院后胸部 CT 平扫考虑两肺间质性炎症，病史和血液学检查均无异常，行"VATS 左肺活检术"，病理提示 UIP。患者诊断为 IPF，予以吡非尼酮、乙酰半胱氨酸抗纤维化等治疗，规律复诊，病情稳定，咳嗽症状得到缓解，多次复查胸部 CT 稳定（图 9-5～图 9-8、文末彩图 9-9）。

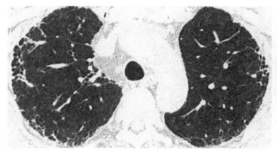
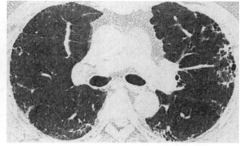
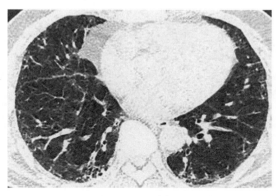

图 9-5　2015-7-8 胸部 CT 平扫
考虑两肺间质性炎症

病例 2：患者，男，39 岁，因"刺激性咳嗽 3 年，活动后气促半年"于 2015 年 7 月 14 日就诊于广州医科大学附属第一医院呼吸科。患者长期从事装修工作、既往胸部 HRCT 提示间质性病变，外院激素治疗有效。血液学检查无异常，胸部 HRCT 示两肺间质性炎症（图 9-10），与外院 CT 比较有游走性。行"VATS 左肺楔形切除活检术"，病理提示非特异性间质性肺炎。患者诊断为过敏性肺炎，予泼尼松抗炎及乙酰半胱氨酸抗纤维化等治疗。患者规律复诊，曾加用雷公藤抑制免疫，患者自觉咳嗽明显好转，气促、胸闷较前改善，多次影像学复查有好转（图 9-11～图 9-15、文末彩图 9-16）。

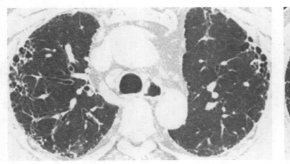
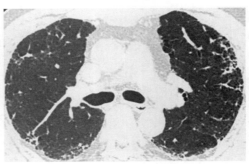
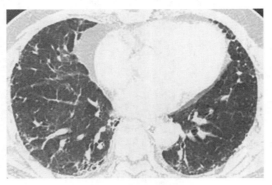

图 9-6　2015-10-26 胸部 CT 平扫
考虑两肺间质性炎症大致同前

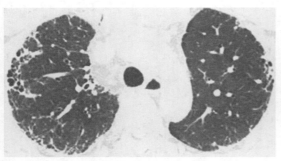
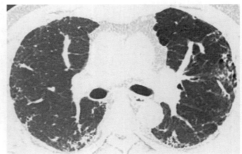
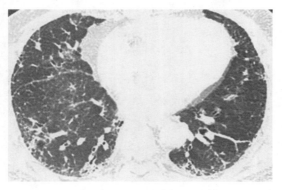

图 9-7　2016-3-15 胸部 CT 平扫
考虑两肺间质性炎症较前变化不明显，请结合临床

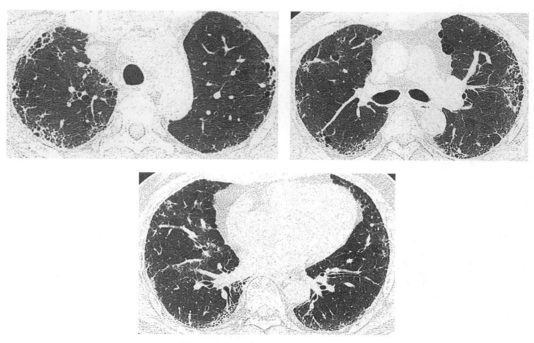

图 9-8　2016-11-9 胸部 CT 平扫
考虑两肺间质性炎症大致同前，请结合临床

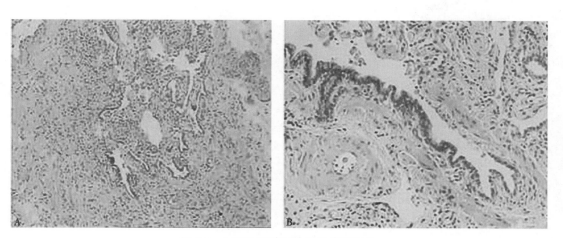

图 9-9　VATS 左肺活检组织病理图片
A: HE 染色，低倍放大；B: HE 染色，高倍放大

2015-7-13（左上肺舌段、左下肺背段）送检肺组织，病变呈斑片状分布，时相不一致，部分肺泡结构破坏，"蜂窝肺"形成，细支气管上皮增生，管壁增厚，管周可见淋巴细胞浸润，平滑肌增生，可见"肌硬化"现象；部分肺泡腔萎陷狭窄，间质纤维组织增生，纤维化，淋巴细胞浸润，有淋巴滤泡形成，血管壁周围及肺间质可见新生纤维母细胞灶；残余肺组织，肺泡上皮增生，呈代偿性肺气肿改变；特殊染色：弹力纤维（+）、PASM（-）、PAS（-）；免疫组化：SMA（+）、CD34（血管 +）、CK（上皮 +）；组织改变为慢性致纤维化性间质性肺炎，考虑为普通型间质性肺炎（UIP）

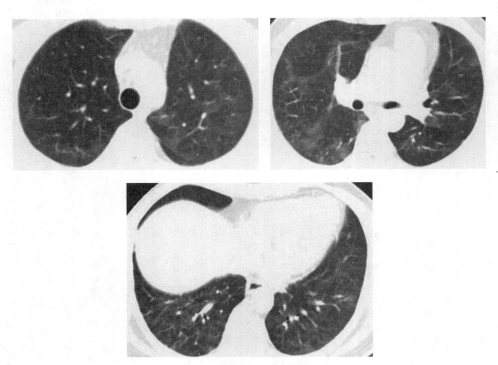

图 9-10　2015-7-15 胸部 CT 平扫
考虑两肺间质性炎症，建议治疗后复查

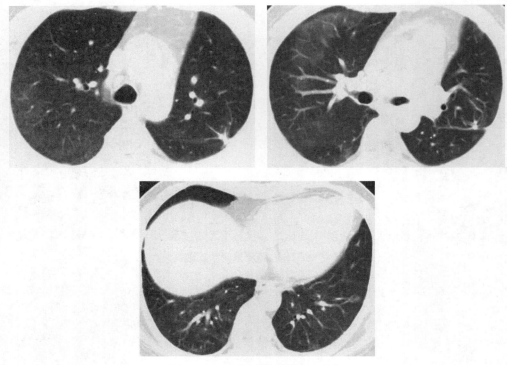

图 9-11　2015-8-25 胸部 CT 平扫
两肺间质性炎症较前吸收，建议继续治疗

第九章

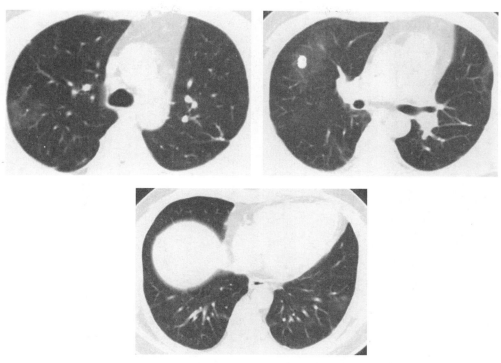

图 9-12 2015-12-9 胸部 CT 平扫

两肺间质性炎症较前稍吸收，建议继续治疗

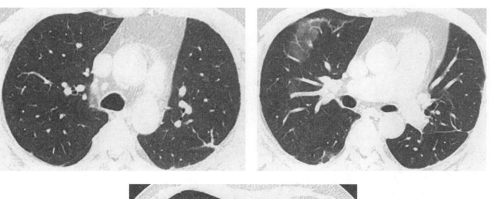

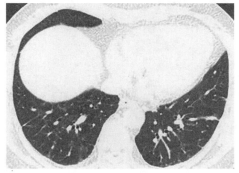

图 9-13 2016-6-18 胸部 CT 平扫

两肺间质性炎症，较前稍减

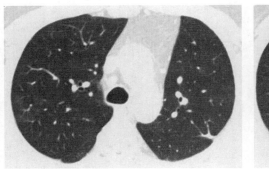
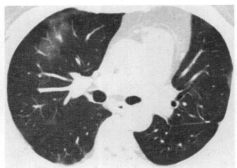
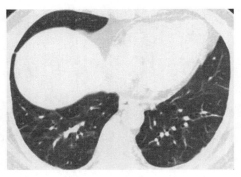

图 9-14 2016-12-9 胸部 CT 平扫
两肺间质性炎症，大致同前

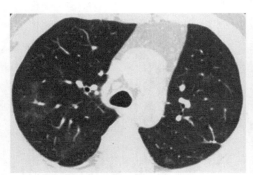
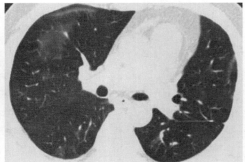
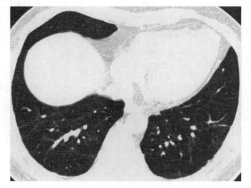

图 9-15 2017-8-14 胸部 CT 平扫
两肺间质性炎症，大致同前

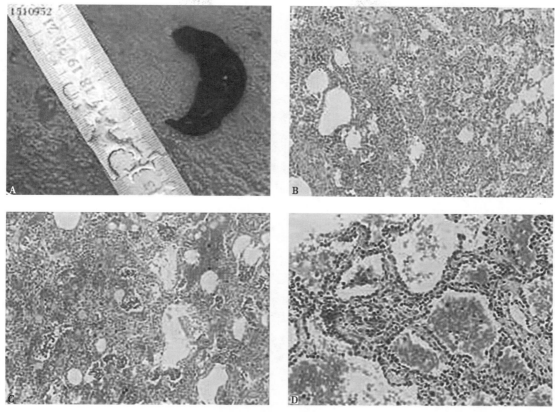

图 9-16　肺活检病理图片

A：送检肺组织可见病变时相一致；B～D：肺泡腔内可见有大量的红细胞及含色素的组织细胞，肺泡间隔增宽，部分纤维化，部分肺泡上皮增生，散在淋巴细胞浸润，少量淋巴滤泡形成，部分肺泡间隔断裂，肺大疱形成。特殊染色：抗酸（−）、弹力纤维（局灶 −）、AB（−）、PAS（−），免疫组化：CD34（血管 +）、CD68（组织细胞 +）、CD8（散在 +）、SMA（灶 +）、CD4（散在 +），组织改变符合慢性间质性肺炎，考虑为非特异性间质性肺炎

二、概述

门诊经常见到以咳嗽为主诉的患者，经检查确诊为间质性肺疾病（interstitial lung disease，ILD）。ILD 是一组主要累及肺间质和肺泡腔，导致肺泡毛细血管功能单位丧失的弥漫性肺疾病的总称，共包括 200 多种病因。临床主要分为四类：

（一）感染肿瘤超负荷

包括病毒性肺炎、肺结核、侵袭性肺真菌病、军团菌肺炎、肺泡癌、转移癌、淋巴瘤和急性左心衰竭等，这类疾病起病时间短，病因明确后经规范治疗通常症状恢复较快。

（二）结节遗传罕见病

主要包括结节病、淋巴管平滑肌瘤病、肺朗格汉斯细胞组织细胞增生症、肺骨化症、肺泡微石症和肺泡蛋白沉积症等。这类疾病通常有特征性的影像学表现，且多数病因无需激素治疗。

（三）环境药物结缔组织病

环境药物结缔组织病（connective tissue disease，CTD）包括过敏性肺炎、嗜酸粒细胞性肺炎、抗肿瘤药、中药、皮肌炎、干燥综合征、类风湿关节炎、硬皮病和血管炎等原因引起的间质性肺病，这类疾病通常有明确的病因，且激素及免疫抑制剂治疗通常有效。

（四）特发性间质性肺炎

特发性间质性肺炎（idiopathic interstitial pneumonia，IIP）包括急性间质性肺炎（acute interstitial pneumonia，AIP）、隐源性机化性肺炎（cryptogenic organizing pneumonia，COP）、呼吸性细支气管炎性间质性肺病（respiratory bronchioles interstitial lung disease，RBILD）、脱屑性间质性肺炎（desquamative interstitial pneumonia，DIP）、淋巴细胞性间质性肺炎（lymphocytic interstitial pneumonia，LIP）、特发性肺纤维化（idiopathic pulmonary fibross，IPF）、非特异性间质性肺炎（nonspecific interstitial pneumonia，NSIP）和胸膜肺弹力纤维增生症（pleuroparenchymal fibroelastosis，PPFE）。需要重点将 IPF 和其它类型进行鉴别，前者不推荐激素治疗。

咳嗽是 ILD 患者常见的主诉症状，引起了学者的极大关注。IPF 是目前咳嗽研究最为深入的 ILD，咳嗽是 IPF 的常见表现和致残症状。

三、流行病学

ILD 相关咳嗽占咳嗽原因的 15%，尤其以长期持续、反复发作性咳嗽为主。咳嗽是 ILD 患者最常见的临床症状。国外研究显示，结节病患者中有 3%～52% 患者出现咳嗽。我国李惠萍总结同济大学附属上海市肺科医院 1998—2004 年内 117 例结节病患者显示咳嗽发生率达到 45.3%。广州呼吸疾病研究所陈莉延等搜集了 2016 年 10 月至 2017 年 5 月间收治的 94 例 ILD 确诊患者进行调查问卷分析，显示 ILD 患者常见症状 19 种，其中咳嗽 72 例，占 85.7%；仅次于气促（73 例，86.9%）。IPF 在 IIP 中较常见，中位生存期 3～5 年，主要表现为进行性呼吸困难和干咳。超过 70%～85% 的 IPF 患者存在干咳，咳嗽出现可能比 IPF 诊断早数年。IPF 患者咳嗽频率非常高，有研究表明 IPF 患者咳嗽平均次数 9.4～39.4 次 / 小时，且日间更频繁、严重，夜间缓解明显，与年龄、性别无关，可能与 IPF 表型相关。有研究认为，咳嗽是 IPF 患者疾病进展的独立预测因子。一项纳入 242 名 IPF 患者的调查显示咳嗽发生率达到 84.3%，吸烟是 IPF 咳嗽最强预测指标，多因素分析显示咳嗽与疾病恶化显著相关，可用于 IPF 患者预测肺移植和死亡时间。

四、发病机制和病因

ILD 相关性咳嗽的确切发病机制未明，目前认为可能机制如下：

（一）肺结构变形

ILD 患者肺结构变形及牵拉性支气管扩张直接影响神经纤维，而快适应牵张感受器（RARs）和慢适应牵张感受器（SARs）对机械敏感，其灵敏度和数量受肺纤维化牵拉程度影响；同时咳嗽抑制神经因纤维化而受损。观察发现，低频刺激肺部纤维化最广泛的肺底部可导致更多咳嗽出现，支持了肺结构变形在 ILD 咳嗽发病机制中的假说。

（二）咳嗽反射敏感性增加

Jones RM 等人研究表明，当机械刺激 IPF 患者胸壁时，表现出咳嗽反射敏感性增高，而正常人很少或根本没有反应。IPF 患者说话时易引起咳嗽，说话或者咳嗽本身能增加对咳嗽感受器的机械刺激，从而引起更多的咳嗽和更多的振动。而辣椒素咳嗽敏感实验中，IPF 组的辣椒素浓度远远低于正常对照组。IPF 患者吸入 P 物质亦可引起咳嗽，而健康对照组不会出现咳嗽。在博来霉素诱导的豚鼠肺纤维化模型中也观察到咳嗽反射敏感性增加。

（三）神经营养因子表达增加

有研究表明，IPF 患者诱导痰中有较高水平的神经生长因子（nerve growth factor，NGF）和脑源性神经营养因子（brain-derived neurotrophic factor，BDNF）。而神经营养因子可诱导感觉神经元的生存和发展，增加辣椒素敏感性，增强咳嗽反射。IIP 患者的神经营养因子表达增加，提示其可能调节感觉神经的增殖和神经可塑性。免疫印迹显示在相对于 NSIP 和 RBILD，IPF 有更多的神经营养因子表达。神经营养因子精确的起源尚未知，但 IPF 肺活检免疫组化初步显示支气管上皮细胞、肺泡巨噬细胞、上皮下的成纤维细胞样细胞均能表达神经生长因子。

（四）气道黏液的产生和清除

文献认为黏蛋白 MUC5B 多态性启动因子基因突变与 IPF 患者咳嗽严重性之间存在强相关性，含有突变次要等位基因的 IPF 患者更易出现严重咳嗽症状。这种多态性增加 MUC5B 表达，可能导致气道黏液产生和清除的改变，从而增加咳嗽严重程度。

（五）共存疾病

临床研究发现，超过 50% 的 IPF 咳嗽患者存在引起慢性咳嗽的其他疾病，包括 GERD、OSAS、肺气肿、慢性鼻窦炎／上气道咳嗽综合征、肺癌和感染等，也常常因高血压服用 ACEI 类药物。80%～90% IPF 患者存在 GERD，25%～50% 有反流症状，有研究表明 IPF 患者肺泡灌洗液与唾液中的胆汁酸和胃蛋白酶浓度更高。

五、临床表现

ILD 相关性咳嗽特点。①刺激性干咳为主：冷空气、活动、深呼吸、翻身及污染空气等因素诱发；②阵发性：诱发后连续咳嗽、短暂间歇后反复发生；③剧烈性：咳嗽程度严重，部分患者咳至呕吐、痰中带血；④顽固性：镇咳药疗效不佳、长期难以控制、进行性加重；⑤合并感染时伴有咳痰：多因感冒诱发，可有黄脓痰，部分患者发热，严重时发生急性加重；⑥常有活动后气促、发绀及肺外症状等伴随症状。大多数患者双下肺可闻及 Velcro 啰音，超过半数可见杵状指（趾）。终末期可出现发绀、肺动脉高压、肺源性心脏病和右心功能不全。

六、诊断标准

ILD 相关性咳嗽诊断：①临床诊断为 ILD：需要经过详细的病史、临床表现、实验室检查、影像学检查或病理明确诊断为 ILD；②咳嗽症状符合 ILD 临床特点；③排除其他合并症引起的慢性咳嗽：如慢性气道疾病、其他肺实质疾病、上气道咳嗽综合征、CVA、GERC、药物性咳嗽和心脏疾病等。

七、治疗

ILD 相关性咳嗽的治疗是临床工作中的难题，治疗原则包括：①病因治疗：如 CTD、结节病等的免疫治疗；②抗纤维化药物治疗：如 N- 乙酰半胱氨酸（NAC）、吡非尼酮和尼达尼布等的使用；③镇咳治疗：外周及中枢镇咳药、中医中药等；④合并症处理：如抗反流治疗；⑤支持治疗：如氧疗、康复治疗及心理疏导等。

关于 IPF 患者是否使用抗反流治疗有不同观点。部分学者认为 80%～90% 患者存在酸反流，且通常无症状，抑酸治疗可使 IPF 患者获得长期稳定，质子泵抑制剂治疗 GERD 与肺功能稳定性和生存率提高相关。部分学者认为 IPF 患者反流并不普遍，质子泵抑制剂不能延缓疾病的进程。IPF 患者体内存在酸性反流与非酸性反流，质子泵抑制剂抑制酸反流，但却使非酸性反流增加，总体对咳嗽没有改善。而且抗酸治疗可增加胃肠道副作用和严重肺部感染，因此不主张常规应用抑酸及抗反流药物。2015 ATS/ERS/JRS/ALAT 特发性肺间质纤维化指南中没有强推荐用于 IPF 治疗的药物，但有条件推荐吡非尼酮和尼达尼布用于治疗轻到中度肺功能障碍的 IPF 患者。IPF 并高发的胃食管反流性疾病，鉴于慢性微吸入包括胃食管反流可能的肺损伤作用，有条件地推荐了 IPF 患者可以规律使用抗酸药物。对于已经使用 NAC 的 IPF 患者可以维持治疗。

目前治疗 ILD 相关性咳嗽的药物仍为标准的镇咳药物，传统药物如右美沙芬、阿片类药物、苯佐那酯等。β 受体激动剂、白三烯拮抗剂、大环内酯类抗生素、祛痰药、黏液溶解剂、抗组胺药亦可通过各种途径抑制咳嗽反射，促进痰液排出，但疗效有限，且因全身性副作用使用受限。一些药物如加巴喷丁、缓释硫酸吗啡、阿米替林、P2X3 受体拮抗剂对治疗慢性难治性咳嗽有一定疗效，但目前尚未有治疗 IPF 咳嗽的相关研究。最近有研究表明，激素、α- 干扰素、沙利度胺可缓解咳嗽症状，但停用后咳嗽又有增加，其疗效及副作用仍需进一步临床实验结果证实。有研究证明，治疗 IPF 本身的吡非尼酮可一定程度上缓解咳嗽，相关研究显示在动物模型中吡非尼酮可改善咳嗽，预防咳嗽敏感性增加，低剂量吡非尼酮（1200mg/d）可稳定咳嗽严重程度评分。此外，吡非尼酮可抑制肺泡灌洗液中 PGE_2、SP 和 LTB_4 的增加。目前尚无关于尼达尼布治疗 IPF 咳嗽的研究。尽管 IPF 与其他疾病并存，但治疗并存疾病是否获益不清楚。最近也有针对 IPF 咳嗽的治疗研究正在进行，如吡非尼酮、AF-219、阿奇霉素、PA101、GSK2126458、腹腔镜下抗反流手术、吸氧、奥美拉唑及认知行为疗法等。Noah Lechtzin 等研究表明，咳嗽生活质量问卷（CQLQ）是一个可以用来评估 IPF 的有效工具，也可用在 IPF 治疗中咳嗽相关生活质量的评估。

总之，ILD 是临床少见疾病，ILD 相关性咳嗽的研究较少，治疗方法有限，尚需更多的努力进一步了解 ILD 相关性咳嗽的发生机制和诊治方法。

（陈莉延　梁晓凤）

参 考 文 献

1. Brown KK. Chronic cough due to chronic interstitial pulmonary diseases: ACCP evidence-based clinical practice guidelines. Chest, 2006, 129 (1 Suppl): 180S-185S.

2. Ryerson CJ, Abbritti M, Ley B, et al. Cough predicts prognosis in idiopathic pulmonary fibrosis. Respirology, 2011, 16 (6): 969-975.

3. Pietinalho A, Ohmichi M, Hiraga Y, et al. The mode of presentation of sarcoidosis in Finland and Hokkaido, Japan. A comparative analysis of 571 Finnish and 686 Japanese patients. Sarcoidosis Vasc Diffuse Lung Dis, 1996, 13 (2): 159-166.

4. Kiter G, Musellim B, Cetinkaya E, et al. Clinical presentations and diagnostic work-up in sarcoidosis: a series of Turkish cases (clinics and diagnosis of sarcoidosis). Tuberk Toraks, 2011, 59 (3): 248-258.

5. Al-Khouzaie TH, Al-Tawfiq JA, Al SF. Sarcoidosis in the eastern region of Saudi Arabia. Ann Thorac Med, 2011, 6 (1): 22-24.

6. 杨开元, 代华平. 特发性肺纤维化: 咳嗽及其处理. 中华结核和呼吸杂志, 2015, 38 (12): 928-930.

7. Vigeland CL, Horton MR. Cough in idiopathic pulmonary fibrosis: more than just a nuisance. Lancet Respir Med, 2016, 4 (8): 600-601.

8. Harrison NK. Idiopathic pulmonary fibrosis: a nervous cough? Pulm Pharmacol Ther, 2004, 17 (6): 347-350.

9. Jones RM, Hilldrup S, Hope-Gill BD, et al. Mechanical induction of cough in Idiopathic Pulmonary Fibrosis. Cough, 2011, 7: 2.

10. van Manen MJ, Birring SS, Vancheri C, et al. Cough in idiopathic pulmonary fibrosis. Eur Respir Rev, 2016, 25 (141): 278-286.

11. Fernandez-Blanco JA, Aguilera M, Domenech A, et al. Enhanced cough reflex in a model of bleomycin-induced lung fibrosis in guinea pigs. Clin Sci (Lond), 2015, 129 (12): 1001-1010.

12. Scholand MB, Wolff R, Crossno PF, et al. Severity of cough in idiopathic pulmonary fibrosis is associated with MUC5 B genotype. Cough, 2014, 10: 3.

13. Madison JM, Irwin RS. Chronic cough in adults with interstitial lung disease. Curr Opin Pulm Med, 2005, 11 (5): 412-416.

14. Vigeland CL, Hughes AH, Horton MR. Etiology and treatment of cough in idiopathic pulmonary fibrosis. Respir Med, 2017, 123: 98-104.

15. Tobin RW, Pope CN, Pellegrini CA, et al. Increased prevalence of gastroesophageal reflux in patients with idiopathic pulmonary fibrosis. Am J Respir Crit Care Med, 1998, 158 (6): 1804-1808.

16. Vigeland CL, Hughes AH, Horton MR. Etiology and treatment of cough in idiopathic pulmonary fibrosis. Respir Med, 2017, 123: 98-104.

17. Horton MR, Santopietro V, Mathew L, et al. Thalidomide for the treatment of cough in idiopathic pulmonary fibrosis: a randomized trial. Ann Intern Med, 2012, 157 (6): 398-406.

18. Swigris JJ，Brown KK，Belkin A. Thalidomide for the treatment of cough in idiopathic pulmonary fibrosis. Ann Intern Med，2013，158（6）：498.

19. Lutherer LO，Nugent KM，Schoettle BW，et al. Low-dose oral interferon alpha possibly retards the progression of idiopathic pulmonary fibrosis and alleviates associated cough in some patients. Thorax，2011，66（5）：446-447.

20. Okazaki A，Ohkura N，Fujimura M，et al. Effects of pirfenidone on increased cough reflex sensitivity in guinea pigs. Pulm Pharmacol Ther，2013，26（5）：603-608.

21. 中华医学会呼吸病学分会间质性肺疾病学组. 特发性肺纤维化诊断和治疗中国专家共识. 中华结核和呼吸杂志，2016，39（6）：427-432.

22. Raghu G，Rochwerg B，Zhang Y，et al. An Official ATS/ERS/JRS/ALAT Clinical Practice Guideline：Treatment of Idiopathic Pulmonary Fibrosis. An Update of the 2011 Clinical Practice Guideline. Am J Respir Crit Care Med，2015，192（2）：e3-e19.

23. Raghu G，Yang ST，Spada C，et al. Sole treatment of acid gastroesophageal reflux in idiopathic pulmonary fibrosis：a case series. Chest，2006，129（3）：794-800.

24. Lee JS，Ryu JH，Elicker BM，et al. Gastroesophageal reflux therapy is associated with longer survival in patients with idiopathic pulmonary fibrosis. Am J Respir Crit Care Med，2011，184（12）：1390-1394.

25. Lee JS，Collard HR，Anstrom KJ，et al. Anti-acid treatment and disease progression in idiopathic pulmonary fibrosis：an analysis of data from three randomised controlled trials. Lancet Respir Med，2013，1（5）：369-376.

26. Han MK. High prevalence of abnormal acid gastro-oesophageal reflux in idiopathic pulmonary fibrosis. Eur Respir J，2006，28（4）：884-885，885.

27. Linden PA，Gilbert RJ，Yeap BY，et al. Laparoscopic fundoplication in patients with end-stage lung disease awaiting transplantation. J Thorac Cardiovasc Surg，2006，131（2）：438-446.

28. Kilduff CE，Counter MJ，Thomas GA，et al. Effect of acid suppression therapy on gastroesophageal reflux and cough in idiopathic pulmonary fibrosis：an intervention study. Cough，2014，10：4.

29. Kreuter M，Spagnolo P，Wuyts W，et al. Antacid Therapy and Disease Progression in Patients with Idiopathic Pulmonary Fibrosis Who Received Pirfenidone. Respiration，2017，93（6）：415-423.

30. Lechtzin N，Hilliard ME，Horton MR. Validation of the Cough Quality-of-Life Questionnaire in patients with idiopathic pulmonary fibrosis. Chest，2013，143（6）：1745-1749.

第八节　自身免疫性疾病

一、概述

　　慢性咳嗽的病因机制非常复杂，不仅涉及原发呼吸系统的疾病，其他系统疾病亦有可能引起慢性咳嗽。肺是自身免疫性疾病最常见的受累器官，慢性咳嗽常常是自身免疫性疾病的主要症状，甚至是首发症状。本文总结了慢性咳嗽相关的自身免疫性疾病。

二、流行病学

自身免疫性疾病是在多种致病因素如环境、遗传、内分泌等的作用下，因自身免疫应答反应出现的组织器官损伤和功能障碍。在不同性别的人群中发病率不同，女性明显高于男性，可能与内分泌性激素有关。慢性甲状腺炎的发病率，女性和男性的比例可达到 50∶1。自身免疫病包括：①器官特异性的自身免疫病，如银屑病和桥本甲状腺炎；②非器官特异性自身免疫性疾病，又称结缔组织疾病（connective tissue disease，CTD），多系统受累及自身抗体阳性，如系统性红斑狼疮（systemic lupus erythenlatosus，SLE）、干燥综合征（Sjögren's syndrome，SS）和皮肌炎。本文重点讨论后者。

结缔组织病（connective tissue disease，CTD）是一类以血管和结缔组织的慢性炎症为病理基础而引起全身各器官损害的自身免疫性疾病。病变部位是全身结缔组织，无器官特异性，常导致多器官多系统产生炎症性病变。由于肺含有丰富的胶原、血管等结缔组织并具有免疫调节、代谢、内分泌等功能，因而成为 CTD 最常累及的靶器官。结缔组织相关间质性肺病（connective tissue disease-associated interstitial lung disease，CTD-ILD）发生率报道差异较大，有报道肺间质纤维化的发生率，风湿性关节炎（rheumatoid arthritis，RA）为 10%～50%；而硬皮病可高达 40% 左右，硬皮病肺部损害可在皮肤症状出现后、同时或之前出现，病程越长，ILD 的发病频率就越高。系统性红斑狼疮（SLE）较少引起 ILD，约 30%～75% 可引起胸膜炎。

三、发病机制

由于肺组织富含胶原纤维、血管，疾病可侵袭肺的任何解剖部位，如气道从上至下的所有部位：咽、喉、气管、支气管及小支气管，还包括肺血管、肺间质和胸膜等。当自身免疫性疾病的病变累及肺时，慢性咳嗽是常见的临床症状。结缔组织病慢性咳嗽的具体机制尚不清楚。目前认为结缔组织病引起的各类病变，可刺激气道上的感觉神经末梢，包括机械牵拉、炎症因子和理化因素等均可刺激咳嗽感受器，迷走神经将神经冲动传导至延髓咳嗽中枢，激活中枢产生咳嗽。如目前认为间质性肺病的患者包括大气道、小气道出现炎症改变，或者感觉神经元的功能上调，咳嗽敏感性增高。

此外，毗邻组织对气管的局部刺激作用也可引起咳嗽。如自身免疫性甲状腺炎的甲状腺组织有大量淋巴细胞和浆细胞浸润，毗邻的气管受袭击可引起咳嗽；甲状腺肿大造成气管外源性压迫、气管软化等均是咳嗽的原因。研究报道，甲状腺炎的患者痰内各类细胞总计数、IL-8 水平高于对照者，采用辣椒素雾化吸入测定的咳嗽敏感性也较正常者增高。

四、病理改变

（一）肺部组织病理学改变

肺部病变是不同程度的肺间质病变及肺血管炎性改变。肺间质病变表现为肺泡炎和间质性肺病（interstitial lung disease，ILD）、胸膜病变等。血管炎既可以是原发性血管炎的基本病理改变，亦可以是其他结缔组织病累及各级小动脉、小静脉、毛细血管的结果。

1. ILD　是指肺泡、肺泡间隔、外周小血管和小气道的弥漫性炎症病变。结缔组织病继发 ILD 有多种病理类型，同一类型可出现在不同的结缔组织病中，同一种疾病也可见多种不同病理改变。常见病理类型包括常见间质肺炎（UIP）、非特异性间质性肺炎（NSIP）、隐源性机化性肺炎（COP）、弥漫性肺泡损伤（DAD）和淋巴细胞间质性肺炎（LIP）等。结缔组织病继发 ILD 的机制仍不清楚，推测可能是肺中各种免疫复合物激活中性粒细胞、巨噬细胞后释放氧自由基、胶原酶、成纤维细胞刺激因子等，导致肺实质破坏、胶原生成增多，晚期肺间质纤维化发生。

2. 血管炎　肺部血管的组织学改变包括管壁炎症细胞浸润、纤维素样物质沉积，血管内皮细胞水肿、破坏，也有增殖，最终导致血管管腔狭窄、闭塞，部分形成血管内血栓导致栓塞。肺动脉的改变最后可引起肺动脉高压。RA、SLE、多发性肌炎 / 皮肌炎、系统性硬化、干燥综合征等疾病导致的受累肺组织病理改变均可见到动脉壁增厚。

（二）其他组织学改变特点

根据各种结缔组织病的病变特征，可伴其他组织学改变特点。如复发性多软骨炎（relapsing polychondritis，RP）以广泛累及软骨为特征，超过 50% 累及气道软骨，且多为大气道软骨。

五、临床表现

（一）呼吸系统

1. 咳嗽、呼吸困难　结缔组织疾病相关性间质性肺疾病（CTD-ILD）的主要症状常以慢性咳嗽为主要表现，伴咳痰、呼吸困难进行性加重、胸痛。其他体征如肺动脉高压形成有相应的右心衰竭体征。

2. 咯血　Wegener 肉芽肿及淋巴瘤样肉芽肿，则可出现咯血尤其是出现肺动脉瘤或弥漫性毛细血管炎患者可出现大咯血。极少数干燥综合征也可出现咯血，主要咯血丝痰。急性狼疮肺炎肺泡出血时也有咯血。

3. 喘鸣　嗜酸性肉芽肿性血管炎有支气管哮喘表现，有反复发作呼吸困难，听诊可闻及双肺喘鸣音。此外，当肺部病变导致气道狭窄时，也可出现明显喘鸣，多见于 RP，15% 的韦格纳肉芽肿也会发生气管支气管狭窄，5%～23% 的患者发生声门下狭窄可伴声嘶。

（二）肺外表现

肺血管炎的症状包括发热、乏力、关节痛和皮损等。动脉炎常引起无脉表现，伴有发热、无脉、肢痛、腹痛、失明、脑血管意外、高血压、心力衰竭及动脉瘤破裂等。白塞综合征可表现为反复发作口腔痛性溃疡，会阴溃疡，可伴关节痛、结节红斑或脓疱样丘疹、下肢静脉血栓性静脉炎及眼色素膜炎。类风湿关节炎全身多系统受累，关节受累明显。系统性硬化患者常伴有明显雷诺现象。干燥综合征可引起口干眼干，还可累及肾小管上皮引起肾小管酸中毒。

六、辅助检查

（一）胸部高分辨 CT

胸部高分辨 CT（HRCT）对结缔组织病肺间质病变有早期诊断及鉴别诊断价值，通过 HRCT 可显示病变性质、分布、有无淋巴结和胸膜受累、胸腔积液等情况。可出现磨玻璃影、网格状影、囊性影及结节影，气管和／或支气管壁增厚，管腔狭窄，气管壁塌陷，软骨钙化及支气管扩张。肺实质一般不受累。

1. 病变性质　磨玻璃样改变可见于 CTD-ILD 和除 IPF 外其他类型特发性间质性肺炎（IIP）等；网格样阴影可见于特发性肺纤维化（IPF）、CTD-ILD、肺泡蛋白沉着症（PAP）和结节病等；囊性阴影可见于晚期 IPF、肺朗格汉斯细胞组织细胞增生症（PLCH）和肺淋巴管肌瘤病（LAM）等；小结节影可见于部分外源性变应性肺泡炎（EAA）、结节病和肺泡出血等。

2. 病变分布　病变以肺上叶分布为主，提示 PLCH、强直性脊柱炎合并 ILD；病变以肺中下叶为主，提示 IIP 和 CTD-ILD（如类风湿关节炎、硬皮病继发 ILD 等）；胸部 X 线与游走性浸润影，提示 COP、变应性肉芽肿性血管炎、慢性肺嗜酸性粒细胞增多症；气管旁和对称性双肺淋巴结肿大，提示结节病；出现胸腔积液，提示类风湿关节炎、系统性红斑狼疮、淀粉样变性和 LAM 等。

（二）血清免疫学检查

检测相应的抗体有助于诊断。如 RA 可检测类风湿因子（RF）阳性，抗 ANA、抗 Sa 抗体、抗核周因子抗体对早期诊断有一定意义。SLE 可检测各类抗核抗体（ANA）阳性，如抗双链 DNA（抗 dsDNA）、抗脱氧核糖核蛋白（抗 DNP）、抗核小体抗体（AnuA）等。皮肌炎可发现直接抗肌肉及其成分抗体、抗核抗体和抗细胞质抗体等。韦格纳肉芽肿病、显微镜下多血管炎可检测到抗中性粒细胞胞质抗体。肺出血肾炎综合征检测到抗肾小球基底膜抗体有意义。针对有机抗原测定血清沉淀抗体提示 EAA。

（三）支气管镜检查

TBLB 和 BALF 检查应该作为自身免疫性疾病肺受累诊断的常规检查项目，通过分析 BALF 细胞成分的分类和 T 细胞亚群进行鉴别诊断。BALF 中淋巴细胞增高可见于结节病、EAA、部分非特异性间质性肺炎和某些 CTD-ILD；中性粒细胞增高可见于 IPF、系统性血管炎等；嗜酸性粒细胞增高可见于嗜酸性粒细胞浸润性肺疾病、变应性肉芽肿性血管炎等。

（四）肺功能检查

肺功能检查是早期诊断结缔组织病肺部损害的敏感指标，有助于疾病诊断、预后判断、病情变化及治疗反应的监测。绝大部分患者表现为限制型通气功能障碍和弥散功能障碍，但 PLCH、LAM、呼吸性细支气管炎伴间质性肺病、脱屑性间质性肺炎、肺嗜酸性粒细胞增多症、EAA 和结节病可出现阻塞性通气功能障碍，因此，肺功能检查具有一定的鉴别意义。

（五）病理学检查

病变组织活检是疾病诊断的"金标准"。肺活检方法包括 TBLB、经皮肺穿刺活检和外科肺活检。但由于肺活检存在取材部位、组织大小、诊断水平的差别，以及可能出现的不良反应等问题，因此，学术界对肺活检的利与弊一直存在争议。

七、治疗

（一）对症支持治疗

急性期应卧床休息，加强营养。当咳嗽较剧烈影响患者生活时，可对症止咳治疗。可待因、吗啡镇咳效果显著，但因其成瘾性而限制使用。右美沙芬是使用较广的中枢性镇咳药，其疗效和安全性已经得到证实。咳嗽伴咳脓痰时，不适合使用镇咳药物，选用各类祛痰药物。对 RP、韦格纳肉芽肿病等，出现气道狭窄时可考虑气管镜下治疗，如支气管镜的球囊扩张、支气管支架置入、激光等治疗，必要时可外科手术，但远期预后一般。对类风湿关节炎应早期进行关节功能锻炼避免关节失用；对多发性皮肌炎，按摩、推拿可减少肌肉萎缩、痉挛。肺部感染是间质性肺病常见并发症，应选择有效抗生素；发生呼吸衰竭时积极改善通气功能，可吸氧、使用支气管扩张剂或进行机械通气。

（二）停用肺毒性药物

少数细胞毒性药物对肺有毒性，通过多种机制引起肺损伤。机制包括药物对肺部的直接损伤，机体免疫反应和毛细血管通透性增加等。以肺间质性炎症和肺纤维化为表现。临床症状包括发热、干咳、气急，伴粒细胞增多。在明确症状与服药有相关性，有相应临床表现，停用药物后咳嗽症状减轻或消退，才可确定咳嗽是由药物引起。

（三）药物治疗

1. 糖皮质激素与免疫抑制剂

（1）糖皮质激素：可以抑制淋巴细胞和中性粒细胞浸润，同时可以抑制多种炎症因子，抑制成纤维细胞的增殖与分化，抑制巨噬细胞的活化、增殖与分泌功能，是目前治疗肺纤维化的首选药物。在早期的肺泡炎和细胞渗出阶段有效，而在肺纤维化期则疗效不佳，其常与免疫抑制剂联合治疗。大部分患者需要糖皮质激素治疗数年或加用另一种药物以减少激素的用量。

（2）环磷酰胺（CYC）：目前推荐 CYC 与糖皮质激素联合治疗肺间质纤维化。有研究显示，肺部有毛玻璃样阴影及在肺泡灌洗液中中性粒细胞增多的患者，其肺纤维化有改善，同时 CYC 能够抑制多肌炎和皮肌炎患者肺纤维化的进展。也有研究表明，CYC 能够改善系统性硬化症（SSC）患者的肺功能。但 CYC 可能出现出血性膀胱炎、性腺抑制、骨髓抑制、恶性肿瘤和继发感染等严重并发症，所以需谨慎使用。

（3）环孢素：广泛用于预防和治疗同种异体器官移植或骨髓移植的排斥反应或移植物抗宿主反应，也用于治疗一些自生免疫性疾病，如难治性肾病综合征、对其他免疫抑制剂疗效不佳的狼疮肾炎等。有研究指出对于糖皮质激素难治性 ILD 且抗 Jo-1 阳性的患者，低剂量的环孢素能够有效控制 ILD 病情，停用后可能导致 ILD 复发。

（4）硫唑嘌呤（AZA）：是一种抗代谢药，具有免疫抑制作用，是公认的治疗非特异性间质性肺炎（NSIP）及 CTD 相关的 NSIP 的药物。

2. 大环内酯类抗生素　大环内酯类抗生素包括红霉素、克拉霉素和阿奇霉素等，能够起到对免疫进行调节和抗炎症的效果，可能参与肺上皮细胞修复与组织重构的过程，从而可能起到抗纤维化的作用。

3. 抗纤维化药物

（1）秋水仙碱：早期已被应用于 ILD 患者的治疗，部分患者可得到改善。有研究表明其效果与糖皮质激素相似，而副作用较轻，但对患者生存质量没有改善。

（2）吡非尼酮：已经成为第一个在全球获得批准用于治疗 IPF 的药物，而在欧洲、印度和中国，临床应用于治疗轻度和中度的 IPF，可以降低肺功能下降速度，减缓疾病进展风险。

4. 抗氧化剂　N-乙酰半胱氨酸（NAC）在肺间质纤维化常规治疗基础上，加用 NAC 治疗，患者的 FVC 与 DLCO 下降明显减轻，其不良事件的概率也相对较低。

八、结语

自身免疫性疾病累及呼吸系统时，可表现为慢性咳嗽，甚至慢性咳嗽是首发症状。呼吸系统的病理改变、影像学表现、肺功能检查和肺活检等均有诊断价值。自身免疫性疾病的治疗仍是一大难题，尽管糖皮质激素及免疫抑制等被应用于临床，但其疗效有限，尚需继续研究安全有效的新治疗方法及药物。

（唐华平）

参 考 文 献

1. Prakash UBS. Uncommon causes of cough: ACCP evidence-based clinical practice guidelines. Chest，2006，129：206S-219S.

2. Hellmann DB. Temporal Arteritis: A Cough，Toothache，and Tongue Infarction. JAMA，2002，287：2996-3000.

3. Birring SS，Patel RB，Parker D，et al. Airway function and markers of airway inflammation in patients with treated hypothyroidism. Thorax，2005，60：249-253.

4. Brown KK. Chronic cough due to chronic interstitial pulmonary diseases: ACCP evidence-based clinical practice guidelines. Chest，2006，129：180S-185S.

5. Noppen M，Poppe K，D'Haese J，et al. Interventional Bronchoscopy for Treatment of Tracheal Obstruction Secondary to Benign or Malignant Thyroid Disease. Chest，2004，125：723-730.

6. 张烜. 结缔组织病肺间质病变的诊治进展. 中华医学信息导报，2007，22：21-22.

7. Urisman A，Jones KD. Pulmonary Pathology in Connective Tissue Disease. Semin Respir Crit Care Med，2014，35：201-212.

8. Vij R，Noth I，Strek ME. Autoimmune-featured interstitial lung disease: a distinct entity. Chest，2011，140（5）：1292-1299.

9. Alhamad EH. Interstitial lung diseases in Saudi Arabia: A single center study. Ann Thorac Med，2013，8（1）：33-37.

10. 吴东，杨红，李玥，等. 炎症性肠病患者肺部异常的临床特征研究. 胃肠病学和肝脏病学杂志，2016，25

（10）：1132-1135.

11. Spagnolo P，Cordier JF，Cottin V. Connective tissue diseases，multimorbidity and the ageing lung. Eur Respir J，2016，47：1535-1558.

12. Schnabel A，Reuter M，Biederer JRD，et al.Interstitial lung disease in polymyositis and dermatomyositis：clinical course and response to treatment. Semin Arthritis Rheum，2013，32（5）：273-284.

13. Cavagna L，Caporali R，Abdi-alil，et al.Cyclosporine in anti-Jo1-positive patients with corticosteroid refractory interstitial lung disease. J Rheumatol，2013，40（4）：484-492.

14. 左婷，李向培. 结缔组织病肺间质纤维化治疗进展. 安徽医药，2015，19（5）：821-825.

第九节　腹膜透析

一、概述

腹膜透析（peritoneal dialysis）是一种利用人体天然的半透膜 - 腹膜，在体内进行血液净化的方式。将配制好的透析液灌入腹腔，利用腹膜的弥散和超滤作用，将体内蓄积的代谢废物排出以维持水、电解质和酸碱平衡。腹膜透析操作简单、方便而又安全，是尿毒症晚期患者常用的治疗措施。

在腹膜透析患者中，咳嗽是一个普遍存在的现象。文献报道，52% 的腹膜透析患者出现咳嗽，有 22% 的腹膜透析患者会出现持续 4 周以上的咳嗽，明显高于血液透析患者。

二、病因

腹膜透析患者合并咳嗽的原因很多，部分患者由多种病因引起。研究发现，53% 的腹膜透析患者存在 2 种咳嗽病因，35% 存在 3 种不同病因，4% 的患者存在 5 种咳嗽病因。而腹膜透析直接引起咳嗽较为少见，多为腹膜透析并发症或者合并症引起。主要原因有以下几个方面：

（一）感染

感染是腹膜透析患者咳嗽的常见病因之一，包括上、下呼吸道感染。

（二）胃食管反流

胃食管反流是腹膜透析患者咳嗽的最常见原因。正常人存在一定程度的反流，而腹膜透析会加剧或诱发反流。

（三）肺水肿

肺水肿是腹膜透析常见的咳嗽原因，肺水肿为急性左心功能不全的主要表现。腹膜透析患者由于血容量过高可导致急性左心功能不全，甚至肺水肿。

（四）药物

90% 的慢性肾衰竭患者合并高血压等心血管疾病，血管紧张素转化酶抑制剂类药物、β受体阻滞剂等是临床常用的降压药物。服用血管紧张素转化酶抑制剂类药物的患者 10%～

30% 出现咳嗽。

（五）胸腔积液

有个案报道腹膜透析液透过横膈瘘进入胸腔，形成胸腔积液，是腹膜透析的严重并发症。

（六）其他

部分腹膜透析患者同时合并其他疾病如结核病、哮喘、慢性阻塞性肺疾病、鼻后滴流综合征和过敏性鼻炎等，从而引起咳嗽。

三、发病机制

不同病因的咳嗽发病机制不相同，与腹膜透析并发症有关。

（一）感染

尿毒症患者由于机体抵抗力比正常人低，抗感染能力下降，上呼吸道感染的发生率也增高。腹膜透析时腹腔内压升高，膈肌上抬，肺底不张，出现换气功能障碍。此外，患者长期卧床，尤其在水负荷过多的情况下，老年患者容易发生坠积性肺炎。常见病原体有肺炎链球菌、流感嗜血杆菌、金黄色葡萄球菌、卡他莫拉菌及厌氧菌等。另外，肾病终末期患者也易感染病毒。有研究发现透析患者中出现 H1N1 的大流行，78.8% 的患者出现了咳嗽。由于细胞免疫功能受损，慢性肾衰竭患者易感染结核。

（二）胃食管反流

胃食管反流性疾病和相关性咳嗽在腹膜透析患者中比在血液透析患者中更常见。透析液在腹腔增加腹压，使胃排空延迟、肠蠕动减慢，另外，慢性肾功能不全的尿毒症患者存在水电解质紊乱，体内潴留和产生的毒性物质如肠道内细菌分解尿素形成的氨，刺激胃肠道黏膜引起炎症，导致胃电节律紊乱、胃排空延迟、肠蠕动减慢。这些是胃食管反流性疾病发生或加重的重要因素。

（三）肺水肿

随着透析时间延长，腹膜通透性逐渐增高，引起高钠转运、葡萄糖从腹腔反流如血液循环增多，液体重吸收率增高，渗透梯度下降，净超滤量减少；透析不充分、蛋白质及热量摄入减少导致营养不良、低蛋白血症；透析液的渗透压低于血液渗透压，大量透析液流入血管，均可导致容量负荷增加。血容量过多可通过直接或间接的途径产生两个临床后果：①高血压；②超滤过程中容易产生血流动力学不稳定，最终造成左心室肥厚和心功能不全，肺淤血甚至肺水肿。

（四）胸腔积液

透析不充分、蛋白质及热量摄入减少时可导致营养不良、低蛋白血症，导致血浆胶体渗透压降低；透析液低渗，大量入血后血容量增加，导致胸膜毛细血管内静水压增高；腹膜透析液进入腹腔，腹腔内压力增加，造成胸膜 - 膈肌裂孔通透性增加或破裂，透析液经胸膜 - 膈肌裂孔渗漏入胸腔，均可导致胸腔积液。

（五）药物

大部分腹膜透析患者同时使用血管紧张素转化酶抑制剂类药物，可通过以下途径诱发咳嗽：①通过刺激磷脂酶 A_2，激活花生四烯酸通路，使前列腺素类化合物的合成增加，其中前列腺素 E_2 可以直接刺激肺部无髓鞘感觉 C 纤维诱发咳嗽；②蓄积的缓激肽可以直接作用于咳嗽反射的传入神经，然后通过局部的轴突反射机制使相连的感觉神经 C 纤维末梢兴奋并释放感觉神经肽——速激肽，此为致炎多肽，含 P 物质及神经肽 Y 等，致气道组织局部释放组胺，可致支气管气道黏膜充血、肿胀、炎症细胞浸润，黏液分泌增加，导致咳嗽发生。

四、临床表现

不同病因诱发咳嗽的临床表现不完全相同，咳嗽可为唯一表现，亦可伴有基础疾病的表现，胃食管反流性咳嗽患者可伴有反酸、嗳气、烧心、胸闷等典型胃食管反流症状。肺部感染可伴有发热、胸痛，肺水肿患者常有呼吸困难表现，典型者咯粉红色泡沫液，伴端坐呼吸、夜间阵发性呼吸困难，但有时主要表现为咳嗽。病毒感染时会出现发热、咳嗽、肌痛。结核病时出现发热，咳嗽，体重减轻和盗汗等。胸腔积液患者多伴有胸闷、呼吸困难及喜患侧卧位，查体肺炎患者可有肺实变体征和/或湿性啰音。肺水肿则可见口唇发绀，伴大汗，心率、脉搏增快，血压在起始时可升高，以后降至正常或低于正常。肺内可闻及广泛的水泡音和哮鸣音。心尖部可听到奔马律，但常被肺部水泡音掩盖。胸腔积液表现为患侧呼吸运动受限，气管可向健侧移位，积液区听诊呼吸音减弱或消失，叩诊呈浊音或实音。

五、辅助检查

不同咳嗽病因的辅助检查侧重点并不相同。

（一）血液检查

肺部感染时外周血白细胞增多，严重感染可伴白细胞减少，中性粒细胞比例增高。若合并哮喘可伴有嗜酸性粒细胞增多。

（二）痰液检查

肺部感染时痰培养可见致病菌生长，痰细胞学检查可见中性粒细胞增多，伴哮喘患者嗜酸性粒细胞增多。

（三）胸腔积液检查

胸腔积液检查用于胸腔积液患者，表现为漏出液，外观清亮透明，比重较低，蛋白质含量低，细胞数少，发现葡萄糖浓度很高可证实诊断。

（四）影像学检查

肺部感染时 X 线可见肺纹理增粗，片状、斑片状浸润性阴影或间质性改变，伴或不伴胸腔积液。胸腔积液 X 线检查可见肋膈角变钝，或大量积液影，B 超可对积液进行定位诊断。纵隔向健侧移位。肺水肿时早期 X 线示上肺静脉充盈、肺门血管模糊不清、肺纹理增粗和肺小叶间隔增厚，典型可见蝴蝶形大片阴影由肺门向周围扩展。肺结核时胸部 CT 可表现为斑片状、粟粒结节和空洞等影像学表现。

（五）其他检查手段

其他检查手段包括病毒咽拭子检测、结核分枝杆菌抗酸染色、食管钡餐、食管镜、食管内压力测定和 24 小时食管 pH 值监测，其中 24 小时食管 pH 值监测反流情况和咳嗽症状相关概率是目前诊断 GERC 最敏感、最特异性的方法。

六、诊断及鉴别诊断

根据患者的临床表现、既往史、用药史，进行仔细的体格检查，结合相应实验室检查结果可明确诊断，但需与慢性咳嗽其他病因相鉴别。

七、治疗与预防

（一）一般措施

加强营养，调整腹膜透析液以减轻腹腔内压力，减少其入血量；避免食用松弛食管下段括约肌的药物（如茶碱、β_2 激动剂）；调整饮食，少食多餐，清淡饮食，避免进食酸性或辛辣刺激性食物。

（二）病因治疗

肺部感染治疗需积极抗感染，治疗选用喹诺酮类等广谱抗生素或根据痰培养结果选择敏感抗生素。病毒感染时应使用抗病毒药物。确诊结核病后应规律使用抗结核药物治疗。胃食管反流性咳嗽患者除减少诱发因素外，需联合应用或单用质子泵抑制剂或 H_2 受体阻滞剂及胃动力药治疗，疗程至少需要 3 个月。对于胸膜 - 膈肌裂孔引起胸腔积液，多停止腹膜透析改为血液透析治疗。如果出现急性呼吸窘迫，需要胸穿抽吸胸腔积液；若症状不重，停止腹膜透析，胸腔积液可自行消退。也有报道使用胸腔镜辅助滑膜胸膜固定术治疗后，胸腔积液消退并且没有复发。

（三）预防感染

终末期肾病患者容易感染病毒，可选择性接种病毒疫苗。

（赖克方　唐嘉蔓）

参 考 文 献

1. Min F，Tarlo SM，Bargman J，et al. Prevalence and causes of cough in chronic dialysis patients：a comparison between hemodialysis and peritoneal dialysis patients. Adv Perit Dial，2000，16：129-133.

2. Tarlo SM. Peritoneal Dialysis and Cough. Peritoneal Dialysis International，2003，23：424-426.

3. Susan M. Peritoneal dialysis and cough：ACCP evidence-based clinical practice guidelines. Chest，2006，129：202S-203S.

4. Mahale AS，Katyal A，Khanna R. Complications of peritoneal dialysis related to increased intra-abdominal pressure. Adv Perit Dia，2003，19：130-135.

5. Zeier MG. Dry cough in a CAPD patient. Nephrol Dial Transplant，2003，18：1027-1029.

6. Kim YL，Cho YJ，Park SH，et al. Peritoneal-mediastinal leakage complication of peritoneal dialysis. Am J Kidney Dis，2003，42：17-19.

7. 中华医学会呼吸病学分会哮喘学组. 咳嗽的诊断与治疗指南（草案）. 中华结核和呼吸杂志，2005，28：

738-744.

8. Malik GH, Al-Harbi AS, Al-Mohaya S, et al. Eleven years of experience with dialysis associated tuberculosis. Clin Nephrol, 2002, 58(5): 356-362.

9. Marcelli D, Marelli C, Richards N. Influenza A(H1N1)v pandemic in the dialysis population: first wave results from an international survey. Nephrol Dial Transplant, 2009, 24(12): 3566-3572.

10. Tsuchiya T, Sano A, Fukami T, et al. Video-assisted thoracoscopic surgery for pleuroperitoneal communications as a complication of continuous ambulatory peritoneal dialysis(CAPD). Kyobu Geka, 2014, 67(11): 963-966.

11. Bae EH, Kim CS, Choi JS, et al. Pleural effusion in a peritoneal dialysis patient. Chonnam Med J, 2011, 47(1): 43-44.

12. Kechrid MC, Malik GH, Shaikh JF, et al. Acute Hydrothorax Complicating continuous Ambulatory Peritoneal Dialysis: A Case Report and Review of Literature. Saudi J Kidney Dis Transpl, 1999, 10(2): 163-166.

第十节　嗜酸细胞增殖性肿瘤

一、概述

嗜酸粒细胞增多症(hypereosinophilia, HE)定义为外周血嗜酸性粒细胞大于 $1.5\times10^9/L$，也许有相关器官浸润。排除继发的原因，原发的嗜酸粒细胞增多症诊断依靠血液、骨髓形态学改变，标准的细胞遗传学，荧光原位杂交，流式，T 细胞克隆检测，判断组织学或克隆证据，从而确定急性或慢性髓系或淋巴增殖性疾病。继发性见于寄生虫感染、过敏性疾病、肺嗜酸性粒细胞浸润症、皮肤病、结缔组织病和肿瘤等。必须详尽地询问病史和进行全面的体格检查，选用必要的辅助诊断方法加以明确。特别须注意是否有造血系统肿瘤包括髓系和淋系肿瘤伴嗜酸性粒细胞增多。可行骨髓细胞染色体核型分析和 *FIP1L1-PDGFRA* 等融合基因、T 细胞受体基因重排等分子遗传学检测，以确定是否为克隆性嗜酸性粒细胞增多症，对诊断一时不能明确应密切随访。

二、临床特征

髓系和淋系肿瘤伴嗜酸性粒细胞增多可能伴随器官浸润，常见累及的器官有支气管、肺及心脏等，可以表现为胸部影像正常的不明原因的慢性咳嗽、气促、呼吸困难等，辅助检查特点有外周血嗜酸性粒细胞增高、诱导痰或肺泡灌洗液嗜酸性粒细胞增高，早期容易误诊为哮喘、咳嗽变异性哮喘、嗜酸粒细胞性支气管炎等疾病，但按上述疾病治疗无明显效果。

三、诊断及治疗

WHO 2008 的分类中明确了一类以特定酪氨酸激酶融合基因为特征的少见类型：伴嗜

酸性粒细胞增多及 PDGFRA、PDGFRB 或 FGFR1 异常的髓系和淋巴系统肿瘤，其中最常见的融合基因是 *FIP1L1-PDGFRA*，由染色体 4q12 的 800kb 缺失所产生，而细胞遗传学检查可能无异常发现。大量回顾性临床研究数据提示，*FIP1L1-PDGFRA* 出现在 5%～20% 伴有明显嗜酸性粒细胞增多的患者。在 *FIP1L1-PDGFRA* 阳性的患者中，除了呼吸系统受累外，约 20%～40% 有心脏受累，其典型表现包括心室血栓形成、心内膜增厚纤维化，而瓣膜异常、心室扩张、心室功能受损的诊断必须结合其他可能合并存在的心脏疾病如冠心病，尤其是有心脏病史的老年患者综合评估。研究显示，伊马替尼能够诱导 90%～95% 以上、发病 3 个月以内 *FIP1L1-PDGFRA* 阳性患者完全持久的临床血液学缓解，12 个月以内 80%～95% 以上的患者可以获得完全分子学缓解，实现较高的无疾病进展生存和总生存率，初发耐药和继发性耐药非常罕见。与 BCR-ABL 相比，PDGFRα 及 PDGFRβ 对伊马替尼的敏感性是其 100 倍，对 *FIP1L1-PDGFRA* 阳性病例最初剂量为 100mg/d，实现血液学缓解或分子生物学缓解后剂量调整为每次 100mg，隔天 1 次，以后可以 1 周 1 次。目前不推荐停用伊马替尼。

四、病例分析及文献复习

患者，男性，41 岁，因"反复干咳 2 年余，伴气促及双下肢水肿半年，再发加重 1 个月"于 2010 年入院。患者 2010 年无明显诱因出现反复咳嗽，干咳为主，平卧时加重，时伴端坐呼吸，咳嗽与闻气味有关，无发热、胸痛咯血、盗汗、反酸、鼻后滴流感等不适。半年前患者上述症状加重伴气促、咳嗽时气促加重，多次在外院门诊治疗（具体不详），无明显好转。多次查血常规，发现嗜酸性粒细胞明显增多（Eos：7.51×10^9/L），寄生虫全套示肺吸虫、肝吸虫抗体阳性，于 10 月 27 日给予吡喹酮治疗 3 天。查痰诱导试验可见大量嗜酸性粒细胞；肺通气功能正常；纤维支气管镜（2010 年 10 月 29 日）：气管腔内未见异常。BALF 细胞分类：NEU 51%、MAC 19%、Eos 28%。2012 年 10 月开始服用泼尼松、氯雷他定和班布特罗治疗，症状无明显好转，血嗜酸性粒细胞仍然升高（Eos：10.7×10^9/L）。请血液科会诊后考虑嗜酸性粒细胞增多，查病因，转血液科治疗。骨髓涂片：有核细胞增生明显活跃，嗜酸性粒细胞比例明显升高，为 37.5%，以成熟嗜酸性粒细胞为主，中、晚幼嗜酸性粒细胞中有嗜碱性颗粒，部分细胞有空泡变性；外周血片嗜酸性粒细胞比例明显升高达 60%；符合嗜酸性粒细胞增多症骨髓象。骨髓活检：骨髓增生活跃，嗜酸性中、晚幼粒细胞明显增多。*FIP1L1/PDGFRA* 融合基因阳性，骨髓 JAK2-V617F 阳性及 BCR-ABL 阴性，染色体：FISH BCR/ABL：3.11%。最终诊断：① PDGFRA 异常的骨髓增殖性肿瘤伴嗜酸性粒细胞增多症（*FIP1L1-PDGFRA* 异常的骨髓增殖性肿瘤伴嗜酸性粒细胞增多症）；②心脏瓣膜病：三尖瓣下移畸形并关闭不全（重度），二尖瓣脱垂并关闭不全（中度）；左房、右房、左室增大；心律失常：偶发房性期前收缩、室性期前收缩，间歇性二度Ⅱ型房室传导阻滞，心功能Ⅳ级。2012 年 12 月开始口服伊马替尼片 400mg，1 次/d，靶向治疗，糖皮质激素逐渐减量停用。经治疗患者干咳、气促明显缓解，心功能有所改善，嗜酸性粒细胞下降，2012 年 12 月 19 日复查血常规：WBC 5.03×10^9/L，Eos% 1.2%，Eos 0.06×10^9/L。

　　本患者以干咳、气促、心脏扩大伴嗜酸性粒细胞明显增多为主要表现，追问病史虽曾有生鱼等进食史，肝吸虫、肺吸虫抗体阳性提示既往或目前感染，但胸部 CT、腹部 B 超未见肝吸虫、肺吸虫征象，大便常规未见虫卵；而且寄生虫感染嗜酸性粒细胞比例很少大于20%；患者住院期间已使用吡喹酮治疗 3 天（有效率可达 95% 以上），复查嗜酸性粒细胞仍高达 60%～65%，故不考虑寄生虫感染所致嗜酸性粒细胞增高。入院后予患者口服泼尼松25mg、氯雷他定等 2 周，嗜酸性粒细胞无下降，症状无明显缓解，同时根据诱导痰、BALF 细胞学检查示嗜酸性粒细胞明显增高，过敏原检测阴性，肺功能正常，可排除哮喘。40% 的嗜酸性粒细胞增多症患者可出现心肌受累，包括心肌病、心内膜炎、瓣膜脱垂伴关闭不全、传导系统受累（心脏为最常受累，是引起死亡的最常见原因）。本患者心脏方面病变需考虑先天性与嗜酸性粒细胞增多引起的心脏受累相鉴别，有心脏外科治疗指征，必要时术中可行心内膜活检证实诊断。患者嗜酸性粒细胞高达 15.34×10^9/L，分类 68.8%，多次复查均明显升高，骨髓细胞学检查示成熟嗜酸性粒细胞增多 61%，余两系增生正常，自身抗体阴性，当时在排除寄生虫、感染、过敏、药物、免疫炎症等疾病后考虑原发性或淋巴瘤继发性嗜酸性粒细胞增多症，需排除恶性肿瘤、淋巴瘤，完善骨髓穿刺活检检测 JAK2-V617F 阳性及BCR-ABL 阴性，*FIP1L1/PDGFRA* 融合基因阳性，最终得以明确诊断。

五、小结

　　PDGFRA、PDGFRB 或 FCFR1 异常的髓系肿瘤伴嗜酸性粒细胞增多症（*FIP1L1-PDGFRA* 异常的骨髓增殖性肿瘤伴嗜酸性粒细胞增多症）诊断标准：伴有嗜酸性粒细胞增多的骨髓增殖性肿瘤，同时 *FIP1L1/PDGFRA* 融合基因阳性。国外有数例伊马替尼 100～400mg/d 治疗嗜酸性粒细胞增多症导致慢性咳嗽的个案报告（表 9-2），最终获得血液学完全缓解，*FIP1L1-PDGFRA* 基因最终证实是伊马替尼治疗靶基因，现已证实，伊马替尼对伴有*PDGFRA* 或 *PDGFRB* 重排的 MPN 有显效。本例患者长期服用伊马替尼，嗜酸性粒细胞降至正常，病情控制稳定。

（谢佳星）

参 考 文 献

1. Savage N，George TI，Gotlib J. Myeloid neoplasms associated with eosinophilia and rearrangement of PDGFRA，PDGFRB，and FGFR1: a review. Int J Lab Hematol，2013，35（5）：491-500.

2. Arai A，Yan W，Wakabayashi S，et al. Successful imatinib treatment of cardiac involvement of FIP1L1-PDGFRA-positive chronic eosinophilic leukemia followed by severe hepatotoxicity. Int J Hematol，2007，86（3）：233-237.

3. Desai N，Morkhandikar S，Sahay R，et al. Myeloproliferative hypereosinophilic syndrome presenting as cardiac failure and response to imatinib. Am J Ther，2014，21（2）：e35-37.

4. Gotlib J. World Health Organization-defined eosinophilic disorders: 2014 update on diagnosis, risk, stratification, and management. Am J Hematology，2014，89（3）：325-337.

表 9-2　表现为慢性咳嗽的 Eos 增多综合征文献复习

例	年龄/性别	吸烟	症状	血 Eos	IgE	自身抗体	寄生虫	BALF Eos	肺功能	影像学	骨髓穿刺	初步诊断	初步治疗	治疗反应	FIPIL1-PDGFRA	最终治疗
1	54/男	15年	慢性咳嗽	5.0(/μl)	正常	阴性	neg	25%	肺通气功能正常，激发阴性	CT：小支气管壁增厚	Eos 比例明显升高	GERD	ICS OCS PPI	咳嗽减轻，血 Eos 无下降	FIPIL1/PDGFRA 融合基因阳性	Imatinib，OCS 逐步减量并停药
2	42/男	NA	慢性咳嗽	3.56(/μl)	正常	NA	NA	NA	肺通气功能、弥散功能正常	CXR 正常	Eos 比例明显升高	CVA	ICS, LTRA Occasional OCS	咳嗽缓解，血 Eos 继续增高	FIPIL1/PDGFRA 融合基因阳性	Imatinib
3	41/男	20年	咳嗽，气促	15.3(/μl)	正常	neg	抗体阳性	28%	肺通气功能正常	CT：鼻窦正常，肺实质正常	Eos 比例明显升高	CVA	甲泼尼龙、抗组胺、吸入糖皮质激素、SABA、吡喹酮	咳嗽减轻，不明显，血 Eos 无下降	FIPIL1/PDGFRA 融合基因阳性	Imatinib，OCS 逐步减量并停药

注：NA：未做检查；SABA：短效 β_2 受体激动剂

第九章

379

第十一节　阻塞性睡眠呼吸暂停

一、概述

阻塞性睡眠呼吸暂停（obstructive sleep apnea，OSA）是一种在睡眠中因反复上气道完全或不完全阻塞导致的以频繁呼吸暂停为突出表现的睡眠性疾病，成人患病率约为 4%，60 岁以上人群患病率可高达 20%～40%。除打鼾、夜间憋醒和白天嗜睡等症状外，最近的研究表明 OSA 患者常伴有慢性咳嗽，已有多篇 OSA 导致慢性咳嗽的病案报道。

二、文献复习

以"慢性咳嗽（chronic cough）、阻塞性睡眠呼吸暂停（obstructive sleep apnea）"为关键词检索 2002—2014 年万方数据库和 Pubmed 数据库相关文献，共获取有效文献 8 篇，病例报道 4 篇，关于 OSA 患者慢性咳嗽的流行病学调查 4 篇。纳入的 4 篇病例报道中共有 9 例患者，其中男 3 例，女 6 例，年龄 46～73 岁。最早为 Birring 等于 2007 年报道了 4 例 OSA 导致的慢性咳嗽患者，经持续气道正压通气治疗后咳嗽消失或得到明显缓解，首次确立了 OSA 和慢性咳嗽的因果关系。

病例 1：患者，男，52 岁，曾有吸烟史，因咳嗽、咳痰 3 个月到全科医师处就诊，咳嗽无日夜规律，平躺加重，使用多个疗程抗生素无效后转至大学医院，胸部 X 线片、肺功能、支气管激发试验、胸部 CT、诱导痰正常，考虑胃食管反流性咳嗽（GERC）、鼻炎，予鼻用糖皮质激素、质子泵抑制剂（PPI）治疗后鼻炎及胃食管反流性疾病（GERD）症状好转，但咳嗽无好转，未继续治疗，3 年后再次就诊，主诉仍有咳嗽，并有日间困倦，体查发现口咽狭窄，PSG 提示 OSA（AHI 36），使用 CPAP 6 周后完全缓解。

病例 2：患者，女，73 岁，曾有吸烟史，18 个月干咳，日间为主，第一次因咳嗽就诊时有日间困倦、打鼾，予 PSG 提示重度 OSA（AHI 86），但患者拒绝使用 CPAP，更关注解决咳嗽问题，予完善检查，胸部 X 线片无异常，肺功能为限制性通气功能障碍，鼻内镜、耳鼻喉科会诊、气管镜、心脏超声均正常，曾经予 ICS、吸入型短效 β₂ 受体激动剂（SABA）、吸入型长效 β₂ 受体激动剂（LABA）治疗无效。第二次因慢性咳嗽就诊时，同意使用无创通气 CPAP治疗，治疗 1 周咳嗽即有明显好转。

病例 3：患者，女，46 岁，无吸烟史，咳嗽、咳痰 1 年，日夜均有咳嗽，无鼻炎或 GERD 症状，鼻用糖皮质激素和 ICS 无效，胸部 X 线片、肺功能正常，初始诊断为哮喘、EB。肺功能、HRCT、诱导痰正常。PSG 提示 OSA，与 CPAP 治疗 5 天咳嗽即缓解。

病例 4：患者，男，63 岁，咳嗽、咳痰 4 个月，咳嗽严重，日夜均有咳，平卧加重，无鼻炎或 GER 症状，胸部 X 线片、肺功能和支气管激发试验正常，诱导痰正常，患者诉有打鼾和日间困倦，监测夜间血氧饱和度提示 OSA（AHI 10），予 CPAP 治疗 2 天咳嗽好转，3 个月后咳嗽完全缓解。

　　结合文献报道及广州呼吸健康研究院的多例病例，OSA 引起慢性咳嗽的病例以中年女性多见，BMI 偏高，诱导痰细胞分类、肺功能、FENO 多无异常，多数曾经误诊为哮喘 / 咳嗽变异性哮喘、GERD 等慢性咳嗽常见病因，予持续气道正压通气（continuous positive airway pressure，CPAP）治疗效果良好，咳嗽缓解。OSA 为常见病，发病率随着年龄增加而增加，虽然女性发病率低过男性，但绝经后女性发病率明显增加，但因女性的 OSA 症状不典型而常被漏诊。OSA 的主要症状有打鼾、夜间憋醒和白天嗜睡等，近来发现 OSA 也常伴有慢性咳嗽等症状，下面将从发生机制、临床特征、诊断和治疗等方面对 OSA 导致的慢性咳嗽进行探讨。

三、发生机制

　　目前对于 OSA 引起慢性咳嗽的发生机制仍未明确，可能与下列因素有关：

（一）咽部炎症

　　OSA 患者夜间打鼾时张口呼吸，容易引起咽部慢性炎症，也易诱发上呼吸道感染，成为慢性咳嗽的易患因素。本研究中有 2 例患者有上呼吸道感染并加重咳咳嗽的病史。

（二）咳嗽敏感性增高

　　打鼾及 OSA 可以引起软腭、悬雍垂和上气道黏膜结构和神经反射的异常，增高咳嗽反射敏感性，可能也是引起慢性咳嗽的原因。本研究的患者未行咳嗽敏感性试验，未知治疗前后咳嗽敏感性情况。上气道异常是否激发咳嗽受体方面仍不清楚。

（三）气道炎症

　　OSA 患者存在气道炎症，痰中性粒细胞数增高，与本研究的情况相符，3 例患者诱导痰中性粒细胞均 >50%，OSA 患者上气道炎症介质浓度增高，CPAP 治疗后呼出气浓缩物中炎症因子水平下降，上气道炎症改善。

（四）鼻炎

　　OSA 可能与鼻炎发生率增加有关，OSA 患者的鼻部疾病参与慢性咳嗽的发生，机制与上气道咳嗽综合征相同。本研究有 2 例患者有轻度鼻窦炎，第 1 例曾予对症治疗无明显效果，CPAP 治疗后咳嗽缓解，提示对于这 2 例患者鼻窦炎非引起咳嗽的主要因素。

（五）胃食管反流

　　60%～70% 的 OSA 患者常合并胃食管反流，GERC 是慢性咳嗽的常见病因。OSA 患者夜间睡眠过程中反复发生呼吸暂停，胸膜腔内压反复大幅度波动，CPAP 治疗能改善胸腔负压，食管下段括约肌张力增加，从而缓解 OSA 患者的食管反流及由此引起的咳嗽。

四、临床特征

从病例报道、流行病学研究及本文病例看，OSA 所致的慢性咳嗽大多发生在女性、肥胖和打鼾者，慢性咳嗽可作为 OSA 的主要或唯一临床症状。多为干咳，日夜均有，夜间睡眠状态下常咳醒，日夜规律，可伴有胃灼热感或咽部不适表现。而流行病学研究显示多数 OSA 患者有慢性咳嗽症状，可达 33%～39.4%，CPAP 治疗能缓解咳嗽症状；同时，流行病学研究也显示，慢性咳嗽患者 OSA 的患病率高，可达 68%，多合并有 UACS、GERD 及 CVA 等病因。

本研究的 3 例患者均为中年、体型肥胖，有上呼吸道感染后加重咳嗽，咳嗽无日夜规律，这些特征与 Sundar 等及 Yokohori 等报道的病例相似。鼻窦 CT 有轻度鼻部炎症，请耳鼻喉科会诊考虑有慢性鼻炎，但治疗无效，与 Birring 等、Sundar 等及 Yokohori 等报道的病例相似。

五、诊断

OSA 引起的慢性咳嗽相对少见，首先是提高诊断意识，对存在 OSA 的危险因素如肥胖、下巴后缩的患者应详细询问病史、体查，安排 PSG，当遵循现有慢性咳嗽指南推荐的诊治流程排除常见病因，或按常见病因治疗后咳嗽症状不缓解或不能完全消失，应考虑 OSA 作为慢性咳嗽独立或共同病因的可能性，并及时行相应检查，如 PSG 证实 OSA，持续气道正压或双水平气道正压通气治疗后咳嗽减轻或消失的患者可以明确诊断。

六、治疗

持续气道正压或双水平气道正压通气是治疗 OSA 相关慢性咳嗽的首选措施。目前的文献报道及本研究的病例提示治疗 1～2 天后咳嗽症状可有明显改善，但完全消失需要 5 天～6 周，个体差异很大。本文的病例 1 给予 CPAP 治疗 1 天即有效缓解咳嗽症状，病例 2 给予 CPAP 治疗 1 周对于缓解慢性咳嗽也有明显效果。持续气道正压治疗 OSA 相关咳嗽的机制可能为：①保持气道通畅，防治上气道塌陷和舌根后坠，减少对局部咳嗽感受器的刺激；②提高胸腔内压和和食管内压，阻断或缓解胃食管反流而改善咳嗽症状；③纠正间歇性缺氧和减少气道反复阻塞对气道的机械损伤，抑制气道炎症。疗程上参照 OSA 的治疗，应予长期维持治疗。

七、小结

OSA 是新近才认识到的慢性咳嗽病因之一，其发生机制也未明确，但 OSA 患病率较高，并且流行病学显示其有较高的慢性咳嗽发生率，因此必须增强 OSA 相关慢性咳嗽的认识，对于原因不明的慢性咳嗽患者应除外 OSA，尤其是存在肥胖、颈粗短、下颌后缩，应询问其是否存在打鼾、呼吸暂停或憋醒、头晕、白天嗜睡等症状并详细体查。如有上述特点应高度考虑其慢性咳嗽与 OSA 有关，PSG 有助于确诊 OSA，如确诊可进行无创通气治疗，避免漏诊和误诊。

（谢佳星）

参 考 文 献

1. Faruqi S，Fahim A，Morice AH. Chronic cough and obstructive sleep apnoea：reflux-associated cough hypersensitivity？ Eur Respir J，2012，40：1049-1050.

2. Lai K，Chen R，Lin J，et al. A prospective，multicenter survey on causes of chronic cough in China. Chest，2013，143：613-620.

3. Morice A. Chronic cough：epidemiology. Chron Respir Dis，2008，5：43-47.

4. Lee W，Nagubadi S，Kryger MH，et al. Epidemiology of Obstructive Sleep Apnea：a Population-based Perspective. Expert Rev Respir Med，2008，2：349-364.

5. Irwin RS. Introduction to the diagnosis and management of cough：ACCP evidence-based clinical practice guidelines. Chest，2006，129：25S-27S.

6. Birring SS，Ing AJ，Chan K，et al. Obstructive sleep apnoea：a cause of chronic cough. Cough，2007，3：7.

7. Sundar KM，Daly SE. Chronic cough and OSA：a new association？ J Clin Sleep Med，2011，7：669-677.

第十章
不明原因慢性咳嗽与慢性咳嗽高敏综合征

一、概述

慢性咳嗽的常见病因主要为咳嗽变异性哮喘、嗜酸粒细胞性支气管炎、胃食管反流性疾病、上气道咳嗽综合征，这些病因占慢性咳嗽的 70%～95%。然而，有一部分慢性咳嗽患者在进行了全面检查、治疗之后，病因仍无法明确。这些患者常以上呼吸道感染作为起病的首发因素，主要表现为慢性刺激性干咳，伴有咽痒或异物感，对相对少量的油烟、灰尘、异味及冷空气敏感，有时讲话及紧张亦会引起咳嗽，对目前的常规治疗无效，严重影响患者生活质量。咳嗽高敏感性是此类患者的重要特征，既往将这一类咳嗽归类为不明原因慢性咳嗽，又称为特发性咳嗽。近年来提出一个新的诊断名词"慢性咳嗽高敏综合征（chronic cough hypersensitivity syndrome，CCHS）"用于描述此类慢性咳嗽患者。本章所述的咳嗽高敏综合征的发病机制和诊治主要定位于不明原因慢性咳嗽及难治性慢性咳嗽的范畴。

二、发病机制

咳嗽高敏综合征的发病机制目前尚不完全清楚，目前广泛认为神经源性炎症和咳嗽高敏感性是其主要发病机制，这其中包含了外周神经系统、中枢神经系统及相关的炎症因子等方面，这和慢性疼痛的神经性炎症有很多共性。在外周神经相关的机制方面，TRP 通道、钠离子通道、P2X3 通道及肿瘤坏死因子（TNF-α）和神经生长因子（NGF）是近些年发现的与调控咳嗽敏感性相关的主要通道及炎症因子。中枢神经方面，目前研究显示孤束核和大脑皮层网状结构均参与了咳嗽敏感性的调控。

咳嗽信号通过外周感受器到传入感觉神经的过程中，可通过若干离子通道的活化，比如 TRPA1、TRPV1 和 P2X3 等，引起放大效应，在外周及中枢敏化的一系列作用中，可能由防御性反射变成咳嗽高敏综合征，并且在从外周神经系统到中枢神经系统的敏化过程中，呈现出一个分期的过程。除这些离子通道外，由于神经末梢动作电位的启动是受到钠离子通道的调控，钠离子通道（Na V）也在咳嗽敏感性调控中起到重要作用。Na V 分为九个亚型，主要有 Na1.7、Na1.8、Na1.9 三个亚型参与调控气道感觉神经的兴奋性，从而影响咳嗽高敏感性的产生。Muroi Y 等近期研究显示应用选择性的 NaV1.7 通道拮抗剂可以显著降低节状感觉神经元的活性。除了离子通道之外，在外周神经致敏中，肿瘤坏死因子 α（TNF-α）

起到了关键作用。给予分离出的大鼠肺感觉神经元长时间的 TNF-α 干预，发现其对 TRPV1 通道激动剂辣椒素的刺激有显著的增强反应。给予小鼠 TNF-α 预处理，发现其支气管迷走传入神经 C 纤维对于注射辣椒素的反应活化增强。

关于中枢神经系统在咳嗽高敏感性的调节方面，近年来一些研究进一步证实了中枢神经系统参与调控了慢性咳嗽高敏综合征。Mazzone 等利用功能磁共振技术（functional magnetic resonance imaging，fMRI）发现感觉高敏感不仅反映在控制感觉的脑功能区活性增强，也反映在对初级传入神经信号负调控的脑回路中有异常反应。他们也发现慢性咳嗽患者在进行辣椒素激发实验中，增强的咳嗽敏感性和控制疼痛的中脑区域的活性增强相关，证实了控制疼痛敏感性的脑区参与了慢性咳嗽的调控。

三、咳嗽敏感性的评估测量

目前临床应用最广泛的是化学物质激发的咳嗽敏感性检测，常见的激发物包括辣椒素、柠檬酸，均以定量的方式吸入。其在方法学上与支气管激发试验相似，目前已被写进中国及欧洲咳嗽诊治指南。但该方法仍有局限性，其主要反映特定的外周化学感受器介导的咳嗽反射，不能有效检测其他通路介导的咳嗽敏感性。有报道发现部分慢性咳嗽患者在接受加巴喷丁或缓释吗啡治疗成功后，吸入辣椒素或柠檬酸测得的咳嗽敏感性值未有降低。一种解释是上述方法敏感度较低，不足以检测出患者治疗前后咳嗽敏感性的差异；另一种解释倾向于咳嗽敏感性个体差异较大所致。近来有报道利用吸入氨水引起的声门闭合反射（glottic-stop reflex）来评估咳嗽敏感性，该方法还能区分慢性咳嗽患者与正常人的敏感性，其声门闭合反射的敏感性与辣椒素咳嗽敏感性具有显著相关性。现也有学者提出"喉部高敏感（laryngeal hypersensitivity）"的概念，指出咽喉部的区域往往是咳嗽高敏感的始发区。这在一些慢性咳嗽伴声带、喉部功能障碍的患者上证实。针对喉部高敏感性的检测方法及治疗已有报道。但后两种方法在临床中的应用经验有限，还需要进一步评估。

四、临床特征

咳嗽高敏综合征主要临床特征为慢性刺激性干咳，且临床上没有明确的病因，可伴有鼻部、咽喉部不适的症状。往往有咳嗽敏感性的增高，轻微的热、冷、机械或化学刺激，甚至饮水进食或讲话均可导致患者刺激性的干咳，对其生活质量有严重影响，常规治疗无效。

五、诊断及鉴别诊断

不明原因慢性咳嗽 / 咳嗽高敏综合征的诊断属于排他性诊断，需要排除其他引起咳嗽的常见及少见病因，临床上有三种情况：①没有明确病因的慢性咳嗽；②有可诊断的病因，但反复治疗无效的难治性咳嗽；③未诊断病因，经验性治疗无效的难治性咳嗽。无论哪种情况，临床上对其正确诊断仍有困难，往往会过度诊断为哮喘等常见引起咳嗽的疾病。因此，对于慢性咳嗽的患者进行规范化、系统性的管理非常必要（图 10-1）。

第十章

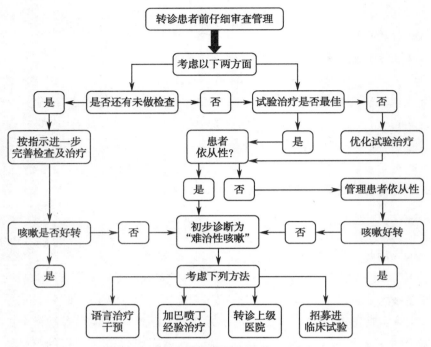

图 10-1 难治性咳嗽患者的管理流程图

六、治疗

目前 CHS 的治疗选择仍然有限，根据其定义以及病理生理学特征，在处理时主要以降低咳嗽敏感性为目的，包括药物治疗手段及非药物治疗手段。

（一）药物治疗选择

1. 神经调节因子类药物　神经调节因子类药物是指神经递质 γ- 氨基丁酸（GABA）受体激动剂，主要包括加巴喷丁（gabapentin）、阿米替林（amitriptyline）和巴氯芬（baclofen）等。Ryan 等的随机、双盲、对照研究中纳入 62 例难治性慢性咳嗽患者，观察到加巴喷丁能显著改善慢性咳嗽患者咳嗽相关生活质量，咳嗽频率及咳嗽严重程度（VAS 评分）均较安慰剂组显著下降，而且患者能较好耐受加巴喷丁的副作用。Jeyakumar 等在另外一项随机对照试验中纳入 28 例慢性咳嗽患者，分为阿米替林治疗组及可待因 / 愈创甘油醚组，结果显示阿米替林治疗组咳嗽相关生活质量改善率明显高于可待因 / 愈创甘油醚组。此外，在 Dicpinigaitis 等的报道中，2 例难治性慢性咳嗽患者在使用巴氯芬后咳嗽频率及严重程度均下降，辣椒素咳嗽敏感性显著下降；与此类似，徐镶怀等报道了 3 例胃食管反流引起的难治性慢性咳嗽患者，在尝试抗反流治疗无效后，给予巴氯芬（20mg，3 次 /d）口服代替抗反流药物，1～4 周后咳嗽症状明显缓解，咳嗽症状积分及辣椒素咳嗽敏感性均显著下降。

2. 其他镇咳药物　目前已知效果最好的中枢性镇咳药物如可待因、吗啡等因具有成瘾性，在临床的应用受到限制。作为天冬氨酸受体阻滞剂，美金刚（memantine）被报道可以抑制柠檬酸激发的咳嗽症状。Lim 等回顾性分析了 165 例成年患者雾化吸入利多卡治疗难治性咳嗽的疗效，结果显示治疗后咳嗽症状 VAS 积分显著降低，在完成治疗的 92 例患者中，49% 的患者咳嗽症状得到缓解。

3．正在研制的药物

（1）一些分子靶向药物：如 TRPV1 受体拮抗剂、选择性大麻素受体激动剂（CB2 agonist）和钾离子通道开放剂（maxi-K channel）等被证实能起到一定的镇咳作用。Khalid S 等在一项双盲、对照试验中应用口服 TRPV1 受体拮抗剂 SB-705498（600mg）治疗不明原因慢性咳嗽患者，初步结果显示 SB-705498 虽然可以在服用 2 小时后显著降低患者对辣椒素的咳嗽敏感性，但是 24 小时的客观咳嗽频率并没有获得显著的改善。

（2）ATP：作为一种神经递质可激活初级传入神经元上的 P2X 和 P2Y 受体，P2X 受体中的 P2X3 亚单位高度选择性表达于感觉神经元，包括支配咳嗽反射的迷走传入神经元。一项随机双盲对照试验证实，慢性咳嗽患者服用 P2X3 受体拮抗剂 600mg，2 次 /d，连续 14 天，咳嗽频率较安慰剂组降低了 75%，但是所有的患者均出现了味觉减退的症状。继而在美国的一项临床研究，将 AF-219 剂量减至 50mg，2 次 /d，发现与 600mg 相比，在减轻患者咳嗽频率及症状上效果相似，且味觉减退症状大大减低，仅半数受试者表示有一过性的味觉障碍。所以 AF-219 在治疗慢性咳嗽高敏综合征方面前景广阔，但仍需更多的临床试验来证实。

（二）非药物治疗选择

非药物治疗手段包括语言病理治疗及咳嗽抑制性生理治疗，统称为咳嗽抑制性治疗。咳嗽抑制性治疗在改善患者咳嗽相关生活质量、降低咳嗽敏感性及咳嗽频率方面显示出一定效果。根据病情需要，咳嗽抑制性治疗分为 2～4 期，主要内容包括教育患者何为咳嗽敏感性、咳嗽高敏感性及反复大量咳嗽的危害；注意喉部卫生如尽量用鼻子呼吸，减少环境刺激物的吸入及增加水的摄入频率及摄入量；控制咳嗽发生如辨认咳嗽的激发物，善于利用抑制咳嗽冲动的技巧及学会改变呼吸的方式；提供心理教育辅导如鼓励自主性咳嗽，树立治疗目标及排除心理压力等。Vertigan 等在一项随机对照试验中纳入 87 例难治性慢性咳嗽患者，随机分为语言病理治疗组及安慰剂对照组，治疗周期为 2 个月，结果显示语言病理治疗组患者的咳嗽、呼吸、发声及上气道积分改善程度显著高于安慰剂对照组。随后 Ryan 等报道难治性咳嗽患者接受语言康复疗法治疗后，咳嗽相关生活质量（LCQ 积分）显著提高，而辣椒素咳嗽敏感性及咳嗽频率显著下降。Patel 等在一项前瞻性研究中观察了 23 例难治性慢性咳嗽患者接受咳嗽抑制性生理治疗 2 个月前后的健康状况变化，结果显示治疗后患者咳嗽相关生活质量积分（LCQ）显著升高，咳嗽频率显著下降。

七、总结

CHS 概念的提出对认识慢性咳嗽的病理生理机制及促进咳嗽新药开发有重要意义。咳嗽敏感性增高是 CHS 患者的主要临床和病理生理学特征。目前临床上对于 CHS 的诊断的筛选及管理还不甚完善，主要依赖于吸入 TRPV1/TRPA1 激动剂如辣椒素或柠檬酸这样的咳嗽敏感性检测，对于新的比如喉敏感性检测，还需进一步的临床研究来证实。未来的研究方向主要在于进一步完善临床咳嗽敏感性激发方法，使咳嗽敏感性的检查结果更具临床价值，并在认识咳嗽敏感性增高机制的前提下，进一步开发新型的、副作用小的分子靶向药物，以满足临床需要。

（赖克方　赵华嗣）

参 考 文 献

1. 中华医学会呼吸病学分会哮喘学组. 咳嗽的诊断与治疗指南（2015）. 中华结核和呼吸杂志，2016，39（5）：323-354.

2. Chung KF. Chronic 'cough hypersensitivity syndrome': A more precise label for chronic cough. Pulm Pharmacol Ther，2011，24（3）：267-271.

3. Chung KF，L McGarvey，SB Mazzone. Chronic cough as a neuropathic disorder. Lancet Respir Med，2013，1（5）：414-422.

4. Morice AH，Faruqi S，Wright CE，et al. Cough hypersensitivity syndrome: a distinct clinical entity. Lung，2011，189（1）：73-79.

5. O'Neill J，McMahon SB，Undem BJ. Chronic cough and pain: Janus faces in sensory neurobiology？ Pulm Pharmacol Ther，2013，26：476-485.

6. Chung KF，McGarvey L，Mazzone SB. Chronic cough as a neuropathic disorder. Lancet Respir Med，2013，1（5）：414-422.

7. Hu Y，Gu Q，Lin RL，et al. Calcium transient evoked by TRPV1 activators is enhanced by tumor necrosis factor-{alpha} in rat pulmonary sensory neurons. Am J physiol Lung Cell Mol Physiol，2010，299（4）：L483-492.

8. Farrell MJ，Mazzone SB. Sensations and regional brain responses evoked by tussive stimulation of the airways. Respir Physiol Neurobiol，2014，204：58-63.

9. Ando A，Smallwood D，McMahon M，et al. Neural correlates of cough hypersensitivity in humans: evidence for central sensitisation and dysfunctional inhibitory control. Thorax，2016，71（4）：323-329.

10. 赖克方，方章福，姚红梅. 咳嗽高敏综合征：不明原因慢性咳嗽的新概念. 解放军医学杂志，2014，39（5）：343-349.

11. Morice AH，Menon MS，Mulrennan SA，et al. Opiate therapy in chronic cough. Am J Respir Crit Care Med，2007，175（4）：312-315.

12. Ryan NM，Birring SS，Gibson PG. Gabapentin for refractory chronic cough: a randomised, double-blind, placebo-controlled trial. Lancet，2012，380（9853）：1583-1589.

13. Vertigan AE，Bone SL，Gibson PG. Development and validation of the Newcastle laryngeal hypersensitivity questionnaire. Cough，2014，10（1）：1.

14. Hull JH，Menon A. Laryngeal hypersensitivity in chronic cough. Pulm Pharmacol Ther，2015，35：111-116.

15. Vertigan AE，Theodoros DG，Gibson PG，et al. Review series: chronic cough: behaviour modification therapies for chronic cough. Chron Respir Dis，2007，4（2）：89-97.

16. Gibson P，Wang G，McGarvey L，et al. Treatment of unexplained chronic cough: CHEST guideline and expert panel report. Chest，2016，149：27-44.

17. Chung KF，Mcgarvey L，Mazzone S. Chronic cough and cough hypersensitivity syndrome. Lancet Res Med，

2016，12（4）：934-935.

18. Turner RD，Bothamley GH. Chronic cough and a normal chest X-ray—a simple systematic approach to exclude common causes before referral to secondary care: a retrospective cohort study. NPJ Prim Care Respir Med，2016，26：15081.

19. Ryan NM，Birring SS，Gibson PG. Gabapentin for refractory chronic cough: a randomised，double-blind，placebo-controlled trial. Lancet，2012，380（9853）：1583-1589.

20. Jeyakumar A，Brickman TM，Haben M. Effectiveness of amitriptyline versus cough suppressants in the treatment of chronic cough resulting from postviral vagal neuropathy. Laryngoscope，2006，116（12）：2108-2112.

21. Dicpinigaitis PV，Rauf K. Treatment of chronic，refractory cough with baclofen. Respiration，1998，65（1）：86-88.

22. Xu X，Chen Q，Liang S，et al. Successful resolution of refractory chronic cough induced by gastroesophageal reflux with treatment of baclofen. Cough，2012，8（1）：8.

23. Morice AH，Menon MS，Mulrennan SA，et al. Opiate therapy in chronic cough. Am J Respir Crit Care Med，2007，175（4）：312-315.

24. Dicpinigaitis PV，Canning BJ，Garner R，et al. Effect of memantine on cough reflex sensitivity: translational studies in guinea pigs and humans. J Pharmacol Exp Ther，2015，352（3）：448-454.

25. Lim KG，Rank MA，Hahn PY，et al. Long-term safety of nebulized lidocaine for adults with difficult-to-control chronic cough: a case series. Chest，2013，143（4）：1060-1065.

26. Barnes PJ. The problem of cough and development of novel antitussives. Pulm Pharmacol Ther，2007，20（4）：416-422.

27. Khalid S，Murdoch R，Newlands A，et al. Transient receptor potential vanilloid 1（TRPV1）antagonism in patients with refractory chronic cough: A double-blind randomized controlled trial. J Allergy Clin Immunol，2014，134（1）：56-62.

28. Abdulqawi R，Dockry R，Holt K，et al. P2X3 receptor antagonist（AF-219）in refractory chronic cough: a randomised，double-blind，placebocontrolled phase 2 study. Lancet，2015，385（9974）：1198-1205.

29. Smith JA，Michael K，Sher M，et al. A phase 2 dose-escalation study with AF-219，a P2X3 antagonist for the treatment of chronic cough. Amer J Respir Crit Care Med，2016，193：A6524.

30. Chamberlain S，Garrod R，Birring SS. Cough suppression therapy: Does it work？ Pulm Pharmacol Ther，2013，26（5）：524-527.

31. Vertigan AE，Theodoros DG，Gibson PG，et al. Efficacy of speech pathology management for chronic cough: a randomised placebo controlled trial of treatment efficacy. Thorax，2006，61（12）：1065-1069.

32. Patel AS，Watkin G，Willig B，et al. Improvement in health status following cough-suppression physiotherapy for patients with chronic cough. Chron Respir Dis，2011，8（4）：253-258.

33. Ryan NM，Vertigan AE，Gibson PG. Chronic cough and laryngeal dysfunction improve with specific treatment of cough and paradoxical vocal movement. Cough，2009，5：4.

34. Ryan NM，Vertigan AE，Bone S，et al. Cough reflex sensitivity improves with speech language pathology management of refractory chronic cough. Cough，2010，6：5.

第十一章
咳嗽的药物治疗

第一节 镇咳药物治疗

一、概述

咳嗽在生理情况下是机体重要的防御机制，具有防止异物进入下气道和清除呼吸道异物及过多分泌物的重要作用，偶发的咳嗽即使在健康人群中也很常见。但当该症状反复或持续出现，且咳嗽程度剧烈时则可能影响患者的呼吸循环系统、消化系统、泌尿生殖系统、骨骼肌肉系统和神经精神系统等多个系统的正常功能，并显著降低患者的生活质量。另一方面，作为最常见的疾病主诉之一（就诊呼吸科的成人中，约有 38% 的人群主要因为咳嗽症状就诊），咳嗽也是几乎所有慢性呼吸系统疾病或部分非呼吸系统疾病的重要表现，尽管通过全面的评估、检查和治疗，许多患者的咳嗽症状能够得到有效缓解，但在慢性咳嗽（咳嗽时间超过 8 周）患者中，仍有约 5%～10% 的患者不能明确其病因或者虽然明确其可能病因但咳嗽症状仍然持续。鉴于频繁而剧烈的咳嗽对患者心理、生理和生活质量的明显损害，因此运用有效的镇咳药物进行治疗十分必要。

二、咳嗽反射及镇咳药作用机制

咳嗽反射与其他神经反射一致，需通过感受器 - 传入神经（感觉神经）- 神经中枢 - 传出神经（运动神经）- 效应器官的通路而形成。

镇咳药的具体机制虽然各不相同，但总体而言均是通过抑制咳嗽反射通路的某些部分产生镇咳作用，其中主要作用于咳嗽中枢的镇咳药物通常被归类为中枢性镇咳药，而主要作用于咳嗽感受器、传入神经、传出神经和效应器的镇咳药物则被归类为外周性镇咳药（见文末彩图 11-1）。

三、中枢性镇咳药

中枢性镇咳药是指直接抑制延髓咳嗽中枢的一个或多个点位而产生镇咳作用的药物，根据其是否具有成瘾性和麻醉作用，分为依赖性和非依赖性镇咳药。前者主要是吗啡类生物碱及其衍生物，镇咳作用明显但可能成瘾，多在其他治疗无效时短暂使用，临床上主要使

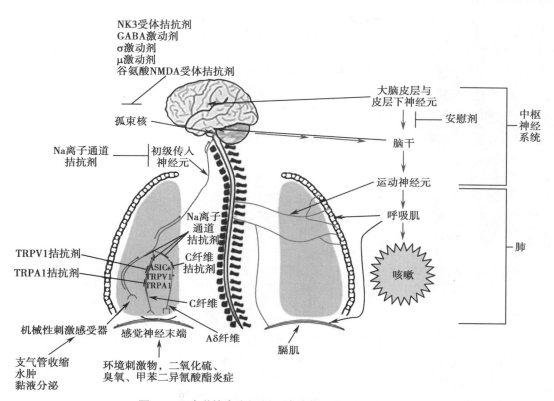

图 11-1 咳嗽的产生机制及镇咳药物的主要作用靶点

用的药物为可待因（codeine）。后者多为人工合成的镇咳药，如右美沙芬（dextromethorphan）和喷托维林（pentoxyverine），临床应用十分广泛。

（一）依赖性镇咳药

依赖性镇咳药指吗啡类生物碱及其衍生物，包括吗啡和可待因等，具有十分明显的镇咳作用，因其具有成瘾性及呼吸抑制作用，因此临床上对这类药物需谨慎选择。其作用机制主要是通过与大脑内阿片受体结合发挥作用。阿片受体在体内存在至少八种亚型，在中枢神经系统中包括至少四种亚型 κ、μ、δ、σ 受体。依赖性镇咳药物通过与不同脑区的阿片受体结合而发挥作用。依赖性镇咳药物的副作用主要为药物性依赖和镇静、恶心、便秘等胃肠道症状。阿片类药物依赖性与 μ 受体和吗啡的结合能力明显相关。

吗啡作用最强、应用最早，其对延髓咳嗽中枢的抑制作用很强，但容易成瘾，且具有明显的呼吸抑制作用，因此临床应用较少。可待因是吗啡的甲基衍生物，其呼吸抑制和依赖性均较吗啡弱，因此临床更常应用。

该类药物中较常用的还包括福尔可定（pholcodine）和双氢可待因（dihydrocodeine）等。各种常见依赖性镇咳药的用法、药理作用、副作用及注意事项详见表 11-1。

（二）非依赖性镇咳药

非依赖性镇咳药是指无明显成瘾性及麻醉作用的镇咳药物，多为人工合成的镇咳药，因其治疗剂量不抑制呼吸，长期服用无成瘾性和耐受性，临床运用广泛。主要用于咳嗽频繁、剧烈而痰量较少的患者或患者原有较严重疾病，咳嗽可使病情加剧或带来难以忍受的痛苦。该类药物中最常用者为右美沙芬和喷托维林。其中右美沙芬是一种吗啡喃类镇咳药，早在 1953 年便有研究者报道其镇咳作用，而且与可待因相比它不会出现便秘、恶心、嗜睡、成瘾等副作用但却有相似的镇咳作用，因此是许多非处方药的成分之一，主要用于各种原因引起的干咳。而喷托维林镇咳作用约为可待因的 1/3，主要用于上呼吸道炎症引起的干咳，对小儿百日咳效果较好。各种常见非依赖性镇咳药的用法、药理作用、副作用及注意事项详见表 11-2。

表 11-1 依赖性镇咳药的用法、药理作用、不良反应及注意事项

药名	用法	药理作用及体内过程	不良反应	注意事项
可待因（codeine）	口服每次 15～30mg，3 次 /d	吗啡生物碱衍生物，直接抑制延髓咳嗽中枢，镇咳作用强，约为吗啡 1/10；起效快，口服约 20 分钟即可起效；同时具有镇痛和镇静作用，半衰期约 3～4 小时，通过肝脏代谢，经尿液排出	长期使用可成瘾，偶有恶心、呕吐、便秘及眩晕等不适，前列腺肥大患者易诱发尿潴留。大剂量使用（单次剂量 >60mg）时可明显抑制呼吸中枢并出现烦躁不安等症状，中毒解救可用纳洛酮	不宜用于黏痰和痰量较多者、支气管哮喘和急腹症患者
吗啡（morphine）	口服或皮下注射，每次 5～10mg，1～3 次 /d；极量为每次 30mg，100mg/d	与大脑中枢阿片受体结合，作用于钾离子和钙离子通道以抑制咳嗽；兼有镇静作用。口服后 30 分钟血浆浓度达峰值，半衰期约 2 小时，通过肝脏代谢，经尿液排出	长期使用极易成瘾，可出现便秘、呕吐、尿潴留、嗜睡、血压下降及呼吸抑制等	老年人、儿童、心律失常者、肝肾功能不全者、支气管哮喘患者慎用
福尔可定（pholcodine）	口服每次 5～10mg，3 次 /d，极量 60mg/d，婴幼儿及儿童根据年龄减量使用	镇咳作用与可待因类似，亦有镇静和镇痛作用，但依赖性较可待因小，呼吸抑制作用弱；经肾脏排泄，半衰期约 2～3 天；新生儿及儿童对其耐受性一般较好	不易引起便秘和消化紊乱，个别可见恶心、嗜睡反应，久用有依赖性，痰多者禁用	成瘾性较弱，可用于新生儿和儿童
二氢可待因（dihydrocodeine）	口服每次 15～30mg，3～4 次 /d	镇咳作用较可待因强 1 倍，作用持续 4～5 小时；肝脏代谢，肾脏排泄	不良反应与可待因类似	与可待因类似

表 11-2 非依赖性镇咳药的用法、药理作用、不良反应及注意事项

药名	用法	药理作用及体内过程	不良反应	注意事项
右美沙芬 (dextromethorphan)	口服每次 15～30mg, 3 次/d	直接抑制延髓咳嗽中枢（可能通过拮抗谷氨酸 NMDA 受体），是目前应用最广的非依赖性镇咳药，镇咳强度与可待因类似，还具有阿托品样抗胆碱作用及解除肌肉痉挛的作用，治疗剂量对呼吸中枢无抑制作用，无依赖性；大量服用时，也会产生中枢麻醉作用，半衰期约 1～4 小时，通过肝脏代谢，经尿液排出	安全范围广，超过常用量 100 倍亦无致命反应；偶有头晕、轻度嗜睡、口干、便秘、恶心、呕吐等不适	青光眼患者、妊娠 3 个月内妇女及有精神病史者禁用；可引起嗜睡，驾驶汽车或高空作业时不要使用；孕妇、哮喘、肝病及痰多患者慎用
喷托维林 (pentoxyverine)	口服每次 25mg, 3 次/d	主要作用于咳嗽中枢，尚有轻度阿托品样作用和局部麻醉作用，大剂量对支气管平滑肌有解痉作用；镇咳强度为可待因的 1/3，无成瘾性	偶有轻度头痛、头晕。口干、恶心、腹胀和便秘等不良反应	青光眼、前列腺肥大及心功能不全者慎用
二甲啡烷 (dimemorfan)	口服每次 10～20mg, 3 次/d, 婴幼儿及儿童根据年龄减量使用	右美沙芬的衍化物，通过激动 σ_1 受体从而起到镇咳作用，镇咳作用较右美沙芬强，约为可待因的 2～3 倍；无依赖性及镇痛效应，经尿液排泄，半衰期约 10～11 小时	毒性低，安全范围大，仅少数人有嗜睡、口干、食欲不振、腹泻、恶心等反应	无
布托啡诺 (butorphanol)	口服、皮下或肌内注射，每次 2mg, 3 次/d	镇咳强度是可待因的 10 倍，作用持久，亦有较强的镇痛作用	主要不良反应为嗜睡	无
氯苯达诺 (clofedanol)	口服每次 25～50mg, 3～4 次/d	镇咳轻度与可待因类似，尚有抗组胺、局部麻醉和阿托品样作用，能减轻支气管痉挛和黏膜充血性水肿	荨麻疹、头晕、恶心、呕吐	无
地美索酯 (dimethoxanate)	口服每次 25～50mg, 3 次/d	抗组胺药，镇咳作用略弱于可待因，兼有局麻作用和微弱的平滑肌解痉作用，具有轻度祛痰和平喘作用	困倦、乏力、头晕、唇麻等	对呼吸道急性炎症引起的咳嗽效果较好，对慢性或严重的咳嗽效果较差
二氧丙嗪 (dioxopromethazine)	口服每次 5mg, 3 次/d	除镇咳作用外，还具有抗组胺、解除平滑肌痉挛、抗炎和局部麻醉作用，无成瘾性；服药 30～60 分钟起效，持续 4～6 小时；对于过敏性鼻炎、荨麻疹、皮肤瘙痒等亦有效	可有倦怠乏力及镇静催眠作用	具有抗组胺作用，易引起困倦、乏力不良反应，高空作业及驾驶车辆、操纵机器者禁用
异米尼尔 (isoaminile)	口服每次 40mg, 3 次/d	镇咳作用比可待因稍弱，兼有轻微镇痛、局麻和支气管平滑肌松弛作用	偶有恶心、呕吐、食欲不振、便秘、腹泻、皮疹等	无

第十一章

药名	用法	药理作用及体内过程	不良反应	注意事项
氯哌斯汀 （cloperastine）	口服每次 10～20mg，3 次/d	苯海拉明的衍生物，镇咳作用弱于可待因，主要抑制咳嗽中枢，兼具 H_1 受体阻断作用，能缓解支气管痉挛、充血和水肿，并可使末梢支气管平滑肌松弛	偶有口干和嗜睡	无
替培啶 （tipepidine）	口服每次 20mg，3 次/d	较强的镇咳作用和祛痰作用	偶见头晕、食欲不振、胃部不适、便秘、嗜睡及皮肤瘙痒等	无
福米诺苯 （fominoben）	口服每次 80～160mg，3 次/d	镇咳作用类似可待因，能兴奋呼吸中枢、改善肺通气功能，降低痰液黏滞性	毒性低，大剂量可致血压下降	适用于慢性咳嗽、呼吸困难及小儿顽固性百日咳
依普拉酮 （eprazinone）	口服每次 40～80mg，3 次/d	苯丙哌酮兼具有中枢及外周性镇咳作用的非成瘾性镇咳药，主要作用于咳嗽中枢，选择性抑制脑干网状体，包括延髓咳嗽中枢，作用强度与可待因相近，但无可待因的抑制肠蠕动作用，同时兼具祛痰、局麻和抗组胺、抗胆碱作用	偶见轻度食欲不振、恶心、呕吐及腹泻	无

四、外周性镇咳药

外周性镇咳药也称为末梢镇咳药，通过抑制咳嗽反射弧（感受器、传入神经、传出神经及效应器）中的任一环节而起到镇咳作用。其镇咳作用主要通过局部麻醉、减少炎症刺激、缓解支气管痉挛和降低咳嗽敏感性等方式产生。药物因不能透过血脑屏障渗入中枢神经系统，从而无法产生阿片类药物一样的镇静作用。

主要有局部麻醉药和黏膜防护剂两类。局麻药物包括苯佐那酯、那可丁和利多卡因等，局麻药物通过抑制肺牵张感受器和降低感觉末梢的敏感性从而降低咳嗽冲动。黏膜防护剂包括甘草流浸膏和苯丙哌林等。黏膜防护剂口服后覆盖咽喉部黏膜表面，减少黏膜刺激，并促唾液分泌，主要是糖浆类药物。

其他外周性镇咳药物：那可丁的镇咳作用则与减少缓激肽刺激和解痉有关，左羟丙哌嗪、莫吉司坦和苯丙哌林的镇咳作用则与其直接抑制神经纤维信号传导有关。这些药物的用法、药理作用、不良反应及注意事项可见表 11-3。

表 11-3 外周性镇咳药的用法、药理作用、不良反应及注意事项

药名	用法	药理作用及体内过程	不良反应	注意事项
苯佐那酯 （benzonatate）	口服 每次 50～100mg，3 次/d，剂量 600mg/d	普鲁卡因的衍生物，局部麻醉作用较强。抑制肺牵张感受器及感觉神经末梢，抑制肺-迷走神经反射，阻断咳嗽反射的传入冲动；镇咳作用弱于可待因。口服后 10～20 分钟开始产生作用，持续 2～8 小时	偶见恶心、嗜睡、鼻塞和皮疹	由于其具有麻醉作用，经口服用可引起口腔麻木及嗜睡、恶心、眩晕等神经系统不良反应
利多卡因 （lidocaine）	雾化吸入 1%～2% 溶液，可用于支气管镜检查时抑制咳嗽；静脉用药（静推 0.5～1.5mg/kg，时间 5 秒以上，于使用芬太尼前 1 分钟使用）可能对芬太尼诱导的咳嗽有效	局部麻醉气道，抑制咳嗽反射传入	口腔、咽喉部不适，易呛咳，气短，烦躁，嗜睡等	治疗难治性咳嗽的选择之一
那可丁 （narcotine）	口服 每次 10～20mg，3 次/d	又称外周"可待因"，为阿片所含的异喹啉类生物碱，通过抑制肺牵张反射、解除支气管平滑肌痉挛，产生镇咳作用，作用与可待因相当，无依赖性，无呼吸抑制作用；对 ACEI 诱导的咳嗽效果较好	安全范围大，即使高剂量也仅有恶心或腹部不适	大剂量服用可也能引起支气管痉挛
左羟丙哌嗪 （levodropropizine）	口服 每次 60mg，3 次/d	可能通过抑制 C 纤维的神经传导发挥镇咳作用	胃肠道不适，乏力，嗜睡等	无
莫吉司坦 （moguisteine）	口服 每次 100～200mg，3 次/d	抑制咳嗽反射中传入神经的传导而发挥镇咳作用，与可待因的镇咳作用类似；对中枢神经系统无影响，无成瘾性；主要通过肾脏代谢	较安全	无
苯丙哌林 （benproperine）	口服 每次 20～40mg，3 次/d	非麻醉性镇咳药，其作用是可待因的 2～4 倍，可抑制外周传入神经，亦可抑制咳嗽中枢，尚有平滑肌解痉作用	口干、倦睡、疲劳、头晕、腹部不适、皮疹	无

五、其他镇咳药物

除了上述提到的各种典型镇咳药，近期的临床实践和研究还发现某些非典型镇咳药物可能通过作用于咳嗽反射通路中的某部分产生镇咳作用。

（一）神经因子调节剂

神经因子调节剂处于临床研究阶段，初步研究发现针对难治性咳嗽有一定的疗效。

1. 巴氯芬　巴氯芬（baclofen）通过激动咳嗽中枢 GABA 受体发挥镇咳作用，且其镇咳作用能够在停药后仍然持续，目前的临床研究提示，该药在 ACEI 诱发的咳嗽和慢性顽固性咳嗽中具有较好的疗效。每次 10～20mg，3 次 /d。不良反应主要为嗜睡和眩晕。

2. 加巴喷丁　加巴喷丁（gabapentin）可能通过影响咳嗽中枢钙离子通道功能或拮抗 NMDA 受体而发挥镇咳作用，其对慢性顽固性咳嗽的疗效可能较明显。

3. 阿米替林　阿米替林（amitriptyline）是三环类抗抑郁药物，具有较强的镇静和抗组胺作用。临床研究发现，小剂量阿米替林（10mg/d）治疗病毒诱发的神经病理相关难治性咳嗽控制率达 60%，疗效可能优于可待因。

（二）新受体拮抗剂 / 激动剂

新受体拮抗剂 / 激动剂包括 P2X3 受体拮抗剂、TRPV1 拮抗剂、速激肽受体拮抗剂及选择性 CB 激动剂等，目前尚处于动物研究及临床试验阶段，未来能否成为临床有效的镇咳药物，其疗效及安全性仍有待研究。

六、复方制剂

1. 复方甲氧那明　胶囊内含盐酸甲氧那明、那可丁、氨茶碱和马来酸氯苯那敏，可以减轻咽喉及支气管炎症等引起的咳嗽，缓解哮喘发作时的咳嗽，有利于排痰。用法用量：3 次 /d，每次 1～2 粒。注意：有心脏疾病、高血压或高龄者，青光眼、甲状腺功能亢进、排尿困难者慎用。可引起困倦，不要驾驶或操作机械。未满 8 岁的婴幼儿童禁用。

2. 美敏伪麻溶液　溶液内含有右美沙芬、伪麻黄碱和马来酸氯苯那敏，适用于缓解感冒、流行性感冒及过敏引起的咳嗽、打喷嚏、流鼻涕、鼻塞及咽痛等症状。用法用量：3 次 /d，成人每次 10ml，儿童根据年龄体重调整用量。注意：2 岁以下婴幼儿禁用。

3. 可愈糖浆　包含磷酸可待因（20mg/10ml）、愈创木酚甘油醚。具有明显的祛痰镇咳作用。可待因长期或大剂量应用有一定成瘾性，愈创甘油醚为刺激性祛痰药，能使痰液稀释，易于咳出。用法用量：12 岁以上儿童及成年人，3 次 /d，1 次 10ml，24 小时不得超过 30ml。12 岁以下儿童根据年龄、体重调整用量。注意：长期使用存在依赖性，小于 2 岁儿童不宜服用本品。

综上所述，对于咳嗽患者而言，在针对相应病因治疗的基础上，如果存在咳嗽症状十分频繁、剧烈，甚至影响正常的生活、工作和学习时，可以适当使用镇咳药物控制咳嗽症状，避免出现长期咳嗽导致的并发症，但在使用过程中需谨慎选择相应的镇咳药物，且以短期使用为主，以防药物副作用的产生。一般而言，对于顽固性干咳，若尝试使用止咳糖浆无效后，可首先选用中枢性镇咳药，例如可待因，若仍无效可选用外周性镇咳药如左羟丙哌嗪、莫吉司坦、苯佐那酯和雾化吸入利多卡因。这些典型镇咳药物均无效时可尝试使用巴氯芬、加巴喷丁、阿米替林和沙利度胺等非典型镇咳药以控制患者症状。

（杜　威　虞有超　时国朝）

参 考 文 献

1. Irwin RS, French CT, Lewis SZ, et al. Overview of the management of cough: CHEST Guideline and Expert Panel Report. Chest, 2014, 146: 885-889.

2. 蔡柏蔷, 李龙芸. 协和呼吸病学. 北京: 中国协和医科大学出版社, 2005: 123-137; 442-444.

3. 赖克方. 慢性咳嗽. 北京: 人民卫生出版社, 2008: 263-266.

4. Pavord ID, Chung KF. Management of chronic cough. London: Lancet, 2008, 371: 1375-1384.

5. Gibson P, Wang G, McGarvey L, et al. Treatment of unexplained chronic cough: Chest guideline and expert panel report. Chest, 2016, 149: 27-44.

6. 余莉, 陈强, 邱忠民. 难治性咳嗽的诊治. 中华结核和呼吸杂志, 2016, 39(5): 383-386.

7. 白春学, 蔡柏蔷, 宋元林. 现代呼吸病学. 上海: 复旦大学出版社, 2014.

8. Vertigan AE, Murad MH, Pringsheim T, et al. Somatic cough syndrome (previously referred to as psychogenic cough) and tic cough (previously referred to as habit cough) in adults and children: Chest guideline and expert panel report. Chest, 2015, 148: 24-31.

9. 中华医学会呼吸病学分会哮喘学组. 咳嗽的诊断与治疗指南(2015). 中华结核和呼吸杂志, 2016, 39: 323-354.

10. Molassiotis A, Smith JA, Mazzone P, et al. Symptomatic treatment of cough among adult patients with lung cancer: Chest guideline and expert panel report. Chest, 2017, 151: 861-874.

11. Lim KG, Rank MA, Hahn PY, et al. Long-term safety of nebulized lidocaine for adults with difficult-to-control chronic cough: a case series. Chest, 2013, 143: 1060-1065.

12. Gibson PG, Vertigan AE. Management of chronic refractory cough. BMJ, 2015, 351: h5590.

13. Dicpinigaitis PV, Morice AH, Birring SS, et al. Antitussive drugs-past, present, and future. Pharmacological Reviews, 2014, 66: 468-512.

14. Morice AH, McGarvey L, Pavord I. Recommendations for the management of cough in adults. Thorax, 2006, 61 Suppl 1: i1-24.

15. Irwin RS, Baumann MH, Bolser DC, et al. Diagnosis and management of cough executive summary: ACCP evidence-based clinical practice guidelines. Chest, 2006, 129: 1s-23s.

16. Bolser DC. Cough Suppressant and Pharmacologic Protussive Therapy: ACCP Evidence-Based Clinical Practice Guidelines. Chest, 2006, 129: 238S-249S.

17. Chung KF. Drugs to suppress cough. Expert Opin Investig Drugs, 2005, 14: 19-27.

18. Shen Y, Luo Z, Yu Q, et al. Pharmacokinetics of dimemorfan phosphate tablets in healthy Chinese volunteers. Eur J Clin Pharmacol, 2017, 2017: 1-7.

19. Jaclyn A. Smith, Ashley Woodcock. Chronic Cough. N Engl J Med, 2016, 375: 1544-1551.

20. 梁盛华, 许志威. 镇咳、祛痰药物研究进展. 中国药房, 2015, (25): 3578-3580.

第二节　祛痰药物治疗

一、概述

痰液是由过量的气道黏液、病原微生物、炎症细胞及坏死脱落的组织细胞等组分构成。有效的祛痰治疗可提高咳嗽对气道分泌物的清除效率，是治疗急性气管 - 支气管炎、上气道咳嗽综合征、慢性阻塞性肺疾病、支气管扩张症和肺炎等疾病的重要辅助措施及对症处理。祛痰包括药物治疗及非药物治疗（如体位引流、振动辅助排痰和各种方式的吸痰等），本节只讨论祛痰药物治疗。

二、痰液生成的病理生理基础

黏液纤毛清除系统是呼吸道防御机制的重要组成部分，纤毛上皮被覆于人体呼吸道表面，在黏液毯中自下而上规律而协调的摆动，将黏液和异物推送至鼻咽部。黏液是由气管、支气管中杯状细胞分泌的黏蛋白及黏膜下腺体分泌的水、糖类、蛋白质、脂类及矿物质组成的混合物。正常情况下气道黏液是机体固有免疫的重要组成部分，它对入侵气道的各种异物、病原体具有屏障、清除作用，但在吸烟、感染、氧化应激等多种致病因素作用下，气道杯状细胞肥大和增生，产生过量黏液，引起纤毛功能紊乱，造成无效摆动，气管腔中黏液蓄积，加重感染，堵塞气道，导致疾病进展。

三、祛痰药物的种类与作用机制

目前祛痰药物种类繁多，其作用机制主要包括增加分泌物的排出量；抑制黏蛋白产生及分泌，改善痰液理化特性，降低分泌物黏稠度；恢复气道上皮黏液层正常结构，增强纤毛的清除功能。许多药物是通过多种途径的综合作用而促进黏液清除。除了传统祛痰药，其他药物也有一定的祛痰作用，如抗胆碱能药物具有抑制黏液分泌，促进纤毛运动的作用，β_2受体激动剂可以促进纤毛运动，皮质激素及大环内酯类抗生素可抑制黏液分泌。通常可按主要作用机制分为刺激性祛痰剂（桉油、安息香酊及愈创木酚等）、恶心性祛痰剂（愈创甘油醚、氯化铵及碘化钾等）、黏液溶解剂（N- 乙酰半胱氨酸、厄多半胱及阿法链道酶等）、黏液调节剂（羧甲司坦、抗胆碱能药物、糖皮质激素和大环内酯类药物等）及黏液动力剂（氨溴索、桃金娘油及支气管舒张剂等）。常见祛痰药物临床应用如下：

（一）愈创甘油醚

愈创甘油醚是美国食品药物管理局唯一批准的祛痰药物，为恶心性祛痰剂。该药是多种镇咳制剂的成分，常与抗组胺药、镇咳药、减充血剂配伍。机制是口服后刺激胃黏膜迷走神经传入纤维，引起轻度恶心，反射性兴奋支配气管 - 支气管黏膜腺体的迷走神经传出支，促进腺体分泌，使痰液稀释，改善黏液清除功能。此外，对辣椒素诱发的急性上呼吸道感染后患者的咳嗽，该药也有镇咳作用。缓释愈创甘油醚可缓解急性呼吸道感染的症状。副作用是恶心、呕吐、甚至形成尿路结石,服药期间需注意大量饮水。愈创甘油醚具有刺激和扩张血管平滑肌的作用,故咯血、急性胃肠炎和肾炎患者禁用。含有该成分的复方制剂有复方甘草合剂,用法:成人口服,一次5~10ml,3次/d。慢性阻塞性肺疾病合并呼吸功能不全者慎用。甘草有弱皮质激素样作用,长期、大剂量应用,可能会有引起水钠潴留和低血钾的假性醛固酮增多、高血压和心脏损害。

(二)溴己新

溴己新为黏液溶解药,是印度民间祛痰止咳药鸭嘴花中的有效成分——鸭嘴花碱的衍生物,作用于分泌细胞内的黏液形成阶段,破坏类黏蛋白的酸性黏多糖结构,分泌物黏滞度下降从而容易排出。同时本品对胃黏膜有刺激性,还具有一定的恶心祛痰作用,消化道溃疡患者慎用,偶可引起血清转氨酶短暂升高。用法:成人口服一次8~16mg,3次/d;肌内注射或静脉注射一次4mg,2~3次/d。

(三)氨溴索

氨溴索是目前临床应用最广泛、疗效最为肯定的祛痰药,是溴己新在体内的活性代谢物质,作用较溴己新更强。氨溴索还能增加浆液腺分泌,调节支气管腺体分泌从而降低痰液黏稠度;刺激Ⅱ型肺泡上皮细胞分泌表面活性物质,促进支气管上皮修复,改善呼吸道纤毛的黏液消除作用,降低痰液及纤毛的黏着力,使痰容易咳出。大剂量使用还具有抗炎和抗氧化作用。该药与抗生素(阿莫西林、头孢呋辛、红霉素和多西环素)协同治疗可升高抗生素在肺组织浓度。副作用偶见轻微的上消化道不良反应(主要为胃部灼热、消化不良、恶心及呕吐等)及皮疹。应避免与中枢性镇咳药同时使用。用法:成人口服每次30mg,3次/d;缓释胶囊则口服一次1粒(75mg),1次/d;口服溶液则一次10ml,2次/d,餐中口服;静脉注射,成人一次15mg,2~3次/d。可根据临床病情酌情调整用量。

(四)N-乙酰半胱氨酸

N-乙酰半胱氨酸为黏液溶解剂,是一种经典的抗氧化剂,可使黏蛋白单体中二硫键断裂,导致黏蛋白低聚物解聚,黏痰液化而易于咳出;同时还具有抗氧化作用,抑制肺部炎症,降低病原微生物致病性,可应用于慢性阻塞性肺疾病及慢性肺间质疾病患者。在慢性阻塞性肺疾病全球倡议中,N-乙酰半胱氨酸可作为预防慢性阻塞性肺疾病急性加重的药物。在亚急性鼻窦炎患者中加用N-乙酰半胱氨酸并未获益。水溶液中有硫化氢的臭味,部分患者可引起恶心、呕吐,此药对呼吸道黏膜有刺激作用,故有时引起呛咳或支气管痉挛。产品有片剂、颗粒剂、泡腾片等,支气管哮喘患者禁用颗粒剂。用法:成人一次600mg,1~2次/d;或一次200mg(颗粒剂),3次/d。作为抗氧化治疗原则上要大剂量、足疗程,推荐N-乙酰半胱氨酸一次600mg,2次/d。

(五)羧甲司坦

羧甲司坦为L-半胱氨酸硫醇衍生物,作用与乙酰半胱氨酸相似,可使黏蛋白的二硫键断裂,降低分泌物黏滞度,同时还具有抗炎、抗氧化及间接抗感染作用。有研究报道,羧甲司坦可显著降低慢性阻塞性肺疾病急性发作频率,可提高咳嗽变异性哮喘患者咳嗽阈值,减轻咳嗽症状,羧甲司坦治疗慢性鼻窦炎可能获益。不良反应相对较少。消化道溃疡活动期患者禁用。用法:成人一次500mg,3次/d。

（六）厄多司坦

厄多司坦是羧甲司坦的前体药物，其分子结构中含有被封闭的巯基，通过肝脏生物转化为含有游离巯基的活性代谢产物而发挥黏痰溶解作用，同时还具有增强黏膜纤毛运转功能，能清除自由基活性，有效保护 α_1- 抗胰蛋白酶免受烟、尘中过氧化物诱发的氧化损伤，防止对肺弹性蛋白及中性粒细胞的破坏，对吸烟者的自由基损伤具有抑制作用。文献报道，厄多司坦对慢性鼻窦炎患者、极重度慢性阻塞性肺疾病患者可能获益。不良反应包括恶心、胃部不适、腹胀等胃肠道反应。严重肝肾功能不全患者慎用。用法：成人一次 300mg，2 次 /d。

（七）桃金娘油类药物

桃金娘油类药物系桃金娘科树叶的标准提取物，属挥发性植物油，主要成分包括桉油精、柠檬烯及 α- 蒎烯，常用药物为桉柠蒎和标准桃金娘油。能促进气道和鼻窦黏膜纤毛运动，重建上、下呼吸道的黏液清除功能，调整黏液 pH 值，降低黏滞度，并增强黏液纤毛运动，加快黏液运送，促进痰液排出。桃金娘油类药物可作为咳痰困难患者的祛痰药物选择，常用于急性支气管炎、慢性支气管炎和鼻窦炎等疾病。副作用主要为消化道反应。用法：成人一次 300mg，2～3 次 /d，宜餐前半小时用较多的凉开水送服，勿将胶囊瓣开或咀嚼服用。

（八）高渗盐水

高渗盐水可提高气道黏液分泌的水合作用，改善黏液的生物流变学，从而促进黏液清除。联合应用支气管舒张剂可提高部分患者咳嗽清除能力。雾化吸入高渗盐水，临床上常用于诱导痰检查。有研究报道高渗盐水雾化吸入能够改善肺功能，提高患者生活质量，可作为囊性纤维化、支气管扩张症患者的辅助治疗。由于高渗盐水有诱发气道高反应性可能，因此临床应用时应严格把握高渗盐水雾化治疗的适应证。

（九）抗胆碱能药物

抗胆碱能药物包括阿托品、异丙托溴铵、噻托溴铵等，通过阻断气道黏膜下腺体表达的毒蕈碱样乙酰胆碱受体亚型 M_3，减少腺体生成和痰量。阿托品是非选择性 mAChR 拮抗剂，除阻断胆碱能刺激引起的黏液分泌外，对气道黏液纤毛功能也有剂量依赖性抑制作用，而异丙托溴铵并不影响纤毛运动。噻托溴铵是长效抗胆碱能药物，主要作用于 M_3 受体，能有效抑制中性粒细胞弹性蛋白酶诱导的杯状细胞化生和黏蛋白的分泌，从而抑制气道黏液高分泌，在慢性阻塞性肺疾病患者治疗中发挥重要作用。

（十）大环内酯类药物

大环内酯类药物包括红霉素、阿奇霉素、克拉霉素和罗红霉素等，具有抗菌及免疫调节双重作用机制，对气道黏液高分泌具有良好的抑制作用，在囊性肺纤维化，弥漫性泛细支气管炎，鼻窦炎伴支气管炎，中耳炎等疾病治疗中，大环内酯类药物可减少痰液产生。目前尚无官方指南将大环内酯类药物作为经典的祛痰剂，但循证医学证据已肯定了大环内酯类药物对降低慢性阻塞性肺疾病急性加重的临床价值，在有使用抗生素指征的慢性阻塞性肺疾病患者中可推荐使用大环内酯类药物，达到抗感染和祛痰的双重治疗目的，对于部分气道黏液高分泌症状严重的支气管扩张患者可推荐长期使用。

（李 雯）

参 考 文 献

1. 钟南山, 刘又宁. 呼吸病学. 2版. 北京: 人民卫生出版社, 2015.

2. 中华医学会呼吸病学分会哮喘学组. 咳嗽的诊断与治疗指南(2015). 中华结核和呼吸杂志, 2016, 39: 323-340.

3. Balsamo R, Lanata L, Egan CG. Mucoactive drugs. Eur Respir Rev, 2010, 19: 127-133.

4. Arai N, Kondo M, Izumo T, et al.Inhibition of neutrophil elastase-induced goblet cell metaplasia by tiotropium in mice. Eur Respir J, 2010, 35: 1164-1171.

5. Hasani A, Toms N, Agnew JE, et al. Mucociliary clearance in COPD can be increased by both a D2/beta2 and a standard beta2 agonists. Respir Med, 2005, 99: 145-151.

6. Spagnolo P, Fabbri LM, Bush A. Long-term macrolide treatment for chronic respiratory disease. Eur Respir J, 2013, 42: 239-251.

7. Albrecht H, Vernon M, Solomon G. Patient-reported outcomes to assess the efficacy of extended-release guaifenesin for the treatment of acute respiratory tract infection symptoms. Respir Res, 2012, 13: 1-10.

8. Tse HN, Raiteri L, Wong KY, et al. High-dose N-acetylcysteine in stable COPD: the 1-year, double-blind, randomized, placebo-controlled HIACE study. Chest, 2013, 144: 106-118.

9. Zuin R, Palamidese A, Negrin R, et al. High-dose N-acetylcysteine in patients with exacerbations of chronic obstructive pulmonary disease. Clin Drug Investig, 2005, 25: 401-408.

10. Zheng JP, Wen FQ, Bai CX, et al.Twice daily N-acetylcysteine 600 mg for exacerbations of chronic obstructive pulmonary disease(PANTHEON): a randomised, double-blind placebo-controlled trial. Lancet Respir Med, 2014, 2: 187-194.

11. Bahtouee M, Monavarsadegh G, Ahmadipour M, et al. Acetylcysteine in treatment of subacute sinusitis: A double blind placebo controlled clinical trial study. Ear Nose Throat J, 2017, 96(1): E7-E11.

12. 慢性气道炎症性疾病气道黏液高分泌管理中国专家共识编写组. 慢性气道炎症性疾病气道黏液高分泌管理中国专家共识. 中华结核和呼吸杂志, 2015, 38: 723-729.

13. 慢性阻塞性肺疾病诊治专家组. 祛痰/抗氧化药治疗慢性阻塞性肺疾病中国专家共识. 国际呼吸杂志, 2015, 35: 1201-1209.

14. Zheng JP, Kang J, Huang SG, et al. Effect of carbocisteine on acute exacerbation of chronic obstructive pulmonary disease(PEACE Study): a randomised placebo-controlled study. Lancet, 2008, 371: 2013-2018.

15. Ishiura Y, Fujimura M, Yamamori C, et al. Effect of carbocysteine on cough reflex to capsaicin in asthmatic patients. Br JClin Pharmacol, 2003, 55: 504-510.

16. Hoza J, Salzman R, Starek I, et al. Efficacy and safety of erdosteine in the treatment of chronic rhinosinusitis with nasal polyposis-A pilot study. Rhinology, 2013, 51: 323-327.

17. Kellett F, Robert NM. Nebulised 7% hypertonic saline improves lung function and quality of life in bronchiectasis. Respir Med, 2011, 105: 1831-1835.

18. Elkins MR, Robinson M, Rose BR, et al. A Controlled Trial of Long-Term Inhaled Hypertonic Saline in Patients with Cystic Fibrosis. N Engl J Med, 2006, 354: 229-240.

第十二章
咳嗽的辨证与中医药治疗

第一节 急性咳嗽的辨证与中药治疗

一、概述

咳嗽通常按时间分为急性咳嗽、亚急性咳嗽和慢性咳嗽，其中咳嗽时间小于 3 周为急性咳嗽。急性咳嗽的常见病因主要有普通感冒和急性气管 - 支气管炎，同时，哮喘、慢性支气管炎、支气管扩张和慢性阻塞性肺疾病等原有疾病的加重及环境因素或职业因素暴露也可导致咳嗽加重或急性咳嗽。急性咳嗽是临床上常见病、多发病，频繁剧烈的咳嗽严重影响患者的生活和工作，现已成为大家关注的公共卫生问题。

从古至今，中医药在治疗急性咳嗽方面积累了丰富的临床经验。急性咳嗽属于中医学"咳嗽"的范畴。中医并无"急性咳嗽"之名，古代文献有关急性咳嗽的记载主要见于"咳嗽"等章节。咳嗽是指因肺失宣降，肺气上逆而引起咳嗽作声、咳吐痰液的病证，有声无痰为咳，有痰无声为嗽。《素问·咳论》指出咳嗽为"皮毛先受邪气"所致，又有"五脏六腑皆令人咳，非独肺也"之论，强调了外邪犯肺或脏腑功能失调，病及于肺，均可导致咳嗽。《医学心悟》指出："肺体属金，譬如钟然，钟非叩不鸣，风寒暑湿燥火六淫之邪，自外击之则鸣；劳欲情志，饮食炙煿之火自内攻之则亦鸣"，这是对咳嗽病因病机的扼要概括。明代医家张景岳首次把咳嗽分为外感与内伤两大类，《景岳全书·咳嗽》指出："咳嗽一证，窃见诸家立论太繁，皆不得其要，多致后人临证莫知所从，所以治难得效。以余观之，则咳嗽之要，止惟二证，何为二证？一曰外感，一曰内伤而尽之矣"，首次执简驭繁地把咳嗽归纳为外感、内伤两大类，为后世所推崇。

外感咳嗽，多是新病，发病急，病程短，初起多兼有寒热、头痛、鼻塞等感冒症状，属于邪实；内伤咳嗽，多是宿疾，常反复发作，迁延不已，兼见他脏病证，多属于邪实证虚。外感咳嗽以外邪为主因，治疗当以祛邪为主；病位在肺，宜宣畅肺气，故总的治疗原则是宣肺祛邪。由于肺为脏腑之华盖，位高居于膈上，药力易达病所，故药宜清扬。同时，咳嗽初期一般忌敛涩留邪，当因势利导，肺气宣扬则咳嗽自止。

急性咳嗽发病急，病程短，常见病因亦是普通感冒和急性气管 - 支气管炎等，故从中医治疗外感咳嗽角度分析急性咳嗽的中医辨证与中药治疗。同时，哮喘、慢性支气管炎、支气管扩张、慢性阻塞性肺疾病等加重致急性咳嗽亦可参照上述治法。根据《中医内科常见病诊疗指南（2008 版）》《咳嗽中医诊疗专家共识意见（2011 版）》及国家中医药管理局医政司发布、"十一五"中医重点专科协作组《急性咳嗽中医诊疗方案》，将急性咳嗽的中医辨证与中药治疗介绍如下。

二、中药内治

（一）风寒袭肺证

1. 主症　咳嗽声重，气急咽痒，咳痰稀薄、色白。

2. 兼次症　鼻塞，流清涕，头痛，肢体酸楚，恶寒发热，无汗。

3. 舌脉　舌苔薄白，脉浮或浮紧。

4. 病机　风寒外束，内袭于肺，肺气失宣，肺气闭郁，不得宣通。

5. 治法　疏风散寒，宣肺止咳。

6. 方药　三拗汤（《太平惠民和剂局方》）合止嗽散（《医学心悟》）加减。

7. 处方　炙麻黄 9g，杏仁 9g，甘草 6g，荆芥 9g，桔梗 9g，紫菀 9g，百部 9g，白前 9g，陈皮 6g。

8. 常用中成药　通宣理肺丸（颗粒、胶囊、片）、杏苏止咳糖浆（颗粒、口服液）、镇咳宁糖浆（胶囊、口服液）等。

（二）风热犯肺证

1. 主症　咳嗽频剧，气粗或咳声音哑，喉燥咽痛，咳痰不爽，痰黏稠或稠黄。

2. 兼次症　鼻流黄涕，口渴，头痛，恶风，身热。

3. 舌脉　舌质红，舌苔薄黄，脉浮数或浮滑。

4. 病机　风热犯表，卫表不和，肺失清肃，肺热伤津。

5. 治法　疏风清热，宣肺止咳。

6. 方药　桑菊饮（《温病条辨》）加减。

7. 处方　桑叶 9g，菊花 9g，杏仁 12g，连翘 12g，薄荷 6g^(后下)，桔梗 9g，芦根 15g，甘草 6g。

8. 常用中成药　蛇胆川贝液、橘红丸（颗粒、胶囊、片）、急支糖浆（颗粒）、肺力咳合剂（胶囊）等。

（三）风燥伤肺证

1. 主症　干咳，无痰或有少量黏痰，不易咯出，唇鼻干燥。

2. 兼次症　咳甚胸痛，或痰中带有血丝，口干，咽干而痛，初起可有恶寒，身热头痛。

3. 舌脉　舌质红，苔薄白或薄黄，干而少津，脉小而数。

4. 病机　燥邪伤肺，耗津灼液，肺失清肃。

5. 治法　疏风清肺，润燥止咳。

6. 方药　桑杏汤（《温病条辨》）加减。

7. 处方　桑叶 9g，杏仁 9g，北沙参 9g，浙贝母 9g，淡豆豉 9g，栀子 6g，梨皮 9g，桔梗

6g，连翘 6g。

8．常用中成药　养阴清肺丸（膏、颗粒）、二母宁嗽丸（颗粒、片）、润肺膏、强力枇杷露等。

（四）痰热郁肺证

1．主症　咳嗽、气息粗促，或喉中有痰声，痰多、质黏厚或稠黄，咯吐不爽，或有热腥味，或吐血痰。

2．兼次症　胸胁胀满，咳时引痛，面赤，或有身热，口干欲饮。

3．舌脉　舌质红，苔薄黄腻，脉滑数。

4．病机　痰热郁肺，肺失清肃，热邪久郁，热伤肺络。

5．治法　清热化痰，肃肺止咳。

6．方药　清金化痰汤（《医学统旨》）加减。

7．处方　桑白皮 9g，黄芩 9g，栀子 9g，知母 9g，浙贝母 9g，瓜蒌仁 9g，桔梗 6g，橘红 9g。

8．常用中成药　复方鲜竹沥口服液、清气化痰丸、清肺消炎丸和猴枣散等。

（五）风盛挛急证

1．主症　咳嗽，干咳无痰或少痰，咽痒，痒即咳嗽，或呛咳阵作，气急，遇外界寒热变化、异味等因素突发或加重，多见夜卧晨起咳剧，呈反复性发作。

2．舌脉　舌苔薄白，脉弦。

3．病机　风邪犯肺，邪客肺络，气道挛急，肺气失宣。

4．治法　疏风宣肺，解痉止咳。

5．方药　苏黄止咳汤（《中国药典》）加减。

6．处方　炙麻黄 6g，蝉蜕 6g，紫苏叶 9g，紫苏子 9g，前胡 9g，五味子 9g，牛蒡子 9g，枇杷叶 9g，地龙 9g。

7．常用中成药　苏黄止咳胶囊。

三、中药外治

目前中药外治主要用于小儿急性咳嗽，因部分患儿服药困难，且难以耐受针灸、按摩等非药物治疗方法，中药外治成为了发挥中医特色的最好手段。常用的中药外治法包括中药穴位贴敷及中药穴位离子导入等，穴位选取以肺俞穴为主，用药以清热解毒药物为主，主要针对痰热郁肺证。

中国是人口大国，现正进入老龄化时代，医疗费用支出庞大。咳嗽作为临床多发病、常见病，每年用于该病的治疗经费占整个医疗费用中的比例日益增高，故寻求降低医疗成本、改善医疗质量的方法迫在眉睫。中医药可在急性咳嗽治疗中发挥巨大作用，同时结合急性咳嗽中医临床路径的实施，真正实现中医药治疗急性咳嗽的简、便、验、廉。

（刘　剑　张纾难）

参 考 文 献

1. 中华医学会呼吸病学分会哮喘学组. 咳嗽的诊断与治疗指南(2015). 中华结核和呼吸杂志, 2016, 39 (5): 323-354.

2. 明·张介宾著. 景岳全书. 李继明, 王大淳, 王小平, 等整理. 北京: 人民卫生出版社, 2007.

3. 薛博瑜, 吴伟. 中医内科学. 3 版. 北京: 人民卫生出版社, 2016.

4. 田代华整理. 黄帝内经素问. 北京: 人民卫生出版社, 2005.

5. 程国彭撰, 王键校注. 医学心悟. 北京: 中国中医药出版社, 2009.

6. 中华医学会呼吸病分会哮喘学组. 咳嗽的诊断与治疗指南(2009). 中华结核和呼吸杂志, 2009, 32 (6): 407-413.

7. 中华中医药学会. 中医内科常见病诊疗指南. 北京: 中国中医药出版社, 2008: 1-3.

8. 中华中医药学会内科分会肺系病专业委员会. 咳嗽中医诊疗专家共识意见(2011 版). 中医杂志, 2011, 52 (10): 896-899.

9. 奚肇庆, 余婉蓉, 刘清泉, 等. 急性咳嗽(上呼吸道感染、急性支气管炎、慢性支气管炎急性发作)门急诊中医临床路径. 中国中医急症, 2013, 22 (05): 741-742.

10. 卢书芳. 中药散剂加经皮给药治疗小儿急性咳嗽. 中国医药指南, 2013, 11 (19): 301.

第二节 慢性干咳的辨证与中医药治疗

一、概述

咳嗽是因邪犯肺系, 肺失宣肃, 肺气上逆所致的以咳嗽为主要表现的一种肺系病证。有声无痰为咳, 有痰无声为嗽, 慢性干咳是指以咳而不伴咳痰或痰液量较少为唯一或主要症状, 迁延不愈、反复发作的一类病证。慢性干咳多为久病, 病程较长, 当属于中医学"久咳""顽咳"范畴。西医学中的咳嗽变异性哮喘、胃食管反流性咳嗽、上气道咳嗽综合征等以干咳为主症的疾病均属于本病范畴, 可参照本章节辨证论治。

二、病因病机

明代张介宾《景岳全书》执简驭繁地将咳嗽分为外感和内伤两大类, 至今仍为临床所遵循。外感咳嗽多因感受六淫之邪, 从口鼻或皮毛而入, 侵袭肺系, 郁闭肺气, 肺失宣肃, 而致肺气上逆作声。内伤咳嗽为脏腑功能失调, 内邪干肺, 耗伤正气, 肺肃降无权, 肺气上逆所致或多因饮食不调、情志不遂等因素, 其他脏腑失调, 病及肺脏, 故发为咳嗽。慢性干咳的病程较长, 反复性发作, 常表现为虚实夹杂, 故内伤咳嗽者较为多见, 外感淫邪则为其主要诱发因素。

本病的病变部位主要在肺, 与脾、胃、肝、肾等脏腑功能失调密切相关。正如《素问·咳论》所言"五脏六腑皆令人咳, 非独肺也。"说明外邪犯肺可以致咳, 其他脏腑受邪, 功能失调而影响于肺者亦可致咳。总之,不论邪从外而入,或自内而发,均可引起肺失宣肃,肺气上逆而致咳。

三、诊断与鉴别诊断

(一)诊断依据

1. 咳而有声,干咳无痰或咳少量白黏痰。

2. 病程较长,反复性发作,多由于脏腑功能失调而引发,除肺系症状外,可伴有其他脏腑失调的症状;容易外感淫邪诱发加重,可伴有外感表证的症状。

(二)鉴别诊断

1. 肺结核　因感染痨虫所致,以咳嗽、咯血、潮热盗汗及身体逐渐消瘦为特征,而慢性干咳以咳而无痰或咳少量白黏痰为主要临床表现,多不伴有低热、咯血、消瘦等症状。

2. 肺胀　由于多种慢性肺系疾病反复迁延而致,以胸部膨满、咳喘上气,甚则肢体水肿、面色晦暗,病情缠绵,经久难愈。而慢性干咳除干咳症状外,不伴有喘促、肢肿等表现。

四、辨证论治

(一)辨证要点

慢性干咳多为久病,常反复发作,病程较长,可伴有外感表证或其他脏腑兼证。伴有外感表证时多以风寒和风热为主,治疗需兼顾疏散表邪;伴有其他脏腑兼证时,除直接治肺外,还应从整体出发,注意治脾、治胃、治肝等。风盛挛急、痰滞咽喉多为实证;肺阴亏耗则属虚证;而胃逆侮肺、肝火犯肺多以邪实为主,兼夹虚象。

(二)治疗原则

慢性干咳的治疗应分清邪正虚实。标实为主者,治以祛邪止咳,切忌敛邪留寇;本虚为主者,治以扶正补虚,并按本虚标实的主次酌情兼顾。方从法出,法随证立,注意不要一味止咳,可运用疏风、宣肺、利咽、清肝、和胃和养阴等法治疗。

(三)辨证论治

1. 风盛挛急

(1)临床表现:咽痒,痒即咳嗽,或呛咳阵作,干咳无痰或少痰,夜卧晨起加剧,气急,遇外界寒热变化、异味等因素突发或加重,呈反复性发作;舌苔薄白,脉弦。

(2)治法:疏风宣肺,解痉止咳。

(3)代表方:苏黄止咳汤加减。

本方由国医大师晁恩祥教授创制,由炙麻黄、蝉蜕、紫苏叶、紫苏子、前胡、五味子、牛蒡子、地龙、枇杷叶组成。若偏于风寒,可加荆芥、防风、生姜;若偏于风热,可加薄荷(后下)、桑叶;若偏于痰热,可加黄芩、鱼腥草、金荞麦等清肺化热之品;若偏于阴虚,可加麦冬、乌梅等养阴敛肺之品;若久病入络成瘀者,可加川芎、红花等活血之品。此证候在西医学咳嗽变异性哮喘患者中较为常见。

2．痰滞咽喉

（1）临床表现：发作性或持续性干咳，以白天为主，入睡后较少发作；咽痒如蚁行及异物痰阻之不适感。舌质偏红，舌苔薄白或微腻，脉细滑或细弦滑。

（2）治法：清咽利窍，降气止咳。

（3）代表方：清咽利窍汤加减。

本方由国医大师洪广祥教授创制，由荆芥，薄荷，桔梗，木蝴蝶，牛蒡子，苏叶，桃仁，百部，射干，辛夷花，苍耳子，生甘草组成。若咽痒甚者，可加僵蚕、佛耳草、蜜枇杷叶；若咽燥口干，可加南沙参、天花粉、玄参；若伴有鼻塞流涕，酌加辛夷花、苍耳子、白芷。此证候在西医学上气道咳嗽综合征患者中较为常见。

3．胃逆侮肺

（1）临床表现：慢性干咳，平卧或饱食后症状加重，伴有反酸、嗳气、脘腹胀满、有灼痛感，舌质红、苔黄白腻，脉弦滑。

（2）治法：降逆化痰，和胃止咳。

（3）代表方：旋覆代赭汤合半夏泻心汤加减。

两方均出自《伤寒论》，可合方应用并加减，常用药物有旋覆花（布包），代赭石，法半夏，干姜，炙甘草，党参，黄连，黄芩，川楝子，大枣，枇杷叶，煅瓦楞（布包）等。若呃逆、泛酸较重，可加蜜枇杷叶、浙贝、桑螵蛸；若痰黏难咳，酌加浙贝、瓜蒌皮。此证候在西医学上胃食管反流性咳嗽患者中较为常见。

4．肝火犯肺

（1）症状：上气咳逆阵作，咳时面赤，咽干口苦，常感痰滞咽喉，咳之难出，量少质黏，或痰如絮状，胸胁胀痛，咳时引痛。症状可随情绪波动而增减，舌红或舌边红，舌苔薄黄少津，脉弦数。

（2）治法：清肺泻肝，顺气降火。

（3）代表方：黛蛤散合黄芩泻白散加减。

黛蛤散出自《中国药典》，黄芩泻白散出自《症因脉治》，可合方应用并加减，常用药物有青黛、海蛤壳、桑白皮、地骨皮、黄芩、山栀子、丹皮、紫苏子、竹茹、枇杷叶、甘草等。胸痛，可加郁金、丝瓜络等；痰黏难咯，加海浮石、知母、贝母等；咽燥口干，咳嗽日久不减，酌加北沙参、麦冬、天花粉、诃子等。

5．肺阴亏耗

（1）症状：干咳，咳声短促，痰少黏白，或痰中带血丝，或声音逐渐嘶哑，口干咽燥，可伴有午后潮热，颧红，神疲，舌质红少苔，脉细数。

（2）治法：滋阴润肺，化痰止咳。

（3）代表方：沙参麦冬汤加减。

沙参麦冬汤出自《温病条辨》，可进行加减，常用药有北沙参、麦冬、玉竹、天花粉、百合、川贝母、桑白皮、地骨皮、甘草等。阴虚潮热，酌加功劳叶、银柴胡、青蒿、鳖甲、胡黄连；阴虚盗汗，酌加乌梅、瘪桃干、浮小麦；热伤血络，痰中带血，可加山栀、丹皮、白茅根、藕节等。

(四)临证技巧

1. 随证变法,注意病机的演变转化 疾病的发生发展会导致病机相应发生演变和转化,此时治疗应随证变法。如风盛挛急证为风邪犯肺,肺气失宣,气道挛急所致,应始终疏风宣肺为主要治法,但风邪为外感之先导,易挟寒、挟热而伤肺,需注意在疏风的同时,兼顾辛温宣散、辛凉清热;且风为阳邪,日久亦可伤阴,当注意滋阴润燥。

2. 审证求因,切勿见咳止咳 咳嗽的轻重程度在一定程度上可以反映病邪的深浅和微甚,但咳嗽涉及面广,治疗时如不辨明病因病机,不探求标本表里,不讲究分证论治,而只是一味应用所谓对症止咳药物,见咳而止咳,则会耽误病情,轻则迁延难愈,重则变症百出。如慢性干咳兼有外感表证时,需慎用敛肺镇咳之品,误用则致肺气郁遏不得宣畅,外邪不能外达而出,邪恋不去,缠绵日久反而伤正。

3. 病涉多脏,当重整体治疗 慢性干咳的病程长,病势深,易伤及脏腑,甚至出现多个脏腑病变,此时应从脏腑相关整体观进行辨治。如干咳日久,无痰或痰少质稀,伴有神疲食少,气短懒言,手足不温,为肺气虚寒,伤及脾肾,脾肾两虚之象,因此治疗时应从整体出发,权衡主次,可考虑用健脾补肾,温肺化痰的方法,选用补中益气汤合苓甘五味姜辛汤加减治疗。

五、预防调护

注意气候的变化,做到防寒保暖,避免受凉;饮食不宜肥甘厚腻,或辛辣过咸,需戒除嗜好烟酒等不良习惯;适当进行体育锻炼或保健操等以增强体质。通过四时调摄、饮食调理和积极锻炼身体,以提高机体卫外功能,增强皮毛腠理御寒抗病能力。

中医治咳的历史悠久,且积累了丰富的经验,在临床上的应用非常广泛。慢性干咳的主要病机为邪犯于肺,肺失宣肃,肺气上逆而致咳。病位主脏在肺,涉及脾、胃、肝、肾等多个脏腑。治疗应分清邪正虚实,根据虚实夹杂和病情的缓急,从整体出发,权衡主次,或标本兼顾,或先后分治。

（陈远彬 林 琳）

参 考 文 献

1. 周仲瑛,薛博瑜. 周仲瑛实用中医内科学. 肺系病证. 北京:中国中医药出版社,2012.

2. 吴继全,陈燕,晁恩祥. 晁恩祥治疗咳嗽变异型哮喘经验. 北京中医,2006,25(11):657-658.

3. 洪广祥. 中国现代百名中医临床家丛书. 北京:中国中医药出版社,2007.

4. 中华中医药学会内科分会肺系病专业委员会. 咳嗽中医诊疗专家共识意见(2011版). 中医杂志,2011,52(10):896-899.

5. 赵丽芸,吴建卫. 慢性干咳的中医药临床研究近况. 中国医药学报,2002,17(9):558-560.

6. 冯德华,康旭卉. 浅谈辨病与辨证相结合治疗慢性干咳. 中国中医药信息杂志,2002,17(9):558-560.

慢性湿咳的辨证与中医药治疗

一、概述

依据我国 2015 年《咳嗽的诊断与治疗指南》（以下简称指南）的定义，本章讨论的"慢性湿咳"是指病程大于 8 周、伴有痰液的咳嗽。现代医学中以咳嗽伴有咳痰为主要表现、病程超过 8 周的疾病均具可参考本章辨证论治。

按照现代医学的认识，湿咳以感染性咳嗽多见，特别是痰量较多、咳脓性痰者，应首先考虑呼吸道感染性疾病。常见的慢性湿咳，主要包括慢性支气管炎、肺炎、肺结核、支气管扩张和肺癌等胸部 X 线片有明确病变的疾病。在胸部 X 线片无明显异常的慢性咳嗽中，则大多是以干咳或仅少量咳痰为主：嗜酸粒细胞性支气管炎、上气道咳嗽综合征/鼻后滴流综合征、胃食管反流性咳嗽、迁延为慢性的感染后咳嗽等可见少量白色黏液痰，咳嗽变异性哮喘、变应性咳嗽、心理性咳嗽、不明原因慢性咳嗽、慢性咳嗽高敏综合征等多为刺激性干咳，甚少伴有痰液。指南建议以每天痰量 >10ml 作为湿咳的标准，很多以干咳少痰为主要表现的慢性咳嗽会列入"干咳"范畴。

值得注意的是，中医对"痰"的认识与西医差异迥然，痰量多少、是否合并感染，不能作为中医划分"干咳""湿咳"的绝对标准。从中医辨证的角度符合"痰"（包括痰饮、痰湿等边）证候特点的慢性咳嗽，均可以参照本章进行中医辨证论治，不必拘泥痰量多少。

另外，传统中医也有"湿咳"的病证名，其含义包括：①由水气内停所致的咳嗽（或喘嗽）；②多由外感湿邪所致的伤湿咳嗽。与本章讨论内容在概论上有差别，中医辨证论治上可互参。

二、病因病机

湿咳是伴有痰液的咳嗽，是肺失宣肃，肺、脾、肾等脏水液代谢失常而生痰，导致肺气上逆作声、咯吐痰液的病症。主要病机是邪犯于肺、痰阻气逆。可分为外感和内伤两类：

（一）外感湿咳

因六淫外邪（多以风为先导，或夹寒、热、燥、湿等）或吸入烟尘、异味气体，肺气被郁，肺中津凝不布而成痰，可成风痰、痰热和痰湿等咳嗽。

（二）内伤湿咳

内伤湿咳为情志、饮食、劳倦等因素导致脏腑功能失调而生痰，痰与内生诸邪相合，阻遏肺气所致。

"痰"是湿咳的关键病理要素。中医广义的痰是指人体水液代谢障碍所形成的病理产物，分为有形之痰和无形之痰，湿咳所指之痰主要是有形之痰，即视之可见、闻之有声的痰液。

外邪、七情内伤、饮食不节等都是痰证成因。五脏六腑皆令人咳，而五脏病变皆能生痰。痰与肺、脾、肾三脏关系密切，肺的通调涩滞，脾之转输无权，肾之蒸化失职，三者互为影响，均为痰证之因。肺主治节，司呼吸，通调水道，为水之上源，外邪犯肺，肺失宣肃，或郁结化热，或化燥伤阴，均可使津液凝结而成痰。脾主运化，若外感湿邪，或饮食不节，或思虑劳倦，脾胃受伤，则水谷精微运化无权，水湿凝聚成痰，故有"肺为贮痰之器，脾为生痰之源"之说。肾主水，司开阖，肾阳不足，开阖失司，水湿上泛，可聚而为痰，命门火衰，不能上温脾土，亦可生湿化痰。三焦为水液运行之道路，膀胱为州都之官，若气化不利，水液排泄障碍，亦可聚水成饮成痰。肝失疏泄，气机郁滞也可使水液停蓄而成痰饮。可见，中医所讲的"痰"不仅仅是肺和气道排除的病理性黏液，而是与多个脏腑功能相关的病理产物和继发性病理因素。

三、中医病证鉴别

（一）痰的性状特点与证候鉴别

依据痰的色、质、量、味等，可以判断脏腑的病变和病邪的性质。痰白清稀，或伴有灰黑点，多属寒痰，多由素体阳虚，寒饮内停，或外受寒邪，津液凝结。痰白滑、量多易咯出，多属湿痰，多由脾不运化，水湿或津液凝结而成。痰清稀而多泡沫，多属风痰，风痰为病，有内外之分，外风挟痰，多因外感风邪，肺气失宣，津液凝结，痰浊内生；内风挟痰者，多因素有痰浊，挟肝风内动，风痰上扰。痰黄黏稠成块，多属热痰，多由火热煎灼津液而成。痰少而黏难咯，部分可伴有少量血丝，多属燥痰，多由虚火灼金，或感受燥邪，使肺失宣肃，津液受损。

（二）咳嗽与咳喘的鉴别

部分慢性咳嗽经久不愈可发展为喘，成为"咳喘"，多表现为寒饮伏肺或肺气虚寒，属于中医"支饮""喘证"，临床以咳喘并作、咳吐痰涎为特点。

四、辨证论治

（一）辨证要点

1. 辨外感内伤　外感湿咳，病程较短，多伴表证，有风寒、风热、痰热等不同，内伤湿咳，多属久病，反复缠绵，有脾湿、寒饮、肝火、气虚、阴虚、阳虚等区别。《咳嗽中医诊疗专家共识意见》中提出咳嗽的病因已不局限于外感与内伤，尤其是亚急性和慢性咳嗽，慢性咳嗽涉及的疾病范围广，遇冷空气、异味刺激等因素诱发或加重，外感、内伤症状均不明显，且外感和内伤咳嗽之间存在相互关联，有时难以截然分开，故慢性湿咳的分类不必拘泥于内伤、外感。

2. 辨标本虚实　慢性湿咳因其常反复发作，迁延日久，胀气多虚，故无论外感、内伤，多属正虚与邪实并见。标实为痰浊与湿、热、寒、风等邪搏结，需根据痰的性质特点详加辨析，并辨别与痰生成相关的主要脏腑；本虚主要责之肺、脾、肾，有气虚、阳虚、阴虚之分，同时须注意虚实之间尚有先后主次的不同。

（二）西医疾病诊断与中医辨证相结合

现代中医对慢性咳嗽的诊治思路主要分为两大类，一是将符合现代医学"慢性咳嗽"诊断的病症作为一个病，按照中医"久咳""顽咳"论治，二是按照慢性咳嗽的病因分类，将西医辨病与中医辨证相结合，按 CVA、GERC、AC 等分别讨论中医治则治法。

1. 将"慢性咳嗽"按中医"久咳""顽咳"辨证论治　对于 X 线未见明显异常的慢性咳嗽，文献报道的中医证候未有统一标准：或分为气虚湿热型、脏虚风痰型、肺肾两虚型、痰热内阻型、燥热伤津型；或分为风寒恋肺、肺气亏虚、阴虚肺燥、痰浊阻肺、肝火犯肺；或分为邪滞鼻窍型、外寒内饮型、胃气上逆型、痰湿犯肺型、痰浊壅盛型等。在涉及湿性咳嗽的证候上，比较共性的认识是多见痰与风、寒兼夹，多伴肺虚、兼有脾虚或肾虚。

2. 按照慢性咳嗽的病因分类，西医辨病与中医辨证相结合

（1）咳嗽变异性哮喘：以风为本，立"疏风宣肺，缓急止咳"为法；证属"肝之阴血亏虚、血燥生风"，治宜柔肝熄风、肃肺降逆，方选过敏煎加味，或证属"肝郁气逆、木叩金鸣"，治宜疏肝理气、降逆止咳，方选小柴胡汤合逍遥散化裁；风邪诱发兼见燥邪，治以祛风解痉、益气养阴，以参苏饮加减。

（2）胃食管反流性咳嗽：多从肝胃失和论治，选方多用旋覆代赭汤，合用左金丸、小柴胡汤、温胆汤、乌贝散等化裁。

（3）鼻后滴流综合征/上气道咳嗽综合征："气虚不固，营卫失和，清窍不利"，治宜益气固表、调和营卫、清咽利窍，方选玉屏风散合桂枝加厚朴杏子汤加减，另有从"喉源性咳嗽"立论，治宜健脾补中，培土生津。

（4）感染后咳嗽：国家中医药管理局重点专科肺病协作组制定《咳嗽（感冒后咳嗽或感染后咳嗽）诊疗方案》，将证候诊断分为风邪犯肺、风寒恋肺、风热郁肺、风燥伤肺。另有认为是肺中邪气流连，治以解表清肺。

（5）慢性支气管炎、支气管扩张、肺癌等 X 线有异常的慢性咳嗽：相应的中医辨证论治专论较多，在此不赘述。

（三）证治分类

1. 寒痰（饮）

（1）症状：咳嗽痰多，色白清稀，咽喉或背部受凉、进食生冷或性质寒凉的食物药物咳嗽咳痰加重；咳嗽时喜饮温热，往往得热咳减，或兼见口鼻气冷，肢冷恶寒，舌体淡胖，脉来沉迟。

（2）相关疾病：可见于多种嗜酸粒细胞性支气管炎、上气道咳嗽综合征、咳嗽变异性哮喘、变应性咳嗽、慢性咳嗽高敏综合征等多种慢性咳嗽，包括痰多、痰少甚或无痰干咳，主要从症状、痰液特点及舌脉上把握，不宜拘泥于干咳和湿咳。

（3）治法：散寒蠲饮，化痰止咳。

（4）常用方药：以小青龙汤、苓甘五味姜辛汤为代表方剂。常与温散寒邪、燥湿健脾、温通经脉等药物相伍，常用半夏、生姜、干姜、桂枝、细辛等药。兼有脾阳虚而见腹胀、便溏、口淡者，可合苓桂术甘汤、治冷嗽方（理中汤加五味子）、附子理中汤等；兼有肾阳虚而

见腰膝酸冷、耳鸣、小便清长或频多者,可合用真武汤、金匮肾气丸等。

2．湿痰

(1)症状:咳嗽反复发作,咳声重浊,痰多,因痰而嗽,痰出咳平,痰黏腻或稠厚成块,色白或带灰色,尤以晨起或食后咳甚痰多,进甘甜油腻食物加重,胸闷,脘痞,呕恶,食少,体倦,大便时溏,舌苔白腻,脉濡滑。

(2)相关疾病:多见于嗜酸粒细胞性支气管炎、上气道咳嗽综合征、胃食管反流性咳嗽、感染后咳嗽和慢性支气管炎等。

(3)治法:燥湿化痰,理气止咳。

(4)常用方药:以二陈汤为代表方,常伍行气、健脾、利湿之品,以半夏、陈皮、天南星、苍术、白术、茯苓为常用药物。胃虚痰阻气逆,证见咳嗽伴有胃脘痞闷或胀满,频频嗳气,或见食欲不振、呃逆、恶心,可与旋覆代赭汤化裁。久病脾虚,神疲,加党参、白术、炙甘草。症情平稳后可服六君子汤加减以资调理,或合杏苏二陈丸标本兼治。

3．风痰

(1)症状:咽痒作咳,咳痰不爽,痰白黏滑或痰带泡沫,遇冷空气、异味刺激可加重,或伴有容易喷嚏、鼻痒、目痒,或伴有皮肤瘙痒,微有恶风,舌苔薄白,脉浮缓。

(2)相关疾病:多见于咳嗽变异性哮喘、变应性咳嗽、感染后咳嗽迁延不愈等。

(3)治法:宣肺疏风,止咳化痰

(4)常用方药:以止嗽散为代表方,常配以化痰、祛风、理气、健脾药物,常用半夏、竹沥、制南星、白附子、荆芥等,可酌加蝉蜕、地龙、乌梢蛇等虫类药搜风剔络,治疗顽固性咳嗽。

4．热痰

(1)症状:咳嗽,气息粗促,或喉中有痰声,痰多质黏厚或稠黄,咳吐不爽,或有热腥味,或咯血痰,胸胁胀满,咳引胸痛,面赤,或有身热,口干而黏,欲饮水,舌质红,舌苔薄黄腻,脉滑数。

(2)相关疾病:多见于慢性支气管炎、支气管扩张或支气管肺癌等合并急性感染。也可见于心理性咳嗽和不明原因慢性咳嗽等。

(3)治法:清热肃肺,豁痰止咳。

(4)常用方药:以清气化痰丸、小陷胸汤、千金苇茎汤等为代表方剂,并常配伍理气、清热或通腑散结之品,常用药物有贝母、瓜蒌、竹茹、桑白皮、黄芩、栀子等。证属肝火犯肺夹痰,证见咳嗽伴胸胁胀痛、咳时引痛,症状随情绪波动而增减,女性患者可见咳嗽与月经周期相关,须佐以疏肝清热,可合用丹栀逍遥散或黄连温胆汤加减。

5．燥痰

(1)症状:痰少黏白,或痰中带血丝,咳声短促,或声音逐渐嘶哑,口干,咽喉燥痛,大便干结,可伴有午后潮热,颧红,盗汗,舌质红少苔,脉细数。

(2)相关疾病:多见于痰量较少的慢性咳嗽,如上气道咳嗽综合征、变应性咳嗽等,也常见于肺结核、肺癌等病。

（3）治法：滋阴润肺，化痰止咳。

（4）常用方药：常用贝母瓜蒌散、沙参麦冬汤、麦门冬汤等，以润肺化痰药物为主，配伍清热、养阴、理气之品，常用川贝、瓜蒌、桔梗、玉竹、麦冬、生地等品。注意区分肺阴虚证与燥热犯肺证，前者属本虚，以滋阴润燥为主，以沙参麦冬汤、麦门冬汤等为代表方，后者属标实，以外感风燥为主，以杏苏散、瓜蒌贝母散为代表方。热伤血络，痰中带血，酌加丹皮、白茅根、藕节等清肺凉血止血之品。

（四）外治法

1. 风痰

（1）毫针疗法：尺泽、合谷、膻中、足三里、丰隆。随证选穴　鼻塞喷嚏者，加用迎香、列缺穴；咽痒明显者，加用外关、人迎穴；咳而无力，腰酸膝软者，温针灸肺俞、肾俞穴。针以平补平泻法。可用电针法，疏密波，留针 20 分钟左右

（2）艾灸疗法：取大椎、定喘、肺俞，用艾灸或隔姜灸，每次 3～5 壮。

（3）走罐疗法：患者伏卧位，局部涂少量万花油，用闪火法拔一侧肺俞穴，5 分钟后将火罐向下方滑动至脾俞。起罐后拔另侧面，方法同上。至背部脊柱两侧皮肤充血或淤血为度。

（4）穴位贴敷疗法：取肺俞、大椎、定喘穴，运用贴敷中药粉（胡椒、白芥子、细辛等），姜汁调和后制成药粒置于穴位上，每次留穴 1 小时左右。

2. 热痰

（1）毫针疗法：曲池、列缺、丰隆、内庭、膻中。肺热壅盛，咳而满者，加大椎、肺俞；咳伤肺络者，加孔最、复溜。针以泻法。可用电针法，密波，留针 20 分钟左右。

（2）穴位注射疗法：选取定喘、肺俞穴，采用穴位分层推注清开灵注射液，每穴 1ml。

（3）泻血疗法：取大椎穴，用三棱针迅速刺入后，压挤伤口，以挤出血液 1ml 为宜。亦可用拔罐法吸出血液。

3. 湿痰或寒痰

（1）毫针疗法：肺俞、脾俞、公孙、丰隆、合谷。痰多，脘闷明显者，加内关、足三里穴；肢凉畏冷，咳吐稀白痰涎，以温针灸脾俞、肾俞；疲倦乏力者，加用太渊、太白穴。针以平补平泻法。可用电针法，疏密波，留针 20 分钟左右

（2）艾灸疗法：取肺俞、膏肓俞、脾俞，用艾灸或隔姜灸，每次 3～5 壮。

（3）穴位贴敷疗法：取肺俞、脾俞、膻中、气海、足三里，运用中药粉（胡椒、白芥子、细辛等），姜汁调和后制成药粒置于穴位上，每次留穴 1 小时左右。

（4）火针疗法：取定喘、肺俞、脾俞、足三里，用酒精灯火烧热毫针后迅速刺入后，迅速拔出。每穴刺入 5～6 次。

（黄婉怡　王新华）

参 考 文 献

1. 中华中医药学会内科分会肺系病专业委员会. 咳嗽中医诊疗专家共识意见（2011 版）. 中医杂志，2011，52（10）：896.

2. 喻清和，王鹏，黄婉怡，等. 难治性慢性咳嗽临床证型研究. 新中医，2012，(2)：27-29.

3. 何德平，林琳. 慢性咳嗽中医证候分布规律探讨. 广州中医药大学学报，2008，25(6)：560-562.

4. 李桂琴. 慢性咳嗽的中医药研究进展. 临床肺科杂志，2009，14(12)：1649-1650.

5. 吴继全，陈燕，晁恩祥. 晁恩祥治疗咳嗽变异型哮喘经验. 北京中医，2006，25：657-658.

6. 崔红生. 慢性咳嗽的辨病与辨证. 中医杂志，2006，47(7)：500-501.

7. 文孟先. 辨病辨证结合治疗慢性咳嗽临床体会. 吉林中医药，2013，33(1)：18-19.

8. 吴银根. 慢性咳嗽的中医治疗思路和经验. 江苏中医药，2008，40(7)：7-8.

9. 万文蓉. 干祖望辨治喉源性咳嗽经验探要. 北京中医，2000，19(5)：6-7.

10. 国家中医药管理局医政司. 22 个专业 95 个病种中医诊疗方案（合订本）. 北京：中国中医药出版社，2010

第四节 咳嗽中药的药效物质基础及作用机制

一、概述

中药用于治疗咳嗽历史悠久且资源丰富，近年来诸多研究发现多种中药单体成分有治疗咳嗽的作用。本文查阅了有关中药止咳药的研究文献，对罂粟壳、麻黄、洋金花、款冬花、百部、贝母、桃金娘、杜鹃、满山红、细辛、当归、紫菀、枇杷叶、太子参、罗汉果、女贞叶、桔梗、麦冬、车前子、化橘红、蛇床子、矮地茶、五味子、甘草、诃子、桑白皮、苦杏仁、照山白、半夏和鲜竹沥等具有止咳作用中药所含的有效成分按照生物碱、挥发油、三萜、皂苷、植物甾醇、黄酮、香豆素、木脂素、多糖、苯乙烯类、氰苷、有机酸及酚酸类等进行分类总结。

二、生物碱类

生物碱类的化合物大多具有显著而独特的生物活性，有相当大比例中药镇咳药物的效应成分为生物碱，而且主要集中在以下四种结构类型：托品烷类、吡咯里西丁类、苯丙胺类、苄基四氢异喹啉类及甾体生物碱类：

（一）苄基四氢异喹啉类

苄基四氢异喹啉类生物碱是目前为止镇咳效果最好的生物碱，如罂粟碱、吗啡碱和可待因等，其最大的不足之处在于有成瘾性。

（二）苯丙胺类

麻黄中含有的止咳有效成分麻黄碱、伪麻黄碱和甲基麻黄碱等为苯丙胺类止咳成分的典型代表。

（三）托品烷类

洋金花临床用于他药乏效的成人或年老咳喘无痰或痰少，以及哮喘、慢性气管炎等。洋金花的干花含生物碱 0.47%～0.75%，其中东莨菪碱约占 85%，其他绝大部分为莨菪碱和阿托品。洋金花生物碱能抑制呼吸道腺体分泌，松弛支气管平滑肌，东莨菪碱能兴奋呼吸中枢，使呼吸加快。

华山参具有镇咳、祛痰、平喘作用，临床治疗寒痰咳喘，其止咳效应成分主要为东莨菪碱、莨菪碱、天仙子碱、异东莨菪醇及山莨菪碱等。

（四）吡咯里西丁类

咳嗽常用中药款冬花，其止咳主要成分为吡咯里西丁类生物碱，如千里光碱、2- 吡咯啶乙酸甲酯、千里光宁、肾形千里光碱、千里光非灵和全缘千里光碱等。药理研究表明款冬花提取物具有止咳、祛痰、平喘作用。

百部临床广泛用于百日咳、肺结核、慢性支气管炎等，其止咳效应成分为百部碱、对叶百部碱 B/C、脱氢对叶百部碱 B 和脱氢原百部碱等。百部生物碱能降低动物呼吸中枢的兴奋性，抑制咳嗽反射，对离体豚鼠支气管平滑肌痉挛有松弛作用。

（五）甾体生物碱

止咳中药贝母（浙贝、川贝等）的止咳有效成分为甾体生物碱，如贝母碱、浙贝甲素等，具有显著的止咳化痰及降低气道炎症的药理活性。

三、挥发油类

桃金娘叶挥发油中含有 β- 石竹烯，其衍生物 β- 石竹烯醇据报道具有明显的止咳、祛痰活性。李淑玉等从甘肃杜鹃科杜鹃属植物烈香杜鹃（*Rhododendron anthopogonoides* maxim）叶的挥发油中分离出的一种止咳有效成分 4- 苯基丁酮 -2（止咳酮，4-PB）。动物实验证明，4-PB 对小鼠、豚鼠及猫的实验性咳嗽有明显抑制作用，对中枢有镇静作用，不抑制呼吸。从满山红挥发油中得到的单体杜鹃酮口服或腹腔注射均具有良好的止咳作用，口服杜鹃酮 160mg/kg 与口服可待因 60mg/kg 的止咳作用相当。有研究报道细辛挥发油中的甲基丁香酚和细辛脂素等具有显著降的镇咳活性。谢文利等证实当归挥发油成分藁本内酯对氨水诱发的小鼠及柠檬酸诱导的豚鼠咳嗽均有明显的抑制作用，可显著延长咳嗽潜伏期，减少咳嗽次数。同时揭示藁本内酯可能作用于相关化学感受器，抑制支气管黏膜对刺激的反应性而表现出外周性镇咳作用。

四、三萜类

卢艳花等从紫菀中分离得到的紫菀酮、表木栓醇单体化合物对氨水引咳小鼠模型具有明显的镇咳作用。鞠建华等从中药枇杷叶正丁醇萃取物中分离得到的乌苏酸、总三萜酸对柠檬酸喷雾引起的豚鼠咳嗽有止咳作用。林泗定从中药太子参中分离得到的乌苏酸对柠檬酸诱导的豚鼠咳嗽有止咳作用。王霆等从罗汉果中提取得到的罗汉果甜苷（mog）灌胃，对氨水喷雾引咳小鼠均有镇咳作用。张恩户等证实女贞叶提取物中的熊果苷可延长氨水引咳小鼠的潜伏期、减少 3 分钟内咳嗽次数，同时可以延长二氧化硫致咳小鼠的咳嗽潜伏期。

五、皂苷类

研究证明，中药桔梗中桔梗皂苷类成分桔梗皂苷 D 具有明显的镇咳作用。有研究发现，麦冬皂苷 D 具有很好的镇咳作用，麦冬皂苷 D 能抑制乙酰胆碱和缓激肽诱导的去极化反应，提示其可能通过激活钾离子通路，减少气道的胆碱释放，这在一定程度上阐明了麦冬皂苷 D 镇咳的作用机制。

六、植物甾醇类

林泗定从中药太子参中分离得到的 β- 谷甾醇、胡萝卜苷等对柠檬酸诱导的豚鼠咳嗽有止咳作用。

七、黄酮类

林泗定从中药太子参中分离得到的木犀草素对柠檬酸诱导的豚鼠咳嗽有止咳作用。朱一亮等发现甘草总黄酮能很强地抑制辣椒素诱导的豚鼠咳嗽反射，其作用机制可能是通过直接阻断 VR1 受体或间接影响内源性阿片释放。研究报道，从杜鹃科属照山白中提取的金丝桃苷临床和药理都有显著的镇咳作用。中药泽漆中泽漆新苷和金丝桃苷均具有非常好的止咳活性。阴月等研究发现车前子苷灌胃可延长小鼠咳嗽潜伏期，并且明显降低 2 分钟内的咳嗽次数。苏薇薇等采用中药谱效学筛选策略，成功筛选出柚皮苷（S07）为化橘红的核心镇咳活性成分。对其作用机制进行研究，发现 S07 并非中枢镇咳药物，其镇咳作用亦不依赖于抑制 C 纤维神经肽释放和并非通过开放 ATP-K$^+$ 通道起作用，它对机械刺激通过 RARs 受体引起的咳嗽具有抑制作用，提示 RARs 受体是其主要作用靶点。S07 可以特异性地抑制 P 物质及 NK1 的表达，降低神经源性炎症水平。

八、香豆素类

胡晓等报道蛇床子呋喃香豆素成分花椒毒酚（XT）能抑制浓氨水喷雾引起的小鼠咳嗽，提示 XT 可能作用于有关的化学感受器，抑制支气管黏膜对刺激的反应性而表现出镇咳作用。据报道从矮地茶中分离出的岩白菜素，根据电刺激猫喉上神经引咳的实验，岩白菜素无论腹腔注射或灌胃都有明显的止咳作用。用小白鼠氢氧化胺喷雾引咳实验，岩白菜素 250mg/kg 灌胃的止咳作用比 1/10 剂量磷酸可待因稍强，推测其止咳作用的部位在中枢，可能在大脑。

九、木脂素类

钟山等研究证实五味子果实醇提物及从中分离得到的五味子醇甲、五味子醇乙、五味子甲素及五味子乙素具有明显的止咳、抗炎和抗氧化活性，其止咳活性的作用机制可能与其抑制咳嗽受体 TRPA1 及 TRPV1 的表达及 NO 的释放有关。研究表明，细辛总木脂素部位可以有效对抗香烟烟雾诱导的豚鼠咳嗽高敏感性，显著降低咳嗽次数及延长咳嗽潜伏期，大剂量组止咳活性接近可待因的水平。

十、多糖类

中药多糖类成分的止咳活性近年来也逐渐被发现，如印度学者 Nosalova G 等研究发现光果甘草、鸭嘴花和诃子等中药的多糖能够降低急性咳嗽豚鼠的咳嗽次数。国内学者研究发现中药五味子和细辛的多糖类成分能够显著降低香烟烟雾诱导的慢性咳嗽豚鼠的咳嗽次数及气道炎症，急性咳嗽豚鼠实验表明五味子、多糖能够发挥比可待因更加稳定的镇咳活性。

十一、苯乙烯类

阚启明等采用小鼠浓氨水引咳法、小鼠 SO_2 引咳法和豚鼠枸橼酸引咳法制造 3 种引咳模型。灌胃给予桑皮苷，结果桑皮苷对 3 种引咳模型均有较明显的镇咳作用，尤其对引咳作用较强，说明桑皮苷对化学性刺激物质引起的支气管黏膜感受器有抑制作用，但作用的受体或分子生物学基础有待进一步研究。

十二、氰苷类

苦杏仁苷内服后，可在体内分解为氢氰酸和苯甲醛，氢氰酸对呼吸中枢可产生一定的抑制作用，使呼吸运动趋于安静而达到镇咳平喘的作用。β_2 肾上腺素受体是止咳平喘药物发挥药效的主要靶体。郑晓晖等将从家兔肺组织中纯化得到的 β_2 肾上腺素受体制成亲和色谱，用于苦杏仁中有效成分的筛选，结果表明苦杏仁苷与该受体色谱柱结合良好，说明苦杏仁苷具有止咳的作用。

十三、有机酸及酚酸类

张科卫等从半夏中提取得到的总游离有机酸证实可以显著降低氨水诱导的小鼠 3 分钟内咳嗽次数，延长咳嗽潜伏期。余平等发现紫菀提取物 Fr-50 具有非常明显的镇咳、祛痰和抗炎活性，HPLC-Q-TOF/MS 分析发现主要为酚酸类化合物（咖啡酰基奎尼酸类），认为酚酸类可能是其发挥镇咳活性的药效物质。

十四、其他类

蔡华芳等采用小鼠、豚鼠及家兔动物模型，研究中药鲜竹沥的镇咳祛痰活性，结果表明灌胃 20～50ml/kg 不等剂量的鲜竹沥能明显延长氨水诱导的小鼠及豚鼠的咳嗽潜伏期，减少咳嗽次数，显著增加小鼠气管酚红分泌量，加速兔离体气管黏液纤毛运动的速度。目前中药鲜竹沥镇咳祛痰的药效物质及作用机制不明，需要做进一步的研究。

（刘晓东 钟 山）

参 考 文 献

1. 孙曼春. 洋金花的药理作用与临床应用. 医药导报, 2003, 6: 80-81.

2. 李松武, 庆伟霞, 王文领, 等. 华山参挥发油化学成分分析. 河南大学学报（自然科学版）, 2005, 35（3）: 34-36.

3. 高学敏. 中药学. 北京: 中国中医药出版社, 2006.

4. 程刚, 夏东胜, 李馨龄, 等. 千里光的安全性研究现状及其对策探讨. 中国中医药信息杂志, 2004, 11

（7）：569-571.

5. Li ZY, Zhi HJ, Xue SY, et al. Metabolomic profiling of the flower bud and rachis of Tussilago farfara with antitussive and expectorant effects on mice. J Ethnopharmacol, 2012, 140: 83-90.

6. Xu YT, Hon PM, Jiang RW, et al. Antitussive effects of Stemona tuberosa with different chemical profiles. J Ethnopharmacol, 2006, 108: 46-53.

7. Xu YT, Shaw PC, Jiang RW, et al. Antitussive and central respiratory depressant effects of Stemona tuberosa. J Ethnopharmacol, 2010, 128: 679-684.

8. 阮汗利，张勇慧，皮慧，等. 杂交贝母非生物碱成分的结构研究. 中草药，2004，35（1）：22-23.

9. Wang D, Wang S, Chen X, et al. Antitussive, expectorant and anti-inflammatory activities of four alkaloids isolated from Bulbus of Fritillaria wabuensis. J Ethnopharmacol, 2012, 139: 189-193.

10. 王志祥，朱俊才，张志炳，等. β-石竹烯醇在制备镇咳和／或祛痰药物中的应用. 中国发明专利，CN101129343A，2008-02-27.

11. 李淑玉，党月兰，牛宝琴，等. 4-苯基丁酮-2止咳作用机制的探讨. 兰州医学院学报，1985，（3）：205-206.

12. 李丽，方芳. 满山红的化学成分及药理作用. 黑龙江医药科学，2009，32（3）：64-65.

13. 周慧秋，于滨，乔婉红，等. 甲基丁香酚药理作用研究. 中医药学报，2000，（2）：79-80.

14. 赖克方，刘晓东，钟伯年，等. 超临界二氧化碳萃取法提取高纯度细辛脂素的方法及用途. 中国发明专利，ZL201410606528.3，2017-02-01.

15. 谢文利，李宏捷，朱江. 藁本内酯镇咳作用研究. 武警医学，2008，19（8）：701-702.

16. 卢艳花，戴岳，王峥涛，等. 紫菀祛痰镇咳作用及其有效部位和有效成分. 中草药，1999，30（5）：1-4.

17. 鞠建华，周亮，林耕，等. 枇杷叶中三萜酸类成分及其抗炎、镇咳活性研究. 中国药学杂志，2003，38（10）：752-757.

18. 王霆，黄志江，蒋毅珉，等. 罗汉果甜苷的生物活性研究. 中草药，1999，30（12）：914-916.

19. 郭丽，张村，李丽，等. 中药桔梗的研究进展. 中国中药杂志，2007，32（3）：181-185.

20. Ishibashi H, Mochidome T, Okai J, et al. Activation of potassium conductance by ophiopogonin-D in acutely dissociated rat paratracheal neurons. Br J Pharmacol, 2001, 132（2）：461-466.

21. 袁春丽，孙立，袁胜涛，等. 麦冬有效成分的药理活性及作用机制研究进展. 中国新药杂志，2013，22（21）：2496-2502.

22. 朱一亮，谢强敏，陈季强，等. 甘草黄酮对辣椒素诱导豚鼠咳嗽反射的抑制作用. 中草药，2006，37（7）：1048-1051.

23. 陈红艳，杨新波. 泽漆的药理作用及应用现状. 中国成人医药教育论坛，2009，202-209.

24. 阴月，高明哲，袁昌鲁，等. 车前子镇咳祛痰有效成分的实验研究. 辽宁中医杂志，2001，28（7）：443-444.

25. Yu-Long Luo, Chen-Chen Zhang, Pei-Bo Li, et al. Naringin attenuates enhanced cough, airway hyperresponsiveness and airway inflammation in a guinea pig model of chronic bronchitis induced by cigarette smoke. International Immunopharmacology, 2012, （3）：301-307.

26. 胡晓，黄贤华，赖飞，等. 花椒毒酚的镇咳、平喘及祛痰作用研究. 中药药理与临床，2006，22（3、4）：40-41.

27. 江苏新医学院. 中药大词典. 上海：上海人民出版社，1999.

28. Zhong S，Nie Y，Gan Z，et al. Effects of Schisandra chinensis extracts on cough and pulmonary inflammation in a cough hypersensitivity guinea pig model induced by cigarette smoke exposure. J Ethnopharmacol，2015，165：73-82.

29. 赖克方，刘晓东，钟伯年，等. 细辛总木脂素提取物及其提取方法和在制备减轻或抑制咳嗽药物中的用途：中国，ZL 201410114814.8.2017-02-22.

30. Nosalova G，Fleskova D，Jurecek L，et al. Herbal polysaccharides and cough reflex. Respir Physiol Neurobiol，2013，187：47-51.

31. Nosalova，G，Jurecek，L，Chatterjee UR，et al. Antitussive activity of the water-extracted carbohydrate polymer from Terminalia chebula on citric acid-induced cough. Evid Based Complement Alternat Me，2013，650134.

32. Zhong S，Liu X，Nie Y，et al. Antitussive activity of the Schisandra chinensis fruit polysaccharide（SCFP-1）in guinea pigs models. J Ethnopharmacol，2016，194：378-385.

33. 阚启明，康宁，田海涛，等. 桑皮苷的镇咳平喘作用. 沈阳药科大学学报，2006，23（6）：388-391.

34. 周金黄，王筠默. 中药药理学. 上海：上海科学技术出版社，1986.

35. 郑晓晖，赵新锋，杨荣. β2-肾上腺素受体亲和色谱及其在苦杏仁活性成分筛选中的应用. 科学通报，2007，52（18）：2111-2115.

36. 张科卫，吴皓，沈绣红. 半夏中总游离有机酸的作用研究. 南京中医药大学学报（自然科学版），2001，17（3）：159-161.

37. Yu P，Cheng S，Xiang J，et al. Expectorant，antitussive，anti-inflammatory activities and compositional analysis of Aster tataricus. J Ethnopharmacol，2015，164：328-333.

38. 蔡华方. 鲜竹沥镇咳祛痰作用的实验研究. 中国实验方剂学杂志，2007，13（5）：43-44.

附录
缩略语英中文名词对照

英文简写	英文全拼	中文
AC	atopic cough	变应性咳嗽
ACE	angiotensin converting enzyme	血管紧张素转换酶
ACEI	angiotensin converting enzyme inhibitors	血管紧张素转换酶抑制剂
ACOS	asthma-chronic obstructive pulmonary disease syndrome	哮喘 - 慢性阻塞性肺疾病重叠综合征
AHI	apnea hypopnea index	睡眠呼吸暂停低通气指数
ASM	airway smooth muscle	气道平滑肌
BDNF	brain-derived neurotrophic factor	脑源神经营养因子
BHR	bronchial hyperresponsiveness	气道高反应性
BK	bradykinin	缓激肽
BO	bronchiolitis obliterans	闭塞性细支气管炎
BOOP	bronchiolitis obliterans with organizing pneumonia	闭塞性细支气管炎伴机化性肺炎
BP	Bordetella pertussis	百日咳鲍特菌
CCIQ	chronic cough impact questionnaire	慢性咳嗽影响问卷
CGRP	calcitonin gene-related peptide	降钙素基因相关肽
CHS	cough hypersensitivity syndrome	咳嗽高敏综合征
COP	cryptogenic organizing pneumonia	隐源性机化性肺炎
COPD	chronic obstructive pulmonary disease	慢性阻塞性肺疾病
COX	cycloxygenase	环氧化酶
CP	chlamydia pneumoniae	肺炎衣原体
CPI	cough post infectious	感染后咳嗽
CQLQ	cough-specific quality of life questionnaire	咳嗽专用生活质量问卷
CRQ	chronic respiratory disease questionnaire	慢性呼吸系统疾病问卷
CRS	cough reflex sensitivity	咳嗽敏感性
CSS	cough syncope syndrome	咳嗽晕厥综合征
CVA	cough variant asthma	咳嗽变异性哮喘
DPB	diffuse panbronchiolitis	弥漫性泛细支气管炎
DTE	dithioerythritol	二硫赤藓糖醇
DTT	dithiothreitol	二硫苏糖醇

英文简写	英文全拼	中文
EB	eosinophilic bronchitis	嗜酸粒细胞性支气管炎
ECP	eosinophils cationic protein	嗜酸性粒细胞阳离子蛋白
Eos	eosinophils	嗜酸性粒细胞
FEV_1	forced expiratory volume in one second	第一秒用力呼气量
$FEF_{25\%}$	forced expiratory flow after 25% of the FVC has been exhaled	用力呼气 25% 肺活量后用力呼气量
FRC	functional residual capacity	功能残气量
FVC	forced vital capacity	用力肺活量
GER	gastroesophageal reflux	胃食管反流
GERC	gastroesophageal reflux-related chronic cough	胃食管反流性咳嗽
GERD	gastroesophageal reflux disease	胃食管反流性疾病
HFCWO	high-frequency chest wall oscillation	高频胸壁振动
HHT	Hilbert-Huang transform	希尔伯特 - 黄变换
HP	hypersensitivity pneumonitis	过敏性肺炎
HRCT	high resolution CT	高分辨率 CT
IIP	idiopathic interstitial pneumonia	特发性间质性肺炎
IL-4	interleukine-4	白细胞介素 -4
IL-5	interleukine-5	白细胞介素 -5
IL-10	interleukine-10	白细胞介素 -10
IL-13	interleukine-13	白细胞介素 -13
ILD	interstitial lung disease	间质性肺病
IPV	intrapulmonary percussive ventilation	肺内叩击通气
IS	induced sputum	诱导痰
LCQ	leicester cough questionnaire	莱切斯特咳嗽问卷
LIP	lymphocytic interstitial pneumonia	淋巴细胞间质性肺炎
LTC_4	leukotriene C_4	白三烯 C_4
MMEF/MMF	maximal mid-expiratory flow	最大呼气中期流量
MP	mycoplasma pneumoniae	肺炎支原体
MVV	maximal ventilatory volume	最大通气量
NARES	non-allergic rhinitis with eosinophilia syndrome	嗜酸粒细胞增多性非变应性鼻炎
NERD	non erosive reflux disease	非糜烂性胃食管反流病
NGF	nerve growth factor	神经生长因子
NKA	neurokinin A	神经肽 A
NKB	neurokinin B	神经肽 B
NK1 受体	neurokinin-1 receptor	速激肽 1 受体
NK2 受体	neurokinin-2 receptor	速激肽 2 受体
PEF	peak expiratory flow	呼气峰流量
PEFR	peak expiratory flow rate	呼气峰流量变异率
PEP	positive expiratory pressure	呼气正压技术

续表

英文简写	英文全拼	中文
PGs	prostaglandins	前列腺素类物质
PNAR	perennial non-allergic rhinitis	常年性非变应性鼻炎
PNDS	postnasal drip syndrome	鼻后滴流综合征
RA	rheumatoid arthritis	类风湿关节炎
RARs	rapidly adapting stretch receptors	快适应牵张感受器
RBILD	respiratory bronchioles interstitial lung disease	呼吸性细支气管炎伴间质性肺病
RCS	reflux cough syndrome	反流性咳嗽综合征
RP	relapsing polychondritis	复发性多软骨炎
RV	residual volume	残气量
SAP	symptom association probability	症状相关概率
SARs	slowly adapting stretch receptors	慢适应牵张感受器
SF36	medical outcomes study 36-item short form	医学结局研究整体健康量表
SGRQ	St. Georges' respiratory questionnaire	圣乔治呼吸问卷
SIP	sickness impact profile	疾病影响程度量表
SLE	systemic lupus erythematosus	系统性红斑狼疮
SP	substance P	P物质
TBLB	transbronchial lung biopsy	经支气管肺组织活检
TCC	total cell count	细胞总数计数
TLOSR	transient lower oesophageal sphincter relaxation	一过性的食管下括约肌松弛
TRP	transient receptor potential	瞬时受体电位
TRPV1	transient receptor potential vanilloid receptor-1	瞬时受体电位香草酸亚型1
UACS	upper airway cough syndrome	上气道咳嗽综合征
UAO	upper airway obstruction	上气道梗阻
VAS	visual analogue scale	视觉模拟评分
VCD	vocal cord dysfunction	声带功能障碍
VEGF	vascular endothelial growth factor	血管内皮生长因子
VMR	vasomotor rhinitis	血管运动性鼻炎
VR1	vanilloid receptor subtype I	香草酸受体亚型 I

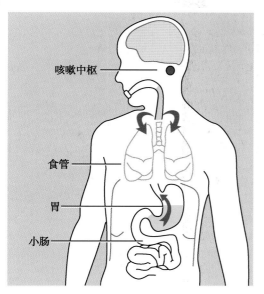

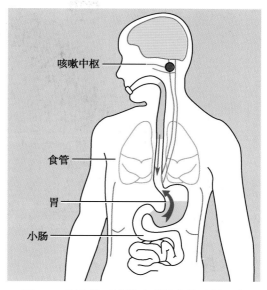

图 2-2 胃食管反流性咳嗽发生的反流理论
高位反流流经咽喉或误吸入肺,刺激这些部位的
咳嗽感受器引起咳嗽

图 2-3 胃食管反流性咳嗽发生的反射理论
低位反流刺激食管下端黏膜感受器,通过依赖中枢的
食管 - 支气管反射,兴奋气道咳嗽感受器引起咳嗽

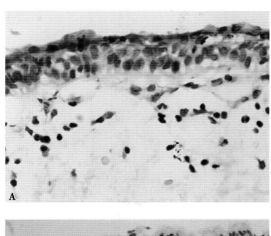

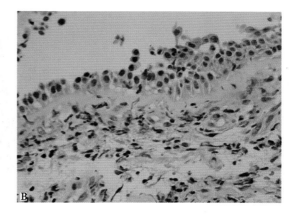

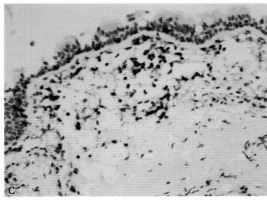

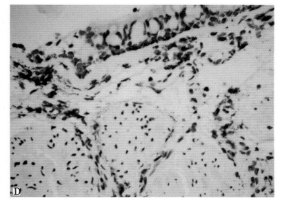

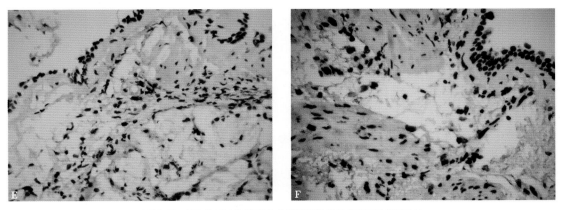

图 2-5　EB 和典型哮喘支气管黏膜炎症细胞浸润密度

A：EB 支气管黏膜嗜酸性粒细胞浸润（HE×400）；B：哮喘支气管黏膜嗜酸性粒细胞浸润（HE×400）；C：EB 支气管黏膜肥大细胞浸润（DAB×400）；D：哮喘支气管黏膜肥大细胞浸润（DAB×400）；E：EB 支气管黏膜 T 淋巴细胞浸润（DAB×400）；F：哮喘支气管黏膜 T 淋巴细胞浸润（DAB×400）

（图片来源：广州呼吸健康研究院）

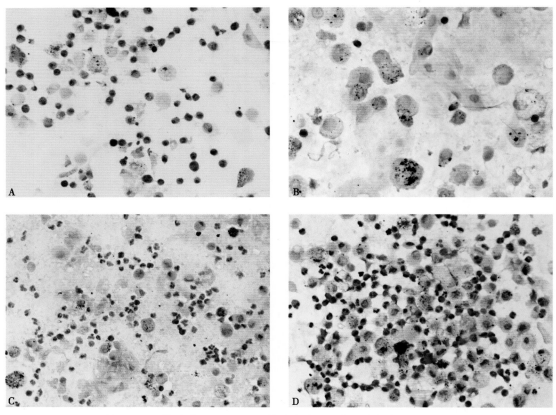

图 2-6　正常对照、EB、CVA 和典型哮喘诱导痰细胞涂片（HE×400）

A：正常对照诱导痰细胞涂片；B：EB 诱导痰细胞涂片；C：CVA 诱导痰细胞涂片；D：典型哮喘诱导痰细胞涂片

（图片来源：广州呼吸健康研究院）

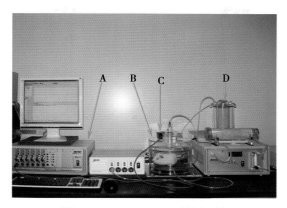

图 3-3　Buxco Cough 检测系统
A：前置放大器，B：体描箱，C：流量传感器，D：雾化控制仪
（图片来源：广州呼吸健康研究院）

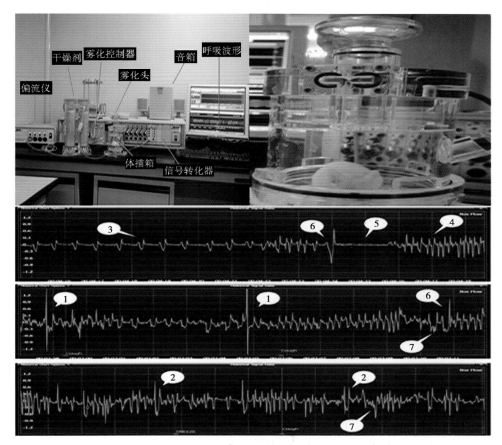

图 3-7　小鼠咳嗽检测仪器

小鼠咳嗽检测仪器（上图）：由体描箱、信号转换器、偏流仪、雾化控制器、干燥剂、音箱、雾化头组成；通过 Fionepoint 软件自动声音监测及呼吸波形分析结合人工质控方式，分辨出 7 种小鼠呼吸波形（下图）：（1）咳嗽，（2）喷嚏，（3）平静呼吸，（4）急促呼吸，（5）屏气，（6）深呼吸，（7）甩头。根据波形的不同，由软件自动计数小鼠咳嗽次数
（图片来源：广州呼吸健康研究院）

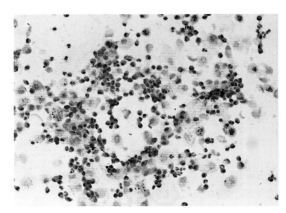

图 5-4　诱导痰细胞图片（HE×400）
其中胞质红染的细胞为嗜酸性粒细胞
（图片来源：广州呼吸健康研究院）

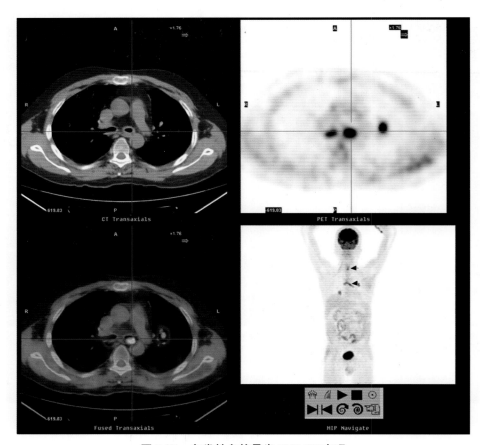

图 5-31　复发性多软骨炎 PET-CT 表现
喉软骨、气管、双侧主支气管、左上肺前段支气管及右下肺外后基底段支气管可见管壁增厚，对 ^{18}F-FDG 的放射性摄取增高，最大 SUV 约 4.7～9.1

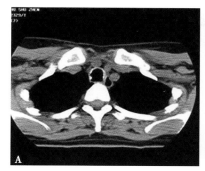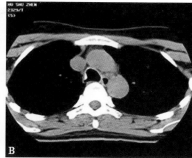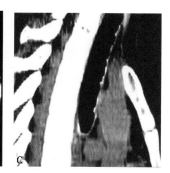

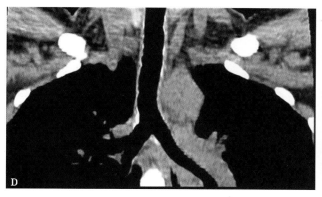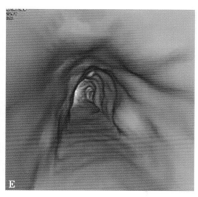

图5-32　骨化性气管、支气管病HRCT表现

A、B：不同横断面显示气管前、侧壁有数个结节状、斑块状钙化影突向管腔内，管腔不规则变形，管壁增厚；C、D：矢状位及冠状位重建示气管胸段前、侧壁广泛钙化结节；E：仿真内镜显示气管前、侧壁凹凸不平，后壁平滑、光整，气管管腔不规则狭窄

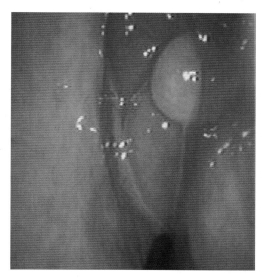

图5-37　鼻息肉镜下表现

患者左侧中鼻道附近区域可见多个垂出之息肉

（照片来源：广州呼吸健康研究院）

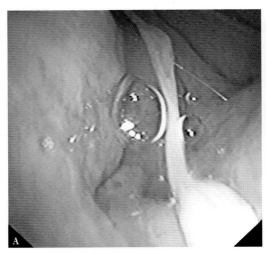
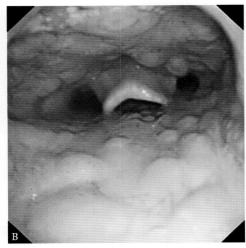

图 5-38　鼻后滴流综合征镜下表现

患者，男性，36 岁。反复干咳 1 年余，胸部 X 线片等检查均正常。镜下可见咽隐窝和咽后壁有大量脓性黏液附着并往下流（A），咽后壁呈鹅卵石样表现（B）

（照片来源：广州呼吸健康研究院）

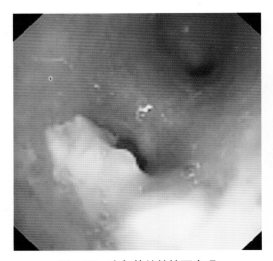

图 5-39　支气管结核镜下表现

患者，女，26 岁。间歇性咳嗽、少痰 6 个月，胸部 X 线片未见异常，积极抗感染治疗无效。镜下见左主支气管及左上、下支气管黏膜肿胀、充血，表面覆盖黄白色坏死物，触之容易出血，病理活检确诊结核

（照片来源：广州呼吸健康研究院）

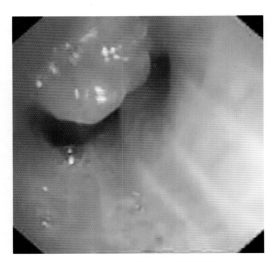

图 5-40　支气管肺癌镜下表现

患者，男，63 岁。反复干咳 2 个月，有 10 余年吸烟史，胸部 X 线片正常。支气管镜下发现右上叶支气管开口腔内新生物生长，黏膜稍粗糙。病理活检确诊鳞状上皮细胞癌

（照片来源：广州呼吸健康研究院）

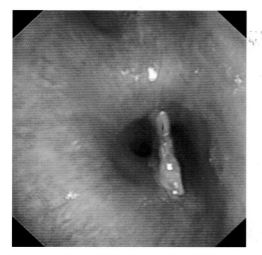

图 5-41　支气管异物镜下表现

患者，女，63 岁。反复咳嗽、咳痰 2 年，否认呛咳
史，胸部 X 线片未发现异常。支气管镜下发现右下
叶支气管基底段开口可见异物，周围有肉芽，大小
约 17mm×8mm×2mm
（照片来源：广州呼吸健康研究院）

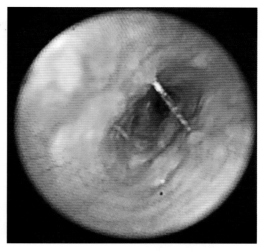

图 5-42　结节病镜下表现

患者，男，22 岁。反复干咳 10 个月，胸部 X 线片报
告未见异常。支气管镜下可见气管、支气管黏膜充
血，右中间支气管黏膜明显充血、水肿，可见较多小
结节。黏膜活检及肺活检组织病理诊断为结节病
（照片来源：广州呼吸健康研究院）

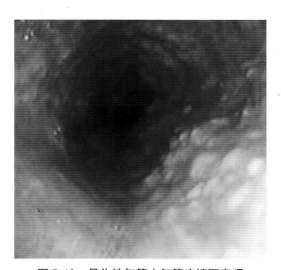

图 5-43　骨化性气管支气管病镜下表现

患者，男，38 岁。反复间断性干咳 3 年余。支气管
镜下表现为鹅卵石样改变，气管支气管黏膜充血，
可见较多脓性分泌物
（照片来源：广州呼吸健康研究院）

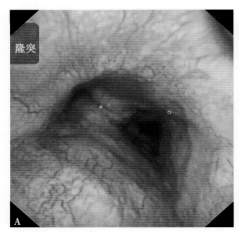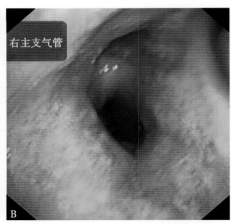

图 5-44　气管支气管淀粉样变镜下表现

患者,男,56 岁。反复咳嗽、咳痰 1 年,进行性气促 3 个月,胸部 X 线片报告支气管炎改变,经积极抗感染症状反复。支气管镜下发现从声门以下开始,可见气管、支气管普遍黏膜增厚、充血肿胀、光滑,软骨环消失,管腔普遍性狭窄

(照片来源:广州呼吸健康研究院)

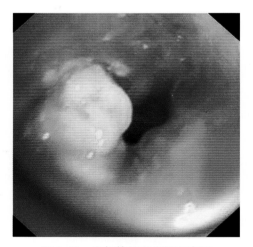

图 5-45　支气管结石症镜下表现

患者,女,46 岁。反复咳嗽、咳痰 2 年余。无结核病史,胸部 X 线片未见异常。支气管镜下发现左上叶开口处可见一不规则灰白色物堵塞管腔,部分嵌入周围黏膜组织,白色物质硬、脆。取出部分后,剩余部分与深部组织连在一起,周围黏膜明显充血、肿胀

(照片来源:广州呼吸健康研究院)

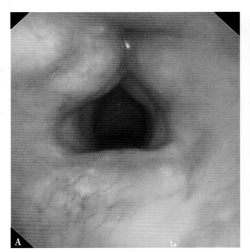 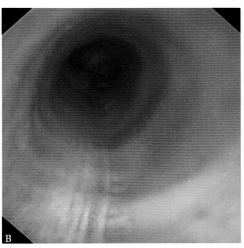

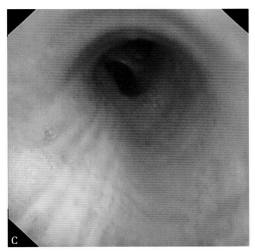

图 5-46　复发性多软骨炎早期支气管镜下表现

患者，男，54 岁，主诉：反复咳嗽 2 年，加重 1 个月。支气管镜下课件声门明显肿胀、气管、支气管黏膜充血，软骨结构欠佳，管腔通畅。黏膜活检呈慢性炎症，未见软骨。A：声门；B：气管；C：左主支气管

（照片来源：广州呼吸健康研究院）

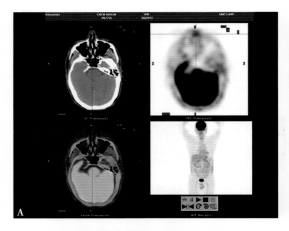

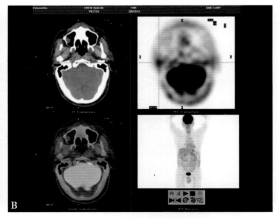

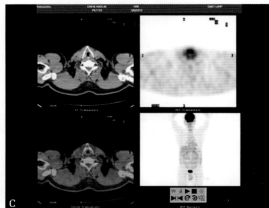

图 5-47　复发性多软骨炎患者 PET-CT 表现
患者，男，54 岁，主诉：反复咳嗽 2 年，加重 1 个月。
全身 PET-CT 可见双侧耳廓、鼻软骨、喉软骨糖代谢
增高。A：鼻软骨；B：右侧耳廓；C：喉部软骨
（照片来源：广州呼吸健康研究院）

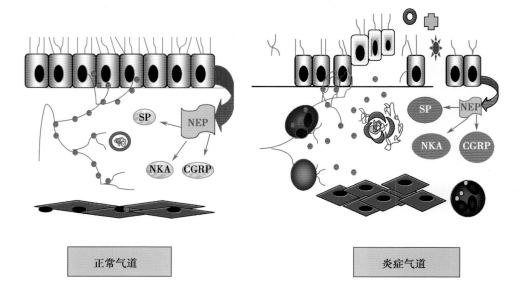

图 6-4　感染后咳嗽发病机制示意图
上皮损伤后造成更多的神经纤维末梢裸露，容易受到外界各类型的伤害刺激。另外，上皮细胞损伤后生成
中性内肽酶减少，导致神经肽（SP、NKA、CGRP 等）降解减少，在气道组织蓄积，导致神经源性炎症
（图片来源：广州呼吸健康研究院）

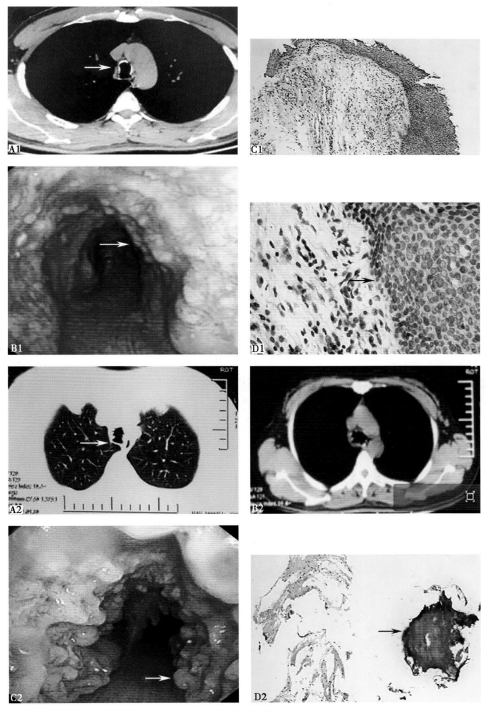

图 9-1 骨化性气管支气管病

A1、A2、B2：胸部 CT 表现

B1、C2：支气管镜下表现

C1、D1、D2：病理表现

（图片来源：山东大学附属省立医院）

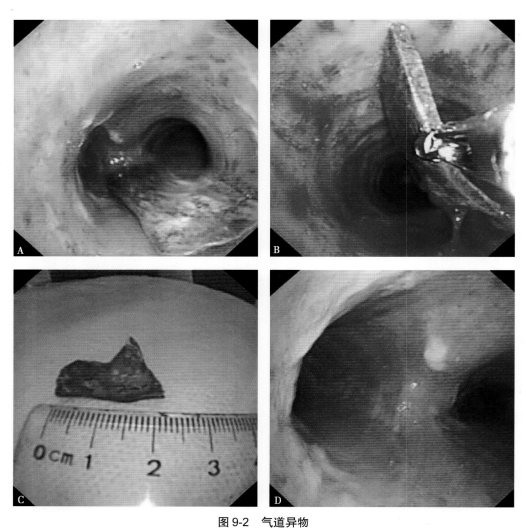

图 9-2 气道异物
气管末端见薄片状异物,随呼吸及咳嗽煽动,周围可见少许肉芽组织形成,异物证实为乒乓球碎片
(图片来源:山东大学附属省立医院)

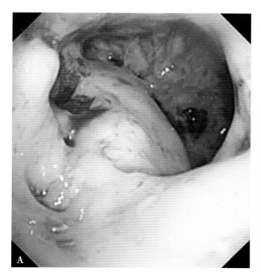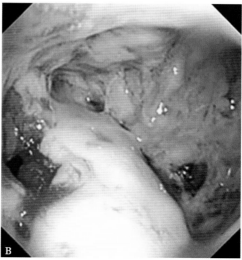

图 9-3　巨大气管纵隔瘘

A：支气管镜下巨大气管纵隔瘘，瘘口及周围覆盖大量坏死白苔；B：支气管镜下巨大气管纵隔瘘，左主支气管管腔狭窄

（图片来源：山东大学附属省立医院）

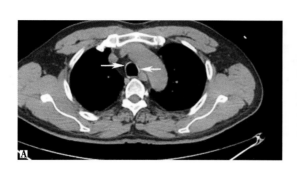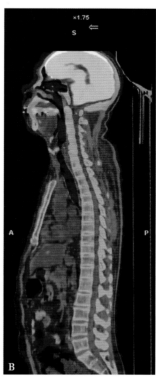

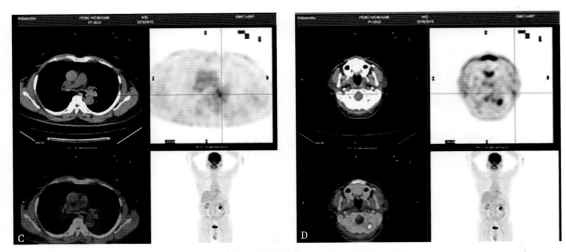

图 9-4　复发性多软骨炎的 CT 及 PET/CT 表现

患者,男,54 岁,反复干咳 2 年。A:胸部 CT 示轻度气管钙化;B:PET/CT 表现为鼻软骨、喉软骨等 FDG 摄取增高;C:PET/CT 左主支气管叶支气管分叉层面示支气管软骨 FDG 摄取增高;D:PET/CT 示左侧耳软骨、喉软骨 FDG 摄取增高

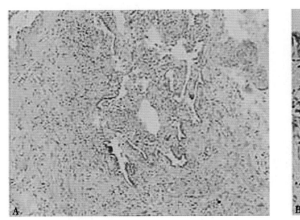
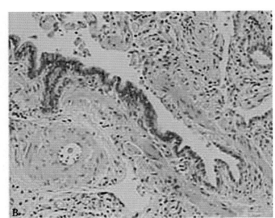

图 9-9　VATS 左肺活检组织病理图片

A:HE 染色,低倍放大;B:HE 染色,高倍放大

2015-7-13(左上肺舌段、左下肺背段)送检肺组织,病变呈斑片状分布,时相不一致,部分肺泡结构破坏,"蜂窝肺"形成,细支气管上皮增生,管壁增厚,管周可见淋巴细胞浸润,平滑肌增生,可见"肌硬化"现象;部分肺泡腔萎陷狭窄,间质纤维组织增生,纤维化,淋巴细胞浸润,有淋巴滤泡形成,血管壁周围及肺间质可见新生纤维母细胞灶;残余肺组织,肺泡上皮增生,呈代偿性肺气肿改变;特殊染色:弹力纤维(+)、PASM(-)、PAS(-);免疫组化:SMA(+)、CD34(血管+)、CK(上皮+);组织改变为慢性致纤维化性间质性肺炎,考虑为普通型间质性肺炎(UIP)

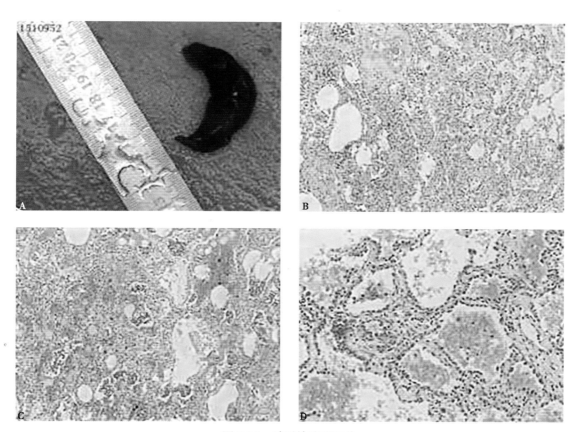

图 9-16　肺活检病理图片

A：送检肺组织可见病变时相一致；B～D：肺泡腔内可见有大量的红细胞及含色素的组织细胞，肺泡间隔增宽，部分纤维化，部分肺泡上皮增生，散在淋巴细胞浸润，少量淋巴滤泡形成，部分肺泡间隔断裂，肺大疱形成。特殊染色：抗酸（－）、弹力纤维（局灶－）、AB（－）、PAS（－），免疫组化：CD34（血管＋）、CD68（组织细胞＋）、CD8（散在＋）、SMA（灶＋）、CD4（散在＋），组织改变符合慢性间质性肺炎，考虑为非特异性间质性肺炎

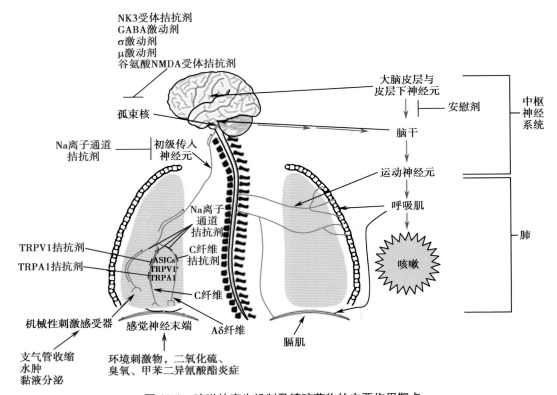

图 11-1　咳嗽的产生机制及镇咳药物的主要作用靶点

28